皮膚病理イラストレイテッド

Imayama's Pathology of the Skin : An Illustrated Study Guide

① 炎症性疾患

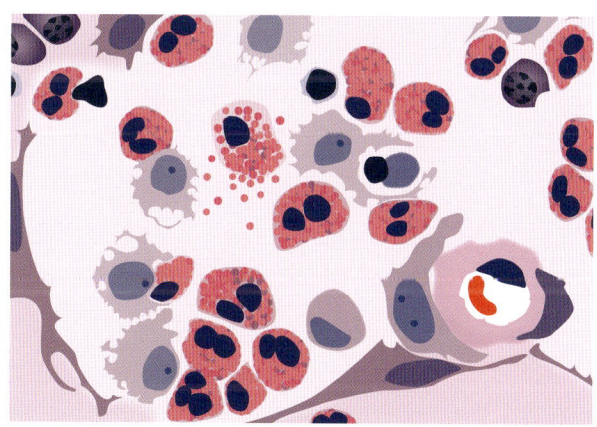

今山修平―●著
今山修平クリニック&ラボ 代表

秀潤社

本書に記載されている内容は，出版時の最新情報に基づくとともに，臨床例をもとに正確かつ普遍化すべく，著者，編者，監修者，編集委員ならびに出版社それぞれが最善の努力をしております．しかし，本書の記載内容によりトラブルや損害，不測の事故等が生じた場合，著者，編者，監修者，編集委員ならびに出版社は，その責を負いかねます．
また，本書に記載されている医薬品や機器等の使用にあたっては，常に最新の各々の添付文書や取り扱い説明書を参照のうえ，適応や使用方法等をご確認ください．

株式会社 学研メディカル秀潤社

序　文

　本書ではまず，「絵」で皮膚病理カンファランスの用語を解説し，つぎに，それが出てくる病変の組織像を供覧しながら，実際の標本での見え方を説明しています．重要な項目では，細胞生物学と電子顕微鏡写真をもとに，時には歴史的変遷を解説することで，可能なかぎり論理的に理解できるように記述しました．

　病理組織の所見は，剖検所見会やCPCにて経験されるとおり，「どの細胞が異型なのか」「どれがフィブリノイド物質か」「内皮細胞の膨化」…が（初めのうちは）よく判りません．標本中には，さまざまの細胞と多彩な変化が同時にみえているために，どれがそれかがよく判らないからです．

　そこで病理の重要所見すなわち「異型」「変性」「壊死」「棘融解」…の，それだけを抽出して絵に描くことを始めて6年が経過しました．Visual Dermatologyに基本のPathologyと題して連載する機会を得たからです．先月で55回になりましたので，まず個々の細胞と炎症性変化を中心にまとめることになり，新知見を加筆して本書ができあがりました．

　以上でお判りのとおり，本書成立の最大の貢献者は連載の場をくださった大原國章先生（虎の門病院 前副院長）です．それがなければこの本はありませんでした．内容はもちろん，九州大学皮膚科教室（在籍1975〜2001年）100年の業績と指導の賜物です．入局当時教授であられた占部治邦先生，助教授であられ（小生を皮膚科に導いてくださっ）た幸田　弘先生（初代 佐賀医科大学教授），講師でおられた西尾一方先生（初代 産業医科大学教授）に皮膚病理を教わり，その後，解剖学に参りまして 山元寅男教授に電子顕微鏡を教わり，引き続きYale大学皮膚科にてI.M.Braverman教授に臨床検討手順を教わりました．本書は，こうした形態学の伝統の継承でもあり，したがって九州とアメリカ東海岸の地方色と20世紀後半の時代色は避けられません．そこで病理用語とその分類には，可能なかぎり欧米の現代成書を参照しました．また連載中はもとより単行本化の問題をひとつひとつ解決して上梓にいたりましたのは宇喜多具家さん（学研メディカル秀潤社）のおかげです．

　本書が，皮膚病理学の入門書になることを祈ってやみません．

2012年5月　　　　　　　　　　　　　　　　　　　　　　　　　　今山　修平

CONTENTS 皮膚病理イラストレイテッド①炎症性疾患

1 炎症の担い手：浸潤細胞

- 1-1 ❶形質細胞 …………………………………………………… 8
- 1-2 ❷好中球（多核白血球）(1) 限局性の浸潤 ………………… 14
- 1-3 ❸好中球（多核白血球）(2) びまん性／限局しない浸潤 … 20
- 1-4 ❹肥満細胞 ………………………………………………… 26
- 1-5 ❺リンパ球　リンパ球様／単核球／小円形細胞浸潤 …… 32
- 1-6 ❻好酸球 …………………………………………………… 38
- 1-7 ❼単球／貪食球／組織球 (1) 急性の浸潤 ………………… 44
- 1-8 ❽単球／貪食球／組織球 (2) 浸潤後, 長く経過 …………… 50
- 1-9 ❾単球／貪食球／組織球 (3) 巨細胞　破骨細胞様巨細胞, ツートン巨細胞, 異物巨細胞, ラングハンス巨細胞 ………… 56
- 1-10 ❿核濃縮／核崩壊／核融解 ……………………………… 62

2 表皮に現れる変化

- 2-1 ⓫錯角化／不全角化 ……………………………………… 70
- 2-2 ⓬水疱 ……………………………………………………… 78
- 2-3 ⓭棘融解 …………………………………………………… 84
- 2-4 ⓮封入体 …………………………………………………… 90
- 2-5 ⓯穿孔／穿孔性皮膚症 …………………………………… 96
- 2-6 ⓰海綿状態 ………………………………………………… 102
- 2-7 ⓱コロイド小体／シバット小体／衛星細胞壊死 ……… 108
- 2-8 ⓲ポートリエ微小膿瘍 …………………………………… 114

3 表皮・真皮接合面に現れる変化

- 3-1 ⑲空胞変性／変化，液状変性 …………………………………… 122
- 3-2 ⑳接合部皮膚炎 (1) 帯状浸潤／苔癬様反応 …………………… 130
- 3-3 ㉑接合部皮膚炎 (2) 帯状浸潤のスペクトラム ………………… 138
- 3-4 ㉒接合部皮膚炎 (3) 空胞型 …………………………………… 144
- 3-5 ㉓色素失調 ……………………………………………………… 150
- 3-6 ㉔メラノーシス／色素沈着 …………………………………… 156

4 真皮から皮下に現れる変化

- 4-1 ㉕血管周囲性細胞浸潤／上着の袖のような ………………… 164
- 4-2 ㉖フィブリノイド物質／沈着 ………………………………… 172
- 4-3 ㉗好酸球の間質浸潤／炎のような形 ………………………… 178
- 4-4 ㉘線維化／硬化／ヒアリン化／硝子化 ……………………… 186
- 4-5 ㉙肉芽腫 (1) 類結核肉芽腫 …………………………………… 192
- 4-6 ㉚肉芽腫 (2) 柵状肉芽腫 ……………………………………… 200
- 4-7 ㉛脂肪織炎　小葉型／隔壁型 ………………………………… 206
- 4-8 ㉜萎縮 …………………………………………………………… 212

INDEX …………………………………………………………… 218
Gallary ①② …………………………………………………… 89, 199

1 炎症の担い手：浸潤細胞

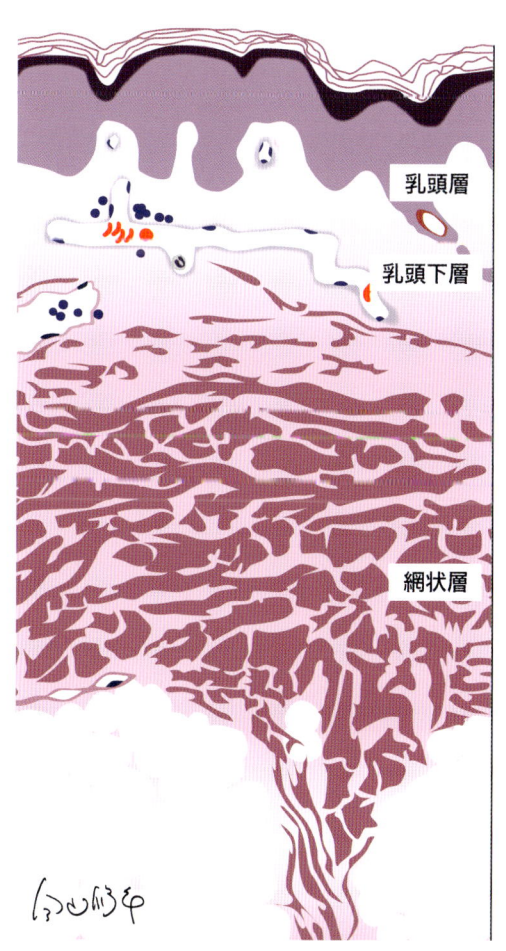

乳頭層
乳頭下層
網状層

❶ 形質細胞
❷ 好中球（多核白血球）
　（1）限局性の浸潤
❸ 好中球（多核白血球）
　（2）びまん性／限局しない浸潤
❹ 肥満細胞
❺ リンパ球　リンパ球様／単核球／小円形細胞浸潤
❻ 好酸球
❼ 単球／貪食球／組織球
　（1）急性の浸潤
❽ 単球／貪食球／組織球
　（2）浸潤後，長く経過
❾ 単球／貪食球／組織球
　（3）巨細胞　破骨細胞様巨細胞，ツートン巨細胞，
　　　異物巨細胞，ラングハンス巨細胞
❿ 核濃縮／核崩壊／核融解

1 形質細胞

Key Words 細胞浸潤，形質細胞，梅毒，形質細胞腫

POINT

1. 皮膚を構築または常駐する細胞の他に，一過性に（多くは血液由来の細胞が）侵入した状態を**細胞浸潤**という．
2. **形質細胞**は皮膚には稀にしかみない（粘膜には常在する）免疫グロブリン産生細胞であるため，まとまった浸潤は，局所での遷延性の（≒宿主が手こずる）免疫反応を意味している．
3. 形質細胞は，感染症の梅毒・鼠径肉芽腫・膿皮症・深在性真菌症などで密な浸潤，膠原病のエリテマトーデス・強皮症などで血管周囲の密な浸潤，腫瘍のうち乳頭状汗管嚢胞腺腫・露出部（頭・顔・手背）と粘膜移行部の良・悪性腫瘍には帯状の密な浸潤，そして形質細胞そのものの腫瘍化としてみられる．
4. 免疫不全状態にある宿主では，形質細胞がリンパ球に代わって浸潤．

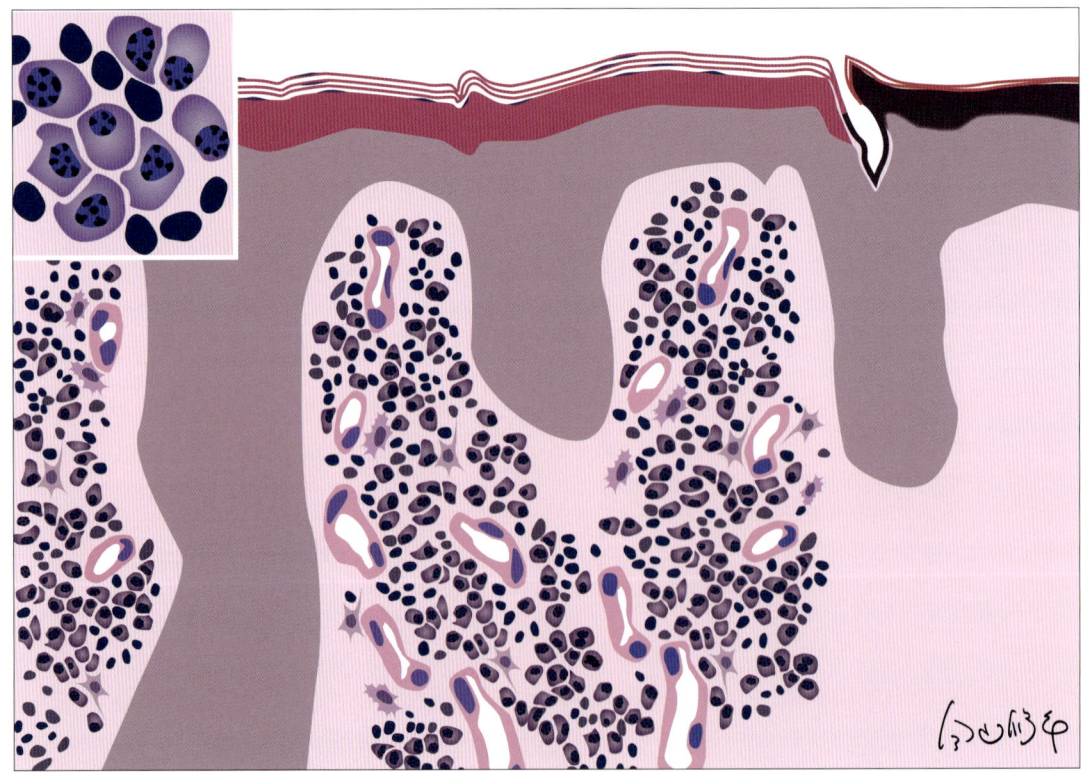

図 1-1　形質細胞の浸潤←第 2 期梅毒のバラ疹＝形質細胞浸潤＋血管新生が特徴
左上：形質細胞の，たっぷりした細胞質は，好塩基性で明瞭に染まるため細胞境界（＝どこまでが細胞か）が明瞭である．細胞質に粗面小胞体が充満しており，それが好塩基性（紫色）に染まるからである．そのため，形質細胞が密に浸潤すると，多角形のタイルを並べたようにみえ，低倍にて（リンパ球などではない）と気づく．拡大すると車軸状の核がみえてくる．
皮膚での密な形質細胞浸潤は，免疫学的に手こずる病態を意味し，局所的には緩慢な感染症・異物・自己免疫疾患・腫瘍，とりわけ**梅毒**と露出部の悪性腫瘍に特徴的である．
これ以外にも，宿主が本来の免疫反応が遂行できない（＝主に細胞性免疫低下）ときに，リンパ球に代わって浸潤する．

表1-1 形質細胞が浸潤細胞の主役または脇役の疾患

病態／疾患	形質細胞浸潤の場所，様子，密度	追加事項
1. 感染症		
梅毒（図1-2, 3）	壁の厚い血管の増生の周りに，密な形質細胞	乾癬や慢性接触皮膚炎のような像
鼠径肉芽腫	潰瘍を取り囲んで，密な形質細胞 もちろん組織球，好中球の混在	潰瘍の辺縁では表皮が偽癌様に増生
いわゆる膿皮症	破壊された毛包壁の周囲に，密な形質細胞	毛包破壊＋異物反応＋瘢痕様の膠原線維肥厚
深在性真菌症	膿瘍性肉芽腫周囲に，部分的に密な形質細胞	
2. 膠原病		
エリテマトーデス（図1-4, 5）	血管と付属器の周囲に，境界鮮明に，リンパ球＋形質細胞	脂肪織炎では形質細胞↑
強皮症	網状層下層の血管周囲性と脂肪組織に，形質細胞	脂肪織炎では形質細胞↑
3. 腫瘍		
乳頭状汗管嚢胞腺腫	乳頭状に増殖した腫瘍の間質に，ビッシリと形質細胞	脂腺母斑に成人以降に，続発することが多い
日光角化症／有棘細胞癌／基底細胞癌／悪性黒色腫など←とくに顔面／頭部（図1-6, 7）	腫瘍下面に，扁平苔癬のように帯状に，リンパ球＋形質細胞	潰瘍化すると形質細胞↑
菌状息肉症	腫瘍化したリンパ球浸潤の下方に，形質細胞	
4. 形質細胞そのものの増殖		
形質細胞腫／症（図1-8, 9）	血管周囲性に，境界鮮明に，密に，形質細胞のみ	悪性度により異型あり
5. リンパ増殖性疾患の辺縁		
リンパ球腫（図1-10, 11）	リンパ濾胞構造の辺縁に，ところどころに形質細胞	
虫刺され	密なリンパ球浸潤塊の辺縁に，好酸球＋形質細胞の混在	
6. そもそも，粘膜（開口部）の病変では形質細胞が混在		
口唇	上皮直下に，扁平苔癬のように帯状に，リンパ球／形質細胞	形質細胞主体→形質細胞性口唇炎
陰唇／亀頭	上皮直下に，扁平苔癬のように帯状に，リンパ球／形質細胞	形質細胞主体→形質細胞性陰唇炎／亀頭炎

定　義

普段は常在しない（多くは骨髄由来，時に悪性腫瘍）細胞が，皮膚組織に入り込んできた状態を，（細胞）浸潤（cellular）infiltrate という．具体的には，
①組織損傷に対する創傷治癒機転，
②感染／腐生，抗原曝露などによる炎症過程，
③腫瘍に対する宿主反応，
④自らの腫瘍性増殖が皮膚に波及・浸潤した，
のどれかで観察される．

浸潤細胞の，種類，密度，場所，分布，そして同時にみられる他所見を統合することにより診断に至ることが多く，重要である．

まず形質細胞 plasma cell, plasmacyte の浸潤から始めるのは，形質細胞は（粘膜では固有層と粘膜下層に散在性に観察されるが）正常皮膚にはめったにみられない．そのうえ末梢血中にも正常では存在しない．免疫グロブリン産生に特化したBリンパ球系の免疫担当細胞であるために，その出現が限られていて，逆に診断に直結するからである．

1 ●炎症の担い手：浸潤細胞

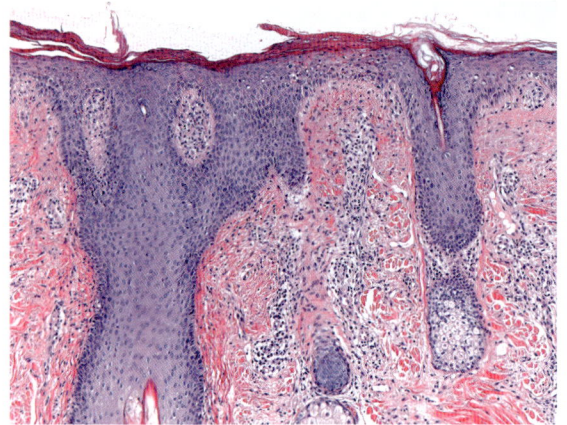

図1-2 形質細胞が，乾癬のような病変に浸潤←梅毒
2期梅毒の，顔面に多発した，6-8mm径の，境界鮮明な，鱗屑を伴う紅斑のうち，耳前部（毛包が密なことが特徴）のものの生検組織である．右端には健常皮膚がみえている．病変は，錯角化を伴った表皮肥厚と，血管中心性の細胞浸潤が特徴であり，この倍率では，乾癬にも脂漏性皮膚炎にもみえて，最悪，リンパ腫まで考えることになる（×100, a skin specimen of 2nd stage syphilis obtained from one of the erythematous macules appeared on the face of a 30-year-old man）．

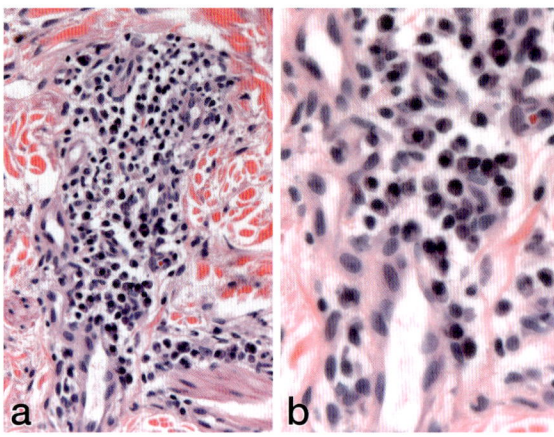

図1-3 形質細胞が，乾癬のような病変に浸潤←梅毒（図1-2の拡大）
(a) 浸潤細胞を拡大してみると，核が濃いことからリンパ球にもみえるが，核周囲に，好塩基性の明瞭な胞体を持つ，形質細胞であることに気づく．これらの細胞は，もちろん，血管から遊走したものであるが，血管そのものの数が多いこと，それらの内皮細胞が均一に厚いことにも気づく（×200）．
(b) さらに倍率を上げると，好塩基性の，境界鮮明な，中央がやや明るい胞体で，ほぼ丸い濃染する核で特徴づけられる形質細胞であることが確認される．①血管新生と②形質細胞浸潤が梅毒の特徴である（×600）．

組織像の実際

顕微鏡下に皮膚を観察すると（一般的な，地上環境生活者の）正常皮膚では，①表皮・付属器を構成する表皮細胞系，②真皮結合組織と皮下脂肪組織を構築する細胞群の線維芽細胞系，血管系，神経系，脂肪細胞などの細胞群，③両構築のそれぞれ，または両者間を行き来しながら常駐する細胞群，すなわち表皮では色素細胞，ランゲルハンス細胞，結合組織内では組織球，肥満細胞などがところどころにみえる．

上記以外にも，炎症や腫瘍の有無にかかわらず，一定の頻度にてリンパ球や好中球が点在することがある．しかし皮膚は，恒常的に，物理的損傷や抗原曝露さらには感染などとのせめぎ合いの場であるために，こうした点在は「病的」とはいえない．これに対して中枢は，基本的に，雑菌や抗原に曝されない臓器であるから，わずかな好中球の存在も病的意義を持つ．

形質細胞は普段はリンパ臓器すなわちリンパ節と脾臓に集中しているが，結合組織中（汗腺分泌部の周囲など）に時にみかけるように，全身の結合組織に散在する．個々の形質細胞は，全体が10-20μm（赤血球の2倍くらい）の大きさの，（西洋スイカのような）楕円形の，好塩基性に染まる明瞭な胞体を持つ細胞である．核は，長円形の片方に偏在することが多く，濃いクロマチンが放射状に並ぶようにみえて車軸様 cartwheel pattern と呼ばれることがある（図1-7b, 1-9b）．

言うまでもなく，形質細胞は，抗原刺激により発達したBリンパ球の最終段階の細胞であり，刺激を受けた抗原に対する特異免疫グロブリンを産生する細胞である．抗体を産生する粗面小胞体 rough endoplasmic reticulum が，胞体の全体を占拠するほどに発達しているが，その粗面小胞体の表面にビッシリと付着するリボゾーム ribosome のために光顕では好塩基性に染まる．産生された免疫グロブリンは糖タンパクと結合して貯留されるために，次第に胞体の中央部が好酸性を帯びてくる（図1-9a）．この貯留物が増えて球形になることがあり，ラッセル小体 Russell body（図1-9b）と呼ばれる．

解説

形質細胞が浸潤の主体または一部になる，主な疾患を病因別にまとめたものを表1-1に示す．

そもそも形質細胞は，一言でいえば，免疫グロブリ

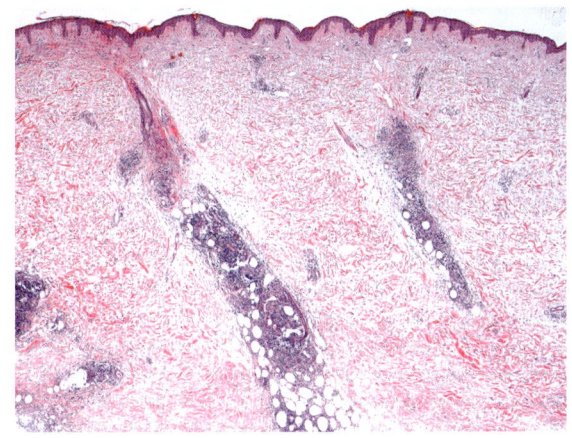

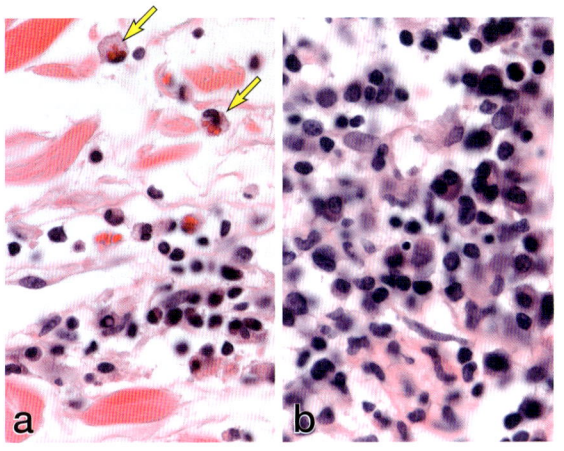

図1-4 形質細胞が，脂肪織に浸潤←エリテマトーデス，強皮症
周知のとおりエリテマトーデスの病理組織の特徴のひとつは，①付属器と血管周囲性に，②境界鮮明で密な，③リンパ球中心の細胞浸潤である（× 30, a skin specimen of lupus erythematosus profundus obtained from the indurated lesion developed on the upper arm of a 48-year-old woman）．

図1-5 形質細胞が，脂肪織に浸潤←エリテマトーデス，強皮症（図1-4の拡大）
（a）血管周囲の浸潤細胞を拡大してみると，濃い核だけでほとんど胞体のないリンパ球，好塩基性の明瞭な胞体を持つ形質細胞，泡のような明るい胞体の中に赤血球を貪食している単球／組織球（矢印）が入り乱れていることがわかる（× 600）．
（b）脂肪織炎の浸潤細胞も，血管周囲と同様であるが，形質細胞には2核や3核のもの，胞体内に好酸性物質を貯留している細胞も混在する（× 800）．

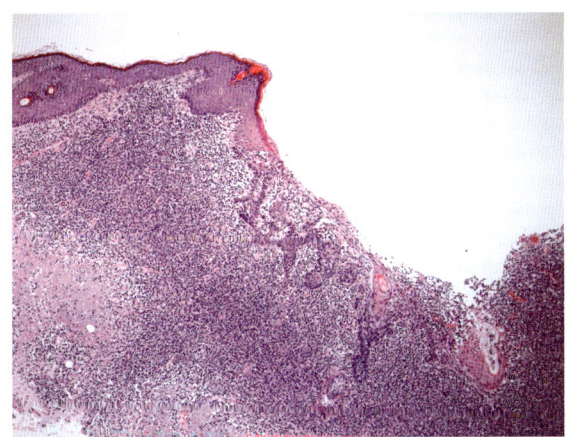

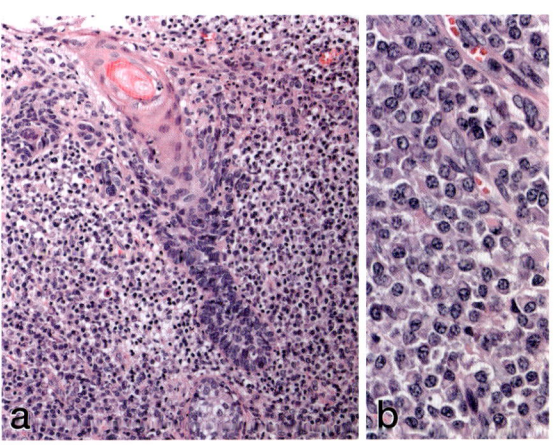

図1-6 形質細胞が　腫瘍に対して帯状に浸潤←日光角化症
潰瘍化した日光角化症である．潰瘍面に沿って異様な上皮細胞が増殖しているが，それに対する宿主反応のように，帯状に，非常に密に細胞が浸潤している（× 40, a biopsy specimen of actinic keratosis developed on the forehead of a 92-year-old man）．

図1-7 形質細胞が，腫瘍に対して帯状に浸潤←日光角化症（図1-6の拡大）
（a）腫瘍細胞が，真皮側に（発芽するように）伸長しているが，これに対して，びっしりと形質細胞とリンパ球とが，帯を成すよう浸潤して，腫瘍の行く手を阻むかのようである（× 200）．
（b）個々の形質細胞はすでにかなり大量の免疫グロブリンを産生していて，胞体中央部がその貯留により好酸性にみえる．形質細胞が稠密に浸潤すると（リンパ球の場合とは異なり）鮮明な胞体のおかげで，タイルや敷石を敷き詰めたようにみえる（× 500）．

1 ● 炎症の担い手：浸潤細胞

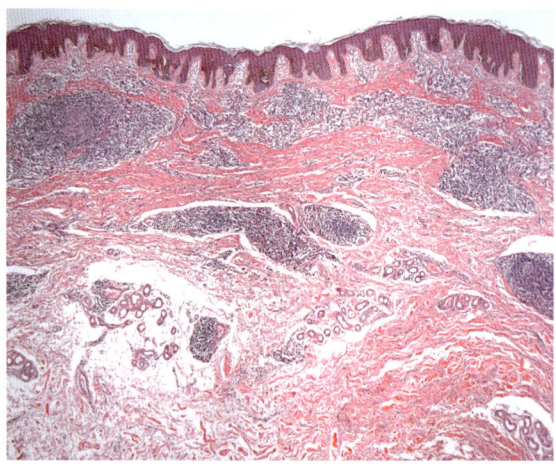

図1-8 形質細胞そのものが増殖して皮膚に浸潤←形質細胞腫
低倍でみると，真皮網状層の血管中心性に，境界鮮明に，非常に密に形質細胞が浸潤しており，それ以外の皮膚構成要素，表皮，付属器，結合組織そのものには，ほとんど異常がないことがわかる．これは転移の特徴である（× 40, a biopsy specimen obtained from the lesion of cutaneous plasmacytomas developed on the trunk of a 53-year-old man）．

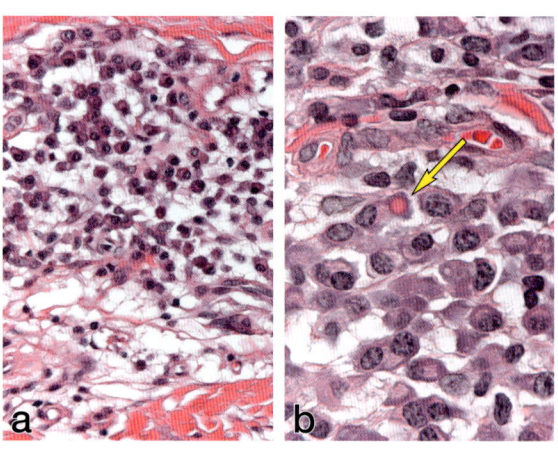

図1-9 形質細胞そのものが増殖して皮膚に浸潤←形質細胞腫（図1-8の拡大）
（a）腫瘍細胞が，よく発達していて，ほとんど異型などはない，普通の形質細胞であることがわかる（× 400）．
（b）胞体内に形成された好酸性の球形の無構造物，ラッセル小体 Russell body（免疫グロブリンと糖タンパクの集合体）を示す（矢印）（× 1,000）．

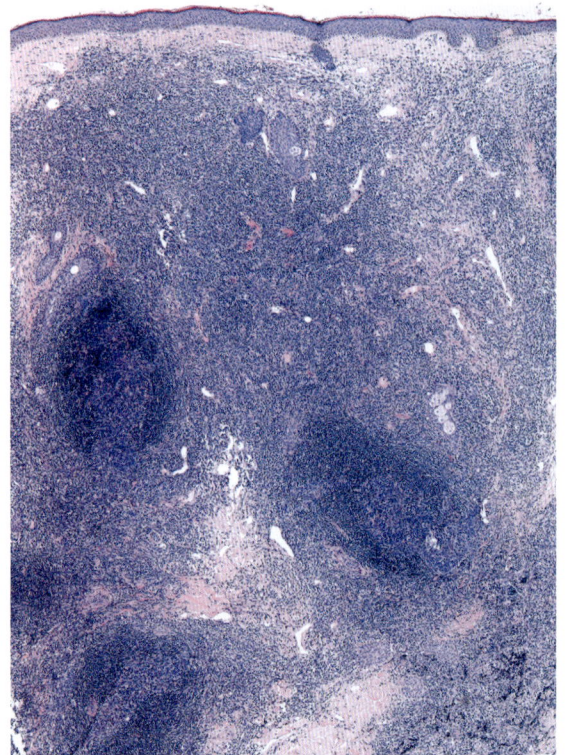

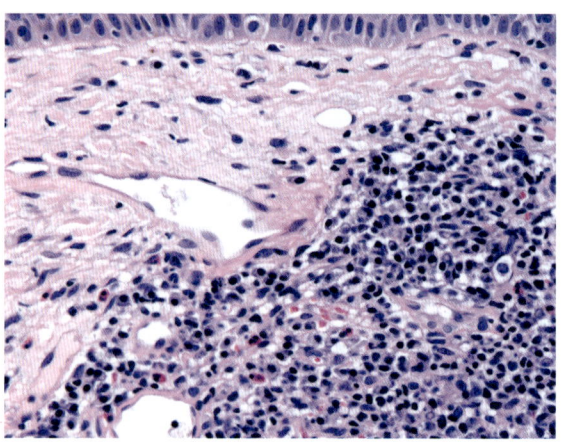

図1-11 形質細胞が，リンパ球増殖に付随して浸潤←リンパ球腫（図1-10の拡大）
リンパ濾胞のような構造を成す部分には，リンパ節とほぼ同じ，リンパ球の浸潤があるが，辺縁には，かなりの形質細胞が浸潤しており，好酸球を混じている．虫刺症に続発したリンパ球腫と考えられる（× 400）．

図1-10 形質細胞が，リンパ球増殖に付随して浸潤←リンパ球腫
低倍でみると，真皮網状層に，あたかもリンパ濾胞のような構造を持つ，稠密な細胞浸潤の領域がみえる（× 50, a biopsy specimen obtained from the lesion of lymphocytoma cutis developed on the face of a 51-year-old woman）．

ンを産生して分泌すべく特化した，独立した分泌腺 unicellular glands that secrete antibody (Histology: Cell and Tissue Biology, L.Weiss, Elsevier, New York) ともいえる細胞である．その合成と分泌のために胞体には，豊富な粗面小胞体，ゴルジ装置，そして産生物を入れる分泌小胞を持つ．前述のとおり，形質細胞はBリンパ球から抗体産生に特化した最終段階の細胞であり，Bリンパ球が数カ月から数年の寿命であるのに対して，形質細胞に達すると2週間で役割を終える．血管外での寿命に関しては2-3日の記載 (Skin Pathology, D.Weedon, Churchill Livingstone, Edinburgh) もあるが，いずれにせよ形質細胞に達すると短いと考えられるから，形質細胞の密な浸潤がみられる場合は，病変部位において抗体が活発に補給されていると考えられる．

日光曝露部位に生じた腫瘍や，すでに治療された腫瘍，あるいは何らかの免疫不全状態の皮膚では形質細胞浸潤が目立つことから，細胞性免疫の代償とも考えられる．しかしその意義はよくわかっていない．

もっと詳しく！

● ※1 形質細胞小体 plasma cell body →細胞外に放出されたラッセル小体
（免疫グロブリン＋糖タンパク）

付図1

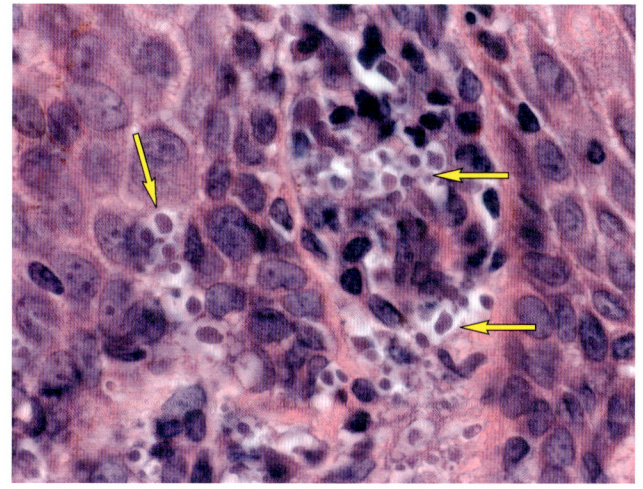

形質細胞が，局所にて大量に免疫グロブリンを産生し，それが細胞質内に貯留すると，好酸性の丸い無構造物にみえる（ラッセル小体→図1-9）ことは前述した．形質細胞は組織では長くは生存しない（2週間まで）から，炎症が長引くと，ラッセル小体を持った形質細胞が崩壊して（胞体は失われ）ラッセル小体だけが組織に残存する．いわば，細胞外のラッセル小体であるが，細胞外では好塩基性が増し，形も変形して，赤紫色の無構造物にみえる．これを形質細胞体 plasma cell body という（× 1000, a biopsy specimen of plasmacytosis mucosae from the oral mucosa of a 15-year-old woman）．

● ※2 形質細胞の多核巨細胞化

付図2

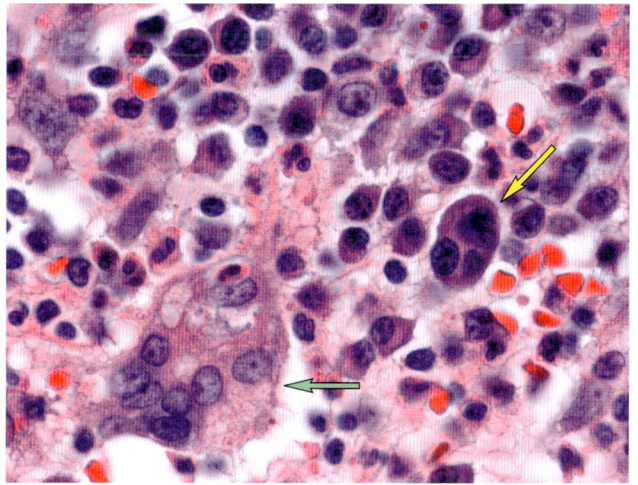

完成した白血球として血管外に出て，ほぼ数日で役割を終えるのが好中球・好酸球・好塩基球であり，一方，血管外に出て（現場に応じて）発達し，病態の終焉まで生きて駐留するのがリンパ球・単球／貪食球である（参照 ❷❸好中球(1)(2)，❺リンパ球，❻好酸球，❼❽組織球(1)(2)）．形質細胞はその中間で，現場に応じて免疫グロブリンを産生するが，大量産生の必要があるときには，稀に合体して（細胞分裂はしない）多核巨細胞（黄色矢印）になることがある．左下には合体して異物型巨細胞（参照 ❾巨細胞）になりつつある貪食球（緑矢印）がみえている（× 1000, a surgically removed lesion of ruptured epidermoid cyst on the back of a 52-year-old man）．

- 炎症の担い手：浸潤細胞

2

2 好中球（多核白血球）
（1）限局性の浸潤

Key Words 好中球，乾癬，線状IgA皮膚症，血管炎，結節性紅斑

POINT

1. ごく早期の炎症病変には，好中球のパラパラした浸潤をみることは多く特異性は乏しいが，**まとまった好中球浸潤は診断に有力**．
2. 真っ先に，あらゆる細菌（抗酸菌を含む）・真菌・ウイルス感染症を検討する．否定できたら以下を考える．
3. 表皮内への多数の浸潤は，乾癬（様病変），脂漏性皮膚炎，落葉状／紅斑性天疱瘡，PLEVA，梅毒（乾癬や脂漏性皮膚炎に似る）．
4. 表皮真皮接合部への浸潤は，ジューリング疱疹状皮膚炎，線状IgA皮膚症，類天疱瘡（群），表皮水疱症，固定薬疹．
5. 血管への浸潤は，原発性（ANCA陽性を含む）および続発性（膠原病など）血管炎群．
6. 脂肪組織への大量浸潤は，いわゆる結節性紅斑，脂肪織炎，ベーチェット病など．

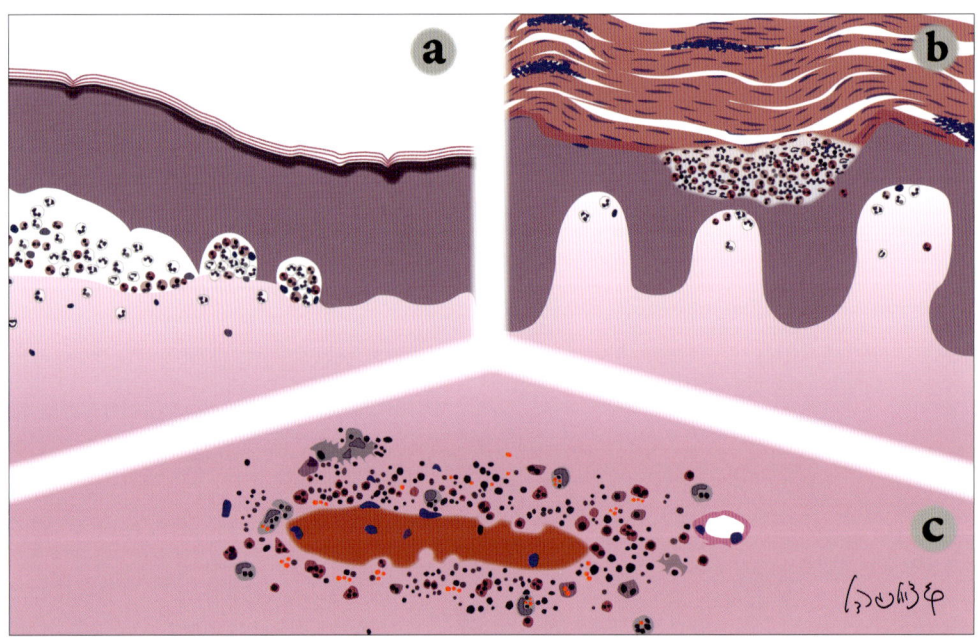

図2-1 好中球が限局性に浸潤する様子を，それぞれに代表的な疾患を例に示す．(a)表皮下：線状IgA水疱性皮膚症，(b)表皮内：乾癬，(c)血管中心性：アナフィラクトイド紫斑

細菌・微生物が侵入すると，それに対抗して生体側の細胞が炎症性サイトカイン（IL-1，TNFなど）産生する．それに反応して，もっとも近い血管内皮細胞が接着因子（E-selectinなど）を発現する．こうして好中球浸潤が始まる．さらには菌由来物質と，生体側の細胞が産生する走化因子に導かれて遊走・集結する．

白血球中，好中球は最短命（2日以内）であるから，早期病変では生きた好中球を観察できるが，経過とともに崩壊・貪食された好中球が増えて，核壊死の(1)濃縮，(2)核崩壊，(3)核融解の混在状態で観察されることになる（参照 ⑩核濃縮）．表皮内浸潤の代表の乾癬では，角層へ移行して乾燥・凝固するために好中球の形が保たれるが，血管炎などでは処理も速く，核壊死がたちまちに進行して汚くみえる．死後変化により胞体が好酸性に丸く収縮した好中球は，小さな好酸球に似てみえる．図中の，好酸性の胞体の白血球もすべて好中球である．

1-2 ❷ 好中球（多核白血球）（1）限局性の浸潤

表 2-1　好中球の，浸潤部位と浸潤の様子，併存する所見，に基づく主な皮膚病変一覧

好中球浸潤の部位と様子	併存する所見	主な疾患／病態
1. 表皮内		
角層～顆粒層		
角層細胞間に散在～小膿瘍まで	特になし	角層下膿疱症，汗疹
	角層間／膿疱内：菌糸／菌塊（＋），リンパ球	真菌（カンジダ，白癬），膿痂疹
	角層～顆粒層：棘融解（参照 ⓭棘融解）	落葉状／紅斑性天疱瘡，SSSS
海綿状態～微小膿瘍まで	角層：錯角化＋肥厚，乳頭層：浮腫，好中球，リンパ球	乾癬／乾癬様（PLEVA など），脂漏性皮膚炎（参照 ⓫錯角化）
	乳頭層：密な形質細胞，血管新生（＋）	第 2 期梅毒←乾癬様（参照 ❶形質細胞）
有棘層～基底層		
主体のリンパ球に混在して	海綿状態（参照 ⓰海綿状態）	さまざまな接触皮膚炎
2. 表皮真皮接合部←表皮変化を伴う，表皮直下～乳頭層		
表皮直下に，疎～小膿瘍まで	時に好酸球が主体，表皮下水疱（参照 ⓬水疱）	ジューリング疱疹状皮膚炎，線状 IgA 皮膚症，水疱性類天疱瘡，表皮水疱症
苔癬様，主体のリンパ球に混在して	好酸球，空胞／液状変性（参照 ⓲空胞変性）	固定薬疹
	コロイド小体（参照 ⓱コロイド小体）	
3. 付属器（毛／汗腺）中心		
浅い毛包破壊→大小の膿瘍	菌，崩壊産物，壊死細胞への異物肉芽腫	さまざまな毛包炎，酒皶様皮膚炎，痤瘡，汗腺膿瘍
深い毛包破壊	結合組織の線維化（参照 ㉓線維化）	さまざまな膿皮症，熱傷／放射線皮膚炎
エクリン汗腺内→時に膿瘍	白血病の前駆／化学療法，時に緑膿菌（＋）	化膿性（好中球性）エクリン汗腺炎
4. 乳頭層～乳頭下層←表皮変化を伴わない		
基本は血管中心	リンパ球，組織球	アナフィラクトイド紫斑，蕁麻疹様血管炎，エリテマトーデス
5. 真皮網状層（参照 ❸好中球（2））		
びまん性に，真皮上層に		
浮腫，線維間に散在＋血管中心	浮腫，リンパ球，好酸球，原因ごとに表皮変化（±）	蕁麻疹，多形紅斑，成人スチル病
びまん性に真皮全層に（時に脂肪層まで）		
疎に密に，集塊状の核崩壊あり	乳頭層：浮腫（＋＋），核崩壊←組織球貪食	スイート病，リウマチ性好中球性皮膚症
線維間に稠密に	乳頭層：浮腫（＋＋），血管中心：リンパ球	丹毒／類丹毒，蜂窩織炎など急性細菌感染症
稠密な浸潤→線維溶解→膿瘍	辺縁にはリンパ球性血管炎	壊疽性膿皮症
	しだいに組織球↑，類上皮細胞による包囲	→ 8. 膿瘍性肉芽腫（下段参照）
6. 脂肪組織		
小葉間～小葉内まで，稠密に	膿瘍形成もあり	真菌，細菌，抗酸菌など感染症→しばしば免疫不全
小葉間・小葉内まで，初期ほど多	経過と共にリンパ球，組織球	脂肪織炎：ベーチェット病，スイート病，膠原病，血管炎に伴う
7. 血管		
血管内に，壁にも	多くは血栓（＋）	敗血症・菌血症・ウイルス血症，オスラー結節（亜急性細菌性心内膜炎；SBE）
血管壁に，＋核崩壊	血管内／周囲にフィブリノイド物質（＋）	（膠原病を含む）いわゆる血管炎群，持久性隆起性紅斑，デゴス病，ANCA 陽性血管炎：ウェゲナー肉芽腫症，チャーグ・ストラウス症候群，顕微鏡的多発血管炎
血管周囲に，密に，＋リンパ球	多くはフィブリノイド物質（−）	ベーチェット病
8. 肉芽腫の中心に（＝浸潤好中球を，類上皮細胞が取り巻く＝膿瘍性肉芽腫）		
肉芽腫の中心に，密に	菌ごとに特徴，PAS など真菌染色→真菌	黒色分芽菌症，黒色菌糸症，スポロトリコーシスなど真菌症
肉芽腫の中心に，散在，核崩壊	抗酸菌染色	*Mycobacterium marinum, M. chelonae* など非定型抗酸菌症
広範な膿瘍，周囲に類上皮細胞		
	＋異物など	毛，破綻嚢腫，細菌，寄生虫，棘，異物など
壊死巣の周囲に，＋好酸球	Warthin-Starry，グラム染色→グラム（−）桿菌	ネコ引っ掻き病

1 ●炎症の担い手：浸潤細胞

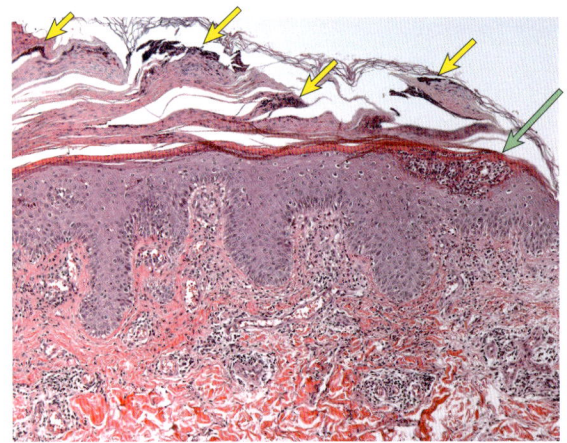

図2-2　好中球が表皮内に浸潤→角層下に微小膿瘍→角化とともに上行して角層内にも←乾癬

角層をよくみると，最上面には，①数層の，②同じ厚さの，③正常の角層があり，それは右端の正常部から連なって病変全体を覆っている．このことから本病変が，約1-2週間前に成立したばかりであることが推測される．

標本右側に典型的なマンロー微小膿瘍（参照 ⓲ポートリエ微小膿瘍）が角層下にみえている（緑矢印）．病変の，厚い，錯角化した角層内にも，その微小膿瘍が，角化とともに上行して凝固壊死し，まるで菌塊のようにみえる（黄矢印）（×40, a typical psoriasis lesion obtained from one of the developing erythematous papules/plaques on the abdomen of an 11-year-old boy with guttate psoriasis）．

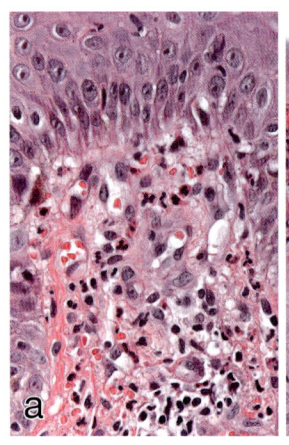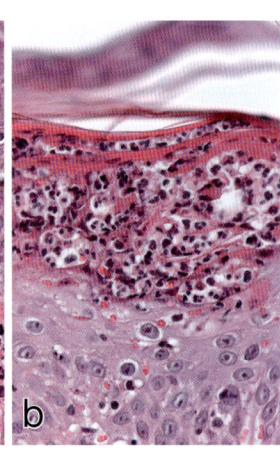

図2-3　表皮内への侵入経路とゴール（図2-2の拡大）←乾癬

(a) **侵入は真皮乳頭部**：血管から出た好中球は，乾癬では（表皮がもっとも薄い）真皮乳頭の頂点から表皮内へ侵入するため，この部に集合した好中球がみられる．表皮内での遊走（移動）は，浮腫状の結合織内の遊走に比べてエネルギーを要する（下記）から，角層下（ゴール）までの距離が最短の，この地点が選ばれると考えられる（×400）．

(b) **ゴールは角層下**：表皮内に侵入した好中球は，びっしりと配列した有棘細胞の細胞間（のデスモゾームによる相互接合の隙間）を押し広げ，すり抜けるようにして，角層下（本来の顆粒層）に達する．こうして次々と到達する好中球により，角層下には（さすがの強力なデスモゾームによる細胞間接合も外れて）押し広げられた空間ができて，好中球の集塊ができあがる．これがマンロー微小膿瘍である（×400）．

定　義

普段は常在しない（多くは骨髄由来，時に悪性腫瘍）細胞が，皮膚組織に入り込んできた状態を，（細胞）浸潤（cellular）infiltrate という．

そもそも好中球は（臨床的に，それとはわからない）炎症の初期機転に真っ先に関与する．そのため，ごく初期や，多少とも炎症機転を伴う病理標本にはさまざまの程度に好中球が観察される（ために診断に直結するほどの特異性はない）．

臨床的に認識できる程度に進展して，その結果，生検されることになった病変の組織中に，好中球または（好中球は短命であるため，生検時にはすでに役割を終えて）崩壊・貪食された好中球を多数みる場合は，好中球が主役であり，診断に直結する．

まず，限局性に，表皮・付属器・血管・脂肪組織などに浸潤する疾患を解説し，次項（参照 ❸好中球(2)）では広範囲・びまん性に，結合組織に好中球が浸潤する病変を解説する．両者（びまん性と限局性）の浸潤をまとめて，皮膚への好中球浸潤が診断に直結する代表的疾患を表2-1に示した．

好中球が密に，あるいは大量に浸潤している場合，まず感染症を確認または否定することから始める．何といっても感染症に対する第一線の白血球は好中球であり，緊急性と頻度からも，感染症の確認／否定が予後に直結するからである．

組織像の実際

白血球は血管から出て（多くは）自らの運動能により標的へと移動する．好中球は最速の移動能力を持つ白血球であり，短時間に，多数の，好中球を特定部位に派遣できる（でなければ感染症に対抗できない）．浸潤の速度が速いために移動中は分散していて認識されにくく，したがって，好中球がある程度まとまって観察されるのは，(1)移動中の障壁にて停滞している状態，(2)ゴールに集結した状態，(3)用済みとなって処理されている状態の時である．また短命である（参照 ❸好中球(2)）ために，好中球浸潤では核壊死の様相，すなわち①核濃縮，②核崩壊，③核融解の状態（参照 ❿核濃縮）が観察され，これも好中球浸潤の

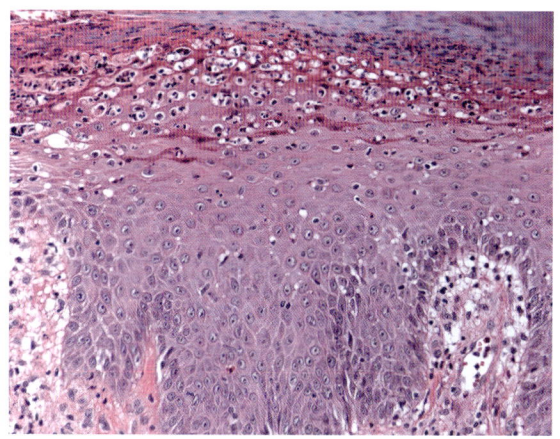

図2-4 好中球が表皮内に浸潤，海綿状に←乾癬の急性増悪期，膿疱性乾癬
活発な乾癬病変部では，表皮の細胞回転が速く，表皮細胞が次々に上行する．このため角層下に到達した好中球が，集合して微小膿瘍に成長する間もなく，1-2個の好中球の空胞として角層下（の本来の顆粒層）に観察される．その様子は海綿状態 spongiosis（参照 ⓰海綿状態）そっくりである（×200, a psoriasis lesion obtained from the edge of erythematous plaque on the knee of a 39-year-old man with arthropathic psoriasis).

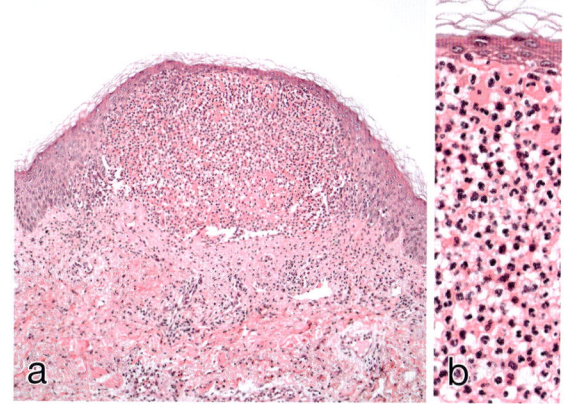

図2-5 好中球が表皮直下に浸潤→表皮下水疱／膿疱←線状IgA皮膚症
(a) 好中球が表皮直下に多数集結したために表皮全層が基底膜から外れて，表皮下水疱／膿疱（参照 ⓬水疱）が形成されている（×100）．
(b) 拡大してみると，膿疱内の好中球には死後変化がほとんどない．出現後の数時間に採取された標本である（×400, a drug-associated linear IgA bullous dermatosis lesion obtained from one of the pustules on the trunk of a 61-year-old woman).

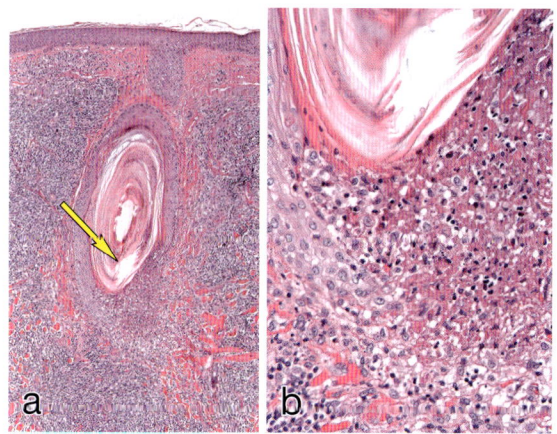

図2-6 好中球が毛包壁を破って浸潤→類上皮細胞の包囲←真菌性毛包炎
斜めに切ったねぎのように，層状に貯留した角層が毛包を開大している（→角栓 comedo）．周囲には稠密な細胞浸潤がみえる．毛包壁の一部分が破れており（矢印），その部を拡大（b図）すると，真菌（マラセチア Malassezia furfur）がみえる（×80）．
(b) 矢印部分の拡大．すでに好中球の大部分が核崩壊後の破片になっており，組織球／類上皮細胞によって貪食されている（×400, acne-like eruptions developed numerously on the chest of a 21-year-old man with acquired immune deficiency syndrome).

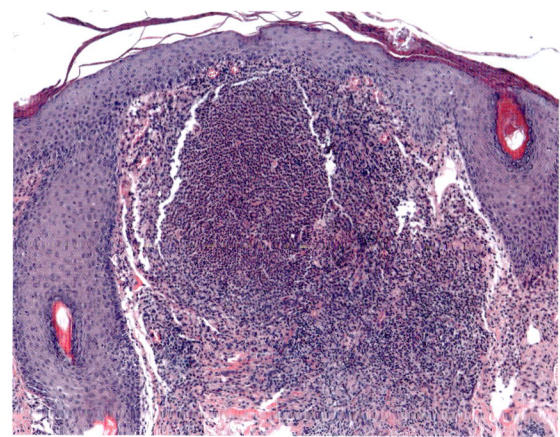

図2-7 好中球が毛包近傍の類結核肉芽腫の中心に浸潤←酒皶様皮膚炎
中央には，均一，稠密な好中球浸潤の領域があり，それを取り囲んで組織球／類上皮細胞および血管新生が観察される．小さな膿瘍性肉芽腫 suppurative granuloma ともいえる（×100, acne-like eruptions developed along the nasolabial lines of a 38-year-old woman with rosacea-like dermatitis).

1 ● 炎症の担い手：浸潤細胞

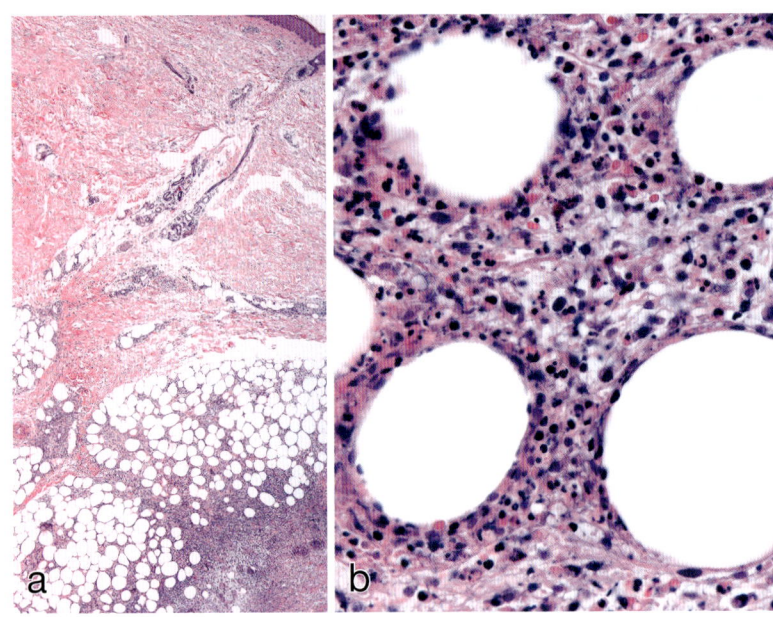

図2-8　好中球が脂肪組織に浸潤→ベーチェット病
(a) 全体像（左）に示すとおり，皮下脂肪織にだけ密な細胞浸潤があり，脂肪組織炎（参照 ③1 脂肪織炎）である（×25）．
(b) 拡大してみると，浸潤細胞には生きた好中球はなく，すべてが崩壊した好中球であり汚くみえる．生きた浸潤細胞の大部分は，それらを貪食する組織球／類上皮細胞である（×400, a specimen of erythema nodosum developed on the legs of a 78-year-old woman with Behçet's disease）．

特徴である．
　以下に，部位ごとの代表疾患をあげる（表2-1 も参照のこと）．
(1) 表皮・付属器・真皮・皮下脂肪あるいは血管・神経のどこにでも，まとまった好中球浸潤があれば，①その部位への，局所性の細菌（抗酸菌を含む），真菌，ウイルス感染と，②全身感染症である菌血症，敗血症，ウイルス血症などが波及した病態を考える．もちろん感染症中，細菌感染が最多であるが，真菌症では Candidiasis, Cryptococcosis, Mycetoma, Actinomycosis, Nocardiosis, Chromomycosis, Sporotrichosis, Histoplasmosis，抗酸菌のうち結核菌 *M.tuberculosis*，非定型抗酸菌 *M.marinum*，本邦以外ではらい菌 *M.leprae* のこともある．
(2) 表皮内への多数の好中球浸潤は，乾癬，乾癬様病変，脂漏性皮膚炎，落葉状／紅斑性天疱瘡，急性痘瘡状苔癬状粃糠疹（PLEVA），梅毒（乾癬や脂漏性皮膚炎に似る）などを考えさせる．もちろん，これらの病変組織には，それぞれに特徴的な（乾癬→錯角化，天疱瘡→棘融解など）所見が併存するために，診断は容易なことが多い．表皮内へ浸潤した好中球は，（もともと好中球の核は，好塩基性の，数個に分かれた小さな核であるために）角化とともに角層へ移行して乾固・縮小して凝集すると，菌塊のようにみえる．

　ふつう，接触皮膚炎の組織に好中球浸潤はない．しかし，錯角化を伴ったり，掻破による二次感染を伴ったり，海綿状態が強い病変では（リンパ球に混じて）好中球が多数浸潤する．
(3) 表皮真皮接合部へのまとまった浸潤は，ジューリング疱疹状皮膚炎，線状IgA皮膚症，類天疱瘡（群），表皮水疱症などの水疱症を考える．リンパ球や好酸球と混在する好中球浸潤は，固定薬疹に特徴的である．
(4) 血管を場とした好中球浸潤は，それだけで血管炎の診断に直結する．乳頭下層の細血管の内外であればアナフィラクトイド紫斑，蕁麻疹様血管炎，膠原病とりわけエリテマトーデスに伴う血管炎が考えられる．真皮深層から皮下の細動・静脈であれば，ANCA陽性血管炎，結節性動脈炎，膠原病やリウマチに伴う血管炎，持久性隆起性紅斑，Degos病を考える．非常に重篤ではあるが，敗血症（血液中の細菌そのもの）による血管炎もありうる．
(5) 脂肪組織への好中球の大量浸潤をみることは，感染症以外でも意外に多い．頻度順には，いわゆる結節性紅斑，さまざまな脂肪織炎，ベーチェット病が代表であるが，それ以外にも，リウマチ性関節炎，スイート病，クローン病，骨髄異形成症候群（MDS）に好中球浸潤がみられる．

1-2 ❷ 好中球（多核白血球）（1）限局性の浸潤

> もっと詳しく！

- ※1 自己の線維芽細胞注入 24 時間後のシワの組織：好中球が，びまん性に，真皮網状層に浸潤している

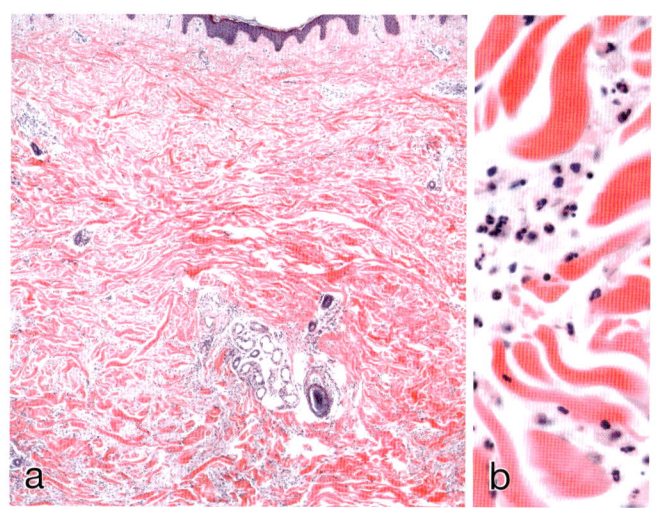

付図1

本標本は，①自己歯肉を 3-5 mm 大採取し，組織中に含まれる線維芽細胞を培養・増殖させ，②一定数に達した時点で，浮遊液として皮膚シワに注入し，③注入後，経時的に採取した標本のうちの 24 時間後の組織である．真皮網状層の膠原線維束の間に，正常ではみられない，細胞のようなものがみえるが，拡大すると（b），それらが好中球であることがわかる．
このような真皮網状層への，びまん性の好中球浸潤は，2 週間後までには完全に消褪し，後にはまったく瘢痕を残さなかったことから，好中球は（菌であれ異物であれ）侵入物に対して真っ先に皮膚組織に遊走（浸潤）することがわかる（× 50, × 500, diffuse neutrophilic infiltration in the dermis observed in the skin 24h after injection of suspended fibroblasts obtained from own gingiva）．

- ※2 ダイレーザー照射 24 時間後の老人性血管腫の組織：好中球（大部分は崩壊している）が，フィブリノイド物質を取り囲んで血管炎のようにみえる

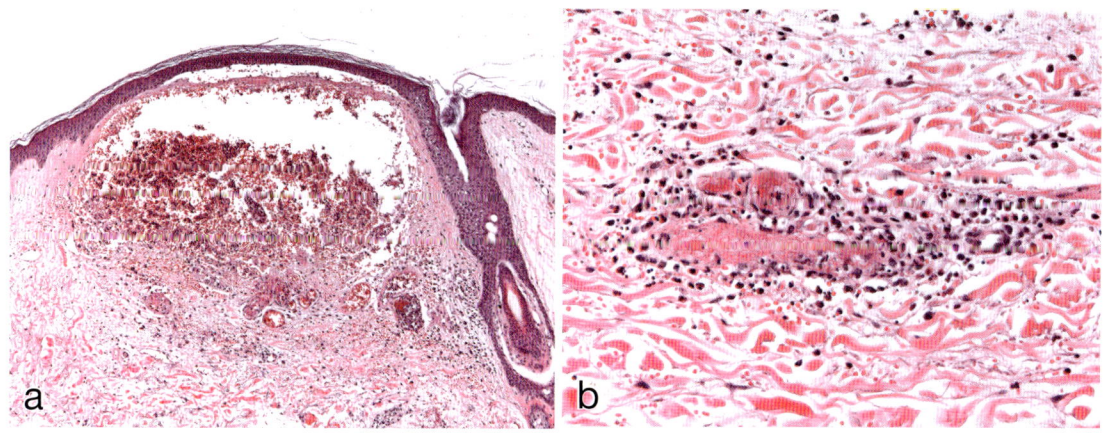

付図2

本標本は，老人性血管腫に対してダイレーザーを照射し，経時的に採取した標本のうちの 24 時間後のものである．拡張した病変血管（中の赤血球）がレーザーを受けて蒸発し，周囲は熱により凝固壊死となり，好酸性無構造のフィブリノイド物質に充満されている．その周囲には好中球と，その核破砕像がみられて，血管炎そのものであるが，24 時間後でも，すでに好中球浸潤の大部分は核壊死の状態にあり，血管を場とした病変では，浸潤も後処理も迅速に進行することがわかる（a: × 50, b: × 240, perivascular neutrophilic infiltration seen in the cherry angioma lesion 24h after dye-laser treatment）．

3 好中球（多核白血球）
③ (2) びまん性／限局しない浸潤

Key Words 好中球，スイート病，蕁麻疹，膿瘍，膿瘍性肉芽腫

POINT

1. 好中球浸潤をみたら，特定部位に集中または限局（参照 ❷好中球(1)）せず，びまん性に分布する病変であっても，まず感染症（丹毒，蜂窩織炎，壊死性筋膜炎など）を特定または否定する．
2. 好中球が，膠原線維間を押し広げ，疎に（パラパラと）びまん性に浸潤するのは急性の紅斑症で，ほぼ均一な分布なら蕁麻疹，血管中心に密であれば多形紅斑，成人スチル病，血管炎など．
3. 結合織全体の，浮腫性，びまん性の好中球浸潤を背景に，核崩壊を伴う，密な斑状浸潤が混在するのは好中球性皮膚症で，スイート病／症候群，ベーチェット病など．
4. 稠密な好中球浸潤が既存の構築を溶融し，結局，浸潤細胞と組織の崩壊物の集塊になった状態が膿瘍で，膿皮症，感染症，破れた囊腫，毛，異物，棘など．治癒後は瘢痕になる．

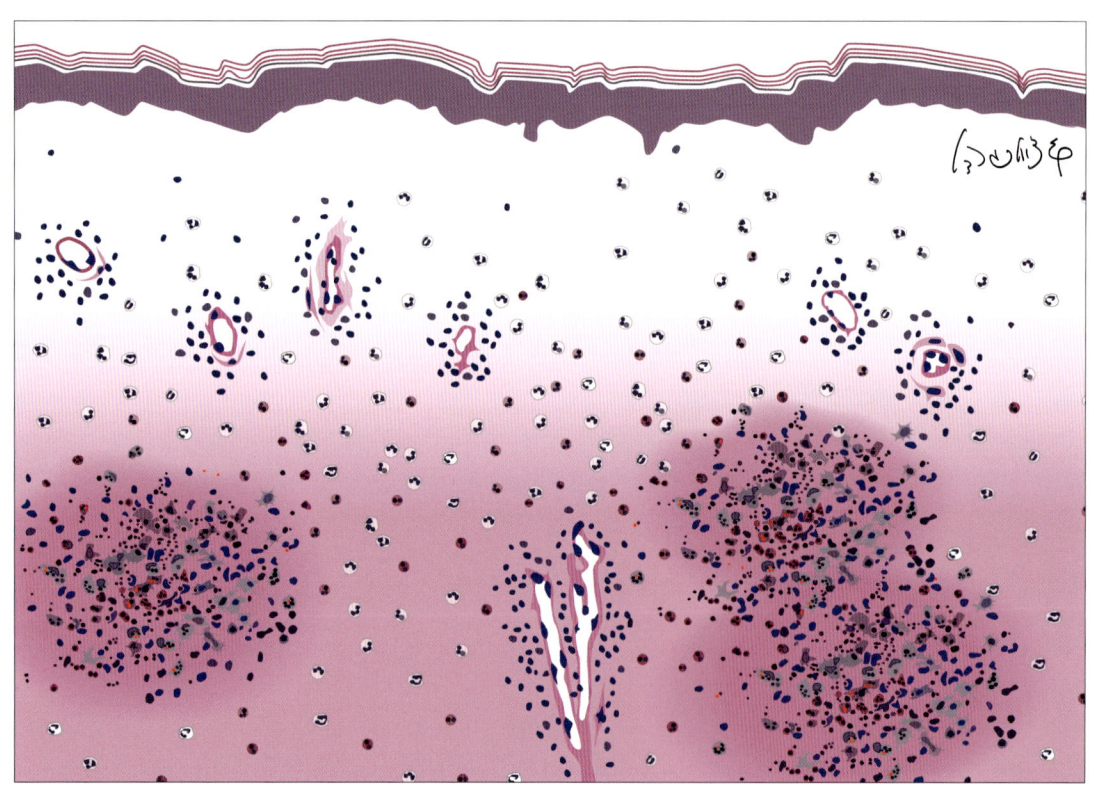

図 3-1 好中球が，結合組織内に，びまん性に，「密に疎に」浸潤する病態：スイート病を示す
一般に，紅斑の病理組織では，乳頭下層（表皮直下の乳頭層の，その下）の，血管（後毛細血管細静脈）を中心にした，主にリンパ球からなる細胞浸潤が普通である．
ところがスイート病では，表皮直下から乳頭下層のあたりまで，一面が浮腫状で明るく細胞浸潤が乏しく，さらにその下の（普通の紅斑では細胞浸潤の少ないはずの）網状層の位置に「密に疎に」細胞浸潤があって，まず異様である．
好中球は膠原線維束間を分け入るようにして，結合組織全体に浸潤しているが，しばしば死後変化により胞体が好酸性に丸く収縮していて好酸球に似る．密な領域ではほぼすべての好中球が崩壊して不揃いに小さな濃い核の断片（参照 ❿核濃縮）となり，しばしば組織球に貪食されていて，なんだか汚い標本にみえる．

表 3-1　好中球浸潤が主たる疾患：結合組織に，広範囲に，密に疎に，浸潤する代表的病変

病態／疾患	好中球浸潤の場所，様子，密度	追加事項
1. いわゆる好中球性皮膚症		
スイート病（図 3-2~5）	真皮中層：密に疎に好中球，核崩壊（＋）	乳頭層：浮腫（＋＋）
ベーチェット病の紅斑	血管周囲：密に好中球＋リンパ球	血管：フィブリノイド物質（－）
リウマチ性好中球性皮膚症	真皮中層：密に好中球，所々に核崩壊（＋）	乳頭層：浮腫（＋），稀
2. いわゆる紅斑症／蕁麻疹		
蕁麻疹（図 3-6~8）	真皮上層：浮腫＋膠原線維間に好中球が散在	表皮変化（－）
多形紅斑	真皮上層：膠原線維間に好中球が散在 血管周囲：リンパ球	原因により表皮変化，好酸球など
成人スチル病	真皮上層：膠原線維間に好中球が散在＋血管周囲：リンパ球	
3. 膿瘍性肉芽腫		
壊疽性膿皮症（図 3-11, 12）	好中球からなる集塊＝膿瘍＋その周囲の類上皮細胞	いわゆるリンパ球性血管炎
ネコひっかき病	中心の壊死領域を取り囲んで，好中球＋好酸球	Warthin-Starry，グラム染色→グラム（－）桿菌
真菌症	黒色分芽菌症，黒色菌糸症，スポロトリコーシスなど	菌ごとに特徴，PAS など真菌染色→真菌
非定型抗酸菌症	*Mycobacterium marinum*, *M. chelonae* など	抗酸菌染色
4. 感染症（もっとも頻度が高いが生検は少ない）		
丹毒／類丹毒	真皮全層：膠原線維間に密な好中球	乳頭層：浮腫（＋＋）
蜂窩織炎	真皮全層：膠原線維間に密な好中球	乳頭層：浮腫（＋）
膿瘍	真皮／脂肪識：好中球からなる集塊＋膠原線維の溶解＝膿瘍 ←毛，破綻嚢腫，細菌，寄生虫，棘，異物など	次第に組織球↑（図 3-11, 12） 原因ごとに相違，最多

定　義

普段は常駐しない（多くは骨髄由来，時に悪性腫瘍）細胞が，皮膚組織に入り込んできた状態を，（細胞）浸潤（cellular）infiltrate という．そもそも，普段みかけない，いわば侵入者 stranger がいるのであるから，その浸潤細胞が何細胞であるかをみきわめることが診断の第一歩であり，さらに，その細胞の密度・場所などの分布，性状，そして同時にみられる他所見を統合することにより診断に至る（参照 ❶-❽細胞浸潤）．

いうまでもなく好中球（多核白血球）polymorphonuclear neutrophil（PMN），neutrophil，polynuclear cell は，正常皮膚組織には，まず存在しない白血球である．白血球中，もっとも運動能力が高く，炎症の現場には最初に出現する．そして短命（2 日以内）の細胞であるから，早期病変ほど生きた好中球浸潤を観察でき，経過とともに崩壊・貪食された好中球をみることになる．

本項では，好中球が広範囲に，結合組織に，密にまたは疎に，浸潤する疾患を解説する．

組織像の実際

好中球が，結合組織に，広範囲に「密に」または「疎に」あるいは「密に疎に入り乱れて」浸潤する，代表的疾患を病因別に示した（表 3-1）．

びまん性の好中球浸潤をみても，やはり感染症の否定または特定が真っ先である．広範に真皮・皮下に浸潤するのは丹毒 erysipelas，蜂窩織炎 cellulitis／

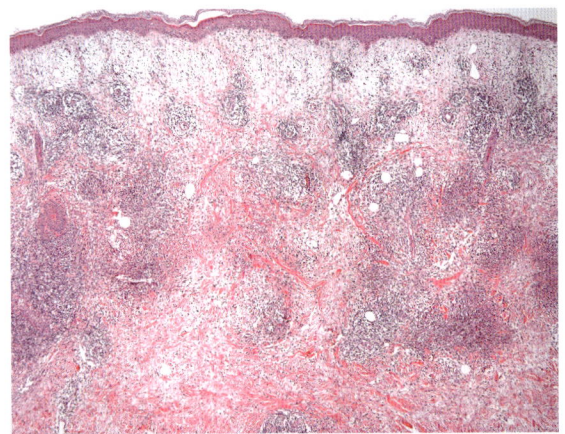

図 3-2 好中球が，真皮全体に「密に疎に」浸潤した様子←スイート病／好中球性紅斑
真皮全体に「密に疎に」細胞が浸潤しているのがわかる．<u>一般に，紅斑の病理組織は，乳頭下層の，血管（後毛細血管細静脈）中心性／周囲性の，リンパ球中心の，細胞浸潤が普通である．</u>これに対してこの標本では，乳頭下層のあたりは浮腫で細胞浸潤は乏しく，逆に（普段は大した変化のない）真皮網状層に，密なところと疎なところが混在して浸潤している．これが特徴である．表皮はほぼ正常（× 40, a skin specimen of Sweet's syndrome obtained from one of the erythematous plaques on the chest of a 69-year-old man).

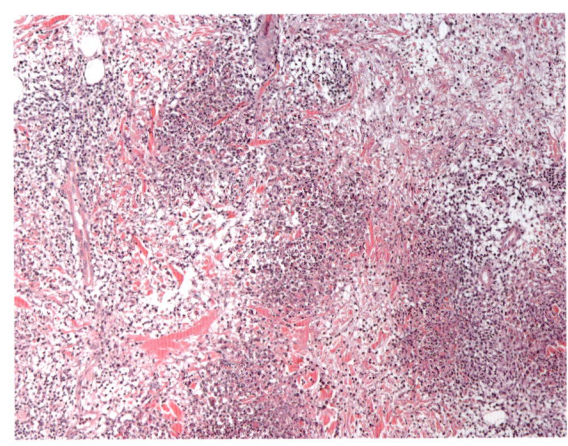

図 3-3 「密に疎に」分布する好中球浸潤←スイート病（図 3-2 の拡大）
中拡大でみると，浸潤は，全体に疎で浮腫状であるが，あちらこちらに密で汚い領域が混在している．密な領域は，ほぼ一定の間隔で存在することから，もとは血管中心性であったと考えられるが，血管炎の介在に関しては異論がある（× 100）．

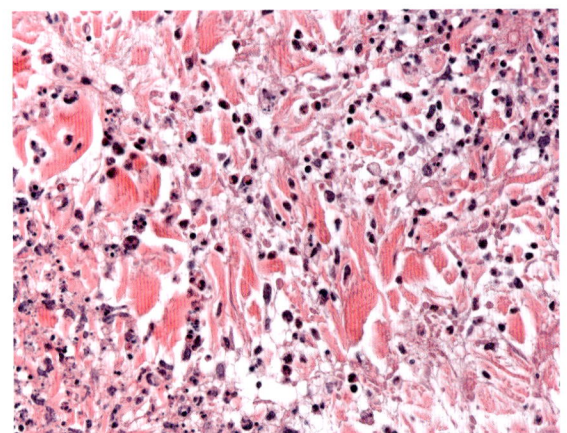

図 3-4 「疎な」領域の好中球←スイート病（図 3-2 の拡大）
好中球の疎な，背景領域を示す．既存の膠原線維束の隙間の，どこにでも好中球がパラパラと片寄らないで浸潤している．浸潤細胞のほとんどが好中球であるが，すでに好中球の死と崩壊が始まっていて，不揃いな濃い核だけがみえるところもある．よくみると（リンパ球の核より明るく大きく，核小体が明瞭にみえ，明るい胞体）が特徴の貪食球／組織球（参照 ❼❽組織球（1）（2））が混在しており，胞体内に崩壊した好中球の核を貪食しているのがわかる（× 400）．

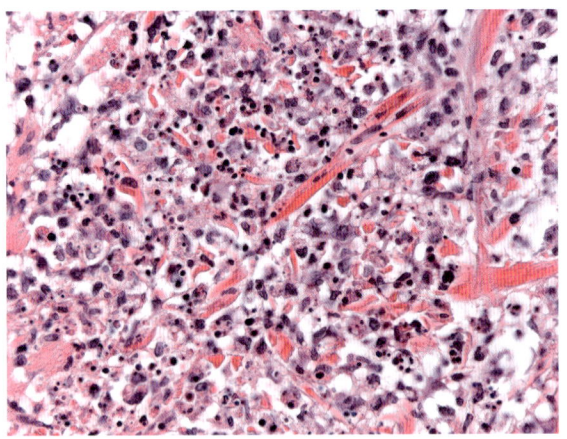

図 3-5 「密な」領域の好中球←スイート病（図 3-2 の拡大）
密な領域では，すでにほとんどの好中球が崩壊していて原形をとどめない．それらは組織球に貪食されて，不揃いに小さな濃い核の断片となり，組織球に貪食されて，豆を入れた袋 bean bag のようにみえることから bean bag cell と呼ばれる（参照 ❾巨細胞，❿核濃縮）．これだけ密に浸潤していても，既存の膠原線維束は離開するものの構築は維持されるために瘢痕を残さない．
血管炎との関係についてはフィブリノイド物質（→ 参照 ㉖フィブリノイド物質）はみられず，血管の遺残もないことから血管炎の先行は（現在は）否定的である．以上図 3-3～5 を総合して，①真皮上層の浮腫，②密かつ粗な好中球，③その核崩壊，が本症の特徴である（× 480）．

1-3 ❸ 好中球（多核白血球）　（2）びまん性／限局しない浸潤

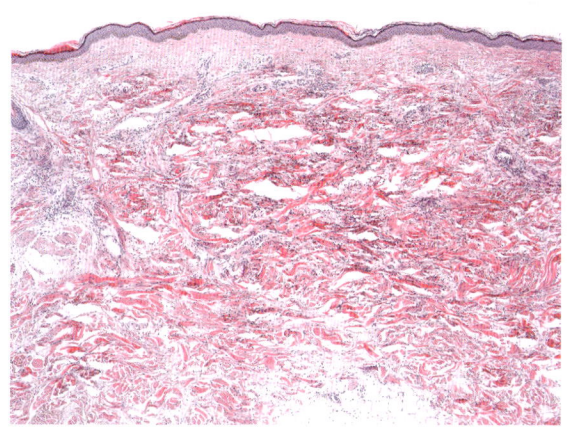

図 3-6　好中球が，真皮全体に「疎に」浸潤←蕁麻疹
チャター chatter（標本を薄く切る時のガタガタ）により，真皮結合組織に割れ目が多数あって所見がみにくいが，真皮全体に「疎に diffuse」細胞浸潤がある．よくみると浸潤は，（さすがに血管周囲には密にみえるが）真皮網状層の膠原線維束の隙間に，偏りなく，パラパラと，疎に浸潤していて，皮下脂肪層の結合組織にも及んでいる（× 50, a skin specimen of acute urticarial erythema obtained from one of the erythematous wheals developed on the abdomen of a 81-year-old man）．

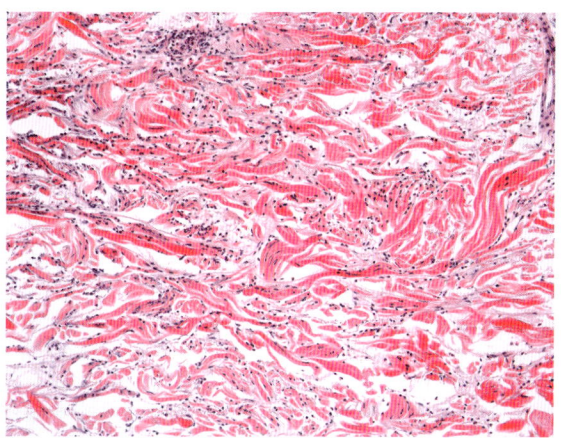

図 3-7　結合組織全般の均一で「疎な」好中球浸潤←蕁麻疹（図 3-6 の拡大）
多くの場合，細胞浸潤には（血管・付属器周囲性とか表皮直下の帯状浸潤などの）何らかの配列または片寄った分布があり，それが（接着因子発現などの）病態を反映していて，診断の手がかりになる．
この病変における好中球は，網状層の膠原線維束の構築をまったく乱さず，その隙間に，パラパラと疎に，ほぼ均一にランダムに分布している．このことから，この病変部では，好中球の真皮への浸潤は平衡状態に達していると考えられる．好中球は非常に高い運動能を持つため，この程度の領域であれば数時間で平衡に達すると考えられる（× 120）．

phlegmone などであるが，これらの疾患は他の検査所見で確定診断され，生検頻度は低い．唯一，**壊死性筋膜炎 necrotizing fasciitis**（図 3-11, 12）は病理組織（同時に培養）所見も急性期診断に重要である．感染症における生検は，起炎菌培養と組織診断を兼ねることが多い．

浮腫状にみえる結合組織全般に，びまん性に，「**密に疎に**」nodular and diffuse / dense and sparse 好中球が浸潤している場合（感染症を否定した後に），**好中球性皮膚症** neutrophilic dermatoses，その代表のスイート病／症候群 Sweet's disease / syndrome，ベーチェット病を考える．非常に稠密に浸潤した領域では，さすがに膠原線維の損壊があるものの，膠原線維が溶解して膿瘍 abscess を形成することはなく，従って治癒後の瘢痕はない．

多くの紅斑の生検組織では，乳頭下層の，血管（後毛細血管細静脈）中心性／周囲性の，リンパ球中心の，細胞浸潤が普通であるのに対して，この好中球性皮膚症では，表皮直下から乳頭下層のあたりまでは浮腫が強くて細胞浸潤は逆に乏しく，その下の真皮網状層に「密に疎に」細胞浸潤があって独特である（図 3-2〜5）．

真皮結合織全体（多くは上層）の膠原線維間に，び

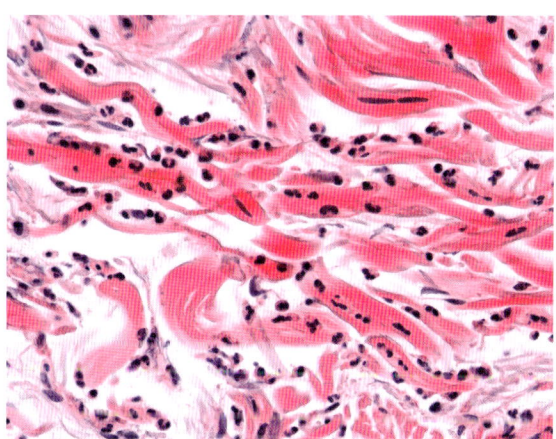

図 3-8　膠原線維束に沿った均一で「疎な」好中球浸潤←蕁麻疹（図 3-6 の拡大）
高倍にして観察すると，浸潤した好中球は，ほぼ原型を留めている（崩壊していない）が，その大部分は丸く（←活発に運動している好中球は丸くない），胞体も核も濃染しているから，これらは，血管外に遊走したものの機能しないままに死んだと考えられる．蕁麻疹における好中球浸潤とは，こうした（機能しない遊走）状態であり，逆にそれが特徴である（× 500）．

1 ●炎症の担い手：浸潤細胞

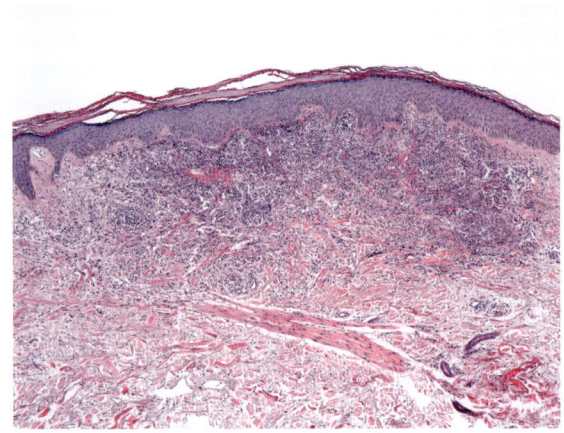

図 3-9 好中球が「密に」血管中心性に浸潤←持久性隆起性紅斑
表皮直下の，帯状の健常部グレンツゾーンを挟んで，写真中央の真皮上層に「密に densed」浸潤している領域がある．浸潤には濃淡があり，濃い所には好酸性の領域（ヒアリン様）があることから，血管炎を疑うことになる（× 60, a skin specimen of erythema elevatum diutinum obtained from erythematous keratinous nodule developed on the toe of a 61-year-old woman）．

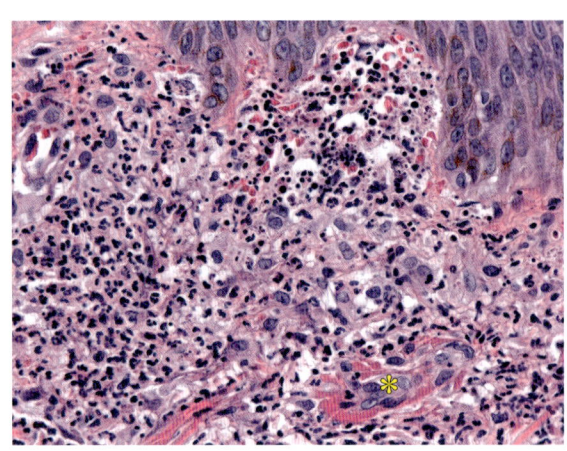

図 3-10 「密な」好中球浸潤←持久性隆起性紅斑（図 3-9 の拡大）
写真の右下方の血管（＊）を取り囲んで，好酸性のフィブリノイド物質（中毒性ヒアリン toxic hyalin と呼ぶことがある）がみえていることからも，血管炎とわかる．
写真上方の表皮直下（乳頭内）には，死んだ好中球の核の，①濃縮，②核崩壊，③核融解のすべてがみえている．いくら血管炎でも，これほど密に好中球が集中するのは本症以外は考えにくい．足趾であるためか赤血球が多数，漏出している（× 500）．

まん性に「疎に」diffuse 好中球浸潤がある場合，臨床的には浮腫性紅斑（細胞浸潤が乏しければ膨疹にみえる）を呈したはずであり，**蕁麻疹 urticaria**，**多形紅斑 erythema multiforme**，**成人スチル病 adult Still's disease** などを考える．

蕁麻疹では，膠原線維束の間が離開＝浮腫状で，その隙間にパラパラとほぼ均一に好中球が分布する（図 3-6〜8）．多形紅斑，成人スチル病などの炎症を伴う病変では，一般の紅斑病変と同じく，乳頭下層の血管（後毛細血管細静脈）中心の分布傾向があり，そこにはリンパ球（病態により好酸球なども）浸潤している．血管炎にはフィブリノイド沈着（参照 ㉖フィブリノイド物質）などの血管炎に特異的な所見が併存する（図 3-9, 10）し，多形紅斑では基底細胞の空胞変性を始めとする表皮変化を伴う（参照 ⑲空胞変性）．

感染症に対する好中球浸潤では（おそらく菌増殖に対抗して）膨大な数の好中球が集合するために，細胞浸潤が非常に稠密であり，好中球の持つ分解酵素（→『解説』）により既存の結合組織構築，特に膠原線維束も消化されて，ついには浸潤細胞だけの集塊＝膿瘍ができる（図 3-11, 12）．原因菌や，長い経過によっては，好中球の領域を，類結核肉芽腫（参照 ㉙類結核肉芽腫）のように類上皮細胞が包囲することがあり，さらにその周囲をリンパ球が取り囲む．この状態，すなわち中央部が好中球（の死骸）で埋まった肉芽腫を**膿瘍性肉芽腫 suppurative granuloma** と総称する．

感染症が否定できた病変で，好中球の稠密な浸潤により結合組織構築が崩壊して穿掘性に潰瘍となるのは**壊疽性膿皮症 pyoderma gangrenosum** である．注意深く辺縁または初期病変をみると，毛包への好中球浸潤があって血管炎とは違う．

解説

好中球の機能が，細菌などの病原菌を貪食（し，うまくいけば殺菌）することであることは，好中球の欠損または機能不全患者が感染症で死亡することでよく知られている．その形状は，**多核球 polynuclear cell** の名称でも呼ばれるように，（本当は一つの核であるのに途中でくびれているために）濃い好塩基性の，2-4 個の，小さな核があるようにみえる．このため（好中球以外の白血球たとえばリンパ球でも，浸潤白血球が死んで）**核崩壊 karyorrhexis** が起きると，上記の好中球の核のような，小さな，濃い，好塩基性の小さな塊が形成されることになり，（もちろん好中球の崩壊もあるが）しばしば，すべてが好中球由来と誤解されることがある（核塵 nuclear dust, debris, 参照 ⑩核濃縮）．

周知のとおり好中球の胞体には約 200 個の，大小 2

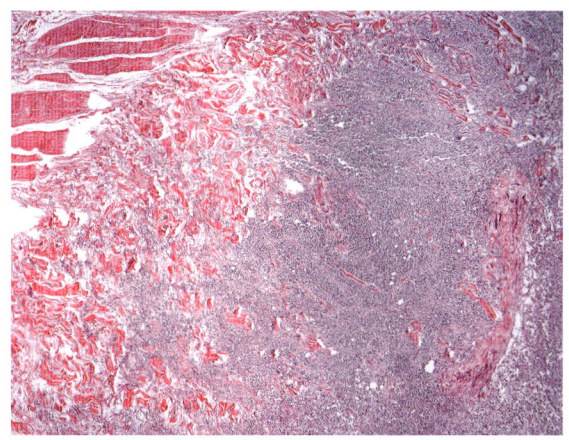

図3-11 好中球が，境界鮮明に「密に」領域を占拠＝膿瘍←壊死性筋膜炎
真皮結合組織の右半分が，境界鮮明に，非常に「密に dense」浸潤した細胞集塊に置換されていて，もともと存在したはずの結合組織がない．既存の結合組織構築は，浸潤してきた好中球が機能したことによって溶解され，その部は，浸潤した好中球と既存構築の崩壊物＝膿瘍で占拠される．これが治癒すると瘢痕となる（×40, necrotizing fasciitis developed on the abdominal skin of a 71-year-old woman with diabetes mellitus）．

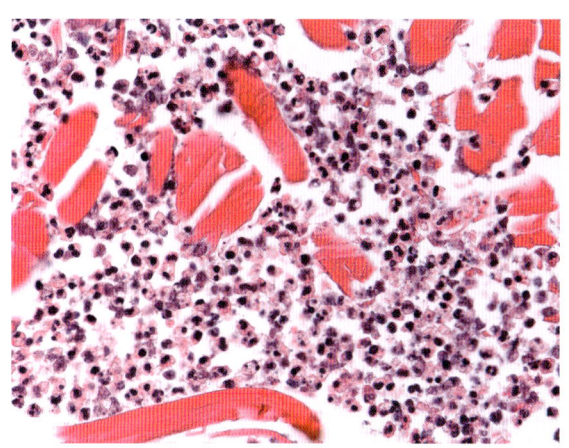

図3-12 「密な」ほぼ好中球だけからなる膿瘍（図3-11の拡大）←壊死性筋膜炎
膿瘍部を拡大すると，細胞死の①濃縮，②核崩壊，③核融解のすべてがみえている．胞体も核も（胞体は好酸性に変性，核は好塩基性に）濃染した（働かないで死んだ）ほぼ真ん丸の好中球と，バラバラに崩壊した（役割を果たして死んだ）好中球の破片が混在し，生きた好中球はみられない．それらが単球／組織球に貪食される像もみられないのは修復機転が始まっていないためである．壊死性筋膜炎では血流が途絶するため修復機転が起きない．このため人為的にデブリードマンする必要がある（×400）．

種類の顆粒があり，およそ1/5が光顕でみえる大きさの（直径約 $0.4\,\mu m$）アズール顆粒 azurophilic granule で，殺菌・抗菌作用の強い酵素（ミエロペルオキシダーゼ myeloperoxidase，エラスターゼ elastase など）やタンパクを含む．残り大部分が小顆粒で，リゾチーム lysozyme，ラクトフェリン lactoferrin，コラゲナーゼ collagenase，アルカリフォスファターゼ alkaline phosphatase などの酵素や抗菌能力のあるタンパクを持っているが，この顆粒は光顕ではほとんどみえない（Weiss L eds: Histology: Cell and Tissue Biology, Elsevier, New York）．

　好中球は，侵入した細菌・微生物に対して，表皮や真皮の細胞が産生する IL-1, TNF など（のいわゆる炎症性サイトカイン）に反応した，その部位にもっとも近い（主に後毛細血管細静脈の）血管内皮が接着因子（セレクチン E-selectin）を発現することで始まる．この接着因子は，血管内を流れている好中球の表面の糖鎖と反応して接着し，他方では好中球表面の接着分子が内皮の糖鎖と結合することで，好中球は，その血管内皮細胞に引っかかる rolling ことになる．次いで，次々と発現される接着因子による両者の接着へと進み，さらには細菌由来の物質はもとより，局所細胞が産生する走化因子に導かれて血管外へ遊走し，目的地へと走化すると考えられている．これが好中球浸潤の代表的経路である．

　骨髄から血中に出た好中球が末梢循環系に留まるのは7時間ほどで，組織に出た好中球は1-2日中に役割を終えて死に，その場で単球／組織球に貪食されて終わる．粘膜からはしばしば，時には表皮から外界に放出される（Weedon D: Skin Pathology, Churchill Livingstone, Edinburgh）．

　以上のように，好中球の浸潤は比較的早い経過で進展するために，多くの病理標本ではすでに組織球による貪食が始まっている．

● 炎症の担い手：浸潤細胞

4 肥満細胞

Key Words 細胞浸潤，肥満細胞，皮膚肥満細胞腫

POINT

1. 肥満細胞は，結合組織の血管の近くに，常にある密度（＜ 10 個，× 400 視野）で分布する，好塩基性の砂を詰めた砂袋のような胞体と濃く丸い核の細胞．
2. 肥満細胞が，真皮上層の血管に沿って増殖するのは，皮膚肥満細胞症のうちの色素性蕁麻疹．
3. 肥満細胞が，真皮乳頭層から乳頭下層を占拠してしまうのは肥満細胞腫．
4. 肥満細胞は，結合組織の増生・構築にかかわるため，結合組織の損傷・修復が続く慢性炎症，結合組織増生を伴う反応性病変，そして腫瘍とくに神経系・血管系腫瘍に多い．

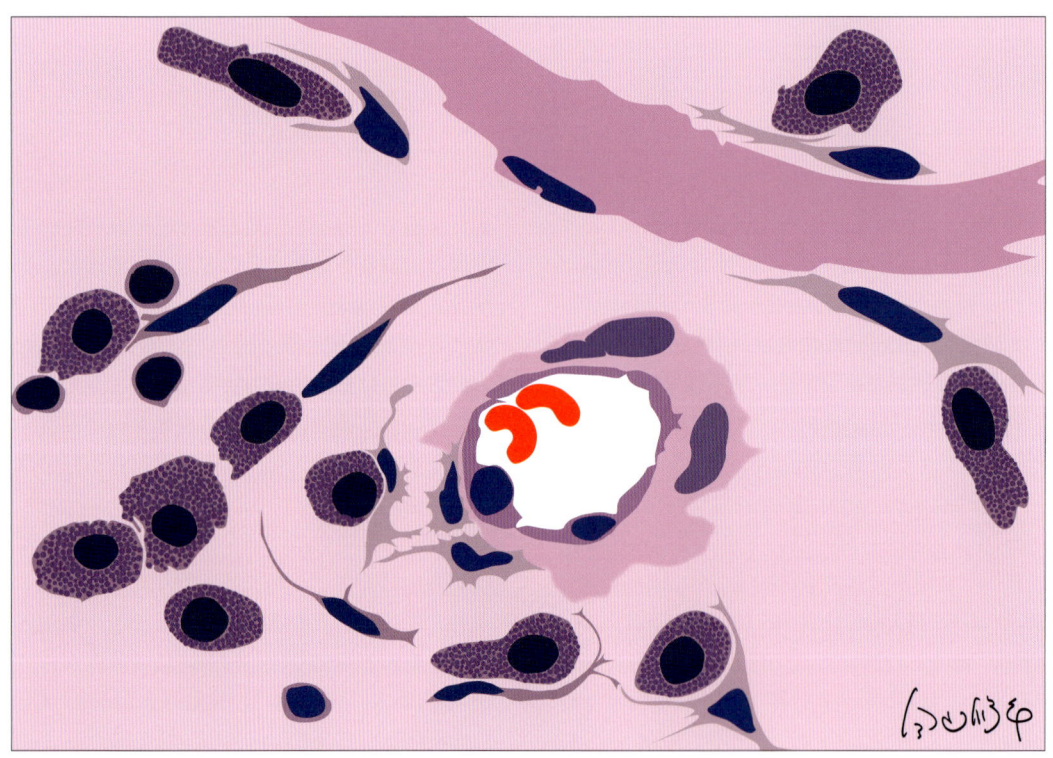

図 4-1　肥満細胞の浸潤／増殖
肥満細胞は，①好塩基性の，砂のような（高倍でみると粒がわかる）小顆粒を詰め込んだ「砂袋」のような胞体と，②丸く（内部構造がほとんどみえない）濃い好塩基性の核が特徴である．注意深くみると，線維芽細胞または組織球の胞体／突起に接している様子がわかる．
肥満細胞は結合組織のどこにでも存在するが，皮膚では血管（とりわけ乳頭下層の後毛細血管細静脈＝炎症時に透過性が亢進する場所）周囲に密である．とはいえ一定密度（＜ 10 個，× 400 視野）を超えることはないから，それ以上に存在すれば浸潤／増殖を疑う．
肥満細胞は，細胞表面の IgE 受容体を介した脱顆粒によるアレルギー反応や物理的な脱顆粒による浮腫など，透過性亢進反応の主役である．しかし普段，肥満細胞は結合組織の構築維持に関与しているから，結合組織の修復／再構築が起こる事態では，炎症／腫瘍にかかわらず増加する．

表 4-1 肥満細胞が浸潤／増殖する主な疾患：(1) 皮膚限局，(2) 全身性，(3) 悪性化に分けて

(1) 皮膚肥満細胞症 Cutaneous mastocytosis 皮膚を主座とした肥満細胞の浸潤／増殖 ← 皮膚は（骨髄から，未熟なまま到達した）肥満細胞が成熟する場		
病 態	肥満細胞	臨 床
① 色素性蕁麻疹 urticaria pigmentosa	乳頭層と乳頭下層に 塊状／血管周囲性に分布 類円形〜多角形〜紡錘形 しばしば基底層の色素↑	最多（≒80％），ダリエー徴候（+） 多くは4歳までに発症→思春期までに自然消褪 成人発症例は消褪せず，しばしば全身型へ進展
② 単発性肥満細胞腫 solitary mastocytoma	乳頭層と乳頭下層を占拠してしまう ほど多数が密接して分布 サイコロの「1」のような形	小児肥満細胞症の10％ほど，ダリエー徴候（+） 自然消褪 時に境界型の色素性母斑と共存
③ びまん性皮膚肥満細胞症 diffuse cutaneous mastocytosis	真皮上層の血管周囲性にかなり密に 分布 類円形〜紡錘形〜樹状	乳幼児，稀，ダリエー徴候（+） 肥満細胞浸潤のため皮膚は紅色肥厚 多くは全身性
④ 持久性発疹性斑状血管拡張症 (telangiectasia macularis eruptiva perstans) TMEP	真皮上層の血管周囲性にパラパラと （一見，正常）分布 類円形〜紡錘形〜樹状	成人，稀，多くは皮膚限局

(2) 全身性肥満細胞症 Systemic mastocytosis 全身性の肥満細胞の浸潤／増殖 ← もともと肥満細胞は骨髄で産生されて全身の臓器（結合組織）に分配	
病 態	ほぼ相当するWHO分類（Leuk Res 25: 603-25, 2001）
⑤ 皮膚＋骨髄／多臓器 皮膚以外の臓器／骨髄への 肥満細胞浸潤	Indolent systemic mastocytosis Systemic mastocytosis with an associated clonal hematological non-mast cell linage disease

(3) 悪性肥満細胞症 Malignant mast cell diseases 悪性化した肥満細胞の浸潤／増殖 ← 局所で悪性化／骨髄から多臓器／流血中＝白血化	
病 態	ほぼ相当するWHO分類（Leuk Res 25: 603-25, 2001）
⑥ 悪性肥満細胞症 malignant mastocytosis	Aggressive systemic mastocytosis/With eosinophilia Mast cell sarcoma
⑦ 肥満細胞性白血病 mast cell leukemia	Mast cell leukemia/Aleukemic mast cell leukemia

定 義

普段は常在しない（多くは骨髄由来，時に悪性腫瘍）細胞が，皮膚組織に入り込んできた状態を，(細胞)浸潤 (cellular) infiltrate という．

顆粒球系白血球（好中球・好酸球・好塩基球）は骨髄で成熟し，末梢血に乗って全身を巡回し，異常時に組織に浸潤する．したがって基本的に，顆粒球は正常組織にはみられない．これに対して肥満細胞は，同じく骨髄で増殖する白血球であるが，未熟なままに結合組織に達し，そこで成熟する．皮膚では微小血管と付属器(の血管)近傍に，一定の頻度（＜10個，×400視野）で正常時にも定住している．こうした肥満細胞が，さらに骨髄から供給されたり，局所で増殖して，明らかに異常な数と密度で存在する場合に肥満細胞の浸潤／増殖という．

肥満細胞はもちろんIgE受容体を介して，ただちにヒスタミンを放出し，数十分後にロイコトリエンを，数時間後にはインターロイキン（INF-γ，TNF-αな

ど）を放出するなどアレルギー反応の遂行役でもあるが，恒常的には，結合組織の修復／再構築を調整する細胞である．このため肥満細胞は，外界に面する結合組織（皮膚・消化管・気管）に密に分配・分布する．したがって肥満細胞の増殖／浸潤は，皮膚を場とした(1) 皮膚肥満細胞症 cutaneous mastocytosis がもっとも多い．しかし皮膚以外の臓器にて増殖／浸潤したり，本来の場である骨髄にて増殖する(2) 全身性肥満細胞症 systemic mastocytosis の可能性が常にある．このため診断に対しては，全身性の有無を確認する必要がある（→次段：『皮膚肥満細胞症の診断基準』）．稀ながら肥満細胞が腫瘍性に増殖／浸潤したり，流血中に出て白血化する(3) 悪性肥満細胞症 malignant mast cell diseases がある．それぞれの特徴を表4-1にまとめた．

皮膚肥満細胞症の診断基準

肥満細胞の増殖／浸潤が皮膚限局であることを保証するには，以下の3項目を確認する必要がある．

1 ●炎症の担い手：浸潤細胞

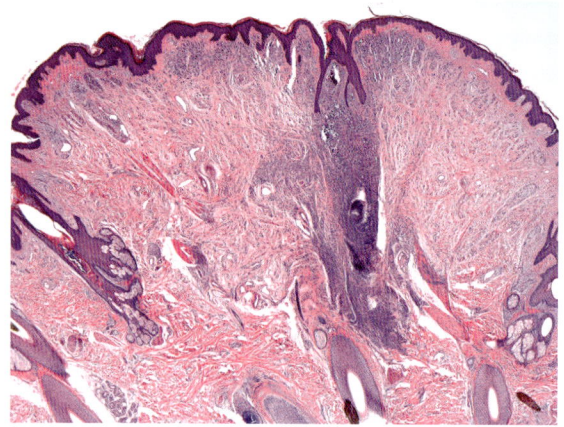

図 4-2　色素性母斑
真皮網状層に乗るように細胞集団があるが，表皮・付属器に近い細胞には褐色の色素があることからも，真皮型色素性母斑であることが（慣れればすぐに）わかる（× 20, an elastic, nipple-like, brown-colored nodule developed on the head of a 38-year-old man）．

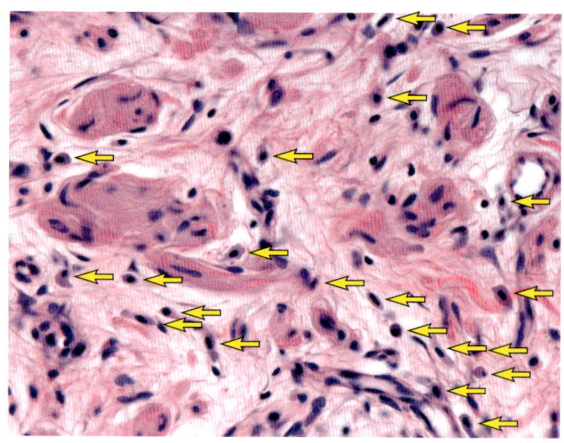

図 4-3　良性腫瘍における肥満細胞←色素性母斑（図 4-2 の拡大）
いわゆる母斑細胞も胞体の大きな細胞であり，肥満細胞（矢印）と似たところがある．しかし肥満細胞は，（脱顆粒していない限り）境界明瞭な好塩基性の胞体と，（核小体などの内部構造がわからないほど）濃く好塩基性の丸い核が特徴であり，母斑細胞の胞体が明るく，核も明るく楕円形であるのとは異なる（× 400）．倍率を上げてみれば，胞体に好塩基性の顆粒が充満していることで確認できる（→次図）．

① **臨床所見**：**色素性蕁麻疹** urticaria pigmentosa／**単発性肥満細胞腫** solitary mastocytoma／**びまん性皮膚肥満細胞症** diffuse cutaneous mastocytosis／**持久性発疹性斑状血管拡張症** telangiectasia macularis eruptiva perstans（TMEP）の，いずれかの臨床所見が存在すること．
② **病理所見**：肥満細胞の，明らかな（＞ 10 個，× 400 視野）増数があること．必要に応じて tryptase，KIT（c-kit）などの免疫組織化学により肥満細胞であることを確認する．
③ **全身所見**：全身性肥満細胞症の診断基準（以下）を否定できること．すなわち，
（1）主所見：骨髄に，多中心性の肥満細胞（＞ 15 個）の集塊 and/or 皮膚以外の臓器における肥満細胞浸潤（必要に応じて免疫組織化学による確認）があること．
（2）副所見：①骨髄または多臓器における肥満細胞浸潤のうち＞ 25％が紡錘形または骨髄スメアにて＞ 25％が異型であること，②増殖肥満細胞に，560 と 816 遺伝子座の KIT（c-kit）変異があること，③骨髄／血液中／多臓器中の肥満細胞が CD2 and/or CD25 を発現していること，④血清トリプターゼ tryptase 濃度が常に 20 ng/ml を超えていること．
　上記を否定できて，初めて皮膚限局といえる．

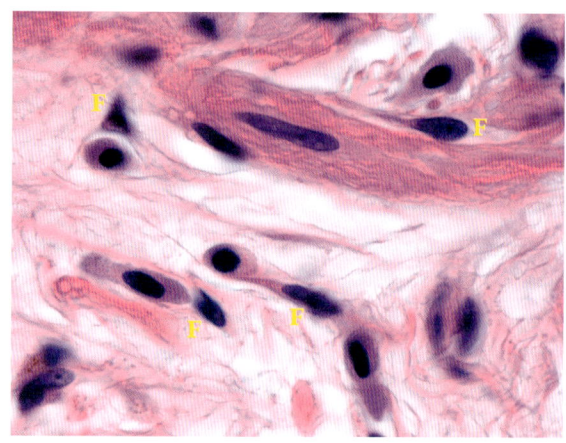

図 4-4　良性腫瘍における肥満細胞←色素性母斑（図 4-3 の拡大）
肥満細胞は，結合組織の修復／再構築にかかわる細胞であることを反映して，多くの場合，実際の結合組織成分の産生を担う線維芽細胞（F）と近接または接していることが，注意深く観察するとわかる（× 1,250）．

組織像の実際

　肥満細胞は，結合組織の産生と構築にかかわる物質や増殖因子（basic FGF など）の制御にかかわるヘパリンを豊富に持つことから，結合組織の修復／再構築が起きる病変には必ずみられる．すなわち**創傷治癒機転**，**ケロイド**はもちろん，**アトピー性皮膚炎**，**扁平苔癬**，**乾癬**などの乳頭層／乳頭下層の再構築がくり返さ

1-4 ❹ 肥満細胞

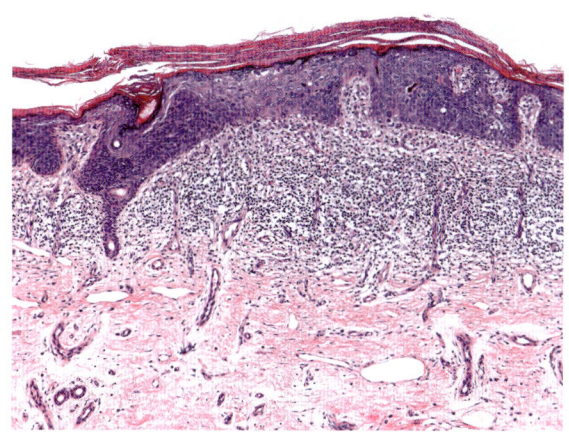

図 4-5　ボーエン病に対する宿主反応としての帯状浸潤と結合組織再構築
肥満細胞は，そもそも結合組織の増生／構築にかかわるから，腫瘍の結合組織増生ではもちろんであるが，逆に，腫瘍に対する宿主反応としての炎症（による損傷と再構築）においても多数が動員される．
この組織がボーエン病であることは，錯角化層に覆われた（汗管開口部だけは正常角化），異様な表皮でそれとわかるが，直下には宿主反応としての帯状浸潤（ 参照 ⑳接合部皮膚炎（1）帯状浸潤）と新生血管がみえる（× 100, a typical Bowen's lesion developed on the posteriol aspect of the left thigh of an 87-year-old man）．

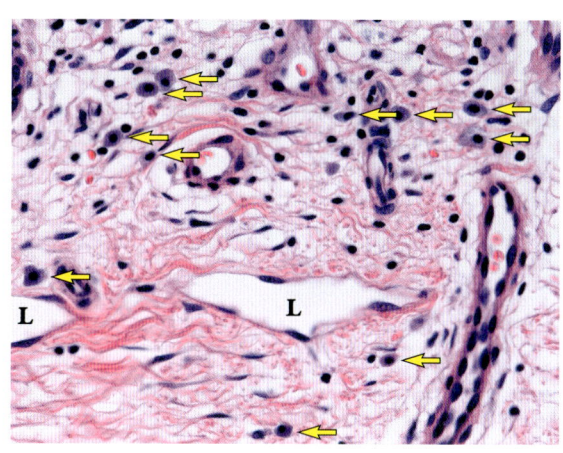

図 4-6　慢性炎症における肥満細胞（図 4-5 の拡大）
肥満細胞（矢印）の胞体は，よくみると，淡好塩基性の顆粒（→高倍，図 4-4,10）で充満されており，核は丸くて濃く，核の内部構造がほとんどわからない．
炎症や腫瘍のような，浸潤したばかりの，どちらかというと若い肥満細胞は丸々としているが，既存の，結合組織に定住している肥満細胞は，膠原線維の合間になじんで多角形〜紡錘形〜樹状にみえて丸くないことが多い．
縦に走る新生血管が自らの結合組織を持つのに対して，リンパ管（L）は薄い内皮細胞が直接に膠原線維束に直面する．これで鑑別できる（× 400）．

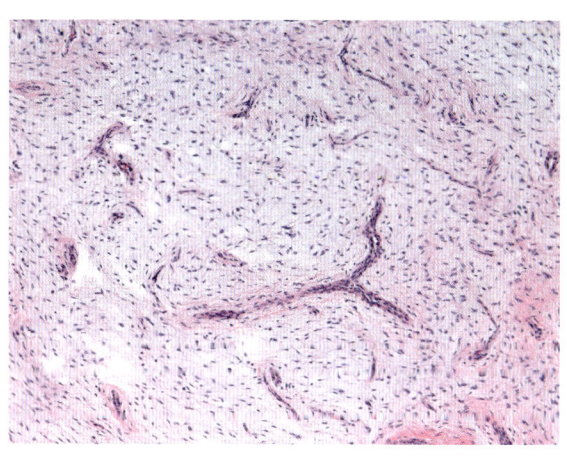

図 4-7　神経線維腫
末梢神経束の神経線維を包む結合組織の増殖が本態であり，独特の波を打つような基質とその中に散在する線維芽細胞，血管，そして（時に）神経線維からなる（× 100, a tender nodule with 1.5 cm diameter developed on the right 1st. finger of a 69-year-old man）．

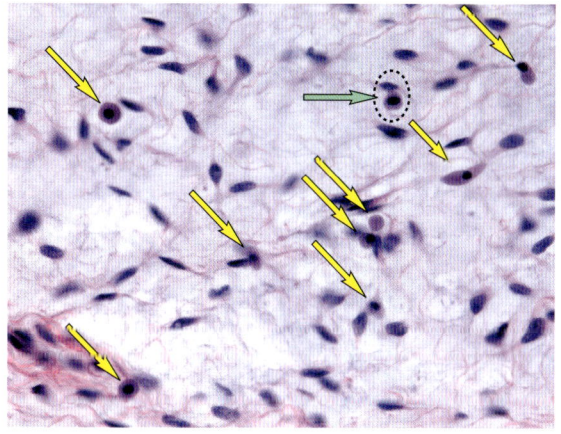

図 4-8　神経線維腫における肥満細胞（図 4-7 の拡大）
疎な結合組織の中を「泳ぐ魚」のようにみえる細胞（点線囲み）のほとんどは線維芽細胞で，二股・三股の細長い胞体を持ち，紡錘形の濃い核が特徴である．一定の頻度で，それらに混じって，肥満細胞（黄色の矢印）が存在する．肥満細胞と線維芽細胞は互いに接して存在する（緑の矢印）ことが多い（× 500）．

れる炎症性病変にも浸潤／増殖している．また腫瘍でも**神経系腫瘍**（図 4-7, 8），**血管や平滑筋の腫瘍**（図 4-9, 10），**色素性母斑**（図 4-2〜4），**表皮内癌**（図 4-5, 6）や**基底細胞癌**などの間質にも増殖／浸潤している．

　上述のとおり肥満細胞症（図 4-11〜13）では，肥満細胞が皮膚以外の単／多臓器にも増殖／浸潤している可能性がある．したがって皮膚の標本にて肥満細胞の増殖／浸潤をみたら全身状態を確認する．

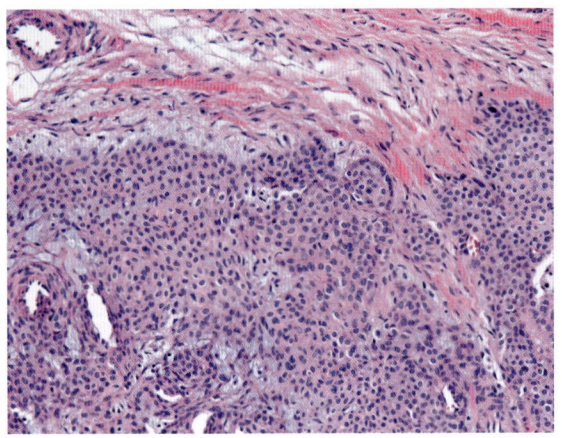

図 4-9　グロムス腫瘍／血管腫
グロムス腫瘍 glomus tumor は，動静脈吻合を包む特別な平滑筋 ramified smooth muscle cell の増殖である．腫瘍細胞は（平滑筋にはみえない）ほぼ円形の均質な核の，好酸性の明るい胞体の，コロコロとした細胞である．所々に不規則な管腔がみえるので，汗腺系腫瘍にもみえる．間質にはムチン沈着と肥満細胞が多いことも特徴（×200, a 5 mm diameter, small nodule developed beneath the nail of left 3rd. finger of a 54-year-old woman）．

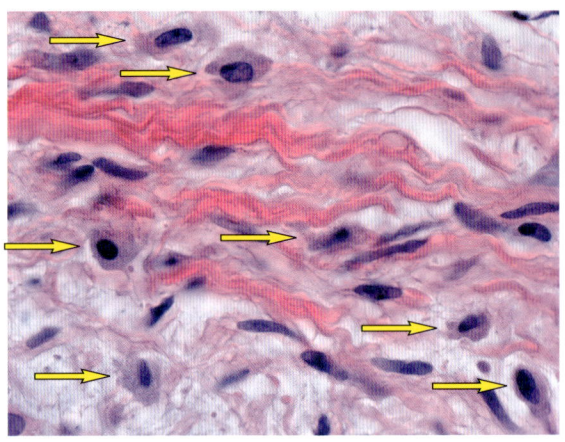

図 4-10　血管系腫瘍における肥満細胞（図 4-9 の拡大）
肥満細胞は，膠原線維束の隙間に存在するために，隙間の形に支配され，胞体は類円形～紡錘形～樹状と多彩で，肥満細胞と気づかないことがある．しかし核は均一で濃く，胞体には，倍率を上げると明瞭に顆粒がみえて肥満細胞と特定できる（×1,000）．

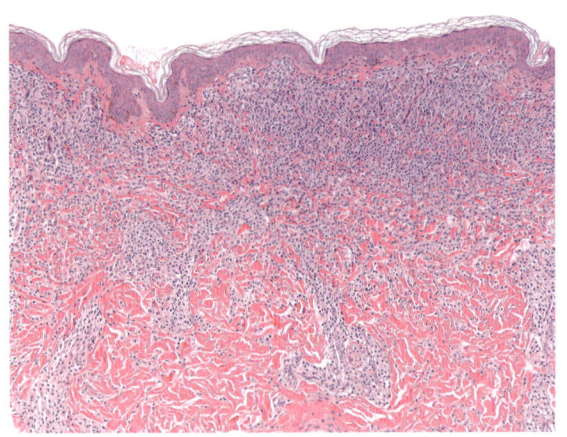

図 4-11　肥満細胞腫
肥満細胞そのものの増殖と浸潤の場合は，基本的に血管構築に沿って，外界に近い結合組織に密に分布する．このため乳頭層と乳頭下層に非常に密に浸潤する（×100, a light brown, slightly elevated macule with 10 mm diameter developed on the abdominal skin of an 1-year-old female）．

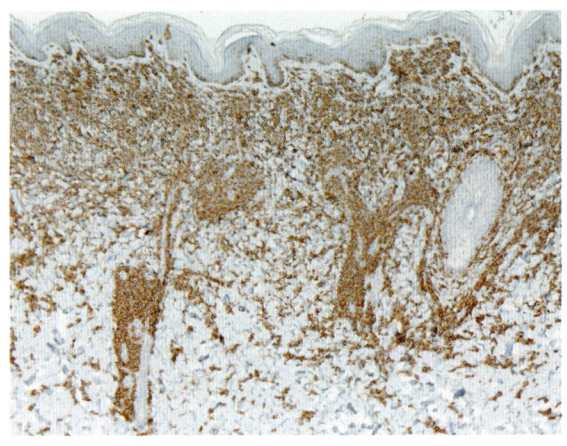

図 4-12　肥満細胞腫における肥満細胞（図 4-11 の特染）
免疫組織化学により，c-kit に対する抗体を用いて染色すると肥満細胞を他の細胞から区別できるが，この標本では全浸潤細胞が肥満細胞であり，それらが血管構築に沿って浸潤／増殖している様子がよくわかる（×100, an immunohistochemistry with anti-c-kit antibody）．

解説

　言うまでもなく，肥満細胞は 1877 年（医学生であった）Paul Ehrlich が命名した．彼は，豊富な胞体が，異染性を示す顆粒によって充満されていることから，顆粒が貯留栄養と考えて，Mastzelle（ドイツ語：Mast = food + Zelle = cell）と命名したが，そのまま英語になり，日本では，含意して肥満細胞と訳された．顆粒が（ヘパラン硫酸の一種である）ヘパリンの持つ多数の硫酸基のために強く荷電していて，異染性になることは周知のとおりである．

　肥満細胞は結合組織のどこにでも存在するが，血管

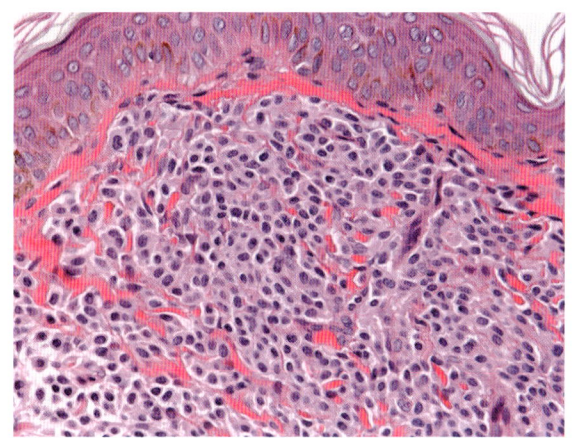

図4-13 肥満細胞腫における肥満細胞（図4-11の拡大）
今までみてきたとおり，成熟肥満細胞の核は丸く，内部構造がみえないほど濃く均質である．これに対して，本病変のように腫瘍性に増殖している肥満細胞の核は，やや大きく，丸くなく，ソラマメ様で濃淡があり，核縁が濃く，核小体がみえて，類上皮細胞のようにもみえる．しかし胞体には（多少，好塩基性が弱いものの）顆粒を多数持つことは変わらない．時に分裂像がみられる（×400）.

周囲に密である．中でも外界に面する結合組織すなわち皮膚・気道・消化管の結合組織に多い．もちろん皮膚でも部位による違いがあり，（損傷を受けやすい）四肢末梢ほど多く体幹の腹部などには少ない．真皮結合組織には1 mm^{3}中に最大10,000（平均7,000）個存在する．結合組織の肥満細胞は15-30 μmの，やや大きな丸い細胞であるが，粘膜の肥満細胞は小型で顆粒も少ない．電顕にて観察すると各細胞は80-300個の顆粒を持ち，顆粒はライソゾームの一種で単位膜に包まれ，内部には結晶や層状構造がある．顆粒の本態はヘパリンである．細胞表面には突起があり，肥満細胞腫では互いに絡み合う．

もっと詳しく！

● Carnoy法により固定観察した，アトピー性皮膚炎患者の表皮内肥満細胞

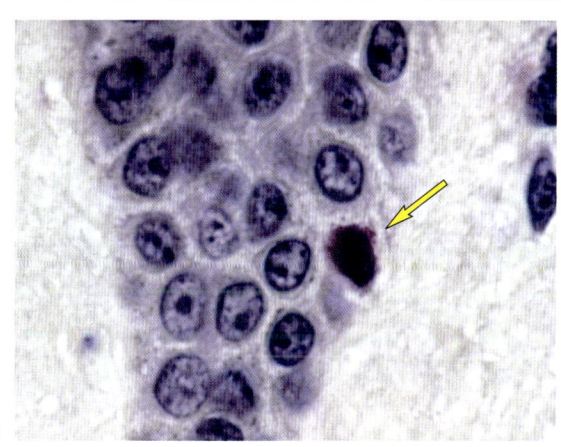

付図

動物（たとえばラット）の肥満細胞の顆粒は通常のホルムアルデヒド固定にて観察できるが，ヒト肥満細胞の顆粒はかなり失われる．このためヒト肥満細胞は，結合組織には多数（真皮結合組織1 mm^{3}中，平均7,000個）かつ広範囲に分布しているにもかかわらず，実際より少なく評価されたり存在が見落とされることがある．

さらに周知のとおり，ヒトの肥満細胞は形態と機能から，皮膚をはじめとした結合組織型と，気道・消化管粘膜に分布する粘膜型に分けられるが，後者は細胞そのものが小型であり，顆粒も通常の固定では強く失われる．

こうした背景から，本来の肥満細胞の分布状況をみるための特別な固定法（例えばCarnoy法）を用いることにより，たとえばアトピー性皮膚炎患者の表皮内に存在する肥満細胞（付図，矢印）を観察できる．

たしかにアトピー性皮膚炎の病変では，増悪時には（まるで鼻汁のようにジクジクと）滲出液が出ることも，焼けるように痒いことも，表皮内に肥満細胞が存在し，それが脱顆粒することで直ちに理解できる（Imayama S et al: Epidermal mast cells in atopic dermatitis. Lancet 346: 1559, 1995）．

5 リンパ球
リンパ球様／単核球／小円形細胞浸潤

Key Words リンパ球，リンパ球様細胞，単核球，小円形細胞，悪性リンパ腫

POINT

1. **リンパ球**は，類円形の，濃い好塩基性（紫色）の核だけがみえる細胞．胞体が少ないので互いに密に凝集するため，辺り一面が暗く，好塩基性にみえる．
2. リンパ球浸潤では**悪性リンパ腫**を忘れない．大きな核で，中に複雑な濃淡がみえ，輪郭がクルミのように凸凹し，核を取り巻く胞体が明らかな時は，それを疑う．
3. **リンパ球／リンパ球様／単核球／小円形細胞浸潤**は，ほぼ同義語．

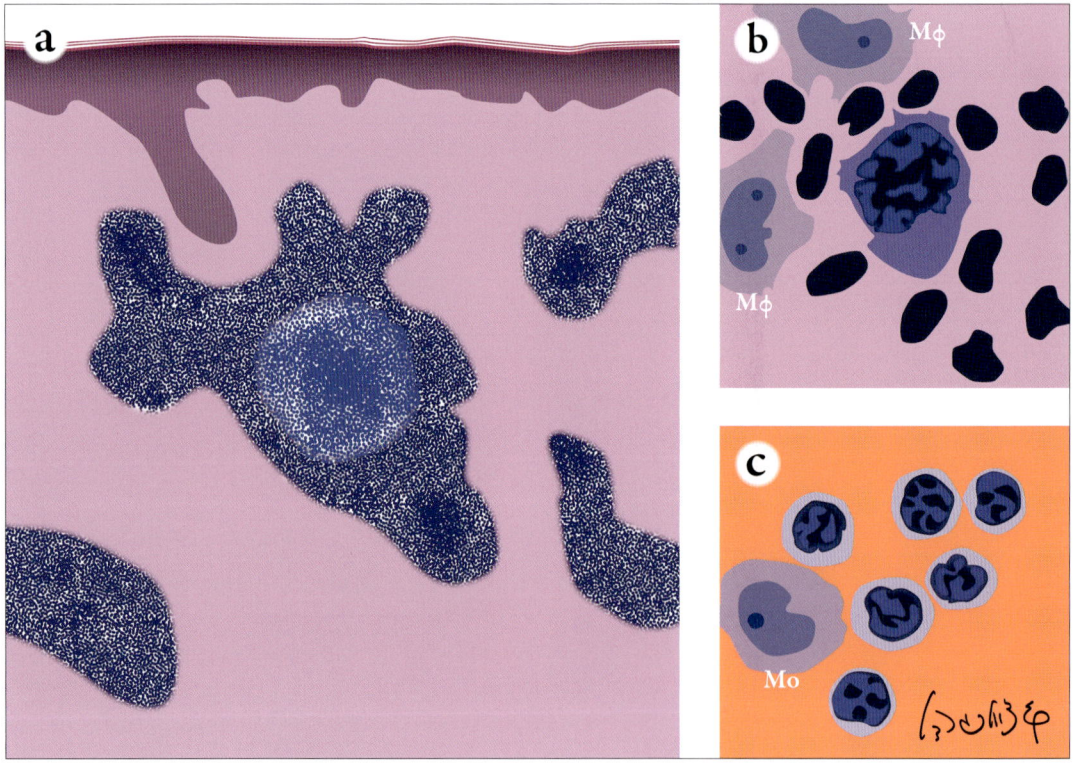

図 5-1 リンパ球浸潤のパターンと浸潤リンパ球の性状
(a) エリテマトーデスを例に，斑状の，密なリンパ球浸潤を示す．
リンパ球浸潤が継続すると（リンパ節と同様の）濾胞が形成されることがある．局所にて免疫反応が継続的に必要な状態にあると考えられる．顧客の多い地方に出張所が設営されるのと似る．濾胞形成は炎症にも，良・悪性の腫瘍の間質にもみられ，もちろん皮膚に限らない．
(b) 菌状息肉症やセザリー症候群を例に，悪性リンパ腫の細胞（中央の細胞）を示す．正常リンパ球（周囲の小型の細胞）に比較して，①とにかく核が大きく，②クルミのような凸凹の（脳回転様ともいわれる）輪郭がみえ，③核内の濃淡がみえ，④核周囲に明瞭に胞体の存在がわかる．数個あれば悪性リンパ腫を考えるが，1個だけなら診断は困難．正常でも，詳細にみると脳回転様の構造がみえるからである（→図 c）．対照に組織球（Mφ：マクロファージ）を示した．
(c) 組織液に浮いた状態のリンパ球を高倍にて示す．油浸レンズなどを用いて詳細に観察すると，実は，正常リンパ球の核にも脳回転様の凹凸と，核内の濃淡がみえる．液中にあると胞体が（液体をおしのけるために逆に）よくわかる．対照には単球（Mo）を示した．

1-5 ❺ リンパ球　リンパ球様／単核球／小円形細胞浸潤

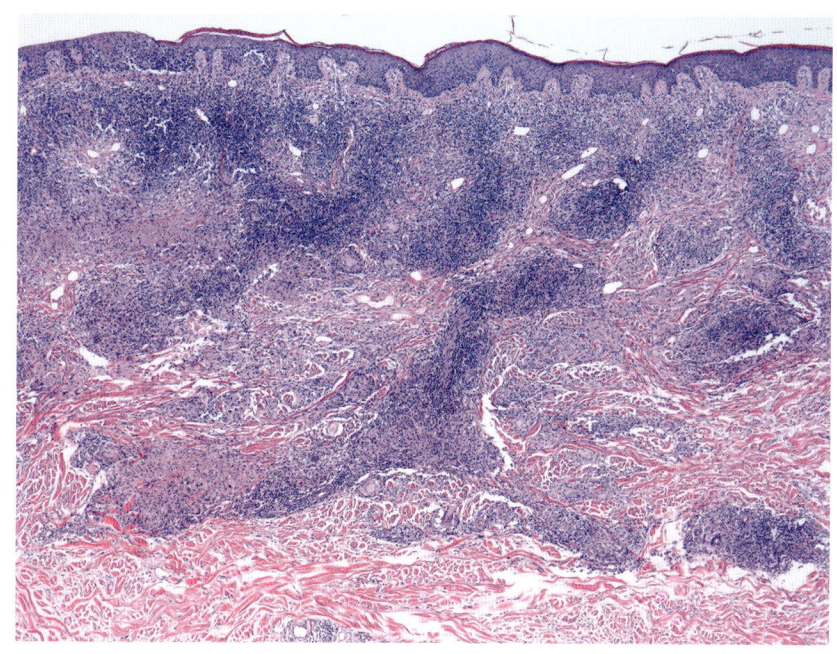

図 5-2　悪性リンパ腫におけるリンパ球浸潤

悪性リンパ腫の浸潤を最初に示す．リンパ球浸潤の標本をみたときは常に，リンパ球そのものが異常な病態を忘れてはならないからである．一方で，反応性のリンパ球浸潤においても，しばしば異常なリンパ球が混在してみえるから，腫瘍性と反応性のリンパ球の違いに慣れておくとよいからである．

低倍で全体をみると，紅斑ではほぼ必発の，乳頭下層への細胞浸潤に加えて，真皮全層に（血管走行に沿って）縦横に走るリンパ球浸潤がみられる（×40, a biopsy specimen from one of the erythematous plaques developed elsewhere on the trunk and proximal extremities of a 69-year-old man with malignant lymphoma）.

定　義

普段は常在しない（多くは骨髄由来，時に悪性腫瘍）細胞が，皮膚組織に入り込んできた状態を，（細胞）浸潤（cellular）infiltrate という．

白血球のうちの顆粒球系（好中球・好酸球・好塩基球）は骨髄で成熟し，末梢血に乗って全身を巡回し，異常時に組織に浸潤する．したがって基本的に顆粒球は正常組織にはみられない（参照 ❶-❽細胞浸潤）．

これに対してリンパ球は正常皮膚にもパラパラと存在する．真に無傷の皮膚があれば「リンパ球が存在しない」可能性はある．しかし生誕後の「ふつうの生活」にて，光を受け，衣類に擦れ，モノを触り，湯水に浸かった（病変はないという意味での）正常皮膚には，たとえ目には見えなくても，さまざまのレベルで感作・損傷・腐生・感染を受けており，それに対する免疫反応が起きているから，少なくともメモリーTリンパ球は血管周囲に存在する（→『解説』）．

以上の背景から，<u>明らかに異常な数と密度でリンパ球が存在する場合に，リンパ球浸潤 lymphocyte infiltrate</u> という．

歴史的に，リンパ球主体の細胞浸潤を，**リンパ球様細胞 lymphoid cell** 浸潤，**単核球 mononuclear cell** 浸潤あるいは**小円形細胞 small round cell** 浸潤と呼ぶのは，①リンパ球が活性化されると核が明るく大きくなり胞体も明瞭になるため（もともとまぎらわしいのに一層）単球と区別困難になること，②リンパ球と単球／組織球の浸潤は，もともと相伴って起きるという背景による．もちろん，ここでいう単核球とは，核がひとつの，リンパ球と単球とを意味しており，単球そのものを指しているわけではない．

組織像の実際

リンパ球は，赤血球より少し大きい，多くは径6-10μm の，類円形の，濃く好塩基性（紫色）の，核だけにみえる，小さな細胞である（図 5-14）．時に径10-15μm（大リンパ球と呼ばれることがある）も混在する．核を取り巻く胞体が乏しいので，小型で円形の，濃い核ばかりが密に凝集しているようにみえる．このため多数が浸潤した領域は，あたり一面が好塩基性に（紫色）暗くみえ（図 5-2, 8, 10, 12），肉眼でも，標本に濃い紫色の領域がわかるほどである．

他臓器に比べて皮膚では，リンパ腫に遭遇する機会が多く，またリンパ腫の診断自体を病理組織に依存することが多い．したがってリンパ球浸潤の病変部を詳細に観察し，浸潤リンパ球の中に，①とにかく核が大きく（径は2倍，面積は4倍まで），②クルミのような凸凹の（脳回転様ともいわれる）核の輪郭線がみえ，③（正常リンパ球では濃いためにみえない）核内の濃淡がみえ，④（正常リンパ球は核だけしかみえないが）核をとりまく胞体が，ぼんやりとみえる細胞（図 5-2~5）が，1個ではなく（図 5-13），多数混在する場

1 ●炎症の担い手：浸潤細胞

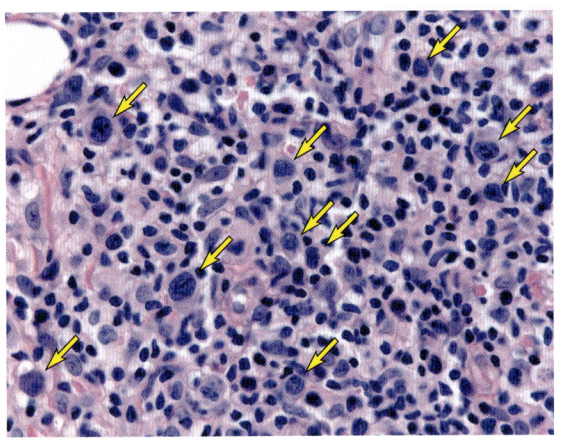

図 5-3　悪性リンパ腫におけるリンパ球浸潤（図 5-2，真皮部の拡大）
血管周囲性浸潤の部分を拡大して示す．全体に，ばらまいたゴマ粒のように，濃い紫色（好塩基性）の核だけがみえる細胞は（おそらく）正常リンパ球である．
これに対して矢印にて示す細胞は，①とにかく核が大きく（径は 2 倍，面積は 4 倍まで），②クルミのような凸凹の（脳回転様とも言われる）核の輪郭線がみえ，③（正常リンパ球では濃いためにみえない）核内の濃淡がみえ，④（正常リンパ球は核だけしかみえないが）核を取り巻く胞体が，ぼんやりとみえる，異様なリンパ球である．このような異様なリンパ球が，この頻度に混在すれば，リンパ球そのものが異常な事態，悪性リンパ腫を考える．これら以外の，やや大きな明るい核と明るい胞体の細胞は組織球である（×600）．

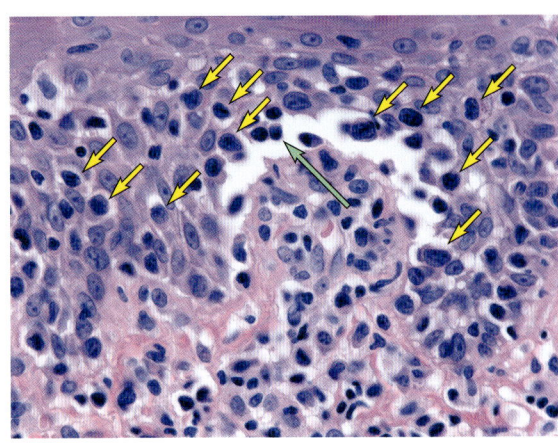

図 5-4　悪性リンパ腫におけるリンパ球浸潤（図 5-2，表皮真皮接合部の拡大）
写真中央では，表皮が（細胞浸潤のために）基底面から剥離して表皮下水疱になっている．矢印にて示すのは（図 5-3 と同じく），①大きな核で，②核の輪郭がクルミのような，③その核内には濃淡があり，④核を取り巻く胞体がはっきりわかる，異様なリンパ球である．比較のために，緑の矢印にて正常リンパ球（3 個）を示した（×600）．

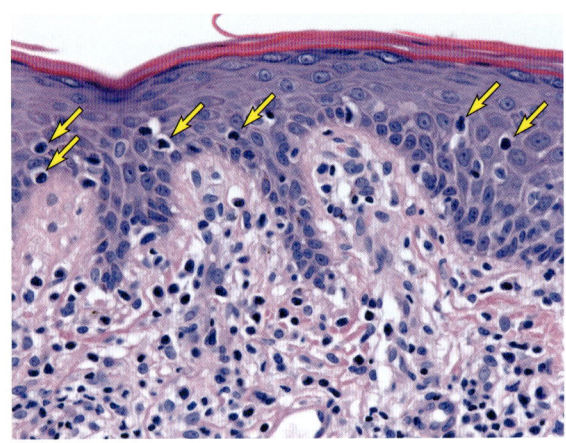

図 5-5　悪性リンパ腫におけるリンパ球浸潤（図 5-2，辺縁表皮の拡大）
辺縁の表皮を示す．その表皮中にも（図 5-3 と同じく），①大きな核で，②核の輪郭がクルミのような，③その核内には濃淡があり，④核を取り巻く胞体がはっきりわかる，異様なリンパ球が，個々に浸潤している．
表皮内へのリンパ球浸潤は，たとえば海綿状態（ 参照 ⓰海綿状態 ）のように，表皮の構築が同時に変化するものである．これに対してリンパ球自体が異常な場合は，表皮構築はほとんど不変のままに，個々に（この標本）または，まとまって（ 参照 ⓭ポートリエ微小膿瘍 ）表皮細胞の隙間に侵入する（×400）．

合は悪性リンパ腫を考える．
　長期間存在したリンパ球浸潤ではリンパ濾胞 lymph follicle のような明るい中心領域が形成されることがあるが，ここでは分裂像がみられるのが普通である（図 5-10, 11）．

解　説

　血管から出た白血球は，標的から放出される走化因子（菌の分解産物，補体，ケモカインなど）に反応して，より濃度の高い方向に自らを移動（走化）させる．そのうちリンパ球は，血管外での生存時間が長く，他の白血球を誘導・指示し，かつ自らも標的に作用するところは「現場監督」に似る．
　速度の速い好中球は，移動の途中でみかけることは少なく，出口（血管周囲）と現場（炎症局所）の，動きの止まった所にみられる（ 参照 ❷好中球 ）のに対して，動きの遅いリンパ球は，出口と現場のほかに，走化中の姿も捉えられるために，やや散在してみえることが多い．
　こうしたリンパ球の性状から，強く集約した，密で

境界明瞭なリンパ球浸潤をみたときには，簡単には破壊しにくい（たとえば腫瘍）とか手強い相手（たとえば抗酸菌／異物）を意味していて，病態の理解と診断には注意が必要である．

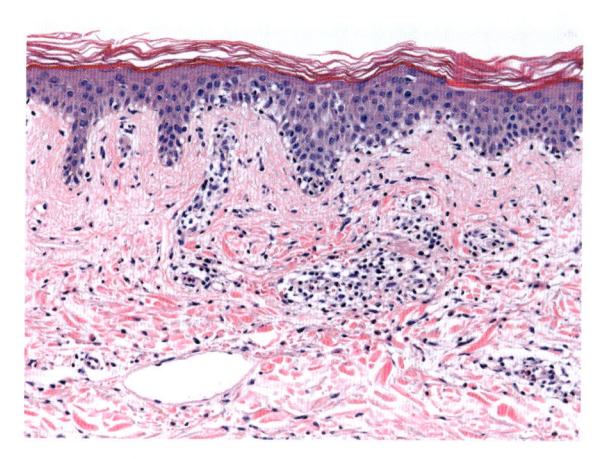

1-5 ❺ リンパ球　リンパ球様／単核球／小円形細胞浸潤

図 5-6　接合部皮膚炎の空胞型におけるリンパ球浸潤
細胞浸潤がもっぱらリンパ球からなる浸潤のうち，表皮・真皮接合部を場とする苔癬様反応については 3 章で詳述する（参照 ⑳-㉒ 接合部皮膚炎（1）-（3））．
リンパ球は，あまり密ではないが乳頭下層の血管を中心にみられる．表皮の基底層をみると同じ大きさの空胞が並んでおり，その中に 1 個ずつ濃く好塩基性の核が収まっている（× 200, a biopsy specimen of annular erythema developed on the trunk of a 60-year-old woman, developed 5 days after injection of radiocontrast agent).

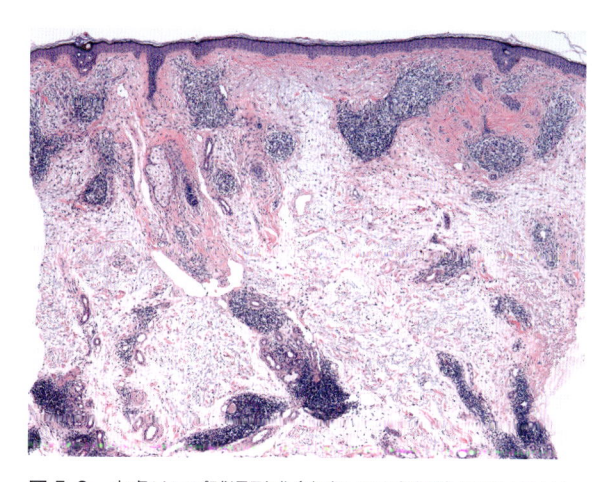

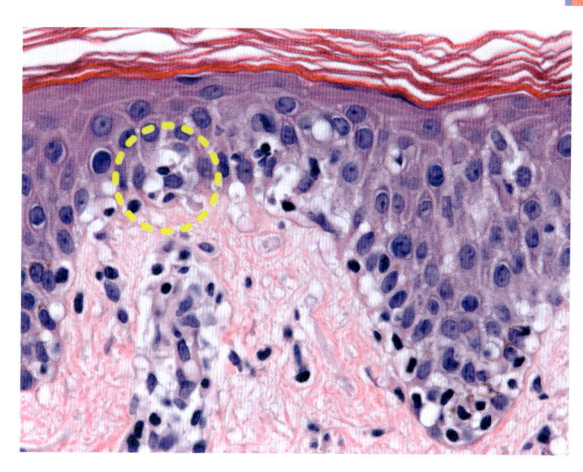

図 5-7　接合部皮膚炎の空胞型におけるリンパ球浸潤（図 5-6 の拡大）
基底細胞層の空胞変性の，ひとつひとつの空胞の中に，リンパ球（濃染する核だけにみえる細胞）が浸潤した様子は「孔のひとつずつにリンパ球 a lymph in every hole」と表現される．よくみると基底細胞に 2-3 個のリンパ球が取りついて，衛星細胞壊死（参照 ⑰ コロイド小体）が始まりつつある（黄色い囲み）（× 600).

図 5-8　皮膚リンパ球過形成（皮膚リンパ球腫）におけるリンパ球浸潤
真皮結合組織の上から下までに，（付属器などがないことから）おそらく血管中心性に，境界鮮明に，密に，濃い核だけがみえる細胞が浸潤している（× 20, a biopsy specimen of reddish, doughy, smooth surface nodules developed on the face of an 84-year-old woman).

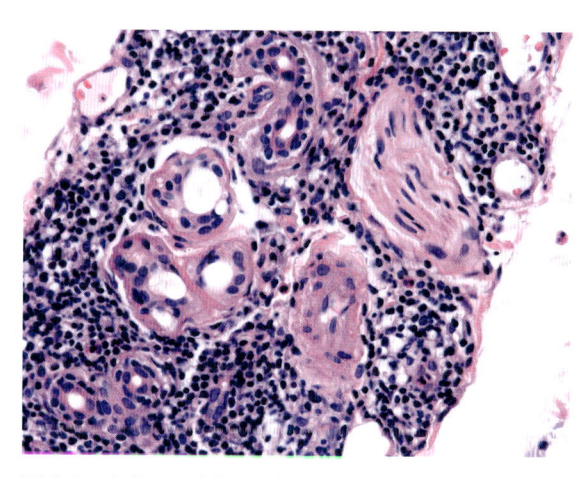

図 5-9　皮膚リンパ球過形成（皮膚リンパ球腫）におけるリンパ球浸潤（図 5-8 の拡大）
圧倒的多数はリンパ球であるが，よくみると単球／組織球，形質細胞そして好酸球も混在している．境界鮮明なリンパ球浸潤は，汗腺の分泌部と導管，神経線維束を内包している．悪性リンパ腫との鑑別は図 5-2〜5 を参照（× 400).

　皮膚におけるリンパ球動態を要約しておく．周知のとおり皮膚では，角層を破って侵入した抗原がランゲルハンス細胞に捉えられ，そのランゲルハンス細胞が所属リンパ節に行き，抗原情報を受け取ったナイーブ T リンパ球はクローン増殖してメモリー T リンパ球になるのが感作の段階である．再度，同じ抗原が侵入すると，その部の皮膚の微小血管系の内皮細胞が接着因子を発現して，その抗原に特異的な，（皮膚に戻る）メモリー T リンパ球を呼び寄せる．こうして到着したメモリー T リンパ球は，皮膚局所の抗原を認識して，次々とサイトカインを放出して必要な白血球を動員し，ついには炎症が起こる．これが皮膚を場とした遅

1 ●炎症の担い手：浸潤細胞

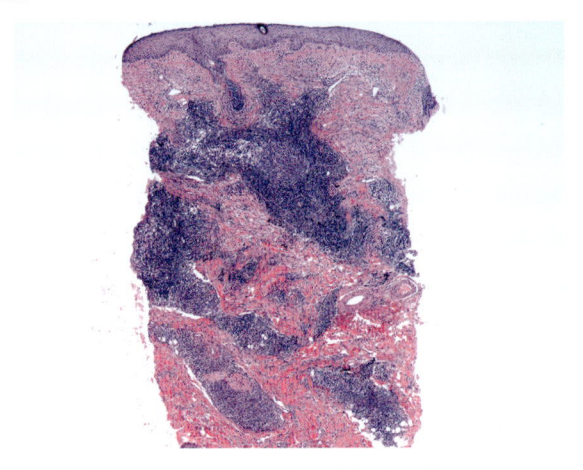

図 5-10 エリテマトーデスにおけるリンパ球浸潤
真皮結合組織の上から下までに，境界鮮明に，密に，リンパ球と思われる濃い核の細胞が浸潤している．標本中央の，大きな斑状の浸潤部には，中央に丸い明るい領域がみえて，リンパ節の胚中心 germinal center のようにみえる（× 40, a biopsy specimen of reddish, indurated, smooth surface plaque on the cheek of a 40-year-old woman with lupus erythematosus）.

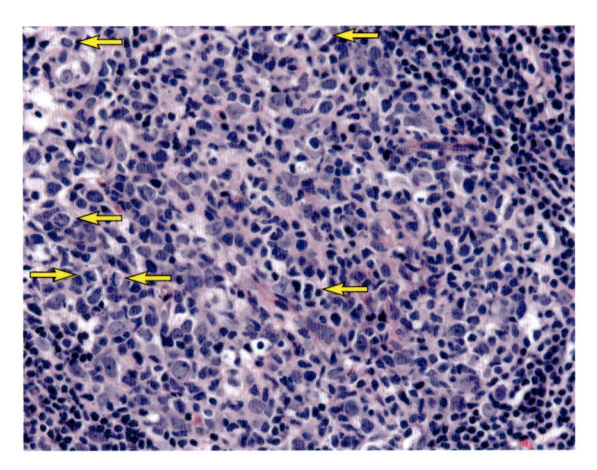

図 5-11 エリテマトーデスにおけるリンパ球浸潤（図 5-10 の拡大）
浸潤部の中央の，丸い明るい領域を拡大すると，リンパ節の胚中心と同様に，大型の明るいリンパ球が多数混在し，しばしば分裂している（矢印）．厚い内皮細胞の，後毛細血管細静脈もみえていて，リンパ濾胞そっくりである．悪性リンパ腫との鑑別は図 5-2 ~ 5 を参照（× 400）.

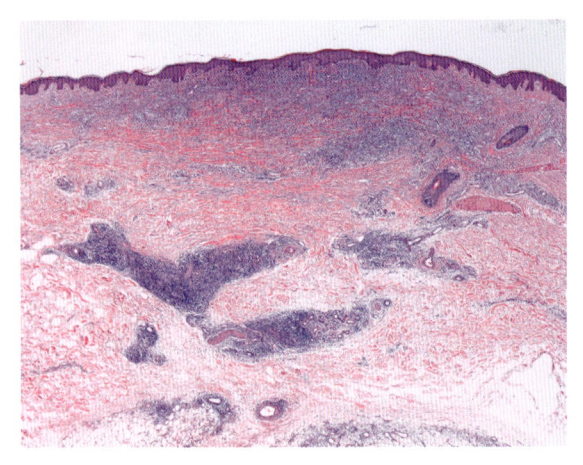

図 5-12 ダニ咬症におけるリンパ球浸潤
真皮全体に，上層には密に，下方には（おそらく）血管周囲に，密に，リンパ球と思われる濃い核を持つ細胞浸潤がみえる．標本には毛包と起毛筋が右端にみえているが，これを避けて浸潤しているところは，エリテマトーデスに否定的である（× 20, an excised lesion of tick-bite on the left thigh of a 73-year-old woman）.

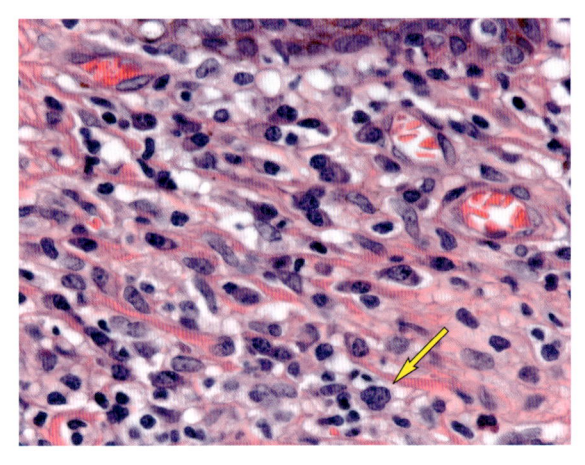

図 5-13 ダニ咬症におけるリンパ球浸潤（図 5-12 の拡大）
表皮下の浸潤部の拡大（上端に基底細胞がみえている）である．浸潤細胞は，リンパ球が中心ではあるが，かなりの数の形質細胞が混在している．さらに注意してみると，悪性リンパ腫（→図 5-3 ~ 5）にみられた，① 大きな核の，② 核の輪郭がクルミのような，③ 核内に濃淡がわかり，④ 核を取り巻く胞体もみえる，異様なリンパ球が，1 個だけある（矢印）．このように反応性のリンパ球浸潤であっても，頻度は低いが，その細胞に注目すると悪性リンパ腫にみえる細胞が混在する．しかし悪性リンパ腫では 1 個だけのことは，まずない（× 600）.

遅延型反応であり，それが表皮を場として起きたものが湿疹・皮膚炎であり，組織学的には海綿状態（参照⑯海綿状態）を呈する．以上でわかるように，正常にみえる皮膚組織においても血管周囲には，ある程度の数で，メモリー T リンパ球が常在しており，局所における免疫学的記憶を永続させている．

これまた言うまでもなく，B リンパ球は液性免疫を担う．抗原刺激を受けたとき，リンパ節の中心濾胞において二次濾胞（胚中心 germinal center とそれを取り巻く小型 B リンパ球）が形成される．その胚中心で

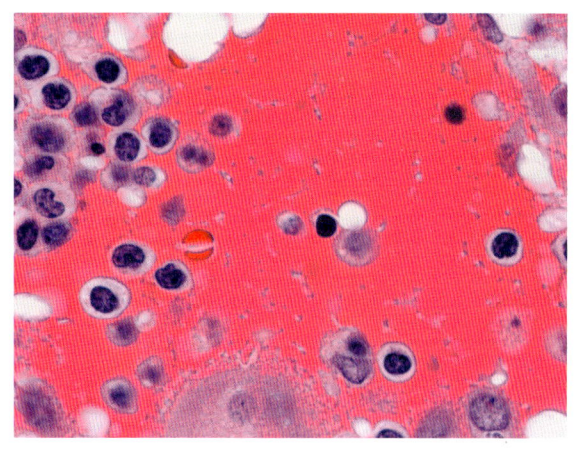

1-5 ❺ リンパ球　リンパ球様／単核球／小円形細胞浸潤

図 5-14　血液中のリンパ球
肉芽組織中の新生血管内にみられた，主にリンパ球を高倍にて示す．
高倍にしてみると，濃く，好塩基性（紫色）に染まった，核だけ，にみえていたリンパ球が，実は，核を取り巻いて（無色でわずかながらも）胞体を持つことがわかる．また，それらの核をよくみると，約半数のリンパ球の核は，クルミのような輪郭で，凸凹しており，核の内部の濃淡がみえることもわかる（× 1,250, a prolonged granulation tissue excised from the face of a 30-year-old man）．

は小型 B リンパ球→中心細胞 centrocyte →中心芽球 centroblast → 免疫芽球 immunoblast → 形質細胞 plasma cell へと分化して免疫グロブリンを分泌する．形質細胞はリンパ節の髄索 medullary cord に集約されて（ふつう流血中には出て行かず）免疫グロブリンを分泌し，それが血中を流れる．この過程がヘルパー T リンパ球で加速され，逆にサプレッサー T リンパ球で抑制されることも周知のとおりである．

現時点では顕微鏡下にリンパ球であろうことはわかっても，T/B，naive/memory，helper/suppresser/killer などの機能は（免疫組織化学の方法を用いないと），残念ながらすぐには識別できない．このためリンパ球浸潤と病態との「一対一」の関係を特定しにくいという難点が残っていて，これが用語の統一を妨げている．

> **もっと詳しく！**
>
> 　この 30 年，「免疫」といえば，リンパ球中心の，分子レベルでの自己と非自己の識別と排除機構を指すことが多いが，言うまでもなく「免疫」とは，いち早く危機を察知し，起きうる「疫」を「免」れる機序であり，危機の種類に応じて生命体がとる「免疫」の反応は異なる．
> 　ウイルスや細菌による感染症では（液性・細胞性免疫ともに）白血球が主役であるが，蚊ならばパチンと手で潰し，狂犬なら棒で打ち払い，熊なら走って逃げ，高波が来れば高台に避難する．
> 　こうして身を守る，「疫」を「免」れる反応は，学習／経験によって獲得した（反射に近い）行動であって，それとは意識しないうちに（一見，自律的に）発動される「免疫」とは違う反応系のようにみえる．
> 　しかし，ウイルスに対する特異抗体の産生も結核菌への肉芽腫反応も，すべては分子レベルでの学習／経験によって獲得し，それに対する反応を選択した結果である．違いは，（蚊がみえたとか地震を感じたなど）知覚神経情報を伴ったかどうか，すなわち大脳皮質による認識系の関与の有無だけである．
> 　以上でわかるとおり，「疫」を「免」れる反応系「免疫」は，生命維持機構の中で唯一，（意識の有無にかかわらず）学習／経験にて獲得される．ヒトは，骨格や代謝系を自ら変更することはできないが，「免疫」だけは学習／経験により獲得または修正できる生命維持機序である．ワクチン接種という先輩の英知と努力の集積こそは，私たち医学に関わる後輩が深く畏敬し継承するべき領域であろう．

6 好酸球

Key Words 好酸球, 薬疹, 類天疱瘡, 好酸球性膿疱性毛包炎, ウェルズ症候群

POINT

1. **好酸球**は, 多くは2核の, 好中球より大きめの白血球で, 鮮紅色の（径1μm）好酸性顆粒で細胞質が充満されているために全体が紅く, 1個でもそれとわかる.

2. 表皮内／直下に, まとまった好酸球があれば, 水疱の有無にかかわらず, 天疱瘡・類天疱瘡・ジューリング疱疹状皮膚炎を, 毛包内にまとまって存在すれば好酸球性膿疱性毛包炎（太藤病）を考える.

3. 膠原線維間への**好酸球間質浸潤 interstitial eosinophils** を呈する病態, 紅斑型の薬疹・好酸球増多症に伴う血管浮腫・好酸球性蜂巣炎（ウェルズ症候群）・アレルギー性肉芽腫性血管炎（チャーグ・ストラウス症候群）・好酸球性筋膜炎（シュルマン症候群）が増えている.

4. **好酸球浸潤**の多くはアレルギー機序の免疫反応を意味するが, （悪性）腫瘍に対する宿主反応としても, リンパ球・形質細胞とともに浸潤する.

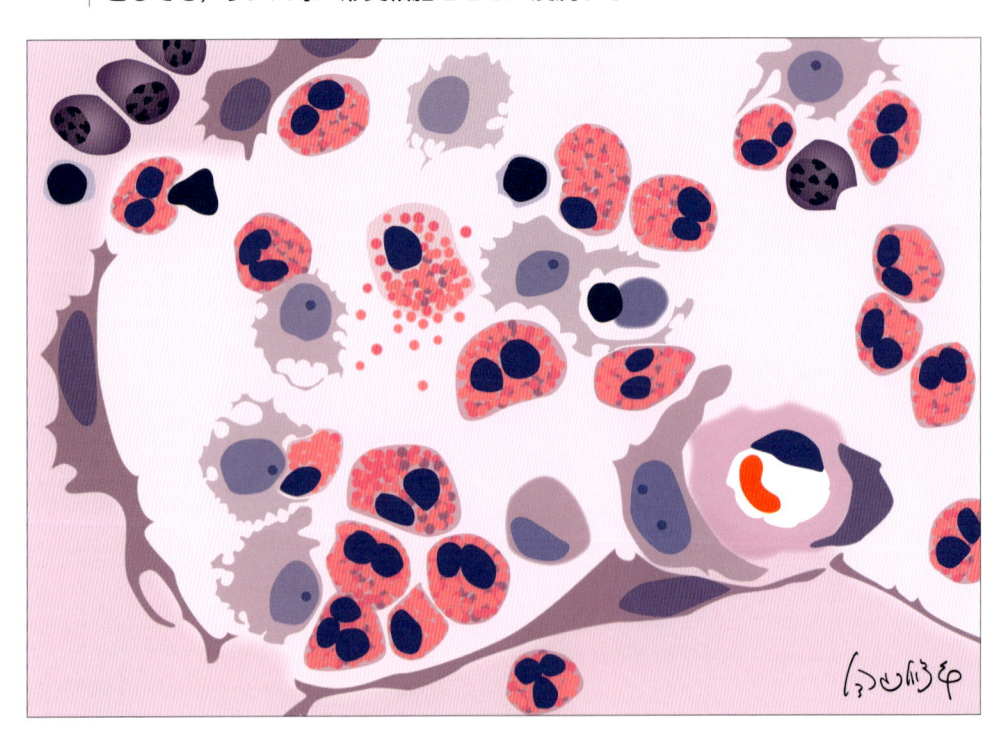

図6-1 組織に浸潤して少し経過した, しかし急性期の好酸球浸潤を示す

好酸球は, 径10-15μm（好中球より大きめで, 赤血球の2倍まで）で, 多くは2核の, 何と言っても細胞質に充満する鮮紅色（強く好酸性）の顆粒が特徴の白血球である. 顆粒は径1μmであるから倍率を上げると, 赤い丸い点としてはっきりわかる. 注意してみると, 顆粒が密に充満した細胞と疎な細胞がある.

組織に出た好酸球は数日で死ぬが, 崩壊して細胞外に出た顆粒は, 顆粒タンパクの細胞毒性と起炎物質・生理活性物質の不活化作用（→『解説』）のために, （核・胞体は失われても）鮮紅色顆粒として長く残る. 大量の場合は膠原線維束を縁取るように付着して炎のような形 flame figure（参照『もっと詳しく』）にみえる. もちろん最終的には貪食球／組織球によって貪食・処理される.

表 6-1　好酸球浸潤が目立つ主な疾患／病態

好酸球浸潤の部位と様子						併存所見	主な疾患／病態
表皮	乳頭・下層	血管周囲	付属器	網状層	皮下		

1. 好酸球が，表皮内（好酸球性海綿状態 eosinophilic spongiosis）／付属器内と乳頭／乳頭下層に

表皮	乳頭・下層	血管周囲	付属器	網状層	皮下	併存所見	主な疾患／病態
++	+	+/−				好酸球性海綿状態＋表皮内水疱	天疱瘡群
++	++	+				表皮下水疱＋辺縁の表皮直下	類天疱瘡・妊娠性疱疹
+	++	+				表皮下水疱＋辺縁の乳頭内に充満	ジューリング疱疹状皮膚炎
+++	+					初期には好酸球性海綿状態	色素失調症
+	+	+	+			海綿状態，リンパ球＋好酸球	アレルギー性接触皮膚炎
+	+	+	+	+		掻爬による真皮変化＋好酸球	アトピー性皮膚炎
+/−	+	+	+++			毛包の好酸球性海綿状態	好酸球性膿疱性毛包炎
+	+	++	+/−	++	+	深達性の浸潤＋好酸球性海綿状態	虫刺症

2. 好酸球が，乳頭下層と血管周囲（好酸球間質浸潤 interstitial eosinophils）に

表皮	乳頭・下層	血管周囲	付属器	網状層	皮下	併存所見	主な疾患／病態
				+		真皮網状層の浮腫	アレルギー性蕁麻疹
+	+	++	+	+		好酸球間質浸潤	蕁麻疹型／紅斑／丘疹型の薬疹
		++				血管中心の好酸球間質浸潤	好酸球性血管炎とまとめて呼ぶ（←所見）
		++				フィブリノイド物質＋小さな肉芽腫	アレルギー性肉芽腫症（チャーグ・ストラウス症候群）

3. 好酸球が，結合組織にびまん性（間質浸潤 interstitial eosinophilia）に

表皮	乳頭・下層	血管周囲	付属器	網状層	皮下	併存所見	主な疾患／病態
	+	+		+	+	網状層の強い浮腫→組織球	好酸球増多症に伴う血管浮腫
	+	++		++	+	網状層に炎のような形→組織球	好酸球性蜂巣炎（ウェルズ症候群）
		+		++	++	好酸球の混在した脂肪織炎	好酸球性脂肪織炎とまとめて呼ぶ（←所見）
				+	++	浅筋膜浮腫→組織球→線維化	好酸球性筋膜炎（シュルマン症候群）

4. 好酸球が，腫瘍／異物／寄生虫に対して

好酸球浸潤の部位と様子	主な疾患／病態
腫瘍内＋辺縁に，リンパ球・形質細胞・単球／組織球とともに	有棘細胞癌
腫瘍内＋辺縁に，リンパ球・形質細胞・単球／組織球とともに	ケラトアカントーマ
表皮／乳頭／下層に，リンパ球に混じて	ランゲルハンス細胞組織球症
表皮／乳頭／下層に，リンパ球に混じて，	白血病／リンパ腫（特にホジキン病）
血管新生＋斑状リンパ球浸潤（濾胞形成）に混じて	木村病／好酸球増多を伴う血管リンパ球増殖
肉芽腫周囲に，リンパ球・好中球・形質細胞・単球／組織球に混じて	真菌症
虫体に付着または周囲の浮腫の中に，リンパ球・形質細胞・単球／組織球とともに	寄生虫
狭い範囲に深く，リンパ球・形質細胞・単球／組織球とともに	昆虫などの異動物

赤字の＋：決定的所見

定　義

　普段は常在しない（多くは骨髄由来，時に悪性腫瘍）細胞が，皮膚組織に入り込んできた状態を，（細胞）浸潤（cellular）infiltrate という．普段あまりみない細胞であるから，病態評価の価値が高い．細胞浸潤では，①細胞の種類，②浸潤の部位とパターン，③併存する他の所見，を統合して診断に至る（←ここまでの定義の文章は，❶-❽細胞浸潤の全項共通）．

　好酸球 eosinophil は，①径 10-15 μm の，好中球より大きめの，ほぼ球形の白血球で，②核は，2核（時に3核）に分葉した，濃い好塩基性（暗紫色）であるが，③細胞質に，強く好酸性（HE染色標本にて鮮紅色）に染まる，径 1 μm の（はっきりと赤い点とわかる）顆粒が充満している．このために全体が鮮紅色にみえて，一目でそれと識別される．④普段は丸い細胞であるが，弱いながら貪食能があって，異物や膠原線維や血管壁に付着するとアメーバ状に変形する．

　好酸球は，粘膜固有層には常在するが，正常皮膚にはめったにみない．したがって好酸球が，皮膚のどこ

1 ●炎症の担い手：浸潤細胞

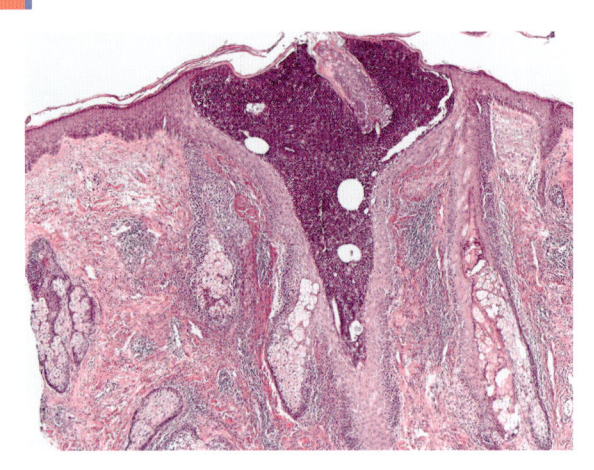

図 6-2 好酸球が，毛包に浸潤←好酸球性膿疱性毛包炎（太藤病）
標本中央に，「押ピン」か「栓」のような，濃い好塩基性の細胞集塊がみえる．よくみると白血球凝集すなわち膿栓であり，それが毛孔を開大させている．毛孔一致性膿疱の生検である．毛包の構造そのものは破壊されていないから（痤瘡のような）瘢痕は残らない（×60, a typical specimen of eosinophilic pustular folliculitis obtained from one of the itchy pustules on the cheek of a 30-year-old woman）．

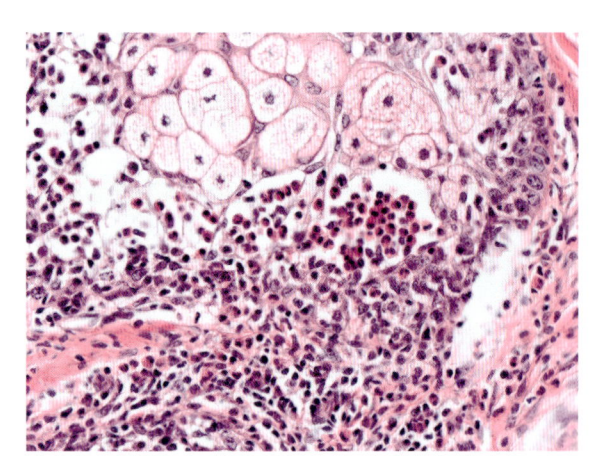

図 6-3 毛包内に浸潤した好酸球（図 6-2 の拡大）←好酸球性膿疱性毛包炎（太藤病）
皮脂腺内に多数の好酸球が浸潤していることで好酸球性膿疱性毛包炎（太藤病）とわかる．毛包を取り囲んでは，リンパ球と形質細胞と組織球が浸潤している．
周知のとおり毛のない手掌・足底にも，よく似た好酸球浸潤がみられることから，「毛包炎」を外して**好酸球性膿疱性皮膚症 eosinophilic pustular dermatosis**，**好酸球性膿疱症 eosinophilic pustulosis** と呼ぶこともある（×400）．

か（表皮・付属器・乳頭層・乳頭下層・血管周囲・結合組織・脂肪組織・筋膜）に，「パラパラ」でも「まとまって」でも存在すれば診断意義がある．

他の顆粒球と同じく好酸球も骨髄で産生される．好酸球は末梢血として約30時間ほど体循環した後（血中半減期は6-12時間）に組織に移行し，そこで数日間の寿命を終える．周知のとおり末梢血中好酸球数は血中コルチゾール濃度と逆相関（ステロイド投与により減少）するから，朝はもっとも少なく夜間に多い．

血管から組織に移行した好酸球は数日で寿命が尽きるが，炎症現場にて細胞崩壊後，組織に放出された顆粒蛋白は，そもそもの毒性と不活化能のために（→後述），なかなか排除や消化機転が起きにくい．このため炎症後にも，残存した好酸球顆粒が膠原線維束に付着して炎のような形 flame figure（参照 ㉗好酸球の間質浸潤）にみえたりする．こうした好酸球の特性から，好酸球浸潤には，引き続いて単球／貪食球浸潤を伴い，最終的には異物として処理されるが，大量または継続すると肉芽腫を成すこともある．

組織像の実際

好酸球はとても目立つ白血球であるから，1個でもあればすぐにわかる．浸潤の部位ごとに，組織所見にてほぼ診断される疾患をあげた（表6-1）．

表皮内／直下に，まとまった好酸球があれば，水疱の有無にかかわらず，天疱瘡・類天疱瘡・ジューリング疱疹状皮膚炎（図6-4, 5）を考え，毛包内にまとまって存在すれば好酸球性膿疱性毛包炎（図6-2, 3）を考える．膠原線維間への**好酸球間質浸潤 interstitial eosinophils**（参照 ㉗好酸球の間質浸潤）を呈する病態が増えており，紅斑型の薬疹（図6-6, 7），好酸球増多症に伴う血管浮腫・好酸球性蜂巣炎（ウェルズ症候群）（参照『もっと詳しく』付図1, 2）・アレルギー性肉芽腫性血管炎（チャーグ・ストラウス症候群）（図6-8, 9），好酸球性筋膜炎（シュルマン症候群）が増えている．好酸球自体が悪性化＝白血化した場合は，悪性腫瘍の皮膚転移と同じ浸潤パターンをとるが，個々の細胞には好酸球の特徴を残していて，それと診断できる（図6-10, 11）．

周知のとおり好酸球浸潤は多くの場合，アレルギー（＝過剰な免疫反応）を意味する．しかし腫瘍に対する免疫反応を担うこともあり，ケラトアカントーマや悪性度の低い有棘細胞癌では，腫瘍の周囲はもとより細胞巣内に好酸球が（リンパ球・形質細胞とともに）浸潤する像がみられる．固形腫瘍以外でも，慢性の経過をたどる白血病・リンパ腫，とりわけホジキン病などに好酸球の密な混在をみる．こうした傾向から，腫瘍組織における好酸球の混在は，どちらかといえば良好な宿主免疫を意味していると考えられている．

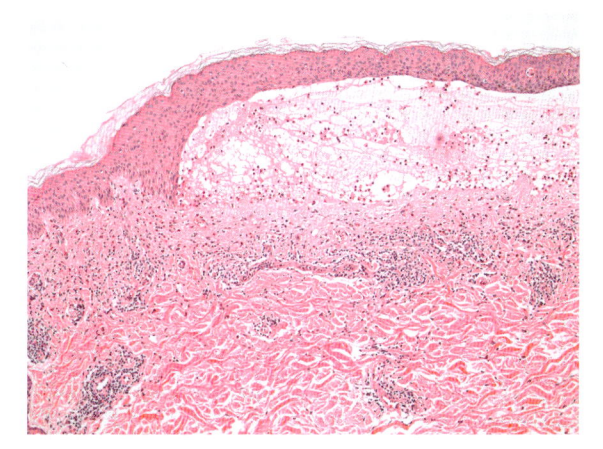

図 6-4 好酸球が，表皮下に浸潤←水疱性類天疱瘡
表皮の右側 2/3 は，（基底層から角層までの）全体が浮き上がって表皮下水疱ができている（参照 ⑫水疱）．水疱の内容では，フィブリノイド物質が淡紅色の疎な網のようにみえているが，その中にも好酸球がパラパラと浮いている（×100, a typical specimen of bullous pemphigoid developed on the extremities of an elderly woman）.

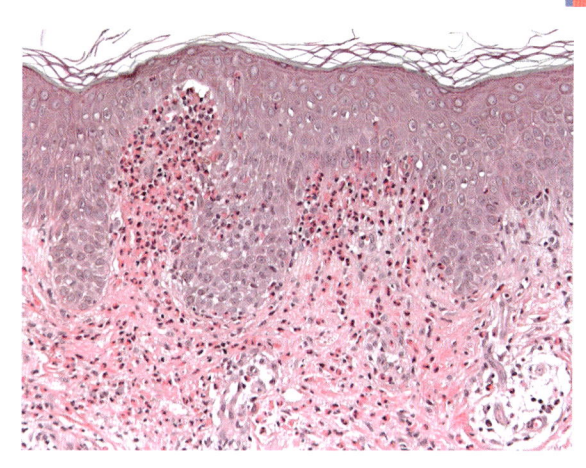

図 6-5 表皮下と表皮内に浸潤した好酸球（図 6-4 の拡大）←水疱性類天疱瘡
まだ水疱になっていない部分では，表皮直下に，まるで乳頭を埋め尽くすかのようにびっしりと好酸球が浸潤している．これを好酸球性微小膿瘍 eosinophilic microabscess と呼ぶこともある（参照 ⑬ポートリエ微小膿瘍）（×200）.

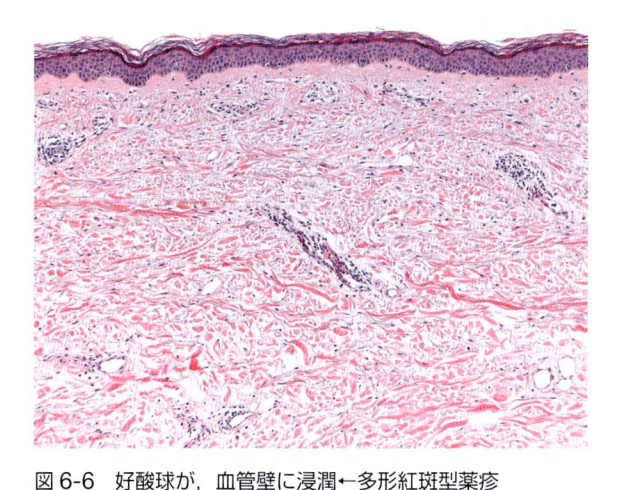

図 6-6 好酸球が，血管壁に浸潤←多形紅斑型薬疹
血管周囲と，真皮結合組織全体に散在性に細胞浸潤がみえる．これも好酸球の間質浸潤に相当する．すなわち（1）乳頭下層から真皮中層を中心とした，（2）血管中心と結合組織にも波及した，（3）好酸球と単核球（リンパ球，単球／組織球）からなる，（4）限局しない細胞浸潤である．そのほか真皮結合組織のリンパ管開大がわかる（×100, a skin specimen of coalesced annular erythematous plaques developed after chemotherapy on the trunk of a 59-year-old woman）.

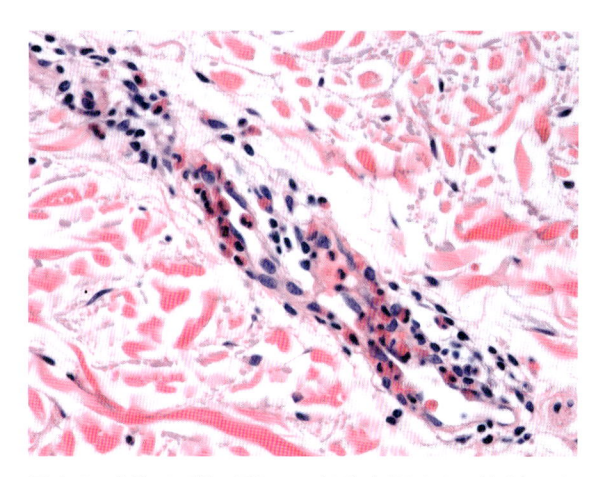

図 6-7 血管周囲性に浸潤した好酸球（図 6-6 の拡大）←多形紅斑型薬疹
血管外に出た好酸球が，血管固有の結合組織（外膜まで）内に留まっている様子がわかる．みえている核のうち最大の長円形の明るい核は内皮細胞であり，血管壁には異常はない．浸潤細胞のほとんどは好酸球であり，他にはリンパ球（濃染する小さな核だけ）と，組織球（やや明るい核と，ぼんやりした胞体）が少し混在する．おそらく血管周囲の抗原提示細胞が関与した病態であるが，近年このような薬疹が増えた（×600）.

解　説

　血管外に出た好酸球の大部分は組織中，すなわち気道・消化管・子宮の粘膜固有層に数日滞在して終わる．組織中と末梢血中の好酸球数は 300：1 といわれている．好酸球増多症（アレルギー疾患を含む）患者に全身感染が生じると全好酸球が組織に移行し，末梢血では「0」になることは経験するとおりである．

　好酸球の顆粒については後述する（参照 ㉗好酸球の間質浸潤）．好酸球は抗原抗体複合物を貪食・不活化したり，肥満細胞からのヒスタミンやロイコトリエンなどを不活化することがわかっており，またフィブリン形成部位に集まることから，生物学的活性物質による組織損傷を制御する「消防車」の役割りと考えられ

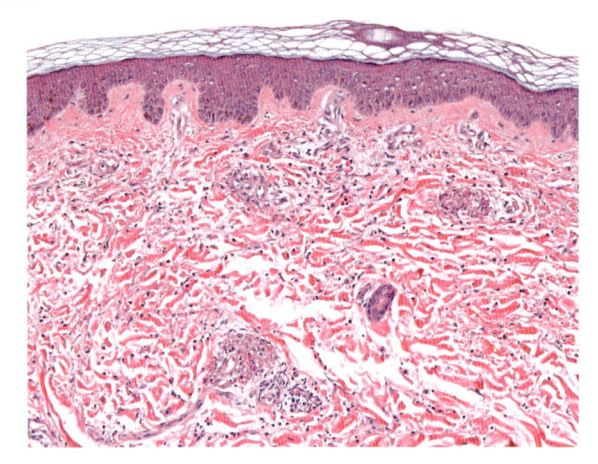

1 ●炎症の担い手：浸潤細胞

図6-8 好酸球が，血管周囲に浸潤して小さな肉芽腫←アレルギー性肉芽腫性血管炎（チャーグ・ストラウス症候群）
血管周囲に，好酸性のフィブリノイド物質（参照 ㉖フィブリノイド物質）と細胞浸潤がみえ，結合組織全体にもパラパラと浸潤があって，これも好酸球の間質浸潤にあてはまる（× 125, a skin specimen of purpuric macules developed on the feet of an elderly man）．

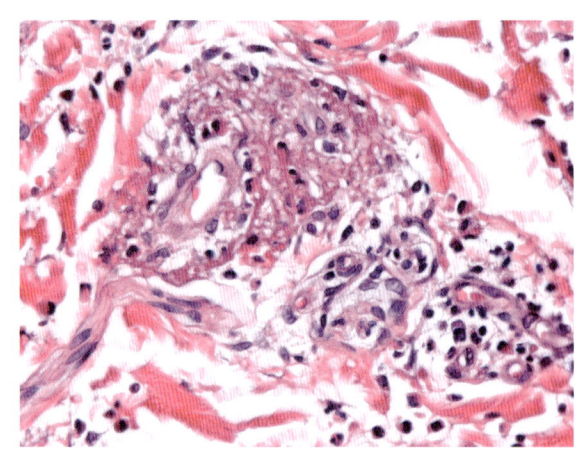

図6-9 血管周囲のフィブリノイドと好酸球と組織球（図6-8の拡大）←アレルギー性肉芽腫性血管炎（チャーグ・ストラウス症候群）
小血管を取り囲んで，好酸性のフィブリノイド物質が網目のように析出しているが，その網に絡まるように好酸球，好中球，核砕片および組織球（明るい核と胞体の細胞）がみえる．組織球がさらに増えて大きい細胞集塊になると，誰にも肉芽腫（参照 ㉙㉚肉芽腫（1）（2））にみえるが，本症の肉芽腫はこのように小さいために見落とされやすい（× 500）．

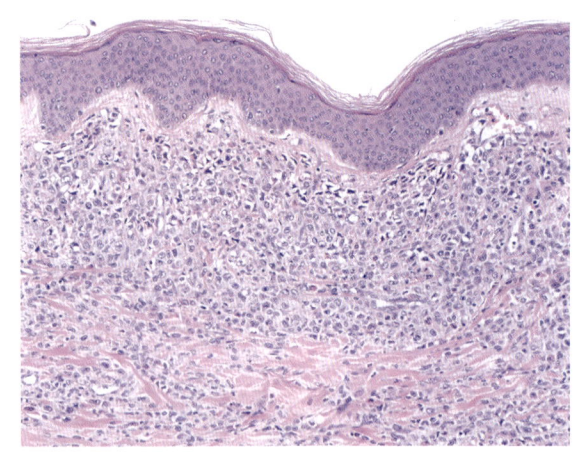

図6-10 異常な好酸球が，びまん性に間質浸潤←好酸球性白血病
表皮直下には，グレンツゾーン grenz zone（表皮直下の結合組織が，帯状に，正常なままに取り残された時に，その帯状の正常結合組織をいう）があり，それ以下の結合組織全体には，膠原線維束の隙間を埋めるように，細胞が密に浸潤している．このパターンから悪性腫瘍の転移が疑われる（× 200, a skin specimen of dome-shaped papules developed on the trunk of a 48-year-old man with eosinophilic leukemia）．

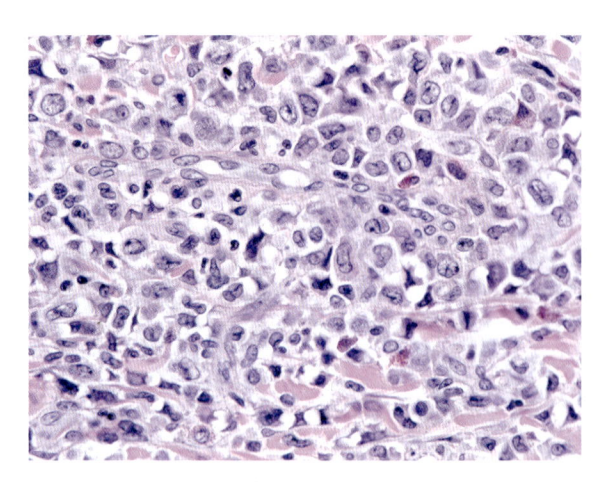

図6-11 異常な好酸球（図6-10の拡大）←好酸球性白血病
拡大すると，①核も②胞体も大小不同であること，③異様な分裂像があること，④胞体は好塩基性（増殖中）から好酸性（壊死またはアポトーシス）まで多彩であることなど，悪性細胞の特徴がそろっている．個々の細胞をよくみると，胞体に特徴的な紅い顆粒を持つことから，好酸球性白血病であることがわかる（× 400）．

るが一致しない所見もある．
　近年では好酸球増多を背景に，組織所見としても好酸球の目立つ病変が増え，**好酸球性 eosinophilic-** の名称の下にさまざまな病変が報告されてきた．しかし好酸球性膿疱性毛包炎（太藤病）が，その後の検討により，いくつかの疾患に共有される所見であることがわかるなど，まだ本態がよくわかっていない白血球である．

もっと詳しく！

※1 比較的新しい，炎のような形 flame figure

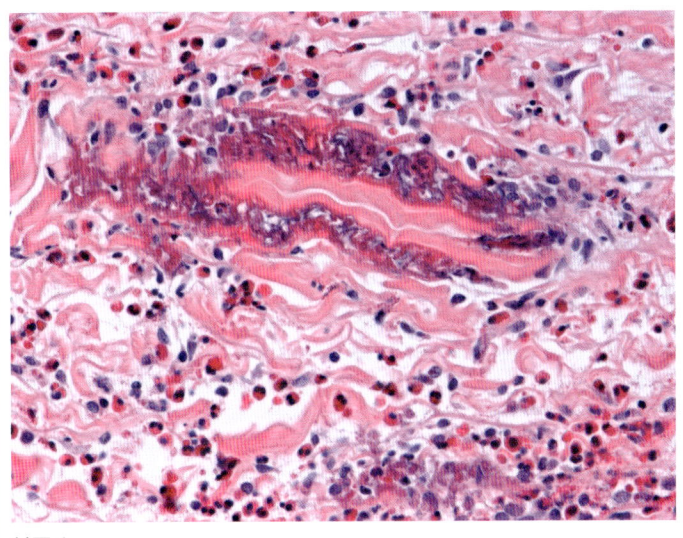

付図1

結合組織に出た好酸球が，数日の寿命が尽きて崩壊し，顆粒が膠原線維束に付着すると，膠原線維束が鮮紅色に縁どられて炎のような形 flame figure（参照▶㉗好酸球の間質浸潤）にみえる．

同時に，鮮紅色の顆粒に混じって，（顆粒タンパクの組織障害により）変性・壊死した細胞成分が，好塩基性の無構造物質として周囲に沈着するため，変性量が多いと青紫色が目立つことになる．青紫色（好塩基性）の凝固壊死を，**炎のような形**として提示した教本さえある．

基本的に好酸球は，生物学的活性物質や起炎物質を不活化するから，好酸球の崩壊産物が大量に付着していても，一連の炎症が惹起されず，結果として，これらの壊死物質排除がなかなか進まない．こうして**炎のような形**は長期間観察されることになり，診断的価値が高い（× 400, an eosinophilic cellulitis lesion developed on the forearm of a 52-year-old woman）．（鳥取大学医学部皮膚科 山元 修 教授のご厚意による）．

※2 異物肉芽腫として処理されつつある，炎のような形 flame figure

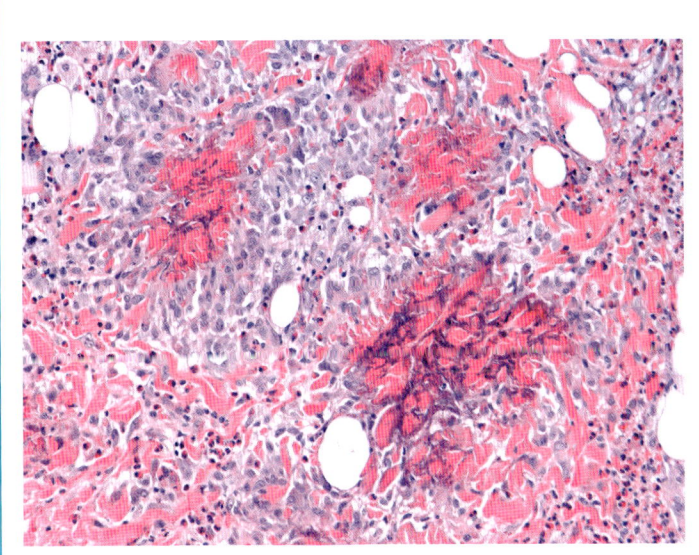

付図2

殺菌がむずかしい菌（抗酸菌など）や消化・除去が困難な異物が存在する時には，組織球がそれらを取り囲んで生体から隔離する．これが肉芽腫（参照▶㉙㉚肉芽腫(1)(2)）という，生体がとる次善の策（排除が最善）である．

崩壊した好酸球と，それが付着した膠原線維束から成る炎のような形は，結局，組織球が取り囲んで異物肉芽腫として処理される．周囲に炎症細胞が乏しい点は，サルコイドーシスの，（リンパ球が取り囲まない）裸の肉芽腫 naked granuloma（参照▶㉙類結核肉芽腫）と似る（× 200, an eosinophilic cellulitis lesion developed on the foot of an 8-year-old woman）．（鳥取大学医学部皮膚科 山元 修 教授のご厚意による）．

7 単球／貪食球／組織球
(1) 急性の浸潤

Key Words 単球，貪食球，組織固定性貪食球，組織球

POINT

1. **単球 monocyte** は，流血中から組織に出たとたんに**貪食球 phagocyte** とよばれる．
2. 組織に出たばかりの貪食球は，単球の特徴（淡く好塩基性の，丸くて大きな胞体と，偏って存在する腎臓型の核）を色濃く残していて，すぐにわかる．
3. 貪食の対象は菌や異物に限らず，崩壊した白血球・赤血球・メラニン・粥状物質あるいは全身疾患による脂質などで，胞体が貪食後の代謝産物で埋まって独特の色や形になる（メラノファージ，黄色腫細胞など）．
4. 流血から恒常的に供給されて，結合組織に長く留まる貪食球もある．それらは組織になじんで形を変え，血管をベール状に取り巻いたり膠原線維間に樹状に突起を伸ばしており，**組織固定性貪食球 tissue-fixed macrophage** や**組織球 histiocyte** とよばれる．

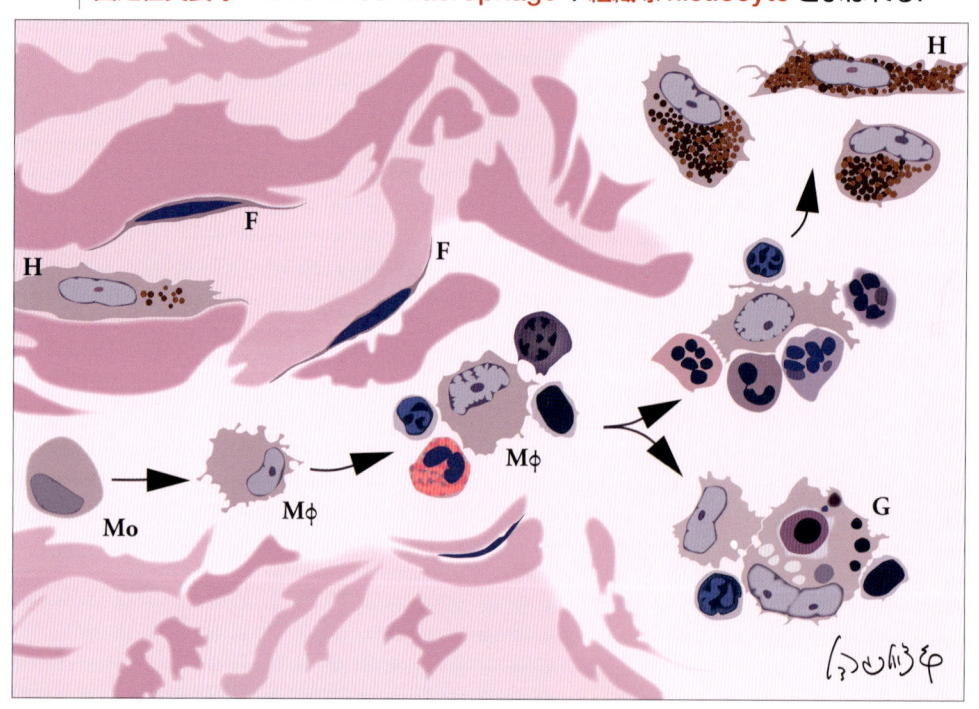

図 7-1 血中の単球が組織に出て貪食球になる様子を示す

結合組織に出た**単球**は**貪食球**と呼ばれるようになるが，まだ流血中での単球の様相を残す．すなわち大きな，無顆粒の白血球で，核は明るく，大きく，1-2個の核小体がみえ，（腎臓型とか馬蹄形とか呼ばれる）内側が少し凹むように彎曲して胞体の片方に偏在した細胞である（図：左端の細胞）．

活発な運動能と旺盛な貪食能は，組織に出て初めて発揮される．このため組織に出た後は偽足を出してアメーバ状に運動し，刻々と容貌が変貌していく（図：左→右）．相手によっては貪食能を上げるために（運動能を捨てて）次々と合体して巨細胞になる（図：G）．他方，（感染や炎症がなくても）恒常的に結合組織に供給されている単球（貪食球）があり，それらは**組織固定性貪食球**または**組織球**と呼ばれる（図：H）．これらは組織になじむため，膠原線維束の隙間に紡錘形または樹状の細胞として存在する．しかし単球（貪食球）の核の，明るく，大きく，1-2個の核小体がみえるという特徴は維持されるため，濃く紡錘形の核を持つ線維芽細胞（図：F）とは鑑別できる．もちろん貪食能も維持されているから，時には胞体にメラニン等を持っていて，それとわかる．

1-7 ❼ 単球／貪食球／組織球　(1)急性の浸潤

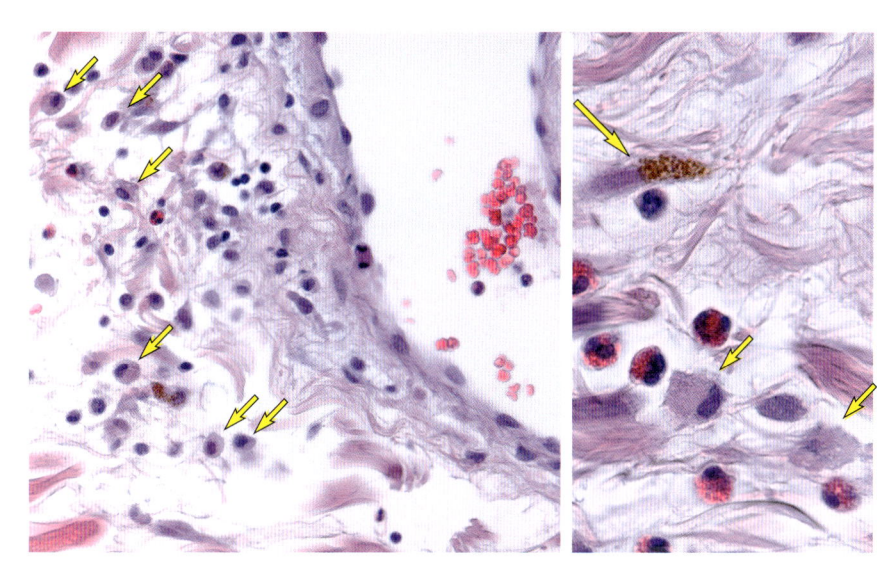

図7-2　急性炎症にて血管外に出たばかりの(まだ単球の様相を残す)貪食球
結合組織が浮腫状に疎で，そこには好酸球(好酸性の胞体と2核が特徴)とリンパ球(小さく濃い，核だけがみえる)と好中球(多核)が浸潤している．右上には真皮網状層の開大した細静脈(管腔内には赤血球と好中球)がみえている．
上記以外の浸潤細胞のほとんどは貪食球(流血中から組織に出た単球)である．その中でも，黄色矢印をつけた**貪食球**は，血管外に出たばかりのようで単球の特徴をよく残している．すなわち，明らかに大きな(好酸球・好中球より大きく，リンパ球の2倍程度)，やや好塩基性の胞体の細胞で，やや明るい(腎臓型に)少し彎曲した核が偏って位置している．
貪食球は，経過とともに(単球であった時の)類円形の胞体からさまざまな形に変形していく．血管外に出て結合組織に長く滞在する貪食球は**組織球**(組織固定性貪食球)とよばれるが，長い矢印は，その組織球を指す．メラニンを貪食しているためメラノファージともよばれる(×400, ×1,000, a specimen of prurigo obtained from the trunk of a middle-aged man with severe atopic dermatitis).

定　義

　普段は常在しない(多くは骨髄由来，時に悪性腫瘍)細胞が，皮膚組織に入り込んできた状態を，(細胞)浸潤 (cellular) infiltrate という(←ここまでの定義の文章は，❶-❽細胞浸潤の全項共通)．
　単球 monocyte とは，
① 径15-20μmの(塗抹標本／スメア smear)の，大きな，無顆粒の白血球である．
② 核は明るく，大きく，1-2個の核小体がみえ，(腎臓型とか馬蹄形とかよばれるように)内側が凹むように彎曲して，胞体の片方に偏在する．
③ 胞体の真ん中の(核の彎曲に囲まれた)領域は，ゴルジ装置・滑面小胞体・粗面小胞体・ライソゾーム・ミトコンドリアが多数あるために，明るく小顆粒状にみえる．これらが活発な貪食能と運動能の源である．
④ 単球の特徴は旺盛な貪食能である．分解酵素 lysosomal enzymes の産生能は組織に出て初めて発揮され，現場に応じて貪食と細胞内消化を遂行する．このため組織に出ると刻々と容貌が変化する．この点が，同じく貪食能を持つ好中球などが，(顆粒内に分

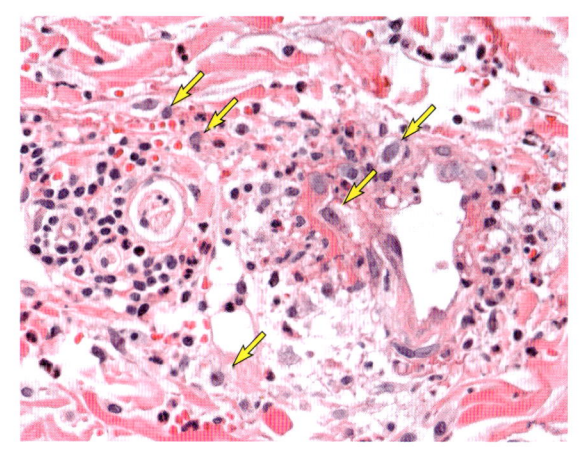

図7-3　急性期のアナフィラクトイド紫斑における貪食球
写真右側の管腔は，真皮上層の，おそらく後毛細血管細静脈であるが，①すでに内皮は失われ，②血管周囲(とくに中央)には紅く無構造のフィブリノイド物質が沈着し，③リンパ球に混じって，胞体が好酸性に変性して崩壊しつつある好中球浸潤が目立ち，④赤血球も多数漏出していることから，血管炎であることがわかる．
好中球崩壊以前の，非常に初期の病変でもすでに，矢印に示すように**貪食球**として，単球が病変部に浸潤している(×480, a specimen of drug-induced anaphilactoid purpura obtained from the lower leg of an elderly man).

45

1 ●炎症の担い手：浸潤細胞

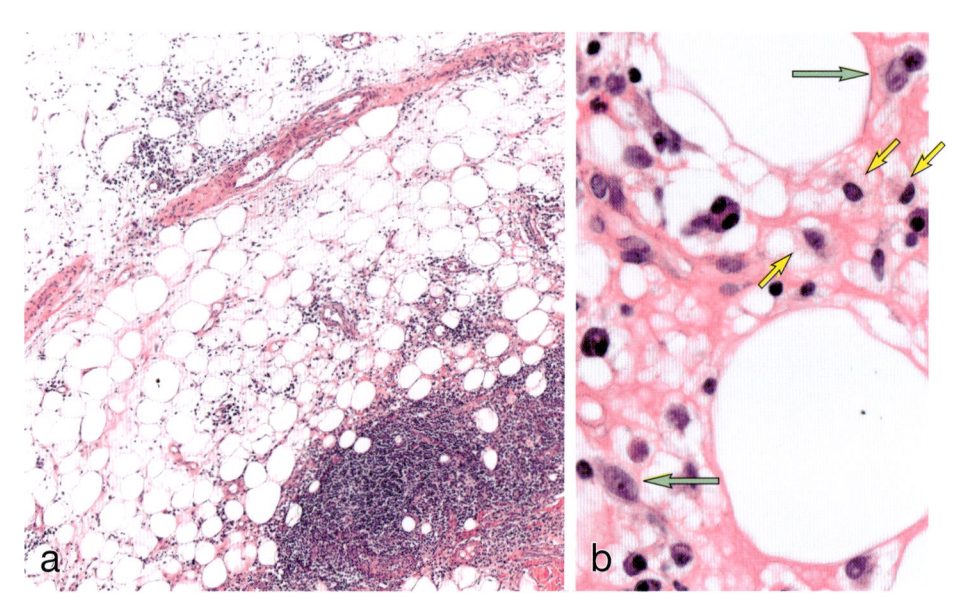

図7-4　深達性エリテマトーデスの脂肪織炎における貪食球
(a) 脂肪組織の小葉の真ん中を貫通する小動脈が斜めに走る（上方）が，各小葉にはそれぞれ動静脈が1本ずつ貫通している．右下の小葉間（参照 ③ 脂肪織炎）に密なリンパ球浸潤がみえてエリテマトーデスとわかるが，小葉内にも炎症が波及している（×72）．(b) 拡大すると，リンパ球（濃く染まる核だけがみえる）と，形質細胞（2核もあり）がみえるが，それ以外の，境界がぼんやりしたスリガラスのような胞体で，やや明るい核の細胞は貪食球である．核と胞体の全体がわかる貪食球だけを矢印にて指す．緑の矢印の**貪食球**はリンパ球を貪食している．黄色矢印の**貪食球**は，核が均一に濃染していることから，自分も（死んで）貪食される運命にあると考えられる（×600, a specimen of panniculitis lesion obtained from a 65-year-old woman with lupus erythematosus profundus）．

解酵素を貯留しているだけで新たには合成できないから）流血中から組織に出て役割が終わるとすぐに死ぬのとの最大の違いである．

⑤ 上記を反映して，結合組織に出た単球は**貪食球 phagocyte** と呼ばれる．とはいえ，感染症や急性炎症にて組織に出たばかりの貪食球は（血中にあった時の）単球の様相を色濃く残していてわかりやすい．

⑥ 他方，（感染や炎症がなくても）恒常的に結合組織に供給されている単球（貪食球）があり，それらは**組織固定性貪食球 tissue-fixed macrophage** または**組織球 histiocyte** と呼ばれる．これらは組織滞在時間が長いために，血管周囲ではベールのように，膠原線維束の隙間では紡錘形または樹状に，変形して存在し，もはや単球にはみえない．しかし核は明るく，大きく，1-2個の核小体がみえる特徴は維持されており，濃く紡錘形の核を持つ線維芽細胞とは鑑別できる．

組織像の実際

流血中の単球は，組織に出て貪食球として働く前の，いわば準備状態の細胞である．もちろん血中には貪食の対象はほとんど存在しないためでもあろうが，ほぼ球形の，狭い表面積では捕獲もできないし，なにより，球形の大きな胞体の真ん中に，運動と分解に必要なすべての細胞内小器官を抱え込んでいて，実動できない状態だからである．これらの細胞内小器官が胞体の中心を占拠しているために，核は圧排されて内側が凹み，腎臓型にみえ，さらに胞体の辺縁に押しやられている，と考えられる．

単球は，流血中から（他の白血球とともに）感染部位に移動して菌や異物の貪食を担当する．こうして組織に出た単球を貪食球と呼んでいる．このため，流血中から出たばかりの貪食球は単球の様相を色濃く残す（図7-2）．組織に出た後（の貪食球と呼ばれるようになった単球）は，貪食対象に合わせて動き，捕捉するために偽足を出してアメーバ状になる（図7-3）とともに，細胞内小器官も貪食対象に合わせて集散する．このために核は（中心の圧排がなくなって）本来の類円形に戻る．

貪食の進行とともに胞体内には菌（図7-8）・異物・分解産物（図7-4, 5, 7）が大小の小胞としてさまざまの程度に蓄積してみえてくる．貪食の対象が巨大な場合や継続する場合は，分解のための細胞内小器官を集

1-7 ❼ 単球／貪食球／組織球　(1)急性の浸潤

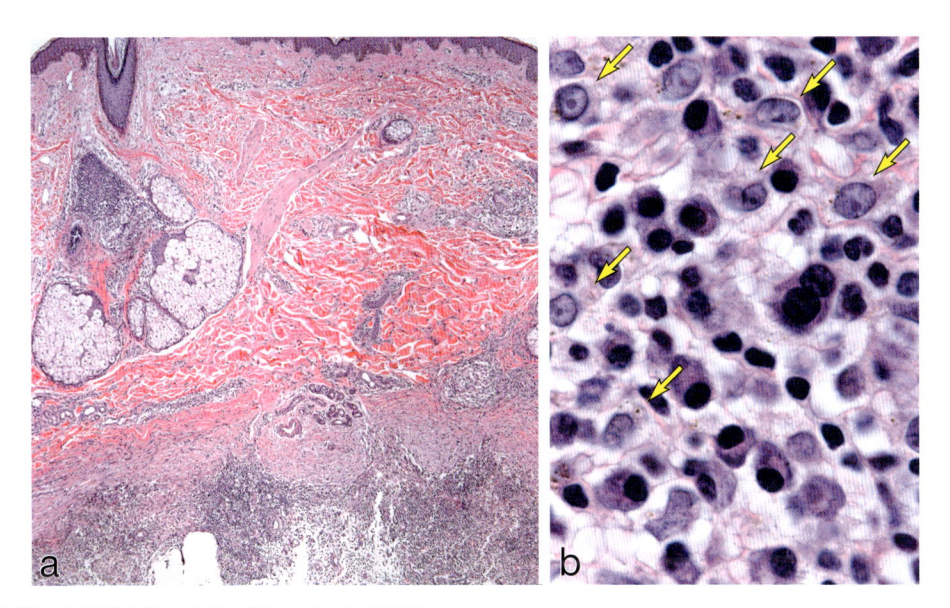

図 7-5　慢性炎症（感染性粉瘤の不良肉芽）における貪食球
(a)（写真下方の）真皮網状層の下方に，血管新生を伴う密な細胞浸潤がみえるが，それを取り巻いて瘢痕のような結合組織が境界している．このことから真皮内にて何度も破綻した類表皮嚢腫（粉瘤）であろうことがわかる（× 40）．
(b) 拡大すると，濃い小さな核ばかりみえるリンパ球と，2 核のものも混在する形質細胞，そして変性して濃縮した好中球が数個みえている．それ以外の，やや明るい核の細胞は，ほぼすべて貪食球であるが，核と胞体が完全にわかる**貪食球**だけを矢印にて指す．それらの胞体には貪食された色素が顆粒状にみえている．
すでに気づかれるとおり，核は腎臓型ではなく類円形である．そもそも血中の単球は，いわば準備状態の細胞であり，丸い血球の中央に貪食に必要な細胞内小器官を抱え込んでおり，このために核は中央側が押されて凹み（腎臓型にみえ），胞体の片方にある．組織に出た単球（貪食球）はアメーバ状に変形するとともに細胞内小器官が分散して実働するために，核への圧迫がなくなって本来の類円形に戻る（× 1,000, a specimen of ruptured epidermoid cyst removed from the face of a 41-year-old man）．

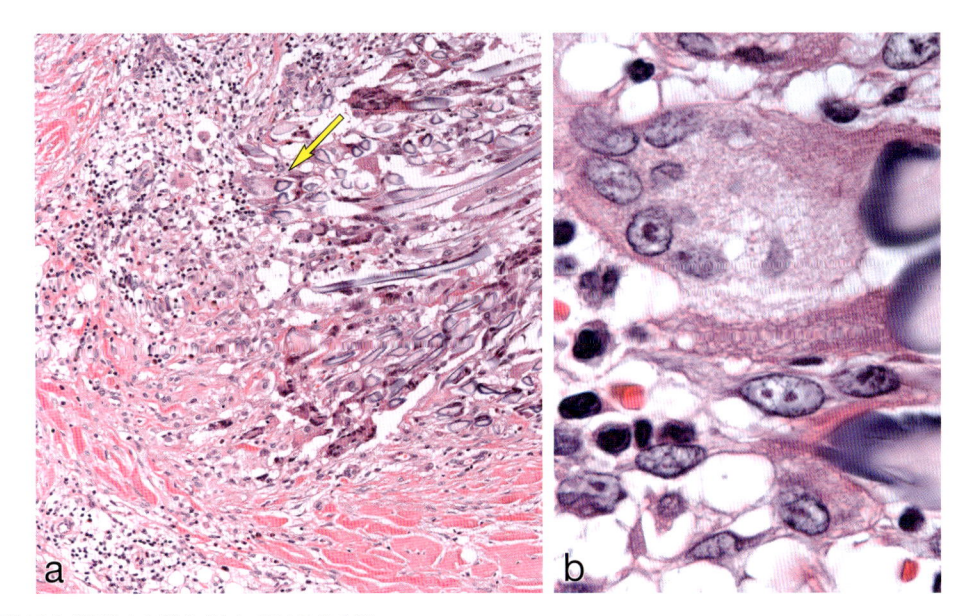

図 7-6　異物反応（組織内の縫合糸）における貪食球
(a) 右上方に 6 カ月前の手術時の真皮縫合のテトロン糸がみえている．個々の撚糸に貪食球がとりつくように付着しているが，相手が大きく貪食の効率を上げる必要があること，動かないこと，危険な生物ではないことから，巨細胞に変化しつつある（× 100）．
(b) 矢印のあたりを拡大すると，**巨細胞**の，糸に接着した部分の胞体は（収縮蛋白が凝集しているために）平滑筋細胞のように濃くみえる．一方，核は貪食には邪魔であるためか，反対側に追いやられる（× 1000, a specimen of so-called suture granuloma removed from the face of an elderly woman）．

47

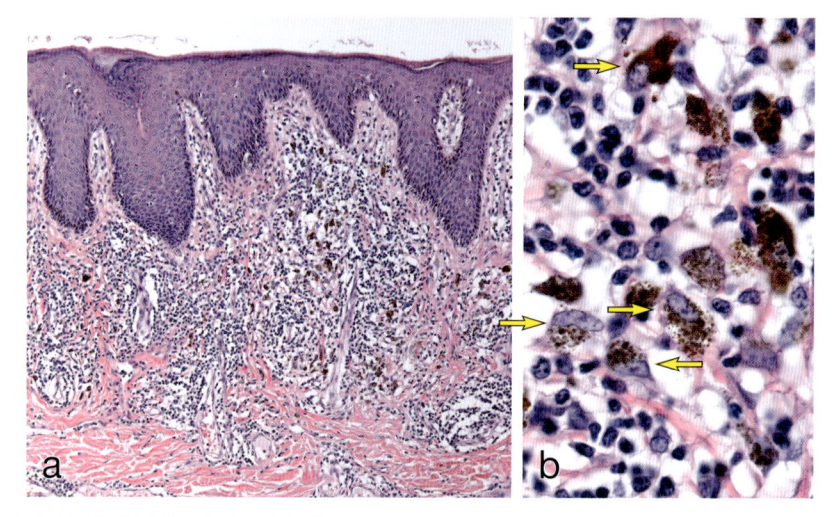

図7-7 宿主反応（表皮内悪性黒色腫）における貪食球
(a) 表皮直下から乳頭下層にかけての帯状浸潤が特徴である．その帯状浸潤の中に，縦に立ち上がるように，新生微小血管が多数みえることは，悪性腫瘍に対する宿主反応であろうことを強く示唆する（×100）．
(b) 帯状浸潤の一部分を拡大（右）して，胞体のすべてがよくわかる**貪食球**だけを矢印で示した．貪食されたメラニンが胞体の大部分を占拠しており，核は片方に偏在し，明瞭な核小体が特徴である（×720, a specimen of superficial spreading melanoma developed on the upper arm of a middle-aged man）．

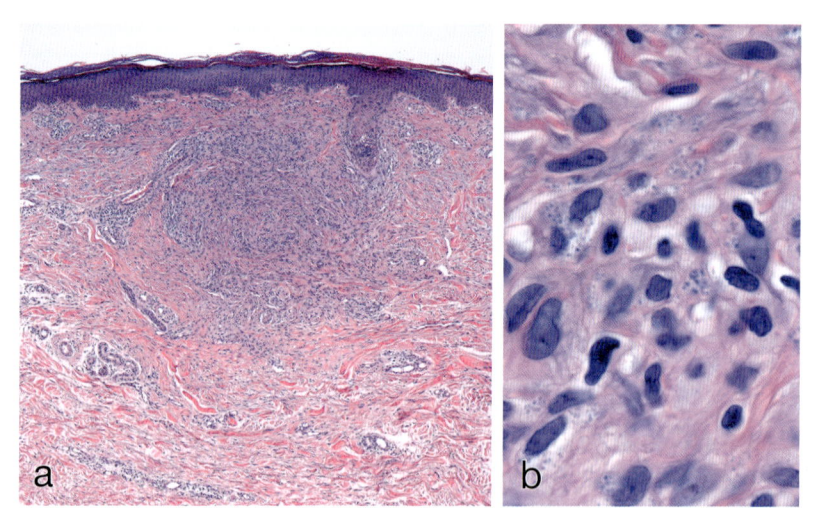

図7-8 皮膚の感染症における貪食球
(a) 真皮上層に渦を巻いたように，細胞集団がみえて，流れがあるようにもみえるから皮膚線維腫（組織球腫）にもみえるし，何だかウルサイ busy ので炎症細胞を伴わない裸の肉芽腫（例：サルコイドーシスなど）にもみえる（×50）．
(b) 拡大してみると，驚くべきことに胞体には，リーシュマニアと考えられる直径2μm前後の，好塩基性の輪郭の病原菌がみえる．他の浸潤細胞はほぼリンパ球であるが，このような高倍率で観察すると（低倍では）濃染する核だけにみえるリンパ球の核が，実はねじれたり凹凸していること，濃淡があることもわかる（×1,000, a specimen of perforating folliculitis-like small nodules developed mainly on the trunk of a 65-year-old woman with ill-controlled diabetes mellitus）．

めて能力を上げるために（運動能を捨てて）合体し，多核の巨細胞になることもあり（図7-6, 参照『もっと詳しく』），その形ごとに名称がある（参照 ❾巨細胞）．

菌や異物に限らず，炎症によって生じた細胞崩壊産物・赤血球・メラニン・粥状物質などが貪食されると独特の色や形状になって特徴的であり，それぞれに例えば，**メラノファージ** melanophage（図7-7, 参照 ㉔メラノーシス）や**黄色腫細胞** xanthoma cell（参照 ❽組織球(2)）とよばれることもある．

もちろん前もって組織に定着していた組織固定性貪

食球／組織球も，必要に応じて貪食に動員されることがあり，これらの細胞が緩徐に貪食して蓄積したメラニンなどのおかげで，その存在が逆にわかる．

貪食球の貪食能力は強力で，好中球が分解できない抗酸菌（結核菌など）の脂質分解酵素も持っている．もちろん，こうして分解された産物や残渣はリンパ管に流入して，リンパ節に運ばれる．

解説

単球は，末梢血中では，同じく単核のリンパ球より，明らかに明るく大きな核と胞体を目印にして，すぐにわかる白血球であり，前述のとおり，組織に出ても比較的にわかりやすい浸潤細胞である．にもかかわらず多くの教書には『単球浸潤』の項はない．その理由は第一に（多くの場合）単球→貪食球（→組織固定性貪食球）→組織球と変化するために追跡しにくいためであろうが，実は（リンパ球同様に）よくわからないことが多いからであると思われる．

もちろんリンパ球も，顕微鏡下の，小さな濃染する核で，ほとんど胞体のない白血球の総称（参照 ❺リンパ球）であるが，それぞれの組織に出て（表皮内では樹状にさえ）変貌することが明らかになるとともに，異なる細胞群とみなされ始めていることは周知のとおりである．

貪食を担うすべての細胞では，①貪食することで危険物を直接に処理してしまうという役割が第一であるが，②貪食した異物や菌の免疫学的情報を，それを専門に受け持つ細胞，すなわちリンパ球に伝達する（＝抗原提示）機能も併せ持つ．貪食では完全に処理できない相手や，次々と同じ危険物の侵襲に曝されることはよくあるからである．

以上から現時点では，貪食球を，①貪食細胞群：菌や異物を貪食することで生命危機を直接的に取り除く役割へと特化した群と，②抗原提示細胞群：捕捉した菌や異物の貪食・分解を介して抗原情報を（リンパ球へ）提示する役割が目立つ群に分けて考えるとよいと思われる．後者に属する細胞群は，多くの場合，組織に定着してこそ役割を果たすことになるため，一般に**組織球**とよばれる群に属する．

もっと詳しく！

● どんどん合体して異物巨細胞になりつつある貪食球

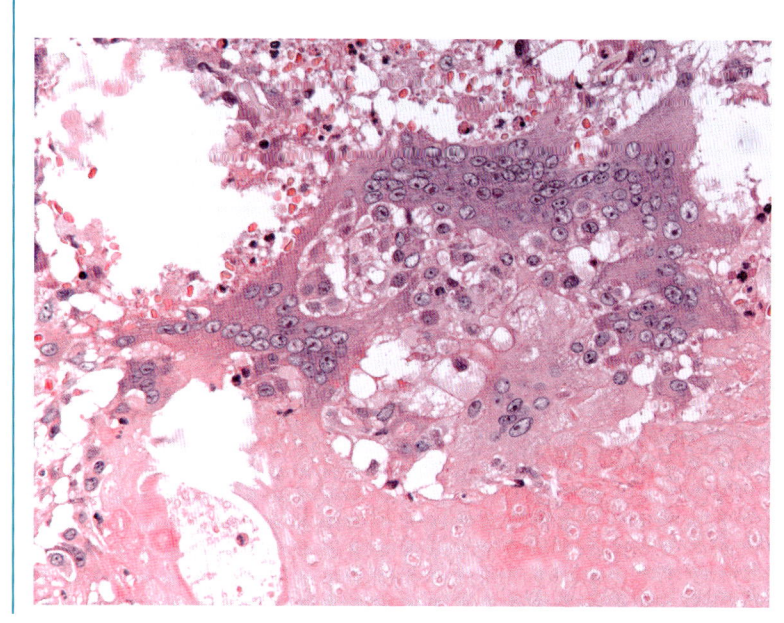

写真の下半分は，石灰化上皮腫（毛母腫）の，いわゆる影（のような）細胞 shadow celI である．ぼんやりと有棘細胞の輪郭がみえている．

その上に，覆い被さるようにしている巨大な多核の巨細胞は，貪食球が合体して，貪食の効率を上げた姿である．貪食の対象が偏在するときには，その対象の側に偽足を出して取り込み，ただちに消化分解を受け持つ細胞内領域へと運ぶ．このため核は後方に追いやられ，逆に，細胞内小器官が存在する胞体が異物側に向き合うことになる．こうして，いわゆる**異物巨細胞**（参照 ❾巨細胞）とよばれる巨細胞が形成されると考えられる（× 200, a specimen of calcifying epithelioma developed on the upper arm of a teenaged woman）．

8 単球／貪食球／組織球
(2) 浸潤後, 長く経過

Key Words 貪食球, 組織球, 黄色肉芽腫, 柵状肉芽腫, 皮膚線維腫, 巨細胞腫

POINT

1. 単球は組織に出て貪食能を発揮する前駆細胞であり, ①急性感染症などで他の白血球とともに浸潤すると貪食球, ②恒常的に出て結合組織に滞在すると組織球（組織固定性貪食球）と呼ばれる.

2. ①の急性浸潤した貪食球（参照 ❼組織球(1)）が, 個々の細胞では歯が立たない時は, 合体して巨細胞化したり, 互いに接合して（→上皮細胞にみえる＝類上皮細胞）集塊（＝肉芽腫）をなす.

3. ②の組織球が浸潤または増殖した病変では, 貪食した細胞膜由来のコレステロール残渣が次第に貯留して胞体が泡沫状になる. さまざまの段階の泡沫細胞の集塊を黄色肉芽腫, 泡沫細胞だけの病変を黄色腫と呼ぶ.

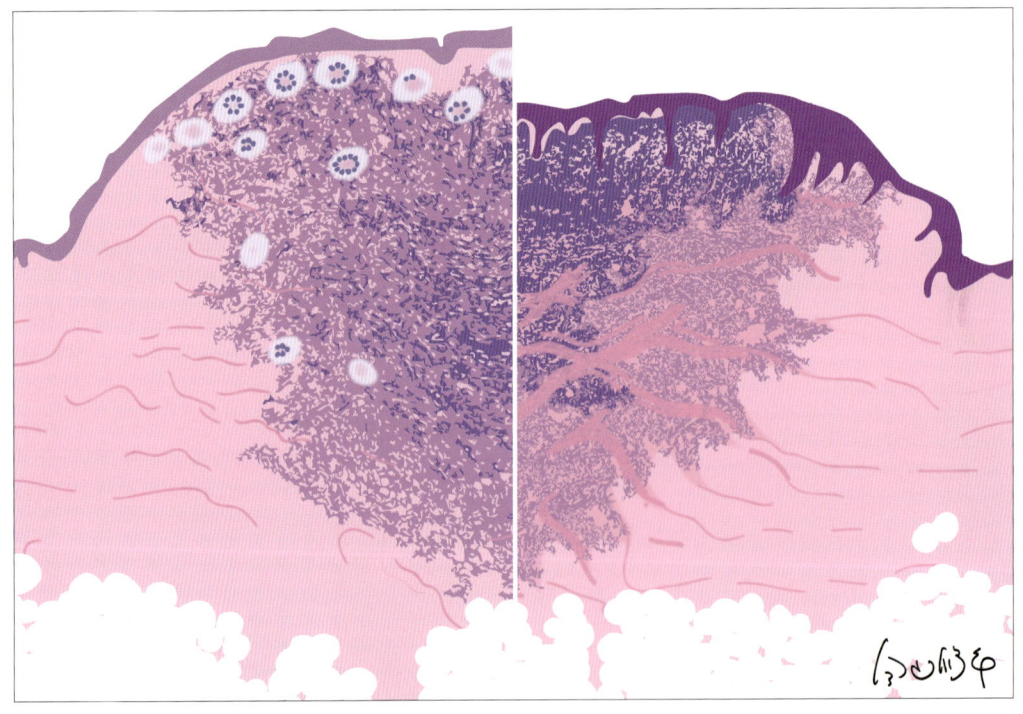

図 8-1 組織球（恒常的に出て組織に滞在している, もと単球）の浸潤または増殖の代表：黄色肉芽腫（左）と皮膚線維腫／線維性組織球腫（右）を示す

両者ともに本態は組織球の浸潤・増殖であり, よく似ている. もともと結合組織内に孤在性に滞在する細胞の浸潤・増殖であるために境界が不鮮明で, 時に悪性の浸潤のようにみえる.
黄色肉芽腫（左）では（貪食したコレステロール残渣が蓄積するために）泡沫状の細胞になったもの（巨細胞化→ツートン巨細胞）から組織球の性状を残した細胞までが入り混じる. 薄く伸展された表皮を通して脂肪が透見されるために黄色調を帯びる.
皮膚線維腫／線維性組織球腫（右）は, 組織球の浸潤・増殖による線維芽細胞・表皮細胞・メラノサイトの活性化, すなわち膠原線維束の増生, 表皮の肥厚と表皮稜の下降性伸長, そしてメラニン増加が前景に出た病変と考えられる. なるほど両者は似ている.

解説と組織像の実際

前項（参照 ❼組織球(1)）で述べたとおり，単球は血中から組織に浸潤して，貪食を主たる役割として機能する細胞：**貪食球**になる．血中の単球は，いわば仮の姿である．

組織に浸潤する経過に①急性浸潤と②恒常的浸潤の2通りがある点，さらに，組織に出て変貌する点，は同じ単核球のリンパ球に似ている．

単球の①急性浸潤では，病原体や異物を貪食・消化・破壊することで直に危機を除去する役割→**貪食能**が前面に出るが，どちらかというと緩徐な②恒常的浸潤では，時に侵入してくる病原体や異物を貪食して，その抗原情報をリンパ球系へ提示する（ことで特異的免疫を獲得させる）役割→**抗原提示能**が前景に出ることが多い．

① 急性浸潤のときの，貪食球が主体の病理組織像

貪食球（もと単球）が急に浸潤するのは何と言っても感染時であり，他の白血球（好中球，好酸球，リンパ球など）とともに短時間で組織に浸潤する．臨床的にも，炎症性腫脹や排膿などの経過を経て，多くは1週間ほどで終焉に向かう．このとき貪食球（もと単球）は，崩壊した白血球と損傷された組織あるいは菌の貪食処理を受け持つ．もちろん感染症でなくても，組織や血球が壊死・崩壊すれば貪食球の出番であり（参照 ❼組織球(1)），とりわけ好中球や好酸球浸潤に貪食球が目立つのは大量の壊死・崩壊物ができるためである（参照 ❷❸好中球(1)(2)，❻好酸球）．

この急性浸潤の過程で手こずると貪食球（もと単球）は，相手に応じた共同戦線を張ることになる．ここが他の白血球との最大の相違である．そもそも好中球や好酸球は，血管を出て組織に浸潤し，（胞体に備蓄している）顆粒を使い果たす使命と役割を終えて死ぬ．これに対して単球は，組織に出て（相手に応じた）消化酵素系を合成して貪食球へと成長する細胞である．血中の単球が仮の姿であることのゆえんである．

共同戦線では，(1) 細胞同士が合体して**巨細胞**となることで細胞内小器官を集約し，貪食能を稼ぐ戦略と，(2) 多数の細胞が互いに（手をつなぐように）接合し，密に集合して細胞塊をなし，その中に相手を封鎖・隔離する戦略（＝**肉芽腫**）が採用される．

大きな貪食対象を取り囲んで，あたかも砂糖の塊に何百匹もの蟻が取りつくように，あるいは大きな餌に鯉が群がるように貪食球が配列すると，**柵状肉芽腫 palisading granuloma**（図8-2, 3）と呼ばれる．大きな対象を縁どって取り囲む柵のようにみえるからで

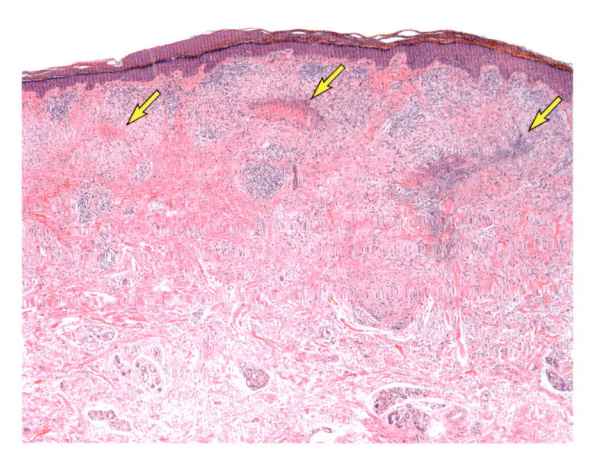

図8-2 貪食球が，変性した結合組織を貪食してできる柵状肉芽腫
真皮結合組織に3カ所，変性巣がみえる（矢印）．右側ほど変性が古く，大きく，そのために壊死巣には好塩基性の崩壊産物が沈着している．それらの壊死巣を取り巻くように貪食球が浸潤しているが，その配列が特徴的（→図8-3）（×50, a specimen of granuloma annulare developed on the right wrist of a 57-year-old woman）．

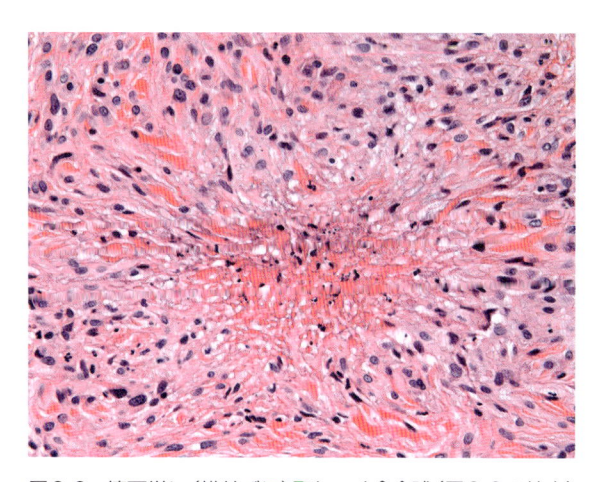

図8-3 壊死巣に（横並びに）取りつく貪食球（図8-2の拡大）
中心の壊死物質に対して，あたかも砂糖の塊（かたまり）に何百匹もの蟻が取りつくように，あるいは大きな餌に鯉が群がるように，貪食球が配列している．餌にありつく部位では押し合いへし合いであるために細長い細胞が放射状に並ぶことになる．この結果，大きな対象の縁を囲む柵のようにみえて，柵状肉芽腫と呼ばれる．この配列は，貪食の対象が変性物やフィブリノイド物質などの（無害な）場合に限られる（×400）．

1 ● 炎症の担い手：浸潤細胞

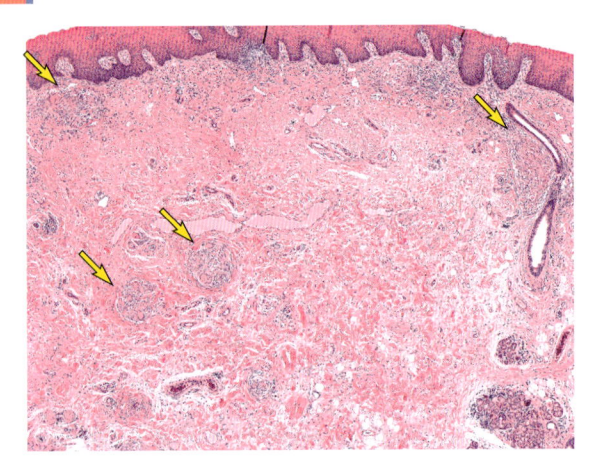

図 8-4 貪食球が，小さな異物を貪食してできる小型の多数の肉芽腫
頬粘膜からの採取標本であるが，その結合組織内に4カ所，小さな塊状の細胞浸潤がみられる（矢印）．見落とすほど小さな細胞集塊であるが，よくみると周囲の結合組織を圧排したり，唾液腺の導管を押し曲げている（×50, a specimen of cheilitis granulomatosa obtained from the buccal mucosa of a 22-year-old woman）.

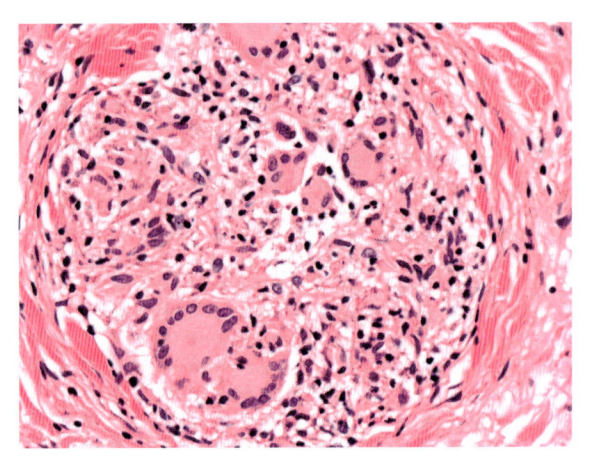

図 8-5 小さな肉芽腫における貪食球（図 8-4 の拡大）
ほぼ球形の細胞集団の大部分は貪食球からなるが，リンパ球も混在している．
巨細胞も混在するが，（ツートン巨細胞とは反対に）核が辺縁で，貪食・消化を担う細胞質が中心を占めることから，貪食対象は非常に小さいと考えられる．肉芽腫を取り囲む膠原線維束は円を描くように圧排されていて，封鎖に加担する（×400）.

ある．この配列は，貪食球が個々に処理できる時の配列であり，対象が変性やフィブリノイド物質などの（いわば無害な）場合に限られる．

これに対して個々の細胞の処理能力を上回る結核菌や異物が対象の場合は，互いに合体（巨細胞化）したり，類円形に集合して**類結核肉芽腫 tuberculoid granuloma**（図 8-4, 5）を形成して対象を封鎖・隔離する．

いずれの場合も，細胞がアメーバ状の突起で互いに接合するために，まるで上皮細胞のようにみえる（→**類上皮細胞 epithelioid cell**）ことになる．こうした細胞や構築（巨細胞，類上皮細胞，肉芽腫）は健常時にはみられないうえ，病態ごとに特徴的であるから診断的意義が高い（参照 ❾巨細胞，㉙㉚肉芽腫（1）（2））．

② 恒常的浸潤の，組織球が主体の病理組織

単球の中には，一定の頻度で常に組織に浸潤して，ある期間滞在する一群がある．皮膚では，表皮直下と付属器周囲および膠原線維束間に樹状細胞 **dendritic cell** として存在するものと，血管周囲にベール細胞 **veil cell** として滞在するものが広く知られる．このように結合組織に浸潤・滞在中の貪食球（もと単球）は組織球 **histiocyte** あるいは組織固定性貪食球 **tissue-fixed macrophage** と呼ばれる．表皮の細胞間に滞在する貪食球（もと単球）は，組織球とはいわずに，ランゲルハンス細胞（**Langerhans cell**）と呼ばれる．

これらの細胞の浸潤または増殖では，以下の(1)(2)(3)の特徴がある．

(1) もともと結合組織内に滞在していた細胞であるために，その浸潤または増殖病変は，浸潤と非浸潤部との境界が不鮮明になりやすく，また元来，パラパラと孤立性に滞在していた細胞であるため，その細胞の浸潤または増殖が，悪性腫瘍の浸潤や転移のようにみえやすいことである．このため組織球の浸潤または増殖は，良悪性の判断に悩むことがある．

(2) 次の特徴は泡沫状の明るい胞体（→**泡沫細胞 foam cell**）を混じることである．そもそも貪食能を持つ組織球／組織固定性貪食球は，貪食するたびに細胞膜の構成要素であるコレステロール cholesterol 残渣を細胞内小器官（ライソゾーム）にて処理し続け，結局，コレステロールエステル cholesterol ester として胞体内に蓄積する．このために次第に胞体内に明るく細かい脂肪滴が充満して，泡沫細胞とか**黄色腫細胞 xanthoma cell** と呼ばれる．組織球の浸潤または増殖病変では，しばしば泡沫細胞や黄色腫細胞をみるのはこのためであり，その巨細胞が**ツートン巨細胞**である．

(3) そして組織球浸潤または増殖の場合にも，もともとの貪食球の特徴である，手強い相手に対する戦略（前述の①急性浸潤の項）すなわち合体（→巨細胞）と集合（→肉芽腫）の戦略がしばしば採用されることで

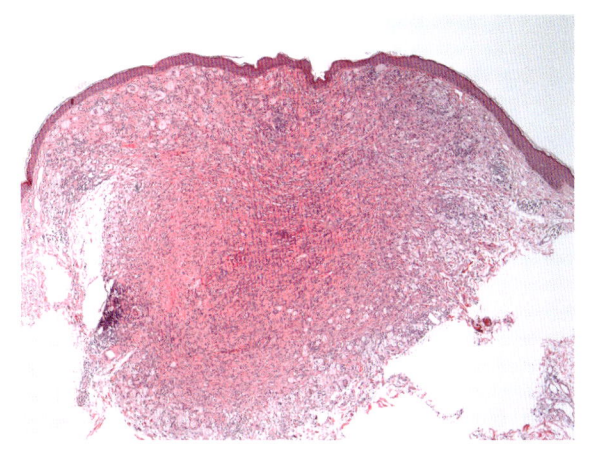

1-8 ❽ 単球／貪食球／組織球 （2）浸潤後，長く経過

図 8-6 組織球が，集塊状に浸潤してできる黄色肉芽腫
結合組織に浸潤した細胞集団により，表皮は薄く伸展されるとともに，全体がドーム状に隆起している．標本作製の脱水処理のために，細胞成分が多い中央部が収縮しており，その結果ドームが平たくみえているが，本来は半球状の病変．低倍でみると皮膚線維腫（図 8-8, 9）に似るが，表皮肥厚がないことが異なる（× 60, a specimen of xanthogranuloma developed on the buttock of a middle aged woman）．

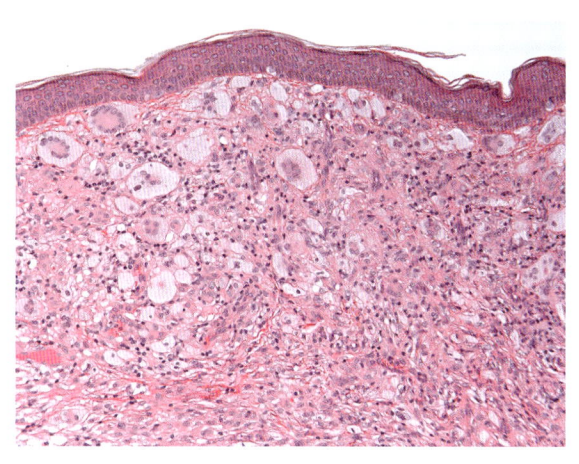

図 8-7 脂肪を貪食して泡沫状になった組織球（図 8-6 の拡大）
表皮直下に，ほとんど間質を挟まないで，ツートン巨細胞（ 参照 ❾巨細胞 ）などの，明るく，豊富な，泡沫状の胞体を持つ細胞が密に浸潤している．浸潤細胞は，胞体がほとんど泡沫状になった細胞から，まだ辺縁だけが泡沫状で，もとの組織球の性状を残した状態のものまでが入り混じる．
薄く伸展された表皮を透して，表皮直下の（貪食された）脂肪が透見されるため黄色調にみえる（× 400）．

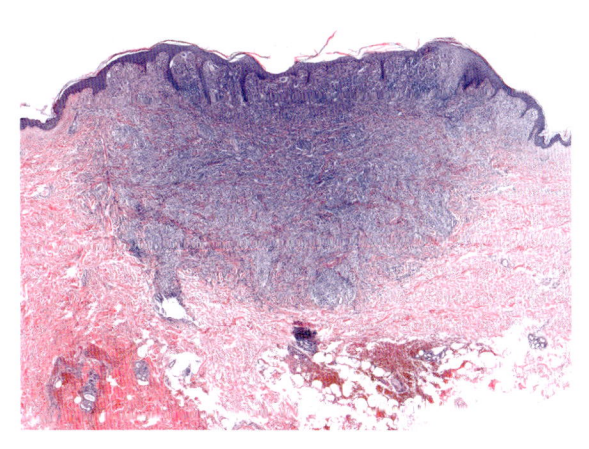

図 8-8 組織球の浸潤または増殖による皮膚線維腫／線維性組織球腫
真皮結合組織の上半分に浸潤または増殖した細胞集団により平たく隆起している．全体として黄色肉芽腫（図 8-6, 7）とよく似るが，本病変では，①表皮の肥厚，表皮稜の下降性伸長，メラニン増加と，②結合組織の膠原線維束の肥厚と増加が目立つ点で異なる．とはいえ基本的に両者はとてもよく似ている（ × 25, skin specimen of a pink-colored, flat, relatively firm nodule developed on the rt. thigh of a 59-year-old woman）．

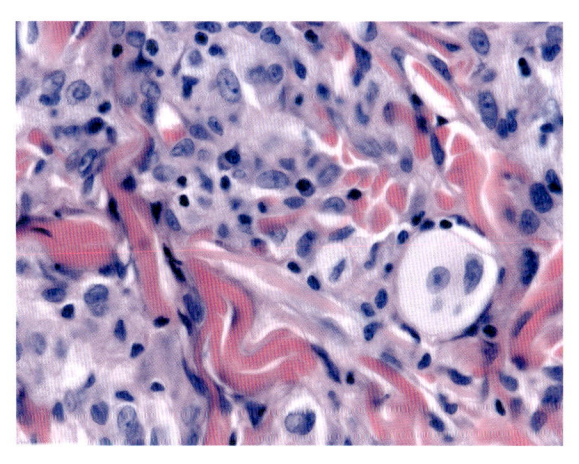

図 8-9 皮膚線維腫における組織球（図 8-8 の拡大）
一般に皮膚線維腫／線維性組織球腫では，膠原線維の増生が目立ち，時には花むしろ状配列 storiform pattern がみえるほどであるが，この標本のように組織球が目立つものなど，多彩なことも本腫瘍の特徴である．
増生した太い膠原線維束の隙間に，明るく，豊富な，泡沫状の胞体を持つ細胞が密に浸潤している．本腫瘍を，組織球の浸潤または増殖が本態であり，それによる線維芽細胞・表皮細胞・メラノサイトの活性化を伴う組織像と考えると，黄色肉芽腫との類似性が納得されるだろう（× 600）．

1 ●炎症の担い手：浸潤細胞

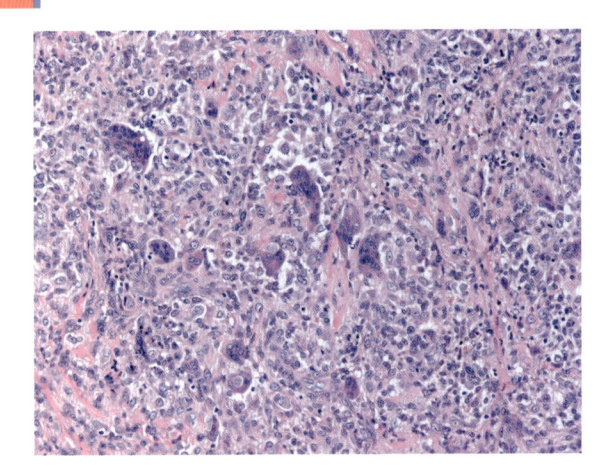

図 8-10 腱鞘の組織球が増殖した腱鞘巨細胞腫
破骨細胞様巨細胞（参照 ❾巨細胞）が目につくが，病変を埋め尽くしているのは，ほぼ均等な大きさの，明るい胞体と核の貪食球／組織球の特徴を持つ細胞である（× 200, specimen of a giant cell tumor of the tendon sheath developed on the rt. 2nd. finger of a young woman）．

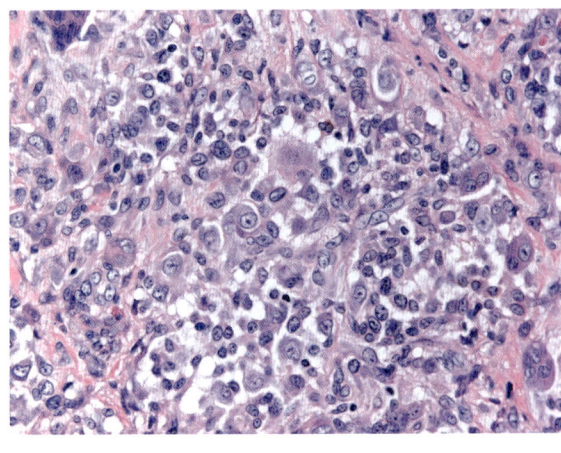

図 8-11 増殖しながら合体して巨細胞化する組織球（図 8-10 の拡大）
この写真中，10 個ほどのリンパ球と，1 個の好酸球，そして間質成分以外は，すべて組織球である．この腫瘍も，皮膚線維腫／線維性組織球腫と同様に，関節包の組織球の反応性増殖または良性腫瘍と考えられる（× 400）．

ある．

以上の 3 特徴を併せ持つ病変のうち，胞体が完全に泡沫状になった細胞ばかりの病変が**黄色腫 xanthoma** であり，さまざまの段階の泡沫状の胞体を持つ組織球が他の白血球と混在した病変が**黄色肉芽腫 xanthogranuloma** である（図 8-6, 7）．多様な修飾語（若年性 juvenile，紡錘細胞性 spindle-cell など）を被せて総称される黄色肉芽腫が，同じ組織球による病変とは思えないほどに多彩であり，組織球の浸潤または増殖には，しばしば泡沫細胞を混在することも，上記を理解すると納得される．

浸潤または増殖した組織球が膠原線維増生を伴うと**皮膚線維腫／線維性組織球腫 dermatofibroma/ fibrous histiocytoma** の組織像になる（図 8-8, 9，参照『もっと詳しく』）．組織球が産生する線維芽細胞増殖因子（主に basic FGF）は表皮細胞にもメラノサイトにも作用するため，表皮肥厚と色素沈着を呈する

と考えられる．皮膚線維腫は，全体像が黄色肉芽腫とよく似ていること，泡沫細胞がしばしば混在すること，細胞が個々に膠原線維束の隙間に浸潤していて時に良悪性の判断に困難を感じること（参照『もっと詳しく』）なども理解しやすいだろう．同様の機序により，結合組織内の真皮内メラノサイトが活性化された結果が，一部の**青色母斑 blue nevus** と考えられる．

いまだ十分には解明されてはいないが，同じく単球由来と考えられている組織固定性貪食球には，肝臓の Kupffer 細胞（sinusoid），脳脊髄の小膠細胞 microglia cell，髄膜のくも膜細胞 meningocyte，関節滑膜の滑膜細胞 synovial cell（type A，B），胸膜の preural macrophage，腹膜の peritoneal macrophage がある．このうち皮膚でみられる病変は，関節包の組織球の浸潤または増殖と考えられる**腱鞘巨細胞腫 giant cell tumor of the tendon sheath**（図 8-10, 11）である．

1-8 ❽ 単球／貪食球／組織球　（2）浸潤後，長く経過

> もっと詳しく！

● 典型的な皮膚線維腫／線維性組織球腫

付図

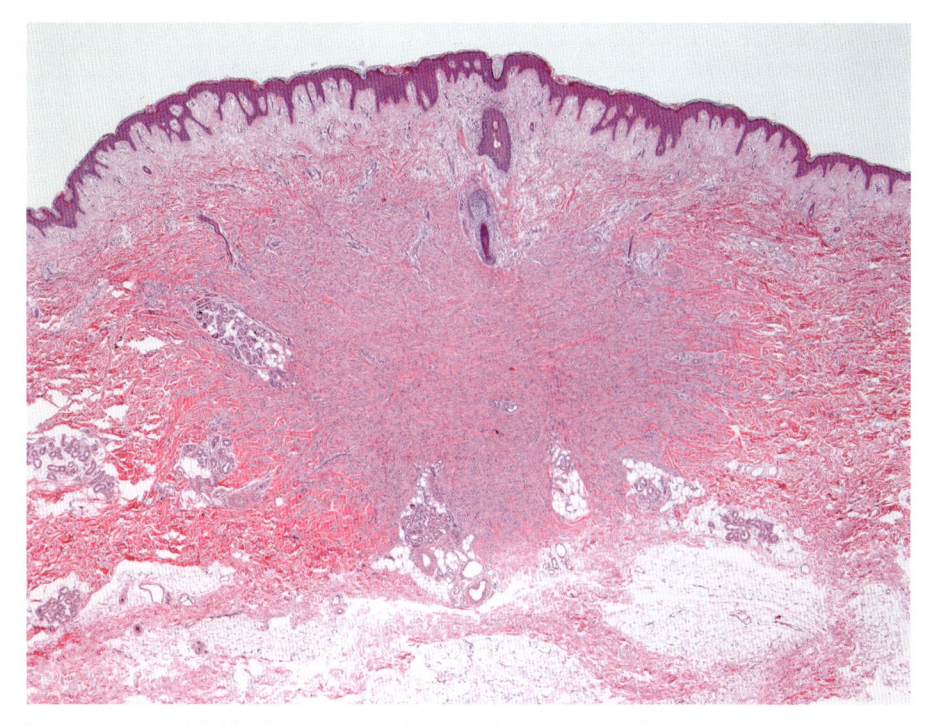

一般的な皮膚線維腫を示す．結合組織の中央に，膠原線維と細胞成分が密な領域がある．病変内の汗腺や毛包は，元の位置に，そのまま存在するが，病変の太い膠原線維束は周囲の細い膠原線維束と連続していて境界不鮮明で，まるで悪性のようにもみえる．以上から，結合組織成分の一部分が，既存の他の構築物を，膨張性に圧排したり，置換したり，破壊したりしないで，増生した病変であることがわかる．

この病変は，浸潤または増殖した組織球が主役であり，それが産生する線維芽細胞増殖因子（主に basic FGF）などの増殖因子により線維芽細胞が膠原線維を増生させたことが，「線維腫」という臨床と組織の全体像を作り出しており，同時に，それらに感受性のある表皮細胞とメラノサイトが活性化した結果，表皮肥厚と色素沈着を併存させたと考えると理解しやすい（× 20, a specimen of typical dermatofibroma/fibrous histiocytoma developed on the abdominal skin of a 54-year-old woman）．

9 単球／貪食球／組織球
(3) 巨細胞

破骨細胞様巨細胞，ツートン巨細胞，異物巨細胞，ラングハンス巨細胞

Key Words 巨細胞，破骨細胞様巨細胞，異物巨細胞，ツートン巨細胞，ラングハンス巨細胞

POINT

1. 一目でわかる大きな胞体で，中に数〜数十個の核を持つ細胞を(多核)巨細胞（multinucleate) giant cell と呼ぶ．
2. 核の配列と胞体の染色性に基づき，①破骨細胞様：細胞質は均等に濃染し核はその中央に集合する巨細胞，② Touton：核が花冠状に配列し，その外側の細胞質は明るい泡沫様，③異物：破骨細胞様に似るが，細胞質は異物側に，核はその反対側に偏在，④ Langhans：濃染する核が，胞体辺縁を縁取るように弧状（馬蹄形）に配列，と呼ぶ．
3. これらの巨細胞は，貪食困難な異物・菌に対して（細胞内小器官を集約することで）処理能力を上げるために（運動能を捨てて）合体した貪食球／組織球．
4. 核が分裂しても胞体が2分化しないで起きる多核化は，ウイルス感染（参照 ⑭封入体）と悪性腫瘍にみられる．多核にはなるが，大して巨細胞化しない．

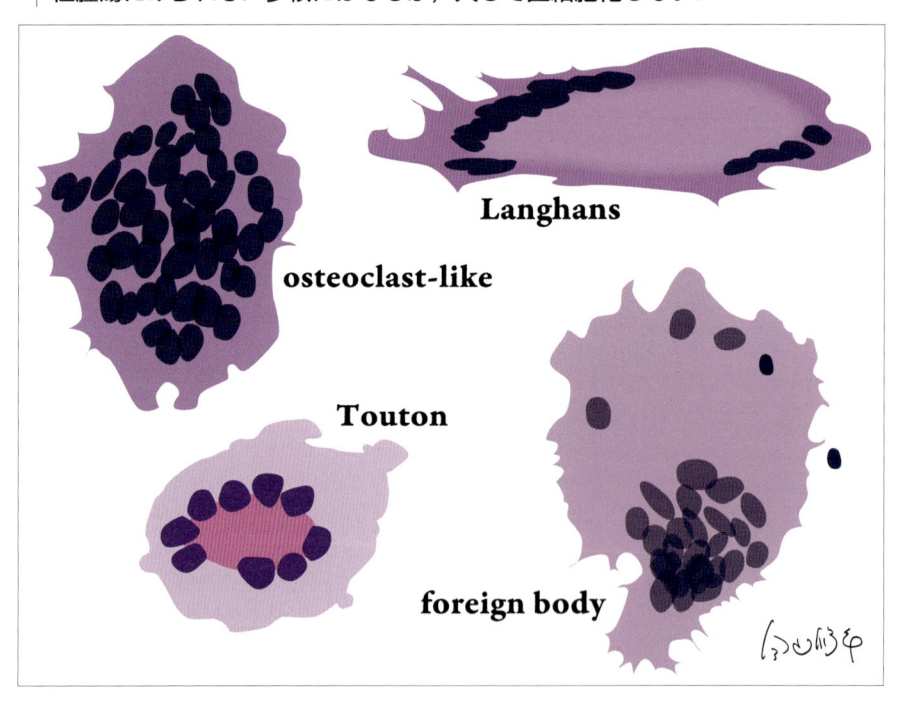

図9-1 破骨細胞様巨細胞，ツートン巨細胞，異物巨細胞，ラングハンス巨細胞
居ならぶ他の細胞たちと比べて，一目でわかる，巨大な細胞で，その胞体には数個から数十個の核を持つ細胞を巨細胞と呼ぶ．そのような細胞が現れる状態や病態は限られていて，診断に直結する．
巨細胞の，核の配列と胞体の染色性により，破骨細胞様巨細胞：明瞭で均等に濃染した胞体を持ち，核は中央に塊（かたまり）状に配置，ツートン巨細胞：花冠状に配列した核の外の胞体は泡沫様の2層構造，異物巨細胞：豊富で広い胞体と，その他方の片側に核が群集，ラングハンス巨細胞：やや濃染した胞体の辺縁に弧状の核配列，と分けて呼ぶことで，およそ巨細胞を特定できる．ラングハンス巨細胞の名称は近年使用されなくなりつつあるが，それは異物巨細胞との移行や混在が多く，また，本名称にて特定できていた結核そのものが変化かつ減少したためでもある．

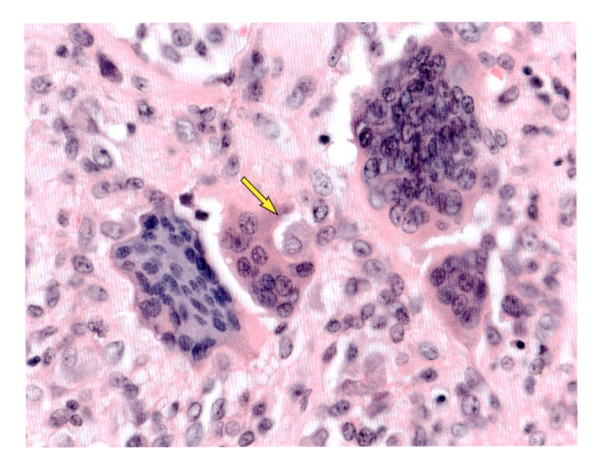

図 9-2　破骨細胞様巨細胞←腱鞘巨細胞腫
(1) 周囲の他の細胞とは明瞭に区画される，好酸性の，境界明瞭な，大きな胞体で，(2) 辺縁には無構造の帯状のマージンがあり，(3) 核は，多数で（時に 50 個ほどの），偏らずに中央に密集した巨細胞である．すなわち破骨細胞そっくりである．矢印は，合体して巨細胞に取り込まれつつある類上皮細胞を示す．この細胞の由来はわかっていないが組織球によく似る（× 640，giant cell tumor of the tendon sheath developed on the dorsal aspect of the DIP joint).

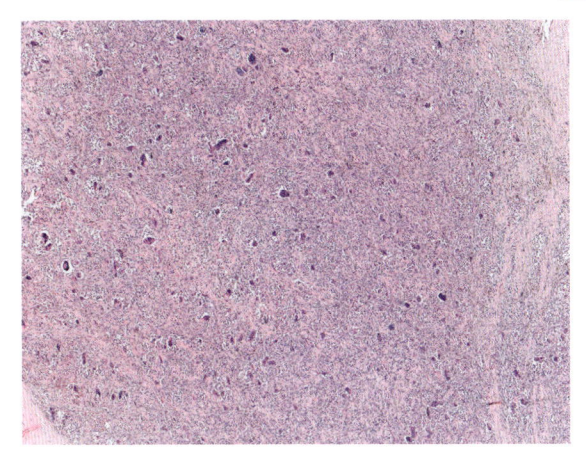

図 9-3　腱鞘巨細胞腫の全体像（図 9-2 の低倍）
低倍でみると，ほぼ均一な細胞から成る腫瘍病変の中に，ひときわ大きな，好酸性の胞体で，数個から数十個の濃染する核を持つ巨細胞が，これまた一見，不規則に散在している．この段階で診断がつくほど特徴的である（× 40).

定　義

　一目でわかる大きな胞体の，中に数〜数十個の核を持つ細胞を，**多核巨細胞 multinucleate giant cell** と呼ぶ．単に巨細胞と呼ばれることも多い．

　多核巨細胞の出現機序は 2 とおりで，
(1) 細胞同士が次々と合体して多核化かつ胞体が巨大化する場合と，
(2) 核だけ分裂して細胞質が割れないために多核化する場合，

である．前者の，合体するのは貪食球／組織球で，合体ごとに容積が増大していき，ついには，低倍でも一目でわかるほどの異様な大きさの多核巨細胞になる．合体が起きる病態は限られるうえ，病態ごとに，できあがる巨細胞の形状に特徴がある．すなわち病態の理解ひいては診断に有用．

　後者は，細胞分裂異常すなわちウイルス感染と腫瘍化した細胞にみられる．もともと 1 個の細胞であるから，大した巨細胞にはならず，多核といっても数個までが普通である（後述).

解　説

◆ 形状

　ボウルに，10 個くらいの生卵を割って料理を準備する様子を想像する．卵の黄身が核，白身が胞体に相当する．そのときの黄身の並び具合により，

① 黄身（核）が自身（胞体）の中央部に重なり合うと**破骨細胞 osteoclast** に似るので**破骨細胞様 osteoclast-like**，
② 核（黄身）が，細胞質（白身）の中ほどに，輪のように配列し，輪の外側が薄く明るくみえると**ツートン型 Touton type**，
③ 多数の核が，細胞質の片隅に追いやられたような巨細胞は**異物型 foreign body type**，
④ 濃い核が，細胞質を縁取るように弧状（馬蹄形）に並ぶと**ラングハンス型 Langhans type**，

と分けることが多い．これにより巨細胞の形状がほぼ想像できるからである．どれにも当てはまらないときは，単に，多核巨細胞という．

◆ 機能

　割った卵の数に応じて量（容積）は着実に増えるが，表面積は大して増えない．すなわち（白身＝胞体に含まれる）細胞内小器官は合体した細胞の数に合わせて増えるから処理能力は増す．さらに似た機能の小器官が接近・集合できて効率も向上する．一方，自己の代謝に要する酸素や栄養は表面積に比例するから少なくてすむ．

　以上の理由から，細胞内小器官による（≒貪食）処

1 ● 炎症の担い手：浸潤細胞

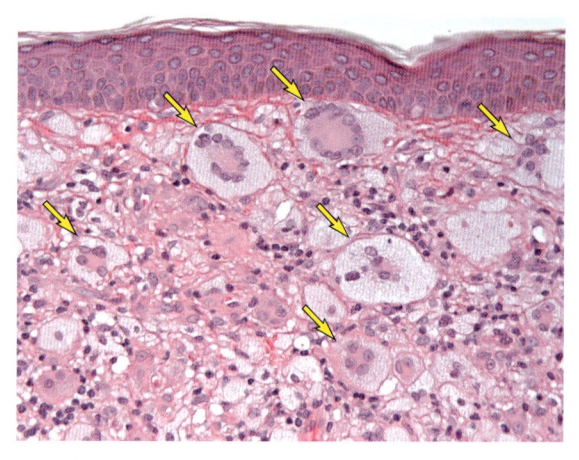

図 9-4 ツートン巨細胞←黄色肉芽腫
(1) 明るく厚い縁取りが泡沫様 foamy（こまかく泡立ったよう）にみえて，細胞の輪郭がわかりやすく，(2) 中には花冠状に，10 個ほどの核が配列し，(3) 核の内側の胞体は一転して濃く好酸性で，まるで「花が咲いた」ようにみえる．このため一度みれば覚えられる．標本の作製過程にて，細胞・結合組織の大部分がアルデヒド固定により収縮・変形するのに対して，この巨細胞は胞体中に豊富に脂質を含むために（アルデヒドには反応せずに）維持されて，（最終段階の脱水処理にて脂質が溶出して泡沫様になるものの）端正な丸い形のままに残り，わかりやすい（×400, xanthogranuloma developed on the buttock of a middle aged woman）．

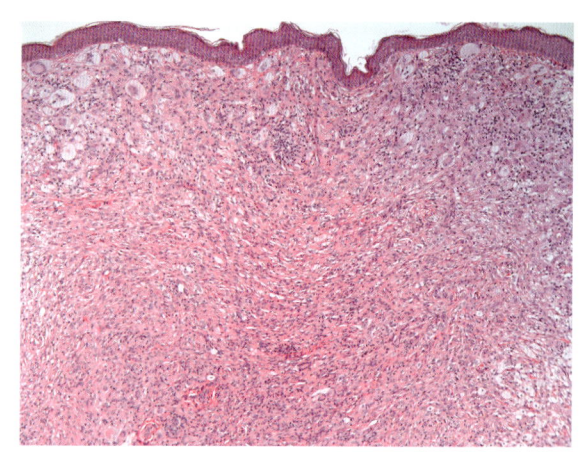

図 9-5 黄色肉芽腫の全体像（図 9-4 の低倍）
ツートン巨細胞は，病変全体に均等に分布するわけではなく，辺縁に多い．病変の中心部にも巨細胞が存在するが，それらはまだ胞体内の脂質が少ないために（泡沫様の明るさがなく）普通の類上皮細胞または，異物型あるいはラングハンス巨細胞にしかみえない（×100）．

理が，一過性ではなく，かなり継続的に必要となる条件下では，その場にて，合体→巨細胞化という選択肢が選ばれることがある．もちろん，それなりの代償を払う（合体することにより，個別の運動能と変形能を失う）変形であり，不可逆性であるから，特定の条件と病態においてしかみられない．すなわち，こうした代償を払ってでも対処せざるを得ない状況に置かれていることを意味しており，それは特別な病態に限られるから逆に診断に有用である．

細胞個々では太刀打ちできない事態に対して生体は，(1) 本項のように多核巨細胞化するという対応と，(2) 合体まではせず，細胞が相互に突起を出して連結（＝類上皮細胞化）し合い，中に封じ込める（＝肉芽腫）という選択をすることがある（参照 ㉙類結核肉芽腫）．

▌組織像の実際

◆ 破骨細胞様巨細胞

周知のとおり正常に存在する巨細胞の代表は**破骨細胞**である．この細胞は，既存の骨に付着して移動しながら骨を貪食する．電顕でみると細胞表面には，細長い，波打つような偽足 ruffled border と，アクチン線維 actin filaments の塊が交互に配置していて，骨への付着と移動を担っている．こうした微細構造（は光顕ではみえない）が濃く好酸性にみえるため，この巨細胞は（他の巨細胞は輪郭がしばしば不明瞭なのに対して）輪郭がはっきりとみえて目立つ（図 9-2, 3）．

そもそも貪食を担う細胞内小器官は，ミトコンドリア mitochondria，滑面小胞体 smooth endoplasmic reticulum，ゴルジ装置 Golgi apparatus，ライソゾーム lysosome であり，これらはすべて，光顕では明るい好酸性にみえる．このため巨細胞の胞体は全体に好酸性にみえることが多い．しかし破骨細胞では（光顕では好塩基性に染色される）粗面小胞体 rough endoplasmic reticulum とリボゾーム ribosome を非常に多く持つ．このため光顕下に，胞体全体が明瞭で濃く染色されることも特徴である（図 9-2, 3）．

上記の，濃く，明瞭な，大きな胞体の内側に，数十個の，好塩基性の，丸い核が（厚い布袋の中の玉砂利のように）集塊する．

上記の特徴を備えた巨細胞，すなわち胞体が濃く明瞭な巨細胞で，辺縁には一定幅の無構造のマージンがあり，その内側に多数の丸い核が寄せ集まる巨細胞を

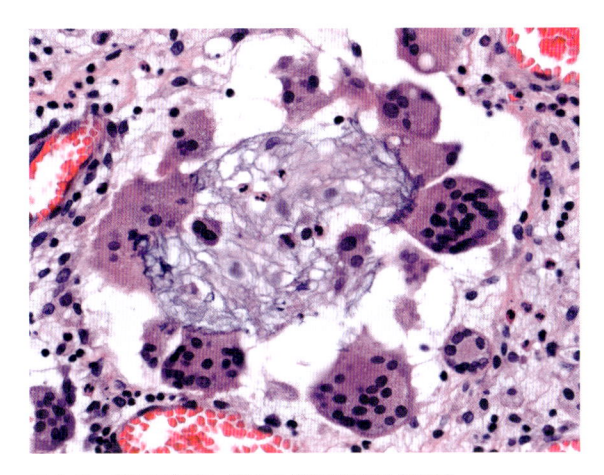

1-9 ❾ 単球／貪食球／組織球　(3)巨細胞

図 9-6　異物巨細胞←破れた類表皮嚢腫（粉瘤）
中央の，綿菓子のような（標本作製処理で脂質が溶出したためスカスカにみえる）細胞残渣の塊（かたまり）を取り囲んで，5-6個の異物巨細胞が取りついている．個々の巨細胞は，異物にアメーバ状の突起で付着している様子がわかる（×500, a few giant cells phagocyte the necrotic mass in the center）．

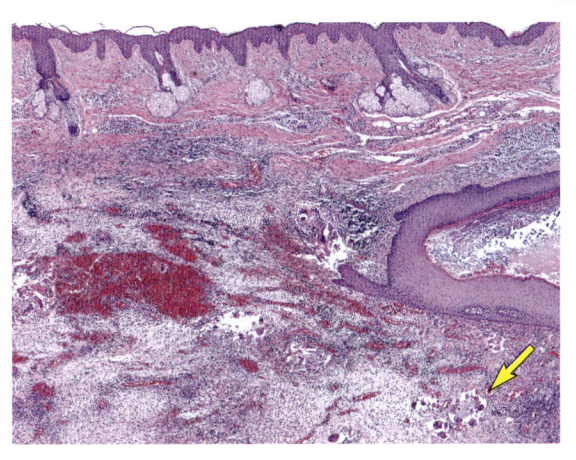

図 9-7　破れた類表皮嚢腫（粉瘤）の全体像（図 9-6 の低倍）
前図の全体像である．前図では，その矢印の部分を拡大した．標本の右側に，嚢腫の一部分がみえているが，その周囲は肉芽組織であることから，嚢腫が破れて異物反応を惹起したことがわかる（×40）．

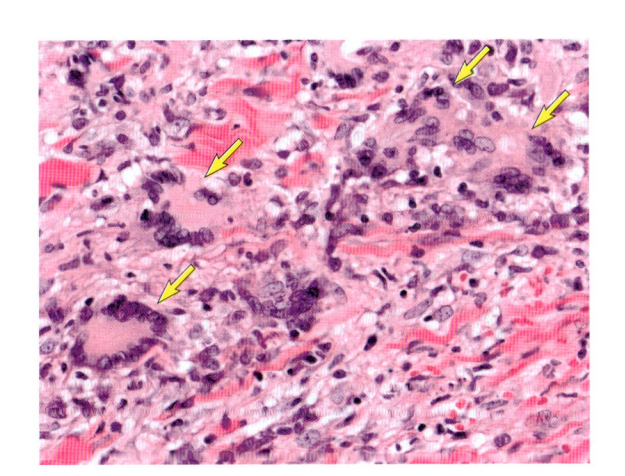

図 9-8　ラングハンス巨細胞と異物巨細胞←隔壁型脂肪織炎
小葉間の脂肪織炎（参照 ㉛脂肪織炎）にみられる，ラングハンス型（左の2個）と異物型（右の2個）の巨細胞を矢印で示す．これでわかるとおり，両者は移行も多く，区別がむずかしいことが多く，現代では区別は意味が乏しいと考えられる（×400, erythema nodosum; septal panniculitis developed on the lower legs of a young woman）．

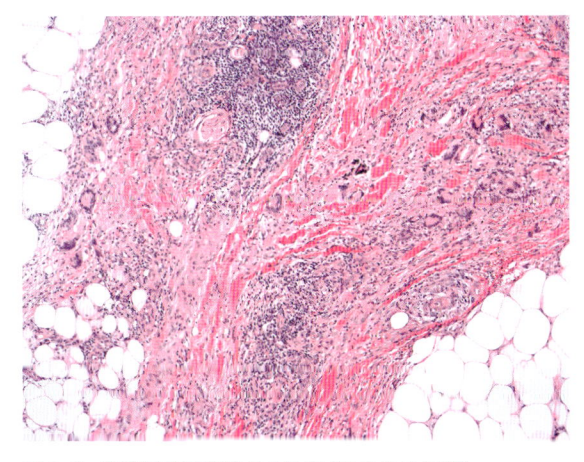

図 9-9　間質性脂肪織炎の全体像（図 9-8 の低倍）
左端と右端の脂肪小葉を隔てている，小葉間の結合組織を場とした炎症，いわゆる葉間型の脂肪織炎である．密なリンパ球浸潤と類上皮細胞により不規則な肉芽腫が形成されており，さまざまな巨細胞が点在している（×100）．

59

破骨細胞様と呼ぶ．もちろん破骨細胞は骨髄の単球に由来する．

頻度が高い順に，指背に好発する**腱鞘巨細胞腫** giant cell tumor of the tendon sheath（図9-2, 3），歯肉や舌に生じる**巨細胞線維腫** giant cell fibroma はこの所見だけで診断がつく．稀であるが**悪性線維性組織球腫** malignant fibrous histiocytoma でも，この型の巨細胞が出現する．

◆ ツートン巨細胞

組織球が，運動能を捨てて巨細胞へと合体する条件のひとつは，貪食の対象物が，（自らが移動しなくても）その場所に供給されることであり，それが継続あるいは慢性に経過することである．

貪食対象が液体または液体に溶解して拡散する物質であれば，細胞の，360度の全表面で貪食が起きる．この時の貪食対象あるは処理後の物質が脂質である場合，貪食が進むごとに，胞体は，外周からしだいに（石鹸の泡のような）**泡沫状** foamy に変化する．

他方，核は，次第に泡沫状に厚くなってくる胞体の内側に位置することになる．こうして花冠状の核の配列が成立するが，核のさらに内側の胞体の部分は未変化なために本来の好酸性のままにみえる．

こうして，(1)細かく泡立ったような，明るい胞体で縁取られた，(2)その中には花冠状に，10個ほどの核が配列していて，(3)核の内側の胞体は一転して濃く好酸性の，まるで「花が咲いた」ようにみえる**ツートン巨細胞**ができあがる．

以上の背景からわかるように，**黄色肉芽腫** xanthogranuloma（juvenile type，necrobiotic type を含む）（図9-4, 5）にもっとも典型的にみられるが，一般の**黄色腫** xanthoma などを始め，脂質代謝異常を伴う病態ではしばしば観察される．

◆ 異物巨細胞

合体による効率化すなわち巨細胞化の多くは（変性・壊死／代謝産物／菌などの）貪食処理のためである．貪食の対象が偏在するときには，その対象の側に偽足を出して取り込み，ただちに細胞内小器官の豊富な胞体へと運ぶことになる．このため（細胞内小器官のある）胞体が異物側に向き，逆に，核は（処理には邪魔であるから）反対側に追いやられることになるだろう．こうして，いわゆる**異物巨細胞**と呼ばれる巨細胞ができあがると考えられる（図9-6, 7，参照『もっと詳しく』付図1, 2）．

もちろん，(a)外来物質に対する**異物反応** foreign body reaction と，(b)慢性の**化膿性肉芽腫** suppurative granuloma によくみられ，(c)**脂肪類壊死** necrobiosis lipoidica などの変性／壊死組織に対する貪食，(d)**石灰沈着症** calcinosis，**痛風** gout の代謝産物の貪食，(e)表皮・付属器の角質が露出する**石灰化上皮腫（毛母腫）**pilomatricoma，破れた**類表皮嚢腫** epidermoid cyst などの角層処理に出現する．

◆ ラングハンス巨細胞

歴史的に，ラングハンス巨細胞は，つい半世紀前までは重大な感染症であった結核の，**結核／類結核結節** tuberculoid granuloma（参照 ㉙類結核肉芽腫）を代表とする．遅延型反応による肉芽腫病変にみられる巨細胞として，また，その形状が，どちらかというと明瞭な胞体の辺縁に，弧状に，これまた濃染した小型の核が並ぶといった，特徴的な巨細胞として重要であった（図9-6, 7）．

しかし，本邦では結核が減少したことと，結核に限らず，さまざまな病変にもみられること，さらに現代では必ずしも弧状の濃染した核配列のものだけではなく，胞体辺縁に環状に配列した巨細胞をラングハンスと呼ぶなどと定義が曖昧になってきたこと，などの理由により，本名称は用いられなくなりつつある．

もちろん類結核結節では高頻度にみられるが，他疾患でも異物型巨細胞と同程度にみられる．

追加

本項では細胞同士が合体して成立した巨細胞を扱った．しかし上述のとおり，ウイルス感染と悪性腫瘍では，核分裂にもかかわらず胞体の2分化が同期せず，結果として多核化がおきることがある．その代表は，① 表皮細胞がヘルペスウイルス感染により巨細胞化した場合の**ツァンク細胞** Zanc cell，② 表皮細胞がパピローマウイルス感染により腫瘍化して巨細胞化した場合やボーエン病にみられる**クランピング細胞** clumping cell，③血管内皮細胞がサイトメガロウイルス感染により巨細胞化した場合，④リンパ腫における**リードステルンベルグ細胞** Reed-Sternberg cell である．

もっと詳しく！

※1 結核結節にみられた異物巨細胞

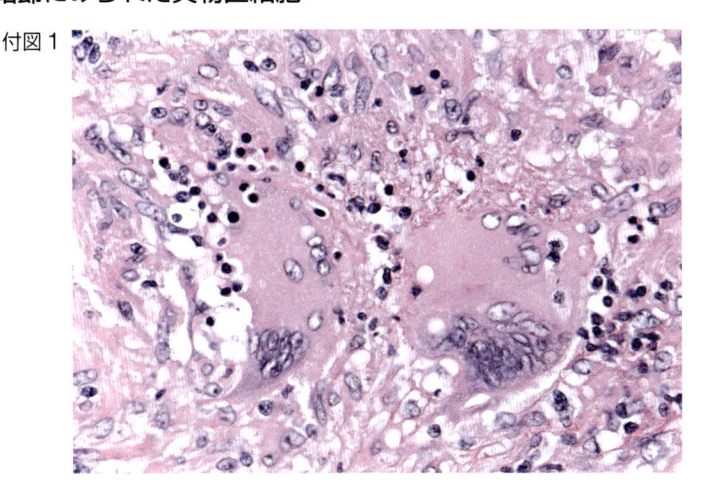

付図1

異物巨細胞を示す．2個ともに，胞体の下1/4に核が密集して暗く好塩基性であり，上3/4は明るく好酸性の細胞質だけの領域には，近くに散在する赤血球と，壊死／アポトーシスに陥ったリンパ球（黒く濃染した丸い核）が取り込まれている．この領域には，電顕にて，ミトコンドリア，滑面小胞体，ゴルジ装置，ライソゾームが多数分布していることからも活発な貪食が裏付けられる．これに対して，核の集合した領域には細胞内小器官は少なく，偽足も少なく運動能は乏しいと考えられる．

※2 色素細胞の巨細胞 melanocytic giant cell

付図2

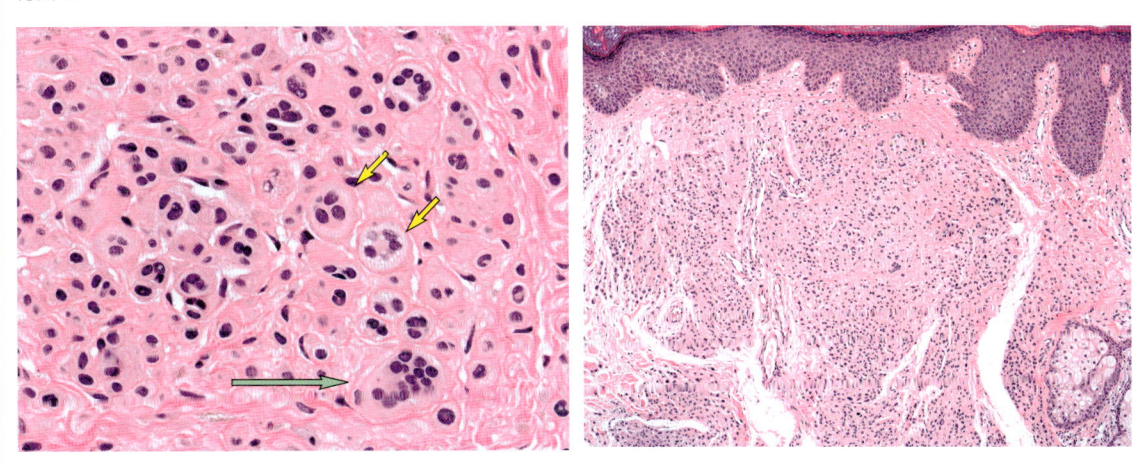

メラニン産生細胞も時に多核巨細胞化するが，もっともよくみるのは**色素性母斑** nevus pigmentosus の細胞である．少し注意して色素性母斑をみるようになると，陳旧性の病変にはしばしば巨細胞がみられる．この巨細胞化も，母斑細胞の胞体内に産生・貯留した異常なメラニン小体の貪食処理のためと考えられる．特別な配列のない異型型のような（緑の矢印）ものから，あたかもツートン型のような，辺縁が泡沫状で花冠状に核が並ぶもの（中央の黄色矢印）まである．同様の巨細胞化は，**Spitz母斑** Spitz nevus にて，ときには**悪性黒色腫** malignant melanoma でもみられる（× 500, × 100, many giant cells seen in the melanocytic nevus of intradermal type developed on the face of an aged woman).

10 核濃縮／核崩壊／核融解

Key Words 核濃縮，核崩壊，核融解，白血球崩壊（性血管炎）

POINT

1. 核（ひいては細胞）の死後変化には3型がある．
2. 核濃縮 pyknosis：（多くは胞体も同時に凝縮するが）核が均一に収縮 shrink して，濃い好塩基性になる．
3. 核崩壊 karyorrhexis：核が，より小さな，（川原の小石のような）バラバラの，濃い好塩基性の破片に崩壊 fragmentation する．白血球の場合は白血球崩壊 leukocytoclasis，砕片は核塵 nuclear dusts, debris と呼ばれる．
4. 核融解 karyolysis：核が，溶出してしまうか，胞体と同じ好酸性に変化し，（わずかに輪郭を残して）消滅 fade する．

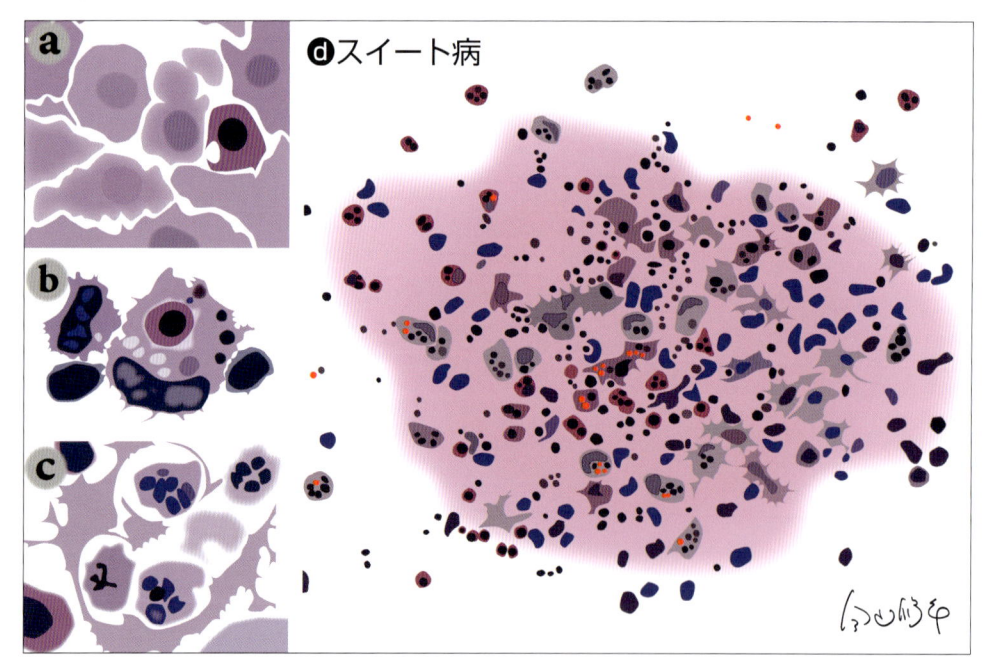

図10-1　核の死後変化：濃縮・崩壊・融解のそれぞれ（abc）と，さまざまの死後変化が混在して，それが特徴の病変をスイート病を例に示す（d）．
そもそも顕微鏡下に「核」を認識するのは，(1)細胞質の好酸性とは対照的な好塩基性の色と，(2)ほぼ丸い輪郭によってである．核が死ぬと，その境界が不鮮明になる（融解→ a）か，バラバラの破片になる（崩壊→ c）か，ぎゅっと濃縮される（濃縮→ b）かであり，星の消滅とよく似る．実際には，3パターンがさまざまに組み合わさる．
(a) 核が好塩基性の色を失い，細胞質と同じ色になりつつある**核融解**を示す．ぼんやりした丸い輪郭で核であったことがわかる．右端は**核濃縮**．
(b) 大きな貪食球に取り込まれた，細かくバラバラの破片だけがわかる核崩壊と，貪食されたばかりの核濃縮を示す．死細胞は貪食されて処理される．
(c) **核崩壊**では，濃く，好塩基性で，無構造の，破片に破砕される．
(d) 上記3種の核の死後変化が混在する病変とは，浸潤してきた白血球が，その場で役割を果たしたことを意味している（遊走しただけの血球は死なない→例：蕁麻疹）．好塩基性に濃染する細かい核破片は，感染症の細菌とまぎらわしい．

前書き

　細胞（主に白血球）浸潤の単元にて，核の死後変化（の3型）を解説するのは以下の理由による．
(1) そもそも白血球の浸潤部では，浸潤した白血球の側にも，標的となった既存の組織の側にも（数量の違いはあっても）細胞死が必発であること．
(2) その細胞死では，細胞質にも核にも死後変化が起きるが，白血球では，細胞質は種類ごとに異なるうえ（組織球のように）細胞質がわかりにくい細胞も多いのに対して，核はそれぞれに明瞭であるため，その死後変化もわかりやすく，核の死後変化に基づいて細胞死が判断できること．したがって核の死後変化を知っておくと有用であること．
(3) 核の死後変化には3パターンあるが，白血球ではとくに，核崩壊には注意が必要なためである．なぜなら，核崩壊では濃い好塩基性の核砕片が現れるが，もともと好中球では3-4個に分葉した，細かく，濃い，好塩基性の核であるため（参照 ❷好中球），核崩壊によって生じた核砕片を，好中球そのもの，または好中球由来の核砕片と間違いやすいこと．
(4) 中でも好中球の核崩壊がみられる代表的疾患として，白血球崩壊性血管炎 leukocytoclastic vasculitis が広くよく知られていて，核砕片／核塵（後述）がただちに好中球の核崩壊と直結される懸念があることも理由のひとつである．言い換えればリンパ球由来の核砕片／核塵なども確認しておくためである．

定　義

　細胞は卵のような構造物であり，情報を集中管理す

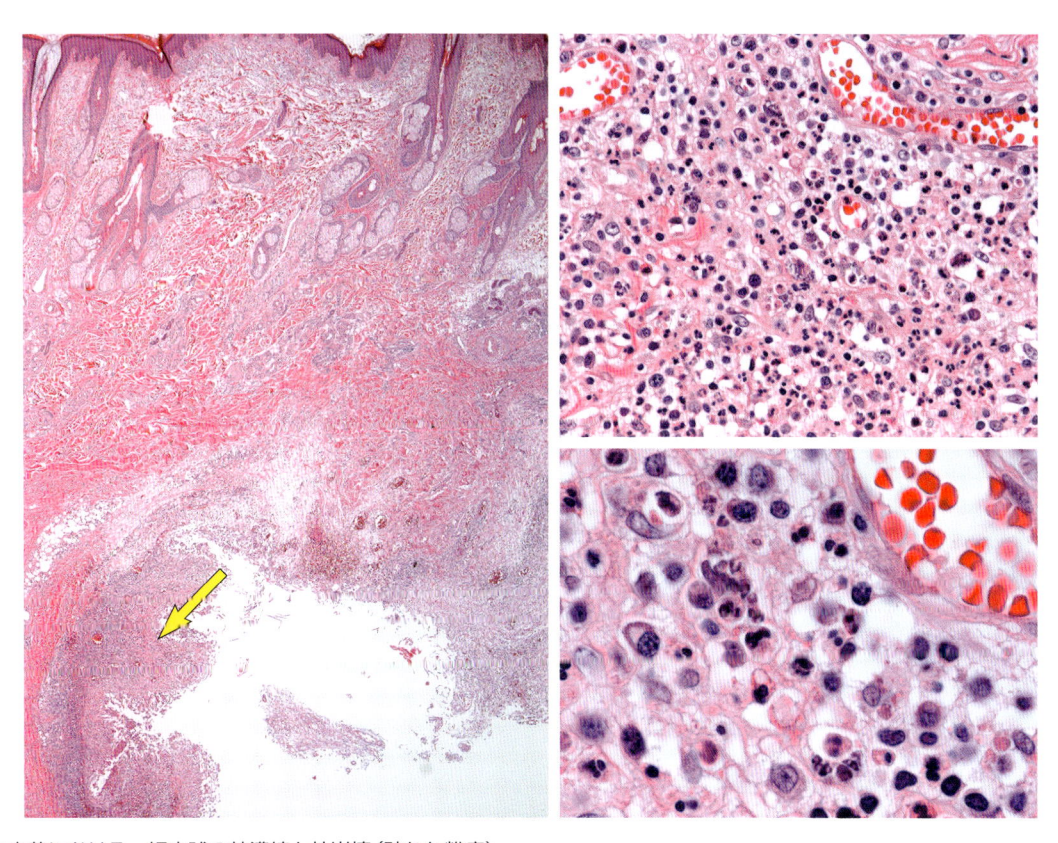

図 10-2　異物肉芽における，好中球の核濃縮と核崩壊（破れた粉瘤）
全体像（左）に示すとおり，下方の皮下脂肪層に大きな空隙があり，その中にはバラバラと角層細胞があり，周囲を肉芽組織が取り囲む，「破れた粉瘤」である．矢印部分を順に拡大して右に示す．
肉芽組織は，形質細胞（胞体は境界鮮明な，時に中央は明るい好塩基性で，その中に偏在する，類円形の，濃淡の模様の核が特徴），リンパ球（濃染する，角の取れた石のような形の核だけがみえる），単球／組織球（ほどほどにわかる胞体と，核小体がよくわかる類円形の核が特徴），好中球，新生毛細血管（内腔に多数の赤血球を容れるわりには薄い一層の内皮細胞だけで境される），間質（好酸性無構造の血漿成分と細い新生コラーゲン線維）から成る．
好中球には，①普通の好中球以外に，②核がさらに濃縮して丸く，胞体も好酸性により丸く収縮している核濃縮のものと，③砕片として，あるいは貪食されて組織球の胞体内の核塵として存在する核崩壊がみえている（×60，×400，×1,000, so-called ruptured epidermoid cyst developed on the cheek of a 50-year-old man).

1 ●炎症の担い手：浸潤細胞

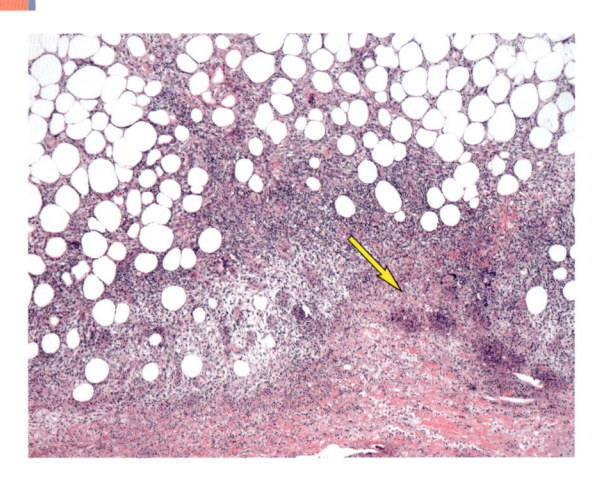

図10-3 脂肪織炎における,好中球の核崩壊（ベーチェット病）
脂肪織炎（参照 ❸脂肪織炎）である．ところどころ（矢印）に，汚く濃染する，まるで菌塊のようなところがある．この菌塊のような，ゴミの集団のような部位は，浸潤細胞（と既存組織）の崩壊物の集合であるから，破壊された血管がみられれば血管炎を考える（× 60, erythema nodosum developed on the legs of a 75-year-old woman with Behçet's disease）．

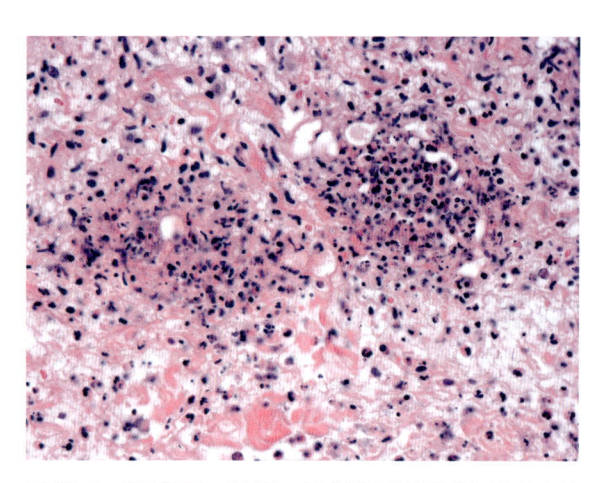

図10-4 脂肪織炎における，好中球の核崩壊（図 10-3 の拡大）
菌塊のような部分を拡大すると，血管炎（→図 10-5, 6）であれば残存しているはずの血管構築がない．浸潤細胞の主体であったはずの好中球は（一部に原型を留めるものの）ほぼすべて，核濃縮と核崩壊の後であり，細かいゴミのようにみえる．こうした早期病変でも貪食処理が緒に就いており，辺縁には組織球がみられる（× 400）．

る核が黄身に，生命活動の工場兼倉庫の**細胞質が白身に相当する．** これらは瞬時も休まずに業務を遂行しているから，死ぬとすぐに顕微鏡下にも変化が現れる．
　核（黄身）の死後変化には 3 型がある．
①**核濃縮 pyknosis**：核がそのまま**収縮 shrink** して，（ゆで卵のスライスのように）丸く，濃く均一に好塩基性に染まる．
②**核崩壊 karyorrhexis**：核がバラバラに**破砕（化）fragmentation** して，数個 -10 個ほどの，濃い好塩基性の，不揃いな破片に崩壊する．
③**核融解 karyolysis**：核の輪郭と内部構造が徐々に**消滅 fade** して，胞体に溶け込んでいき，細胞全体が淡い好酸性にみえる．ぼんやりと輪郭 ghost が残存することで細胞や核があったことがわかる．白血球では細胞全体が霧散するが，腫瘍細胞の浸潤などでは凝集したまま残ることが多い．
　一方の細胞質（白身）は，エネルギー産生からタンパク合成までの，全生命活動の工場または現場であるから，それが活動しなくなると，①（内部構造を失って）均質無構造になり，②（好塩基性に染まるはずのリボゾームが失われて）好酸性になる，ことが多い．細胞内骨格がきちんとした表皮細胞のような細胞は死んでも外形が残るため（角化細胞など）それとわかるが，白血球のように動き回る細胞では（がっちりした細胞内骨格が少ない．だから動けるのであるが）崩壊

するとたちまち全構造が失われて，死後変化の核だけしか残らないことが多い．こうした事情からも白血球の核の死後変化を了解しておく必要がある．

▌組織像の実際

◆ 核濃縮 pyknosis

　細胞全体が収縮するが，とくに核は，濃く縮小して，好塩基性に染まり，あたかも濃縮したようにみえる．濃縮した核では，既存の核小体などの内部の濃淡が失われて均一に濃く，しばしば真ん丸になる．多くの場合，細胞質も凝縮して類円形になり，（生存時の性状にかかわらず）好酸性になることが多い（図10-2～10）．注意してみると，さまざまの病変にて，濃縮の中途の核に遭遇するが，「よくあること」のため，あまり言及されない．

◆ 核崩壊 karyorrhexis

　核が，数個の（川原の小石のような）バラバラの，好塩基性に濃染した**破砕／破片／断片**にみえる．
(1) **白血球崩壊 leukocytoclasis**：白血球の核崩壊をとくに本名称で呼ぶ（図10-2, 4, 5, 6：好中球，図10-7, 8, 11：リンパ球）．上述のとおり，白血球では死後，胞体がわからなくなることが多く，そのために細かい核崩壊産物だけが，ゴミのように標本中にみえて特徴的だからである．核が破砕してできたとの意味を込めて，**核塵 nuclear dusts, debris** の名称が与

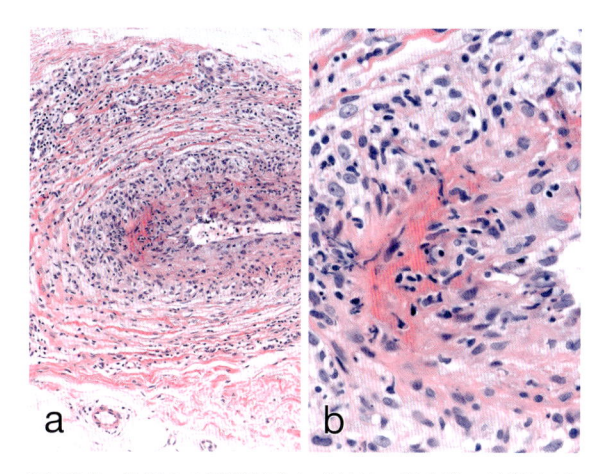

図 10-5　動脈の中膜（筋層）における，好中球の核崩壊（多発性動脈炎）
（a）脂肪組織に位置する細動脈 arteriole である．外膜が，正常の数倍に肥厚してタマネギのようになり，細胞浸潤を伴っている．中膜の平滑筋層には，一部分に，好酸性のフィブリノイド（参照 ㉖フィブリノイド物質）が析出している（× 125）．
（b）拡大してみると，フィブリノイド物質は中膜の輪走する平滑筋層内にあり，そのあたりには細長く変形した好中球の核，原型のままの好中球，そして核塵が混在する（× 400, polyarteritis nodosa manifesting "livedo" on the legs of a 49-year-old woman）．

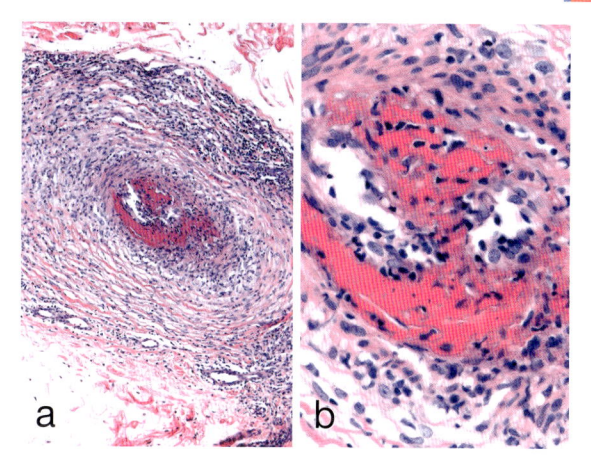

図 10-6　動脈の内腔における，好中球の核崩壊（多発性動脈炎）
脂肪組織中の細動脈の外膜が，タマネギのように肥厚し，細胞浸潤を伴っていることは同じであるが，好酸性のフィブリノイド物質は血管内腔に，内腔を閉塞するようにして存在し，その内に細かい核塵がみえる．この核崩壊の像とフィブリノイド物質が壊死性血管炎の診断基準である（× 100, × 500, cutaneous polyarteritis nodosa manifesting erythema nodosum on the legs of an 18-year-old woman）．

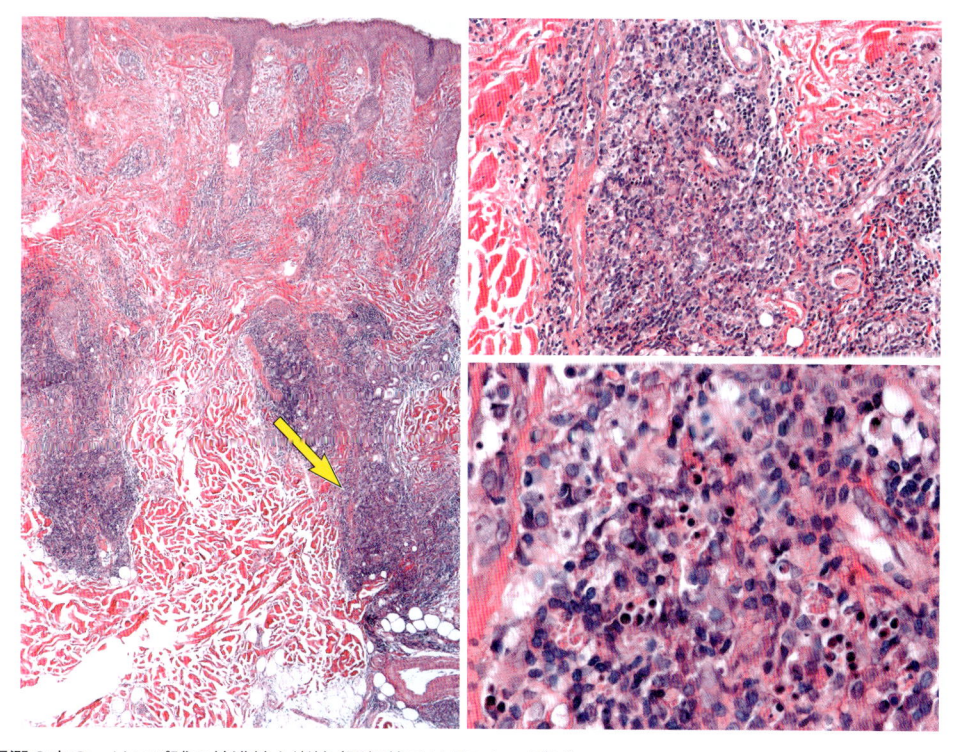

図 10-7　斑状リンパ球浸潤の中の，リンパ球の核濃縮と崩壊（円板状エリテマトーデス）
低倍（左）でみると，真皮中層あたりに，比較的境界明瞭に，斑状に，密な細胞浸潤がみられる．斑状浸潤を拡大（右）すると，中心には毛包や血管があり，ほとんどはリンパ球であるが形質細胞や組織球が混在する．ほぼ典型的なエリテマトーデスの組織であるが，注意してみるとリンパ球にも死後変化がみられる．すなわち，胞体も濃縮し，真ん丸で，好塩基性に濃縮した核を持つリンパ球と，細かい核砕片まで崩壊したリンパ球が混在している．核破片／核塵が好中球だけではないことがよくわかる（× 40, × 200, × 500, discoid lupus erythematosus developed on the lt. cheek of a 35-year-old woman）．

1 ●炎症の担い手：浸潤細胞

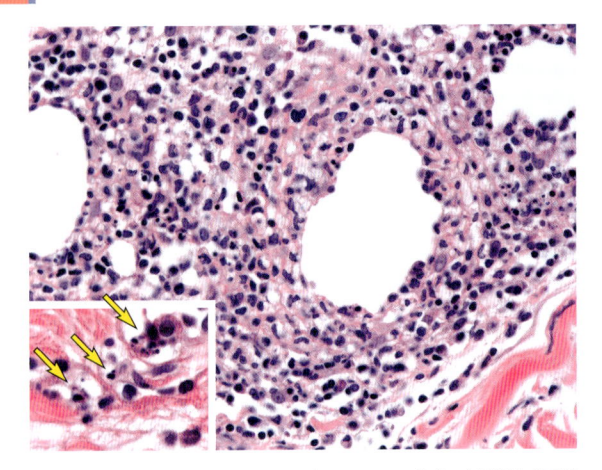

図 10-8　斑状リンパ球浸潤の中の、リンパ球の核崩壊（深達性エリテマトーデス）
脂肪組織はどちらかというと視野を邪魔する構造が少なく明るい組織である．そのため斑状浸潤が脂肪組織を中心に起きるエリテマトーデスでは、浸潤リンパ球の死後変化による核変化をつぶさに観察できる．すなわち、胞体も濃縮し、真ん丸で、好塩基性に濃縮した核を持つリンパ球、細かい核砕片に崩壊したリンパ球、さらには、それらが組織球の胞体内に貪食されて、豆を入れた袋 bean bag（左下図、矢印）のような状態のものも混在する（×400，×800）．

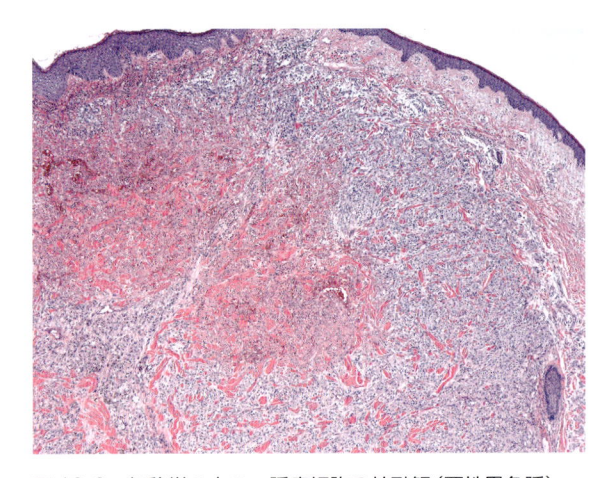

図 10-9　転移巣の中の、腫瘍細胞の核融解（悪性黒色腫）
真皮網状層に浸潤して、その部を占拠したのは悪性黒色腫細胞であるが、その浸潤細胞塊の中央（とくに左側）には、不均一な好酸性の領域があり、出血（漏出した赤血球）も伴っている．腫瘍細胞による浸潤の場合は、細胞の輪郭が保たれるために、胞体と核のそれぞれの死後変化を観察しやすい（×40, metastatic skin lesion of a 75-year-old man, treated locally with IFN injection）．

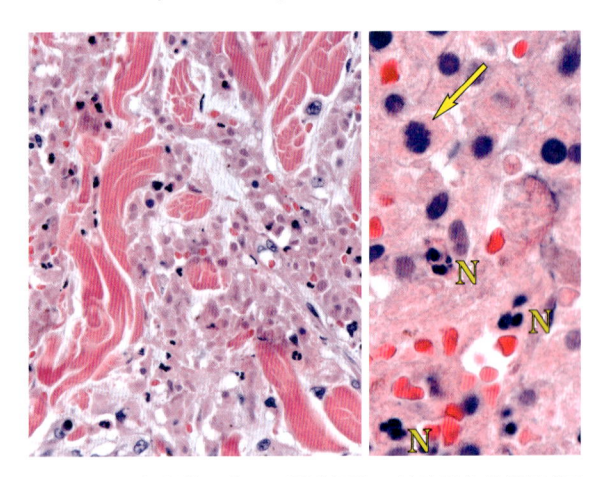

図 10-10　転移巣の中の、腫瘍細胞の核融解と核濃縮（図 10-9 の拡大）
腫瘍細胞浸潤では、壊死してもしばらくは細胞の輪郭が保たれるために、胞体と核のそれぞれの死後変化を観察しやすい．膠原線維束の間の、濃淡のある、好酸性の、敷石のようにみえるのは、壊死のさまざまの段階の腫瘍細胞であり、核も好酸性になって、胞体と核とが互いに溶け込むように（核融解）みえる．逆に、真ん丸の、濃く好塩基性にみえる核は核濃縮である．矢印は（分裂中に壊死したために）核分裂の輪郭を残した核濃縮を示す．好中球を N で示した．

えられ、これも有名である．

そもそも炎症現場では細胞も組織も損傷されていて端正な組織ではないため、こうした核塵が標本に紛れ込んだゴミのようにもみえるが、詳細にみると、均一に好塩基性の小体であることから、じきにゴミとは鑑別できるようになる．

白血球崩壊はすべての（もちろんリンパ球など、好中球以外の）白血球で観察される（図10-7, 8）．しかし一般には（頻度と重要度から）白血球崩壊といえば好中球の核崩壊（図10-2〜6）を指すことが多い．

好中球の核崩壊は**感染症**における好中球浸潤では経過とともに必ずみられる（参照 ❷❸好中球（1）（2））．頻度は落ちるものの、もっとも有名なのは、**白血球崩壊性血管炎 leukocytoclastic vasculitis**（図10-5, 6）における好中球の核崩壊である．血管炎以外では、スイート病、ベーチェット病（図10-3, 4）に著明な好中球崩壊がみられる．しかし病理組織標本を注意してみると、**接触皮膚炎、苔癬様反応、エリテマトーデス**、あるいは**腫瘍**などでも表皮直下・乳頭下層・膠原線維間・細胞巣辺縁に好中球の核崩壊を散在性に認めることは稀ではない．したがって、ある部位に、まとまって核崩壊産物がみられるときに、所見として考慮する（参照 ❷❸好中球（1）（2））．

(2)（白血球の中の）リンパ球の核崩壊：リンパ球の核崩壊はエリテマトーデス（図10-7）において、斑状の稠密なリンパ球（と形質細胞）浸潤に混じってしばしば観察されるが、**深達性エリテマトーデス**（図10-8）の脂肪組織への浸潤ではわかりやすい．

1-10 ❿ 核濃縮／核崩壊／核融解

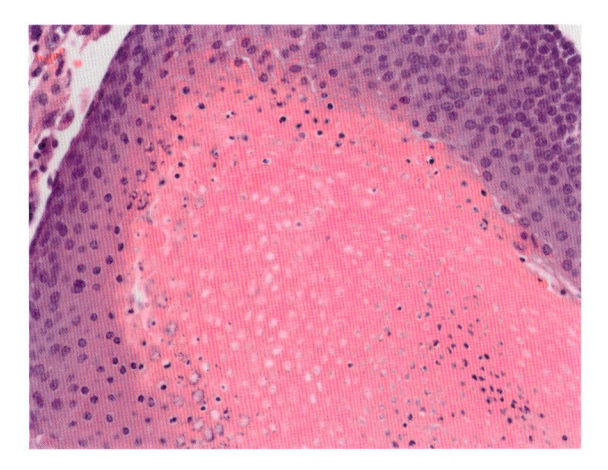

図10-11 腫瘍細胞における核崩壊（いわゆる毛母腫，または石灰化上皮腫）
腫瘍細胞巣は，辺縁から順に，基底細胞のような細胞→有棘細胞のような細胞→胞体が好酸性の，核濃縮を呈する（角化したようにみえる）細胞→核の部分が抜けた好酸性細胞，へと変化している．
細胞巣の中央部を占める，核が溶け出してしまったかのようにみえる細胞は，影（のような）細胞 shadow cell の名称で呼ばれる．
この細胞は（顆粒層を経ない）毛の角化を模倣していると考えられていたが，近年の研究によりアポトーシスであることがわかっている．この標本でも核濃縮を経て出現していることから，たしかにアポトーシスによると考えられる（×400, pilomatricoma or calcifying epithelioma developed on the arm of a 7 year-old-boy）．

ところで正常リンパ節や脾臓，あるいは偽リンパ腫 pseudolymphoma と呼ばれる稠密な斑状のリンパ球浸潤にみられることのある胚中心 germinal center では，リンパ球の核崩壊産物がみられ，tingible bodies と呼ばれる．多くは組織球に貪食された状態で観察されるために tingible-body macrophage と，単球／組織球側に重点を置いて呼ばれる．

◆ 核融解 karyolysis
核内容物が DNase/RNase の働きにより分解され，核が消滅する．そもそもわれわれが細胞内に核を認識するのは，(1) 好塩基性の色調と，(2) ほぼ丸い輪郭，によってである．したがって分解により核の好塩基性が失われれば（多くは好酸性の）細胞質との色差がなくなり，ついには細胞質に溶け込んだようにみえる（図10-9, 10）．あるいは核内容物が分解後に溶出してしまえば，（細胞内骨格が稠密な細胞では胞体がそのままに残るために）核の外枠だけが残ることになり，影（のような）細胞 shadow cell と呼ばれる（図10-11）．石灰化上皮腫 calcifying epithelioma（毛母腫 pilomatricoma）は後者の代表である．

もちろん白血球においても核融解がおきているが，白血球は死後，細胞質もほぼ同時に崩壊して細胞そのものの形を失うために（核であった部位さえわからなくなって）核融解を特定できないことが多い（参照『もっと詳しく』付図）．

これに対して腫瘍などでは核融解が起きても（多くは）細胞輪郭はしばらく維持されることが多く，このため胞体と核のそれぞれの死後変化を観察しやすく，核融解とその過程をみることができる（図10-9~11）．

◆ 壊死とアポトーシスにおける，核の死後変化の違い
周知のとおり細胞死には壊死 necrosis とアポトーシス apoptosis があり，壊死では①核濃縮②核崩壊③核融解のいずれもが観察される．他方，アポトーシスでは，多くは①と②の所見が併存して，数個の濃縮した無構造の丸い核（崩壊産物）としてみえることが多い．とはいえ時には③が起きて好酸性の胞体だけになってコロイド小体（参照 ⓱コロイド小体）とになることもある．すなわち壊死かアポトーシスかを判定するのは実は困難である．が，細胞死を顕微鏡的に保証することはできる．

もっと詳しく！

● 好中球における核崩壊（不良肉芽組織）

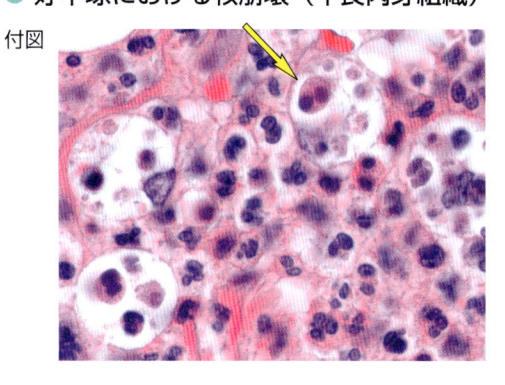

付図

一般に，白血球における核融解は，それとはわかりにくい．なぜなら白血球では死後，胞体も崩壊して細胞そのものの輪郭がわかりにくくなるからである．この写真は，二次感染を伴った肉芽組織の，稠密な好中球浸潤の像であるが，その一部に，核の好塩基性が失われて，胞体と同じ好酸性になりつつある核崩壊過程（矢印）がみられる．そのまわりの好中球では細胞そのものも，すでにバラバラに崩壊している（×1,000, granulation tissue removed from the back of a 52-year-old-man）．

2 表皮に現れる変化

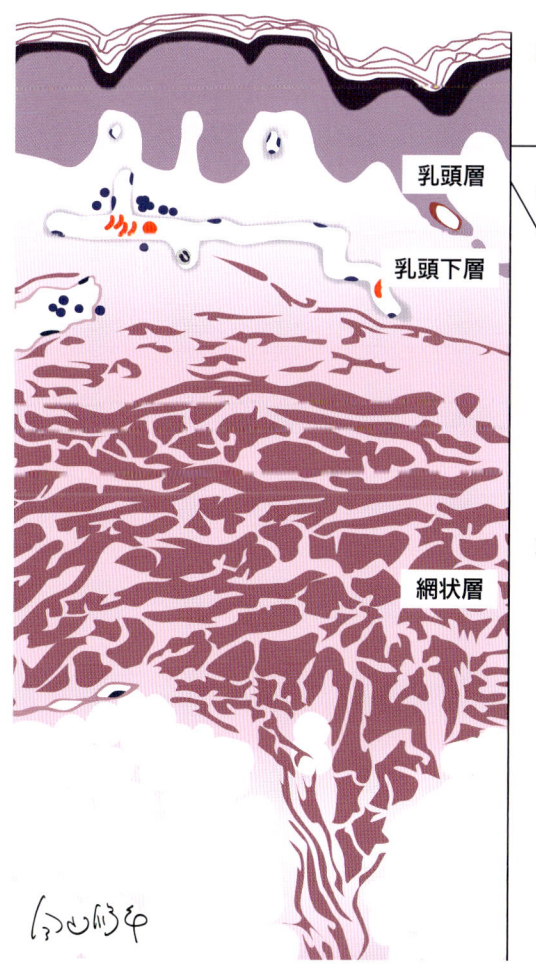

表皮
・表皮の細胞の病変
・表皮を場とした変化

表皮真皮接合面のあたり
・この領域を炎症の場とする疾患が多く，特徴的

乳頭層
乳頭下層
網状層

真皮から皮下にかけて
・結合組織そのものの変化
・結合組織を場とした病変
　血管
　神経
　脂肪組織

⓫ 錯角化／不全角化
⓬ 水疱
⓭ 棘融解
⓮ 封入体
⓯ 穿孔／穿孔性皮膚症
⓰ 海綿状態
⓱ コロイド小体／シバット小体／衛星細胞壊死
⓲ ポートリエ微小膿瘍

2 表皮に現れる変化

1 11 錯角化／不全角化

Key Words 錯角化，不全角化，汗孔角化症，乾癬

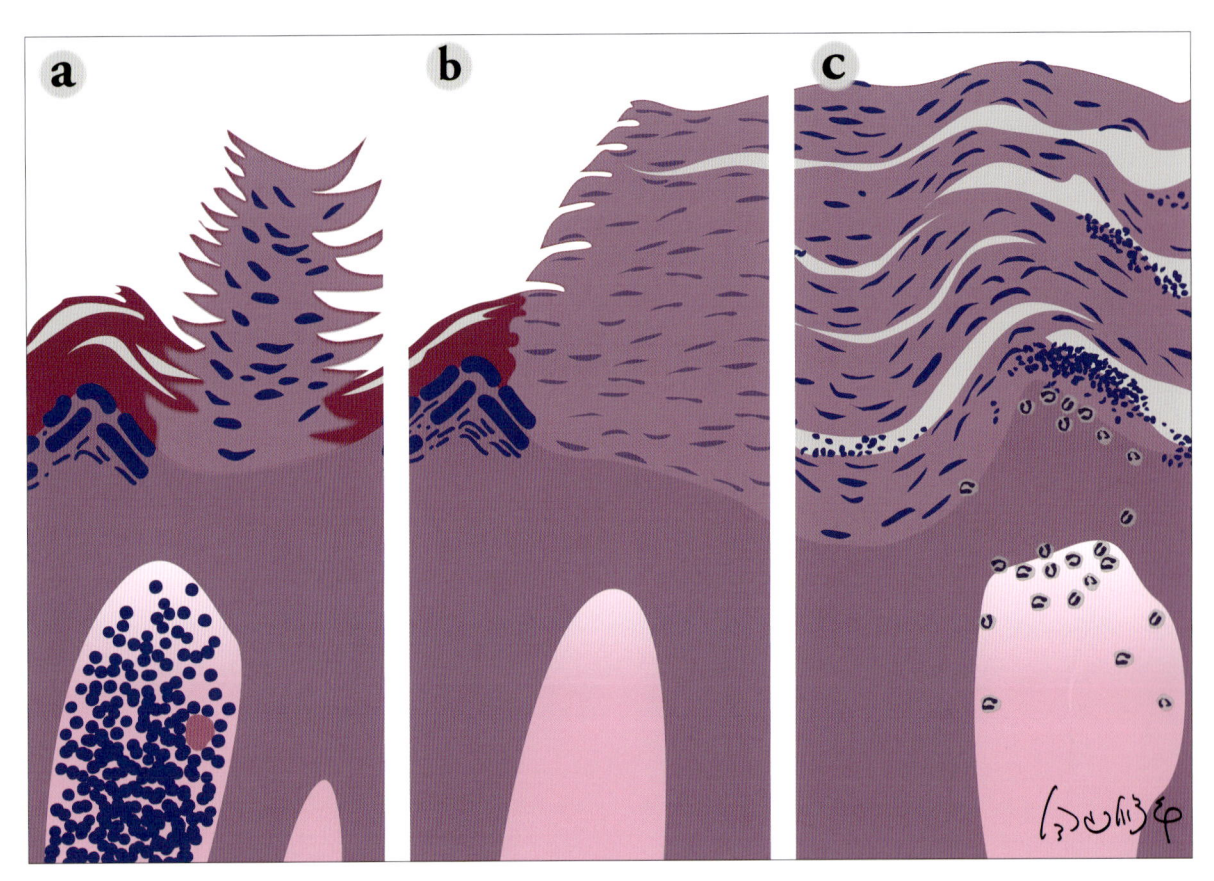

図 11-1　錯角化／不全角化のみえかた

そもそも角層とは，表皮細胞が，自らは代謝を要求しない無核の細胞になって重層し，内部の生きた環境を維持する，表皮分化の完成像である．その表皮最外層が，核を持ったままの細胞という異常状態が錯角化／不全角化であり，ただちに分化異常を意味する．

(a) 核を持ったままの細胞が柱状に積み重なった状態を**柱状の錯角化／コーノイドラメラ parakeratotic column / cornoid lamella** といい，代表は**汗孔角化症**と**日光角化症**．いずれも異常細胞クローンの分化異常のため表層に達しても核が消えず，細胞間結合も有棘層レベルに留まるため表層に達しても剝離・脱落せずに累積した結果である．

(b) 表皮を，横に水平方向にたどると，正常角層がある一方で，その横は厚い錯角化になって顆粒層がない，という変化がくり返されることを，**交互に並ぶ正常角化と錯角化 alternating ortho- and parakeratosis** といい，代表は**毛孔性紅色粃糠疹**．

(c) 病変部が均等に，何層もの厚くて**途切れない錯角化層 confluent parakeratosis** に覆われるのは**乾癬**．密な錯角化の層間に濃縮された**マンロー微小膿瘍**（参照 ⓲ポートリエ微小膿瘍）がみえる．

POINT

1. 本来角層は，核のない，平たく薄い，好酸性の細胞質だけの細胞が密に重なった層であるが，その層が，核のある細胞から成るときに錯角化／不全角化 parakeratosis という．
2. 本来（赤血球と同様）核を失うのがゴールであるから，錯角化は，ただちに分化（角化）異常または細胞回転の亢進を意味する．細胞間接着も有棘層レベルに留まるため，表層に達しても剥脱せずに累積して結局，肥厚する．
3. 錯角化は，分化異常のそれぞれの病態を反映して独特で，以下の3型は診断に直結：①柱状の錯角化 parakeratotic column は日光角化症，汗孔角化症（とくに鶏眼様層板 cornoid lamella と呼ぶ）が，②正常角化と錯角化が交互に並ぶ alternating ortho- and parakeratosis のは，毛孔性紅色粃糠疹，③途切れない錯角化層 confluent parakeratosis に覆われるのは，乾癬が代表．
4. 炎症にせよ腫瘍にせよ，表皮の分化異常や上行加速があれば続発性に錯角化がみられるが，その場合は他に主病変がある．

定 義

顕微鏡下にヒト表皮は，核のない，好酸性無構造の，平たい細胞が，波を打って重なる**角層 cornified layer, keratin layer** で覆われている．本当は，隙間なく，密に重なり合う層であるが，標本作成中に水分子を失って容積が縮小するために上下層間が離開して波を打ち，バスケット状にみえることが多い．その角層に，（普通はない）核がみえる状態を**錯角化／不全角化 parakeratosis**（対義：正常角化 orthokeratosis）という．

本来，消失すべき核が残存しているのは，表層に致るまでの細胞分化（角化）過程に異常があった結果である．したがって核が残存する病態ごとに錯角化の様子は独特であり，ただちに診断に直結する．

周知のとおり表皮では，基底層のあたりで分裂した後，基底層→有棘層→顆粒層→角層と上行する2-3週間（角層に達して脱落するまでさらに2-3週間）に，個々の細胞は（互いに，細胞間接合 junction を介した情報交換により協調しながら）順序よく，①細胞質内にはケラチン蛋白を合成し，②細胞膜には裏打ち構造を構築し，③細胞外にはセメント物質と脂質を分泌し，最後に，④自らの核を崩壊させて，無核の角層細胞になる．錯角化とは，上記①から④の，何らかの異常の表現型である．

そもそも角層とは，自らは代謝を要求しない無核になった細胞の層であり，その角層が体表面をくまなく覆うことで生体の内部環境が維持される．これに対して，同じ重層扁平上皮でも，常に湿潤環境にある粘膜（口唇・口腔・陰部・瞼結膜など）では，表面に達しても核が残っている．無核になるまで完全に角化する必要があるのは，皮膚（の重層扁平上皮＝表皮）が乾燥外界との境界面を形成しているからである．逆にいえば，表皮が錯角化していれば，その部のバリア機能は不完全であり，大量の水が失われ，異物も容易に侵入できる状態にある．

組織像の実際

前述のとおり，核を持ったままに表層に達してしまう異常事態の機序は疾患ごとに異なるから，それを反映した錯角化がみられ，それから病態または疾患を診断できる．

◆ **柱状の錯角化 parakeratotic column，鶏眼様層板／コーノイドラメラ cornoid lamellation**（図11-2～4）

柱状に積み重なった錯角化層は，その部分が異常表皮細胞クローン clone であることを意味している．錯角化を呈するのは分化が異常だからであり，もちろん細胞間接合も有棘層レベルに留まっている．このため表層に達しても剥離できず，次第に累積して**錯角化の柱 parakeratotic column** ができあがる．もちろんこれが肉眼サイズになると**皮角 cutaneous horn** と呼ばれる．

いうまでもなく異常クローンの代表は，腫瘍である．錯角化の柱が診断に有力なのは，初期の（異型も，分裂像も目立たず，他の所見にも乏しい）段階の**日光角化症 actinic keratosis**（図11-2）である．

2 ●表皮に現れる変化

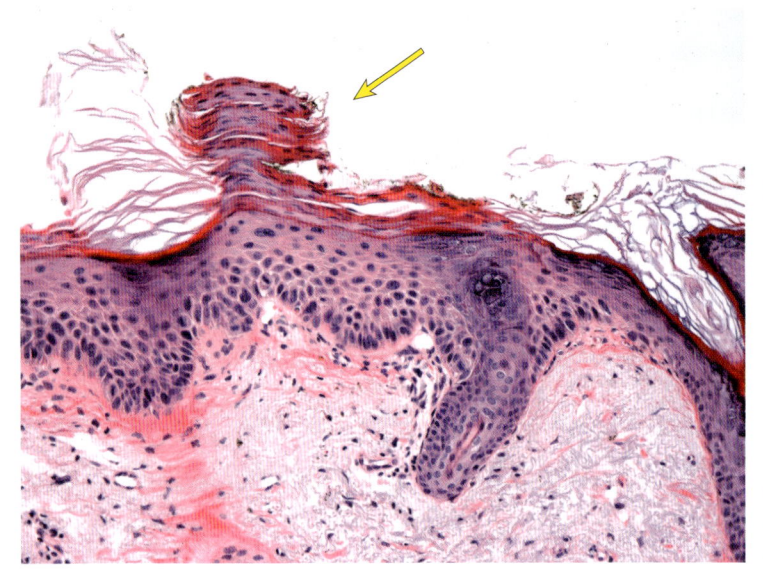

図 11-2　柱状の錯角化←日光角化症
日光角化症の異常細胞部だけに一致してできた錯角化の柱である．この段階では細胞異型が（あるものの）著明ではないから，この錯角化の柱が決め手．
分化（角化）の異常な細胞では，細胞間接着も（顆粒層に達する）以前の状態に留まるため，表層に達しても剝脱しない．周囲の，正常角化細胞は順次脱落していくから，ついには錯角化の柱が残る（×200, parakeratotic column / cornoid lamellation observed in the early lesion of actinic keratosis developed on the face of 72-year-old woman）．

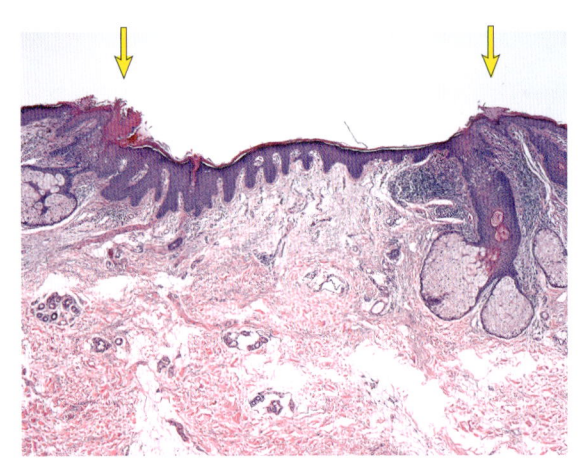

図 11-3　柱状の錯角化／鶏眼様層板／コーノイドラメラ←汗孔角化症
中央部が平たく陥凹し，両端（矢印，左の部分を図 11-4 に拡大）は隆起した汗孔角化症の典型．両端の隆起は固着性の角層のためであるが，その部に一致して表皮直下には密な細胞浸潤がみえている（×40, low power view of a superficial porokeratosis developed on the postauricular region of a 61-year-old man）．

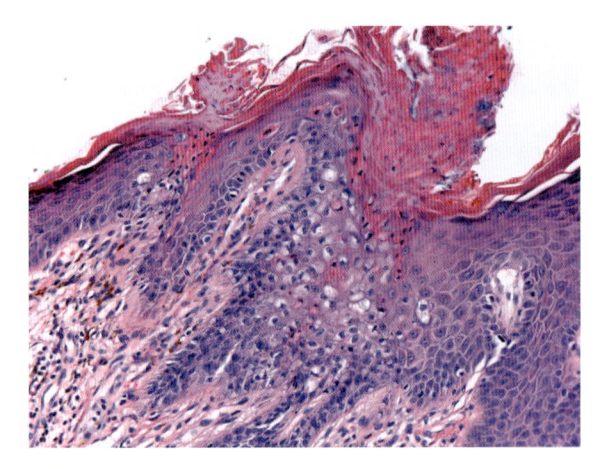

図 11-4　柱状の錯角化／鶏眼様層板／コーノイドラメラ（図 11-3 の拡大）
前図（左矢印の部分）の拡大である．核を持ったままの錯角化細胞が（脱落しないで）柱状に貯留している様子がわかる．柱の下方の有棘細胞は，（細胞内線維の未発達を反映して）明るく，個々に好酸性に角化またはアポトーシスに陥っていて，細胞分化が異常であることがわかる（×250, so-called cornoid lamella, characteristic of porokeratosis）．

　同じく異常クローンによる柱状の錯角化は**汗孔角化症 porokeratosis**（図 11-3, 4）にも特徴的で，（歴史的に）本症の柱状の錯角化に限って**鶏眼様層板／コーノイドラメラ cornoid lamella / lamellation** と呼ばれる．周知のとおり汗孔角化症には，さまざまな亜型があるうえ，しばしば表皮直下に帯状浸潤を伴い，まるで反応性病変にみえることがあって診断に迷うことがある．柱状の錯角化は，本症の決め手の重要所見である．

　手掌・足底の汗孔角化症では，錯角化部が逆に（先に脱落して，まるで柱を抜き取ったように）陥凹するが，底部に，背の低い柱状の錯角化があって診断に迷うことはない．これは手掌・足底の角層は，そもそも厚くて長く留まるのに対して，錯角化＝角化不全な部分は，濡れたり乾いたりがくり返されると膨潤と乾縮により，その部分だけ先に脱落するからである．局面型の汗孔角化症では有棘細胞癌に発展することも，クローン増殖の証左である．

◆ **交互に現れる正常角化と錯角化 alternating ortho- and parakeratosis**（図 11-5, 6）

2-1 ⓫ 錯角化／不全角化

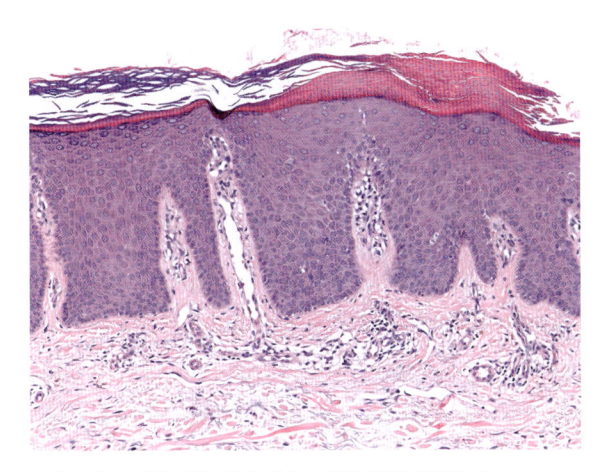

図11-5 交互に現れる錯角化←毛孔性紅色粃糠疹
表皮の左半分は正常の角層であるが，右半分は錯角化（のために固着性）で肥厚した角層からなる．毛孔性紅色粃糠疹では，このように錯角化層と正常角化層が交互に，狭い範囲で交互に現れて特徴的．これに対して，乾癬では病変全体が途切れない錯角化層で覆われる（×125, alternating ortho- and parakeratosis, characteristic of pityriasis rubra pilaris, seen in the erythroderma stage of a 47-year-old man）．

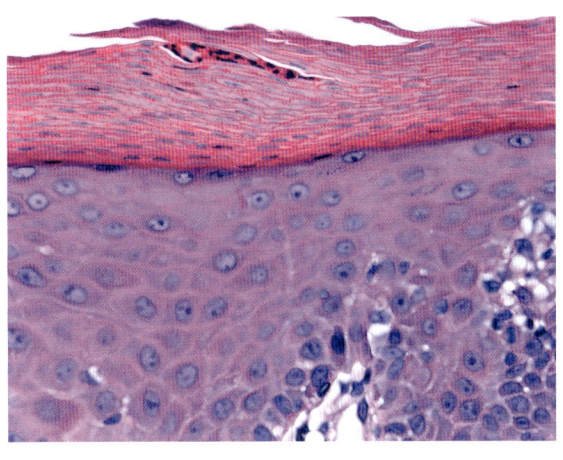

図11-6 交互に現れる錯角化（図11-5の拡大）
錯角化の部分を拡大すると，稠密に重層した角化細胞のすべてに核がみえる．角層直下（中央のあたり）では，わずかに顆粒層が出現していて，その部分では角化が正常化しつつある．このように，水平方向に「正常角化と錯角化が交互に現れる」ことに加えて，垂直方向にも「正常角化と錯角化が現れる」ことも特徴的である（×500）．

正常角化と錯角化が交互に alternating ortho- and parakeratosis みられるのは，毛孔性紅色粃糠疹 pityriasis rubra pilaris（図11-5, 6）である．交互に alternating とは，『表皮を水平方向に（左→右に）たどるとき，左側には正常の角層で顆粒層もあるのに，右に目を移すと錯角化で厚くなっていて顆粒層がない』といった変化がくり返されることをいう．

生検組織が大きければ，(1) 水平方向に交互に正常角化と錯角化がみられることに加えて，(2) 垂直方向にも，正常角化と錯角化が交互に発現されていることに気づく．正常角化部を上下にたどると，上端や顆粒層のあたりに錯角化の層が含まれていたり，逆に，錯角化部の上端に正常角化層があったり下方に顆粒層が現れていたりする，ことをいう．

正常角化と錯角化の交互発現は疣贅 verruca, wart でもみられるが，凸の部位に錯角化，凹の部分では厚い顆粒層と正常角化が並んですぐにわかるし，そもそも低倍でそれとわかる（参照 ⓮封入体）．

◆ 全体を覆う，途切れない錯角化 confluent parakeratosis（図11-7, 8）

病変全体が，途切れない錯角化層 confluent parakeratosis に覆われる病態の代表は乾癬 psoriasis である．いうまでもなく乾癬病変部では細胞の上行速度が非常に速く，(2-3週間のところを) 最短2-3日で表層に到達する．同時に細胞分化も異常なために核が残る．

途切れなく横に広がる錯角化層では十数層の細胞が，一塊りになって密な層を成している．銀色の雲母様鱗屑とは，この密な層に相当すると思われる．その密な層と層の間に，一定間隔で，濃縮された好中球の集塊（→マンロー微小膿瘍）がみえる．微小膿瘍は，角層内では乾燥して好塩基性に強く凝集するため，ときに菌塊にみえることがある．治療により顆粒層が真っ先に現れる．このため治療中の乾癬病変では顆粒層が点在する．

◆ 病態の必然としての，随伴した錯角化（図11-9〜11）

搔破や外傷などの，表皮欠損を伴う創の治癒過程 wound healing では，再生表皮の先端部分が必ず，核を持ったままの角層＝錯角化である．露出面の被覆が最優先であるため，分化（角化）が不十分だからであろう．

もっともありふれた皮膚病，接触皮膚炎 contact dermatitis は表皮を場とした（主に）遅延型過敏反応であり，海綿状態（参照 ⓰海綿状態）が特徴であるが，抗原排除のために細胞回転が促進されること，同時に

2 ● 表皮に現れる変化

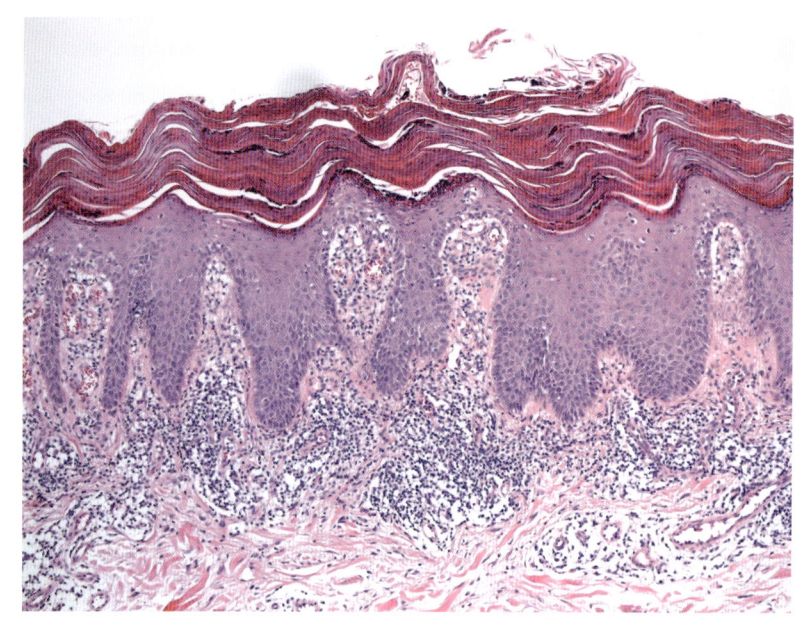

図11-7 途切れのない錯角化に覆われた病変←乾癬
乾癬病変では，病変表皮の全体を，途切れなく，錯角化層が覆うのが特徴である．錯角化細胞は，互いに密着したままのため（正常角層のように，層間が開いてバスケット状にみえることはなく）数〜数十層が密着した層になる．これが臨床的な固着性の雲母様鱗屑である．この病変では，およそ10層ずつに固着した角層は1層が0.1mmほどの厚さであるが，その間に一定の間隔で，乾燥濃縮した微小膿瘍がみえている（×100, typical psoriasis lesion demonstrating thick, confluent layer of parakeratosis, developed on the trunk of a 59-year-old woman）．

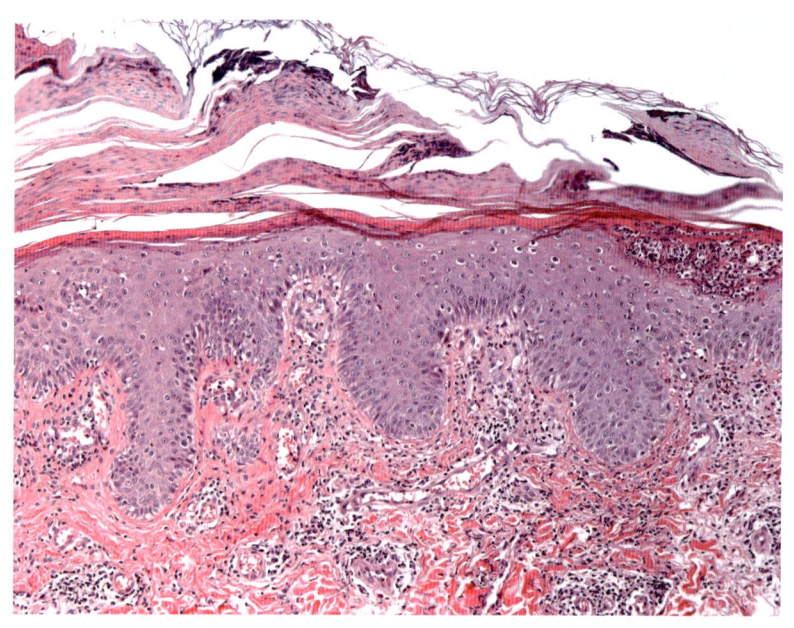

図11-8 途切れない錯角化←乾癬
右端に角層下の微小膿瘍がわかる．微小膿瘍は角層内では脱水されて強く凝集するために，好塩基性の密な集団にみえる．良くみると，錯角化の出現には周期があるために，一定の層の細胞層ごとに裂隙が生じている．臨床的に雲母様の銀色の鱗屑が剥離するのは，このひとまとまりの反映と思われる（×125, acute enlarging psoriasis lesion with a confluent parakeratosis and microabscess, scattered on the trunk and extremities of a 16-year-old boy）．

損傷細胞の剥脱も促進されるために，表皮の細胞上行が加速される．このため海綿状態のある表皮では多少とも錯角化を伴う．

原発性／続発性にかかわらず紅皮症 erythroderma（図11-9）では表皮が不連続な錯角化層に覆われる．顆粒層が失われると（角層に対して）好中球が走化するために，乾癬の微小膿瘍に似た好中球浸潤を伴うことがある．

周知のとおり，癌化してもなお既存の表皮構築が保たれた状態を表皮内癌とよぶが，その代表，ボーエン病 Bowen's disease（図11-10）や（陰部のボーエン病ともいえる）ケイラー紅色肥厚症 erythroplasia of Queirat では，（増殖≫分化であるため）有核のまま表層に達する＝錯角化が必発である．これらは病初期には，臨床的にも病理標本でも（帯状浸潤を伴った）慢性炎症に似るため，表皮細胞の大小不同や，異型や，角化の順不同（表皮下方に角化した細胞）や，異常分裂をみつけて診断する．

日光角化症やボーエン病では，脱落しないで積み重なった錯角化が，ガサガサの，固着性鱗屑の本態であ

2-1 ⓫ 錯角化／不全角化

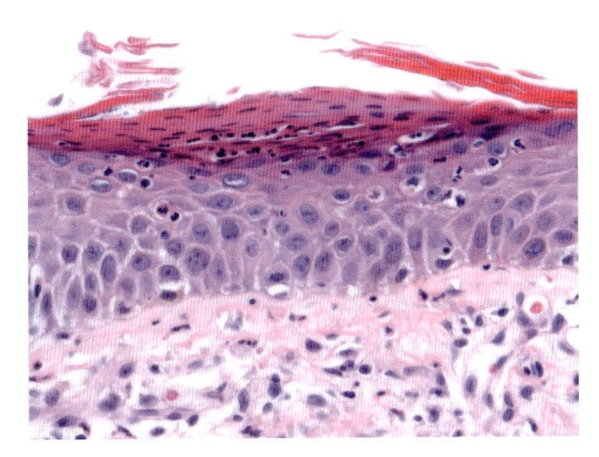

図 11-9　随伴してみられる錯角化←紅皮症
原因のいかんにかかわらず紅皮症では，表皮回転が亢進しているために（乾癬によく似た）表皮全体を途切れずに覆う錯角化がみられ，慢性の湿疹／接触皮膚炎との鑑別に有用．顆粒層が失われるため（角層に触れることで）好中球が走化することがある．剥離した錯角化層の裂隙に細菌コロニーがみえる（左側）（×500, confluent parakeratosis seen in the lesion of secondary erythroderma of a 72-year-old man).

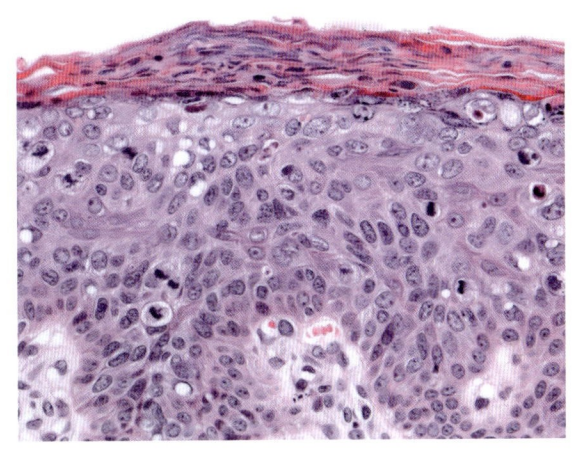

図 11-10　随伴してみられる錯角化←ボーエン病
錯角化した細胞に大小不同が明瞭であることから悪性であることがわかる．ボーエン病の特徴は，表皮全層における異型 full thickness atypia であるが，その分化異常は表層に達しても残り，大小不均一な核の錯角化が特徴（×500, full thickness atypia, including parakeratosis, seen in the Bowenoid actinic keratosis, developed on the face of a 87-year-old woman).

る．これに対して**基底細胞癌／上皮腫 basal cell carcinoma / epithelioma**（図11-11）の表面がテカテカして萎縮しているのは，逆に表面に留まることができずに剥脱した錯角化のためである．日光角化症／ボーエン病と基底細胞癌では分化異常が異なることがわかる．

解　説

◆ 錯角化／不全角化の生物学的意義

　皮膚は「生きた内部環境を維持するために，死せる細胞の層でくまなく包む」のが第一義の役割であり，そのために表皮は（赤血球と同様に）核を崩壊させて，自らは代謝を要求しない無核の細胞にしてしまい，それを密に重ねあわせた層すなわち角層を形成する．つづく皮膚は末梢臓器である（→末梢に関しては血管系の項（参照）㉕血管周囲性細胞浸潤，㉖フィブリノイド物質）を参照のこと）．

　無核になるのがゴールであるから，表層に至っても核が残存していれば，①速度の異常＝核を失う前に表層に達したか，②分化の異常＝核を破壊する過程に遅滞または欠損が生じたかのどちらか，または両者の結果である．反応性病変では前者が主体，異常細胞病変では後者が主体で非可逆性であるが，たとえば乾癬病変部の表皮細胞では両方の機序が同時に起きているこ

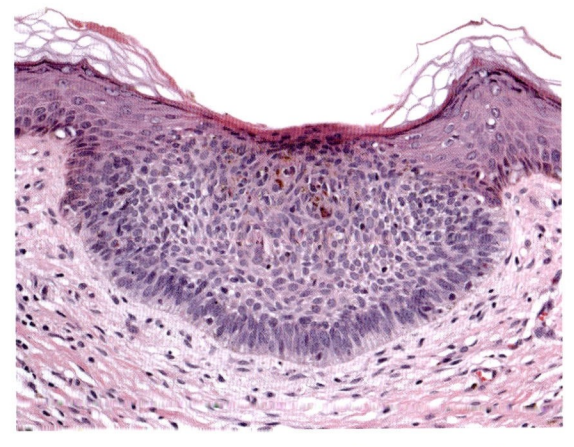

図 11-11　病態の必然としてみられる錯角化←基底細胞癌／上皮腫
基底細胞癌／上皮腫でも，腫瘍細胞は分化しないために表層に達しても核が残る．細胞間接合も（基底細胞レベルに留まっていて）未発達なために，（一般の錯角化では，細胞が剥脱しにくくて角層が肥厚するのに対して，基底細胞癌／上皮腫では）早々に脱落する．このため基底細胞癌／上皮腫は，体幹ではテカテカの萎縮面を，手掌足底では点状陥凹を呈する（×200, atrophic parakeratosis, overlying the cell nest of superficial type BCC/BCE, developed on the trunk of a 68-year-old man).

◆ 免疫学的にみた錯角化

いうまでもなく表皮は，人体の最外層であるから，外界からの攻撃に常にさらされている．そのため，この境界を越えて侵入した異物を排除する複数のシステムを持っていて，相手に応じて使い分け，時には同時に発動させる．これらを秒→分→時間→日と速度順に分類すると，

① 神経系排除＝痒みを発して（手で）掻くことによる物理的な排除．
② 免疫系排除＝即時型／遅延型などの（現代でいう）いわゆる免疫反応による排除．
③ 代謝系排除＝表皮細胞の角化機転（恒常的な細胞脱落機転でもある）に乗せて落屑とともに（時には結合組織も壊死させて一緒に）脱落させる排除．

の3本柱である．

虫に刺されたら①が，カブレには②が，ウイルスや弱毒菌あるいは変性した角層細胞などのてこずる相手には③が動員される．もちろん糖尿病患者の足白癬でみられる表皮肥厚は③による．肢端が壊疽に陥るのもこれに含まれる．

継続的で慢性の負荷に対しては，錯角化ではない，完全なバリア機能を持つ角層を肥厚させて対処する．こうして成立する病態のうち，物理的負荷への対応の代表がタコ／ベンチ／胼胝 tylosis であり，免疫学的負荷への対処が**慢性接触皮膚炎** chronic contact dermatitis ／**慢性湿疹** chronic eczema ／**単純苔癬** lichen simplex chronicus, lichen Vidal であり，これらでは顆粒層が厚く，厚い正常角層が均等に病変部を覆う．

これに対して，錯角化をいとわずに対応せざるを得ない免疫学的異常の代表が，**急性の接触皮膚炎**であり**創傷治癒**である．本来は 2-3 週間かかる過程を，2-3 日で遂行する必要に迫られた結果と考えられる．

もっと詳しく！

● ※1 表皮の細胞動態からみた角化

表皮細胞は，基底層のあたりで分裂して増え，表皮の中を（分化しながら）上行して顆粒層に達し，ついには核を崩壊させて均質な角質（垢）となっては脱落している．顕微鏡でみると，角層の表面は平坦であるのに対して，基底細胞層は乳頭があるために凸凹している．もし細胞が規則的に分化・上行していくのであれば，表面には基底面の凸凹が反映されるはずであるが，事実は逆で，真皮乳頭の凸凹の程度によらず皮膚表面は平坦である．表面が平坦で（そのお陰でスベスベで）あるということは，角質細胞があたり一面，順序よく，均等に脱落しているということである．このことは脱落が異常な状態である胼胝・疣贅・苔癬の表面がガサガサなことで，ただちに了解される．

すなわち表皮という組織では，基底細胞のスタート地点が大きく異なっても最終的にはすべての細胞が同じ平面に達し，と同時に，規則的な配列を獲得するという，他の臓器にはみられない（一見奇妙な）動的平衡の制御系を持つ．たしかに外界に大きく支配される皮膚では，角層表面から脱落する細胞数はもとより表皮そのものの組織構築を，細胞の供給（基底）側が制御することは困難であり，脱落する側が制御する方が合理的である．どだい外界の物体との摩擦により脱落する角層細胞（垢）の量を，内的に中枢が支配することは不可能であることは，新しい靴を履いてマメができることで，すぐに納得される．

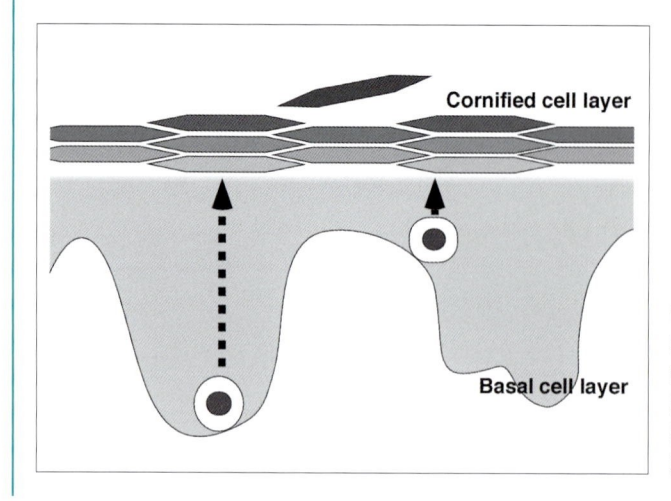

付図 1
表皮では，基底層の凹凸にかかわらず角層ではすべての細胞が規則的な配列を獲得して平面を形成する．角層の脱落が増加した場合，それに応じて供給が増えるため，基底細胞が増える．その基底細胞を収容するために表皮真皮接合面の凹凸が著明になる．

もっと詳しく！

※2　角化の自律的制御と異常

たとえ神経支配を失った皮膚であっても，痛覚や触覚を調べるまでは，外見上はわからない．すなわち神経支配や血管支配などの中枢性の支配や制御とは無関係に，皮膚の形状は維持されているのである．一方で，鉛筆を握るところにはペンダコができるように，局所の負荷に応じて皮膚は臨機応変に再構築できる．すなわち皮膚は局所で自律的に組織を構築する臓器である．角層の脱落が増えれば，それに応じて細胞供給を増やすことになる．分裂周期は一定以上に短縮はできないから，その場合は母細胞すなわち基底細胞が増えることになる．こうして増加した基底細胞を収容するために基底面の面積が拡大する．すなわち表皮真皮接合面の凹凸が著明になり，こうして真皮乳頭がつくられる，という案配である（参考文献）．

以上の簡単な検討から，表皮の個々の細胞は，特別な制御系なしに自律的に規則的な立体配列を形成すること，そもそも外界の負荷に応じた構築であるために，いかなる変動にも即応して再構築できることが理解される．脱落する側が構築の全体を支配しているからこそ，どのような負荷の下でも角層表面は平坦であり続け，肌はスベスベであり続ける．

錯角化／不全角化とは上記の表皮の制御機構が乱れた結果でもあり，それでも何とか（生体を維持するための）表層を形成するためにとられる生体の応急措置であり，そのためにガサガサ，ザラザラ，凸凹の表面を呈する．

参考文献：Honda H, Tanemura M, Imayama S: J Invest Dermatol 106: 312-315, 1996

2 ●表皮に現れる変化

2 ⑫ 水疱

Key Words 水疱，表皮下水疱，表皮内水疱，風船様変性

POINT

1. 構築の一部分が物理／化学／免疫学的に損傷され，そこに組織間液が貯留してできた，液体（と浮遊細胞）で満たされた空間を**水疱 bulla，blister** といい，臨床で用いる水疱とほぼ同義．
2. 表皮の下に水疱ができると表皮全体がそのまま浮き上がる．表皮を係留している基底膜あたりの損傷・欠損を意味し，物理的には熱傷，免疫学的には水疱性類天疱瘡・ジューリング疱疹状皮膚炎・多形紅斑，欠損なら表皮水疱症．
3. 表皮内に水疱ができるのは，①細胞接着の損傷・異常：**天疱瘡群，角化異常症**など，②細胞間浮腫（海綿状態）の成長：**接触皮膚炎**など，③細胞内浮腫（膨化）による細胞崩壊：**ヘルペス**など．

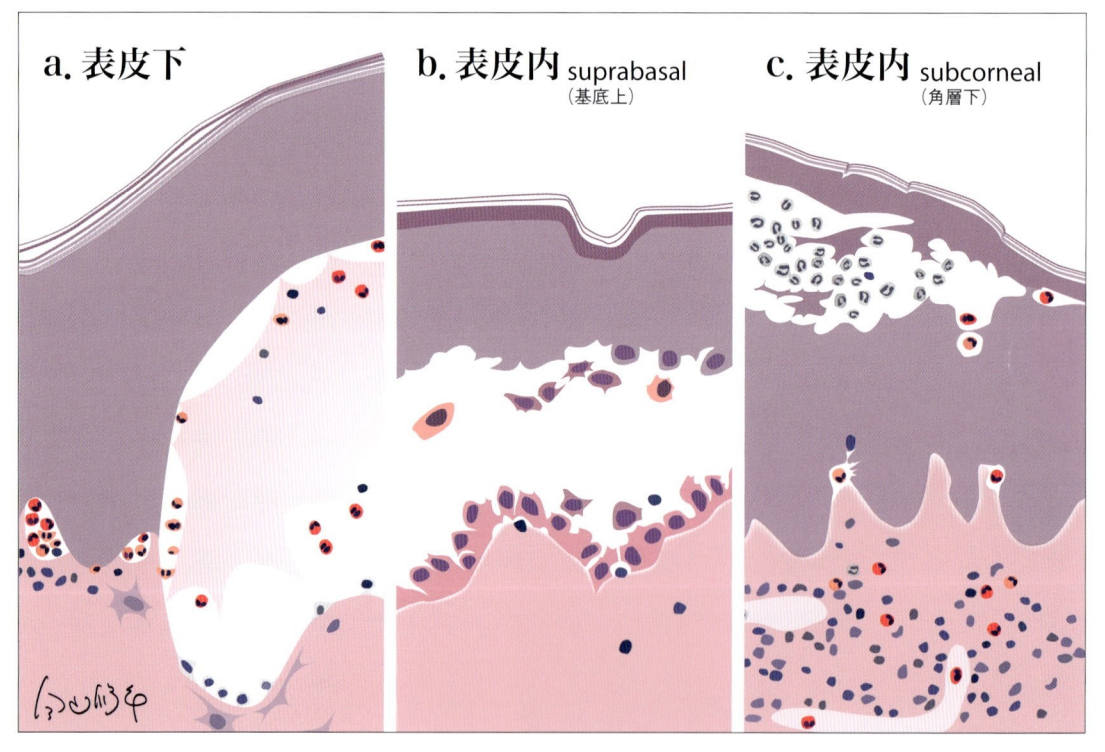

図 12-1　表皮下／表皮内水疱

水疱とは，構築の一部分が物理／化学／免疫学的に損傷され，そこに組織間液が貯留してできた，液体（と浮遊細胞）で満たされた空間のことである．

表皮下に水疱（a，例：水疱性類天疱瘡）ができると，表皮全体がそのまま浮き上がる．直下の血管から直接に血漿が供給されるために，剥離した部分には豊富に液体が貯留して明瞭な水疱になりやすい．もちろん中に浮遊する細胞は，表皮真皮接合の損傷にかかわった血球である．

表皮内に水疱（b：基底上 suprabasal，例：家族性良性慢性天疱瘡）（c：角層下 subcorneal，例：紅斑性天疱瘡）ができるのは，①表皮細胞の互いの接着が損傷または異常な場合と，②表皮細胞そのものが崩壊した場合であり，いずれの場合も，損傷されやすい部位が決まっているために，表皮内水疱は基底上（b）と顆粒層（c）のあたりに形成されやすい．

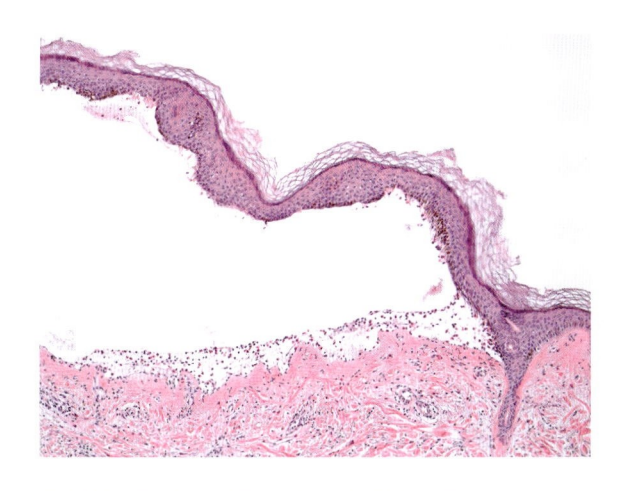

図 12-2 完成した表皮下水疱←水疱性類天疱瘡
表皮全体が，ほぼ無傷で浮き上がった，類天疱瘡の完成形である．損傷されるのは繋留装置（基底膜のあたり）だけであるため，水疱の床も，剥離する前の真皮乳頭の凹凸がそのまま残っている．できあがった水疱中には，実際に繋留を破壊した白血球＝好酸球が浮遊している（× 100, bullous pemphigoid）．

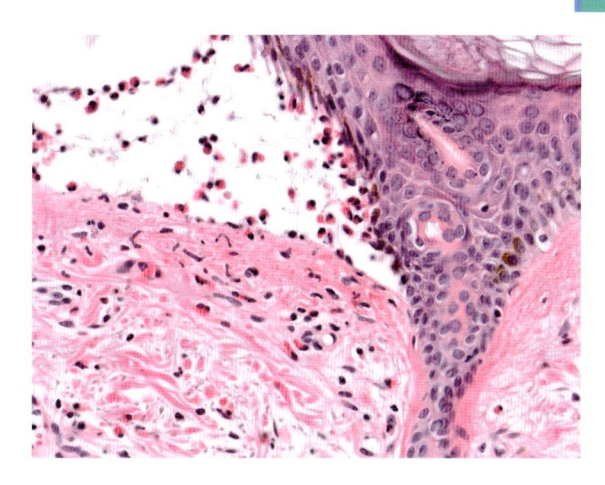

図 12-3 表皮下水疱内に浮遊する好酸球
水疱中に浮いているのは，ほぼすべて好酸球である．すべての好酸球は顆粒を維持して（崩壊せず）生きた状態にある．乳頭下層にも多数，好酸球が浸潤している（× 400）．

定　義

　もともと水疱 bulla，blister とは，透明な液体が貯留したために皮表から隆起した皮膚病変を指す臨床用語であり，それを顕微鏡所見に適用したものである．
　臨床では小水疱を vesicle という．組織学でもそれに相当させて，海綿状態（参照 ⓰海綿状態）にみられる表皮細胞間の多数の小水疱などを同様に vesicles と呼ぶことがある．多数の vesicles が融合して大きな 1 個から数個の水疱になることもある．しかし一般には vesicle は電子顕微鏡において，細胞内小胞を表現する用語としてよく用いられるために，それとの混乱を避けるためか，組織学（光学顕微鏡）ではそれほど用いられない．
　水疱とは，大部分の場合，元は隙間なく（細胞／細胞外物質にて）埋め尽くされていた既存構築の一部分が破壊され，そこに組織間液が流入・貯留し，次第に容積が増大して周囲を圧排または外界へ突出する，という機序にて成立した病変である．このため，そもそも構造上脆弱な，(a) 細胞と細胞の接着と，(b) 細胞と結合組織との接着，の破壊が，水疱の原因になることがほとんどである．
　もちろん細胞そのものが崩壊しても空間ができる．物理化学的損傷（熱傷・レーザー・毒物など）と，感染症（単純疱疹・水痘帯状疱疹ウイルスなど）で特徴的であるが，一般にはあまり生検されないために，みることが少ない．
　以上の水疱の形成機序から，病理標本に水疱が存在するとき，①水疱の位置と大きさ，②水疱を取り囲む既存の構築の変化，③水疱の中に浮かぶ浸潤細胞の種類を観察することで，(1) どの構築が損傷されたか，(2) どのような種類の損傷・欠損か，そして (3) どのような機序で水疱が惹起され進行したか，が推測されることになり，診断に直結する．この意味で，水疱の病理組織診断は重要である．

組織像の実際

◆ 表皮下水疱（図 12-2 ～ 4）

　表皮が（基底層から角層まで）そのままの状態で浮き上がる（図 12-2）ことから，表皮を（下の）結合組織に係留していた（基底膜のあたり）の構築に異常が起きたであろうこと（図 12-3）が推測される．
　浮き上がった表皮，すなわち水疱の蓋には大した変化ない．しかし元は結合組織に固定されていた基底層は，結合組織から剥離して浮き上がることで，こんどは水疱の上の面を境界する界面（水疱の液体と接する面）になってしまう．このため，長く経過した表皮下水疱では，水疱の蓋の基底細胞が水疱の側＝界面に向かって（下の液体に向かって，まるで粘膜上皮のように）扁平に形状が変化して角化しはじめる．
　水疱の中には，①流入した組織間液と変性産物が凝固した無構造物と，②水疱形成にかかわったはずの，

2 表皮に現れる変化

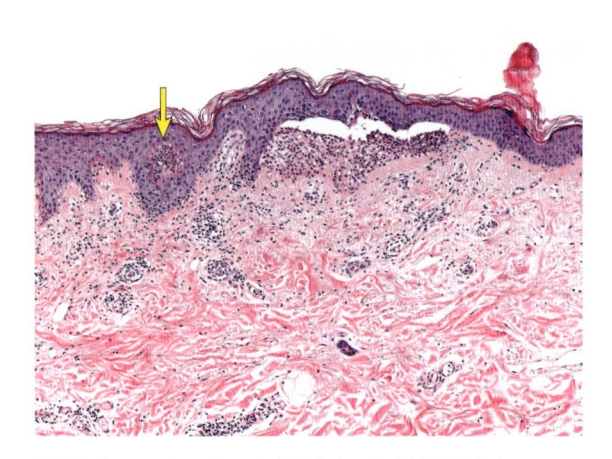

図12-4 できはじめの表皮下水疱←水疱性類天疱瘡
表皮下には裂隙が連なって水疱ができており，そこには密な細胞浸潤がみえる．紅斑だけの皮膚生検であり（二次変化のない）初期変化をみることができる．水疱の辺縁には，浸潤細胞がぎっしり詰まった，微小膿瘍のようなもの（矢印）がみえている（×100, bullous pemphigoid）．

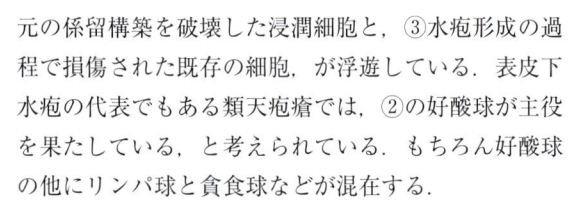

図12-5 乳頭内に集合して，微小膿瘍にみえる好酸球
表皮直下に多数の好酸球が密に集合した結果，その部の繋留が損傷されて裂隙となり，そこへ細胞外液が浸入して表皮が浮き上がる．表皮直下の好酸球の凝集を好酸球性微小膿瘍（参照 ⓭ポートリエ微小膿瘍）と呼ぶことがある（×400）．

元の係留構築を破壊した浸潤細胞と，③水疱形成の過程で損傷された既存の細胞，が浮遊している．表皮下水疱の代表でもある類天疱瘡では，②の好酸球が主役を果たしている，と考えられている．もちろん好酸球の他にリンパ球と貪食球などが混在する．

水疱の床は，元の真皮乳頭の凸凹を残していることが多いが，経過とともに平坦になる．肉眼的に明らかな水疱を形成している時期に採取された標本では，多くの場合，すでに（表皮が基底膜から外れて時間が経過しているために）修復機転が進行している．修復機転は，水疱の周囲からと，水疱の床に残存した付属器から起き，元の基底膜に沿って基底細胞が移動・増殖して進行する．時には修復機転が進展したために，再生した表皮細胞が数層に達して，（最初は表皮下にあったのに）表皮内に取り込まれた水疱のように見えることさえある（→図12-9，もともと表皮内の水疱であるが陳旧性のため角層内に押し上げられている）．

◆ 表皮内水疱（図12-7〜9）
そもそも厚みのない，平べったい膜のような，重層扁平上皮の細胞シートが表皮であるが，それが（魚を2枚におろすように）上下に裂けて，そこに液体（と浮遊細胞）が貯留する．内容の液体が多ければ表面張力の強い類球形の明らかな水疱になるが，少ないと（水疱というよりは）表皮が上下に裂けただけのようにみえる．いずれにせよ表皮細胞同士の接合装置また

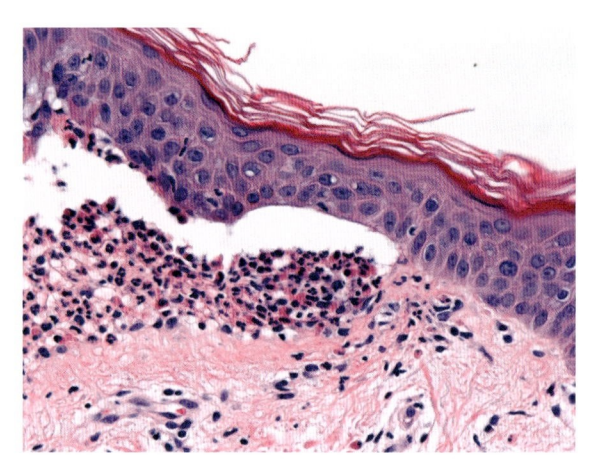

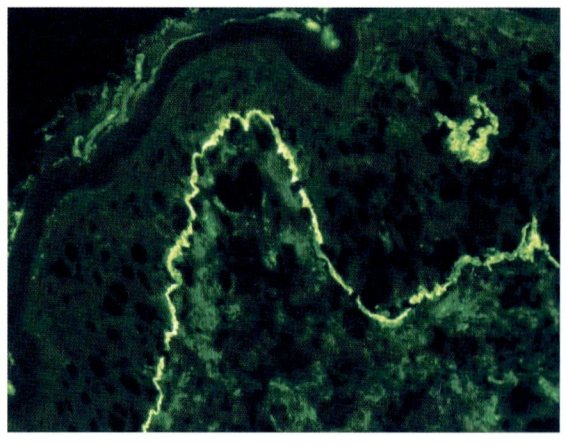

図12-6 水疱性類天疱瘡の基底膜へのC3沈着（図12-2の免疫組織化学）
表皮において，結合組織に密着するための構造である基底膜に対する抗体（抗基底膜抗体）が産生されて沈着して補体が沈着し，好酸球を中心とした細胞浸潤が起き，そうして基底膜の上方あたりが破壊されて表皮が剥離する（×400, bullous pemphigoid, immunohistochemistry）．

は表皮細胞そのものが破壊されたことを意味する．

こうした表皮内の水疱／裂隙の代表は棘融解（参照 ⓭棘融解）によるものであり，①基底細胞と有棘細胞との間に生じる場合（図12-7）と，②顆粒層のあたりに生じる場合（図12-8）があり，それぞれに**基底層上suprabasal**と，**角層下subcorneal**と分ける．

いうまでもなく基底層上の代表が**尋常性天疱瘡群**と**角化異常症群**（図12-7）であり，角層下の代表が**紅斑**

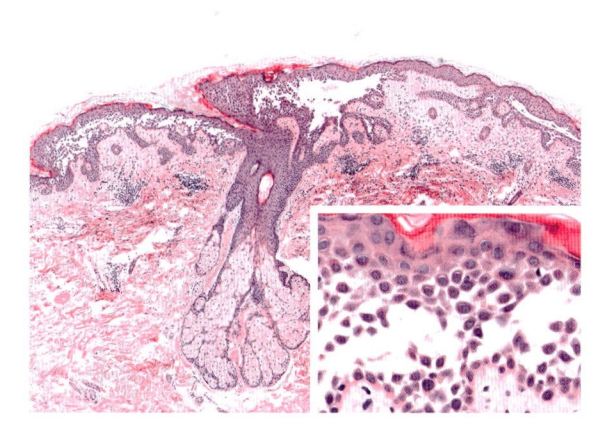

図 12-7　基底上層（家族性良性慢性天疱瘡，ヘイリー・ヘイリー病）の水疱の全体像と拡大
ヘイリー・ヘイリー病では，基底細胞から有棘細胞へと移行するあたりの高さに水疱が形成される．有棘細胞同士を連結するデスモゾームが破壊されても，基底細胞が基底膜との連結は残るため基底細胞が墓石が並んだように水疱の床に残る．水疱の中には，丸く収縮して好酸性の棘融解細胞と浸潤細胞が浮遊する（参照 ⑬棘融解）．毛構造の部分は維持される（×100，×400，Hailey-Hailey disease）．

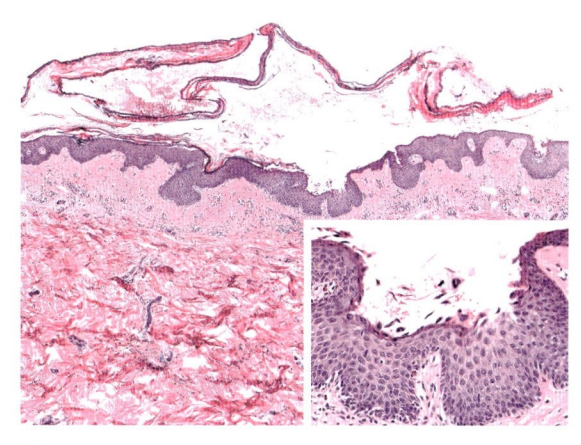

図 12-8　角層下の表皮内水疱（落葉状天疱瘡 pemphigus foliaceus）
顆粒層のあたりに水疱が生じた場合，水疱内容液が漏出または蒸散するために容積が維持されないで水疱としてはみえないことが多い．そのために水疱の蓋となった角層だけが堆積して，あたかも乾癬のようにみえる．それでも顆粒層から角層を注意してみるとバラバラの細胞がみえる（×40，×200，pemphigus foliaceus）．

性／落葉状天疱瘡群（図 12-8）であるから，水疱の位置が診断に決定的な意味を持つ．周知のとおりデスモグレイン desmoglein 3 は表皮下層あたりに，デスモグレイン 1 は表皮上層を中心に発現されているため，それが破壊されると，表皮の基底上層のあたりと顆粒層のあたりに，それぞれ水疱が形成される．基底層上に水疱ができた時には，水疱の床にあたる基底細胞は基底膜に付着したままに残って**墓石様 cobble stone-like / tombstone-like**（参照 ⑬棘融解）とも呼ばれる．

　棘融解による水疱の中に浮遊する細胞は，浸潤細胞と，水疱形成の過程で損傷された表皮細胞である（図12-7）．デスモゾームが外れて水疱内に孤立した表皮細胞は相互の牽引を失って丸くなり，退行変性に陥ることと，デスモゾームに収斂していたケラチン細線維が凝集して胞体の全体が好酸性にみえる．（参照 ⑬棘融解，⑰コロイド小体）．

　表皮顆粒層のあたりに水疱が形成される場合，このあたりではすでに表皮細胞はかなり角化していて胞体内はケラチンに満たされているために，バラバラになったとしても細胞は原形を維持していることが多い．また角層に近いことから補体の活性化を伴って好中球が浸潤しやすく膿疱にもなりやすい．

　顆粒層のあたりは外気に近いために，損なわれた細

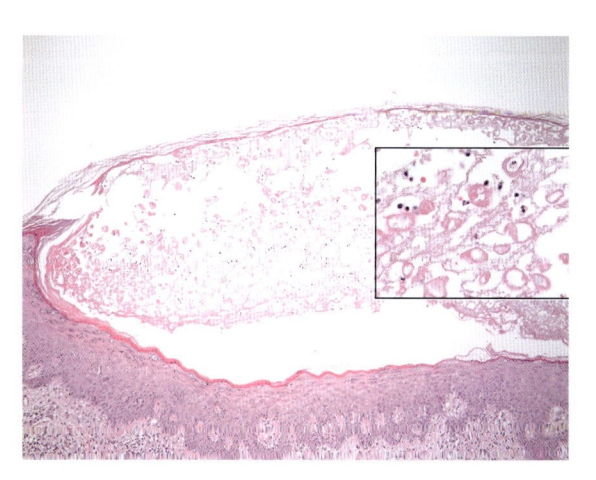

図 12-9　角層下の水疱
本来は表皮内に水疱が発生したものであるが，修復機転により，早くも水疱が角層まで押し上げられている．単純疱疹／水痘帯状疱疹ウイルスに感染した表皮細胞は，細胞機能を失って膨化して崩壊する．この時同心円に配列された細胞内ケラチンの枠組みが残ると風船細胞または風船様変性と呼び，これらが連続して網目のようにみえると網目状変性と呼ぶ（×100，×640，genital herpes）．

胞間から内容液が漏出または蒸散してしまい，容積が保てないために水疱にはみえないこともある．時には，水疱の蓋となった（顆粒層を含む）角層だけが肥厚してみえて，あたかも乾癬にみえるほどである（図12-8）．

2 表皮に現れる変化

表 12-1 必然または結果として水疱がみられる代表的疾患

表皮下の水疱

病態／病名	表皮		接合部		結合組織	追加の説明
	角層	顆粒層	基底上層	表皮直下	乳頭	
1. いわゆる水疱症＝細胞間接合の損傷・異常による水疱						
水疱性類天疱瘡				水疱	好酸球	
妊娠性疱疹（類天疱瘡）				水疱	好酸球	
線状 IgA 沈着症				水疱	好酸球	
疱疹状皮膚炎				水疱	好中球	
後天性表皮水疱症				水疱		
2. 表皮基底層の損傷が強いときに表皮下の水疱にみえる疾患						
苔癬型反応／接合部皮膚炎			変性	水疱	帯状，リンパ球	
薬疹（TEN，固定薬疹など）			変性	水疱	帯状，リンパ球	
エリテマトーデス		萎縮		水疱	斑状，リンパ球	
さまざまの血管炎				血疱		血管炎
アミロイドーシス				血疱		アミロイド沈着
3. 真皮乳頭層の浮腫が強いために表皮下水疱のようにみえる疾患						
多形紅斑（重症薬疹を含む）					強い浮腫	
色素性蕁麻疹					強い浮腫＋肥満細胞	

表皮内の水疱

病態／病名	表皮		接合部		結合組織	追加の説明
	角層	顆粒層	基底上層	表皮直下	乳頭	
1. 基底層上の棘融解による水疱						
尋常性天疱瘡			水疱，棘融解			
ヘイリー・ヘイリー病			水疱，棘融解			
ダリエー病			水疱，棘融解			
2. 細胞間浮腫（＝海綿状態）が非常に強いことによる有棘層の水疱						
接触皮膚炎		水疱	水疱		リンパ球	
色素失調症		水疱	水疱		好酸球	幼期のみ
先天性表皮水疱症（一部）			水疱			
3. 細胞内浮腫（＝細胞の膨化）による有棘層の水疱						
ヘルペスウイルス感染症		水疱	水疱		風船様／網目状変性	核内封入体
4. 顆粒層のあたりの水疱または膿疱						
紅斑性／落葉状天疱瘡		水疱				
膿痂疹	膿疱	水疱				
角層下膿疱症	膿疱					

角層の中に存在する水疱に関しては，手掌や足底のように非常に厚い角層の中では，完全に角化した角層の中に，（内容の液体が失われないで）緊満性のままの類球形の水疱をみることはある．しかし，その水疱でさえ当初から角層の中で成立したものではなく，角層下の表皮のどこかで成立して角層内へ上昇してきたものである．

　単純疱疹／水痘帯状疱疹ウイルスによる水疱は独特であり，病理組織にて診断できる稀な感染症である（図12-9）．ヘルペスウイルスが感染した（毛と脂腺が最初）表皮細胞は細胞内浮腫を来し，徐々に膨化してついには崩壊する．胞体や核が失われても細胞内のケラチン線維は残るために，正常の角化細胞の数倍の，20-50μm径の，同心円にケラチン線維が配列した，丸い細胞の枠組みが残る．これを**風船細胞 balloon cell** または**風船様変性 ballooning degeneration** と呼ぶ．細胞外のデスモゾームと細胞内のケラチン線維とは連動しているので，これらが同時に残ると連なって網目のようにみえることになり，**網目状変性 reticular degeneration** と呼ぶこともある（図12-9）．もちろん独特の核内封入体も特異的である（参照 ⓮封入体）．

代表的な疾患

　水疱ができる位置により表皮下と表皮内に分けるとわかりやすいので表に示す（表12-1）．表には，水疱症には分類されないが，水疱を形成することのある疾患も掲げた．大部分の場合は水疱を作るに至らないが，①結合組織（乳頭層／乳頭下層）の浮腫が強くて「水浸し」になったために表皮下の水疱のようにみえるものと，②変化が強い場合は細胞または細胞間が崩壊して，そこに組織間液が流入してきて，結局は表皮内に水疱ができる疾患，である．

2 表皮に現れる変化

3 ⑬ 棘融解

Key Words 棘融解，デスモゾーム，ケラチン細線維，墓石様配列

POINT

1. 棘融解とは，表皮細胞のデスモゾーム損傷の組織表現である．
2. デスモゾームは棘や細胞間橋にみえるため，デスモゾームが損なわれると，細胞表面がツルリと丸くなり，棘が溶けたようにみえる．
3. デスモゾームの内側にはケラチン細線維が収斂しているため，デスモゾームが破壊されると，外れた細線維が（多くは同心円状に）凝集して，胞体は好酸性にみえる．
4. デスモゾームに対する自己抗体→天疱瘡群，デスモゾームに収斂するケラチン細線維の異常→角化異常症，デスモゾーム低形成→悪性腫瘍にみられる．

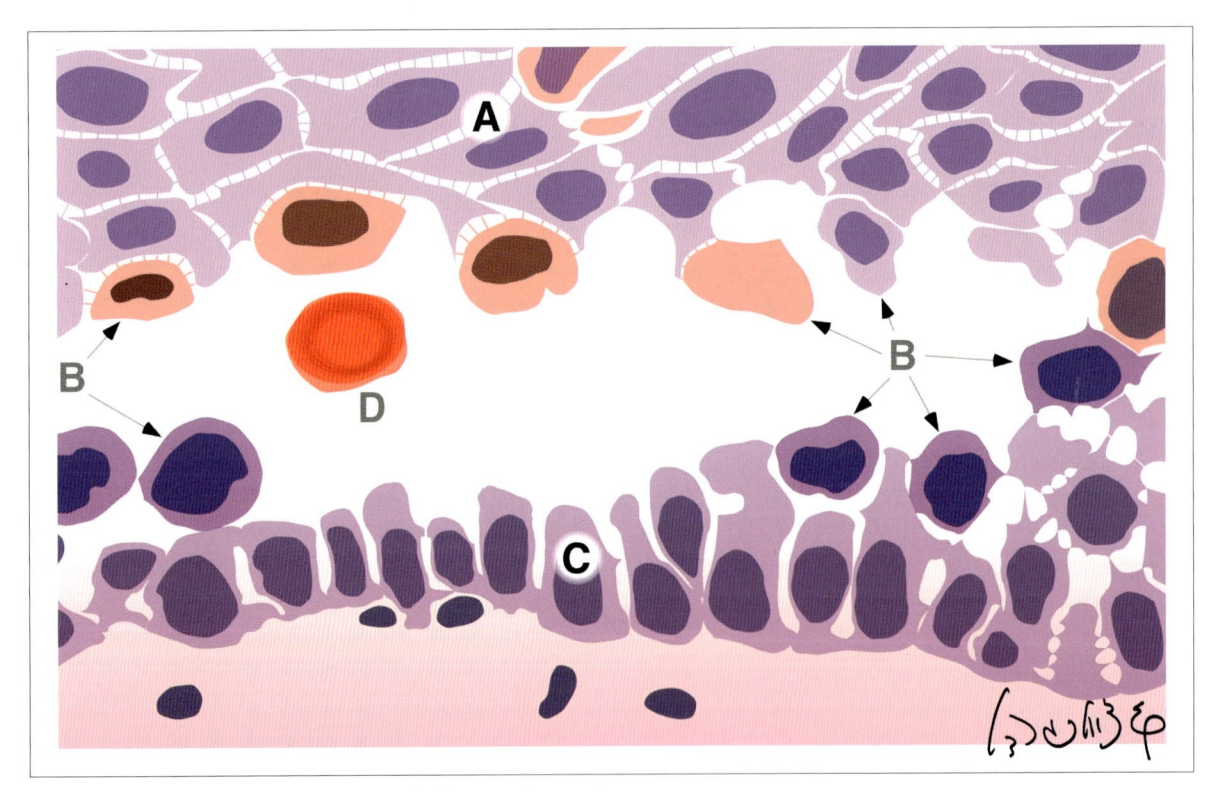

図 13-1　棘融解
正常デスモゾームは表皮細胞表面の棘や細胞間橋にみえる（A）．そのデスモゾームが損傷されると，細胞表面がツルリと丸くなって棘が溶けたようにみえる（B）．基底細胞と有棘細胞との移行部のデスモゾーム（による細胞同士の接着）が損なわれることが多く，基底層上（suprabasal）の位置に裂隙ができることが多い．裂隙は次第に増大して水疱になるが，水疱の床に相当する基底細胞は基底膜上に並んだまま残るため，あたかも墓石が並んだようにみえる（C）．
一方でデスモゾームは，細胞内骨格であるケラチン細線維を収斂させる支点（アンカーポイント）でもある．そのためデスモゾームが損なわれると，支点を失った細線維が胞体内で同心円状または不規則に凝集するため，（ケラチン線維の好酸性を反映して）胞体が好酸性にみえる（D）．加えて，デスモゾームを失った表皮細胞では（デスモゾームが消失する角層と同様の機序で）角化機転が加速されるか，孤立細胞にしばしば起きる退行変性のために，胞体が好酸性に傾きやすい．

図13-2　棘融解と表皮内裂隙←ヘイリー・ヘイリー病
基底細胞と有棘細胞の接合面（基底層上suprabasal）の高さで，表皮が上下に断裂して表皮内水疱ができている．下方に突き出た表皮稜の中では，表皮細胞のひとつひとつがきれいに輪郭をたどれること，すなわちデスモゾームが外れて細胞間に均等に隙間ができていることがわかる（×100, Hailey-Hailey disease）．

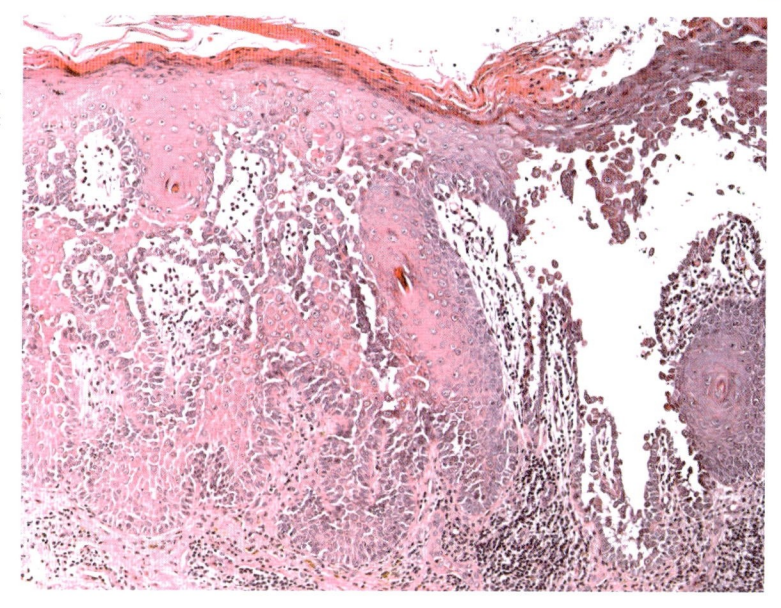

定　義

　細胞の外側からみるとデスモゾーム desmosome（接着斑 macula adherens）（参照▶『もっと詳しく』）は，隣り合う細胞の，それぞれの細胞膜を（あたかもリベットのように）密着させる円板状構造物である．一方，細胞の内側からデスモゾームをみると，細胞内骨格であるケラチン細線維を（あたかも多方面からのロープを固定するかのように）収斂させて固定する（山盛りの接着剤のような）構造物である．表皮が，少々擦れても破れない（鉄棒にぶら下がっても表皮が破れることはなく，その下に水疱ができてマメや胼胝ができるだけ）のは，すべての表皮細胞がデスモゾームを介して「連結体」になっているためである．そのデスモゾームを，有棘細胞は$1\text{-}2 \times 10^3$個も持つが，その集合体である表皮こそ，人体への力学負荷を受け止める臓器にふさわしい．

　顕微鏡下にデスモゾームは，細胞表面の**棘**あるいは**細胞間橋**にみえる（参照▶『もっと詳しく』付図）．デスモゾームが破壊されると，① 細胞外では，互いの接着が外れるために，細胞間に裂隙ができて表皮内水疱へと発達し，② 細胞表面では，表面張力によってツルリと丸くなって**棘が溶けた**（棘融解 acantholysis の由来）ようにみえ，③ 細胞内では，デスモゾーム内板から外れたケラチン細線維の凝集が起きる．以上の3所見は一連の変化である．

組織像の実際

◆ 棘融解による表皮内裂隙と墓石様配列（図13-2, 3）

　有棘細胞はおよそ14面体であり，その各面で，隣接する14個のすべての有棘細胞とデスモゾームで密着している（参照▶『もっと詳しく』）．有棘細胞が上下左右どの方向にも同じような形にみえるのはこのためである．これに対して基底細胞は，基底膜上に並ぶ6角柱状の細胞で，底面では基底膜にヘミデスモゾーム hemidesmosome を介して接続し，側面では横並びの基底細胞と，上面では2-6個の有棘細胞とデスモゾームで接着している．

　デスモゾーム損傷により表皮組織には裂隙が生じるが，それが基底細胞と有棘細胞との間（基底層上 suprabasal）に生じやすい理由として，① 互いに接する両層の細胞数ひいてはデスモゾーム数が少ないこと，② デスモゾームに収斂するケラチン線維も未発達であること，③ それにもかかわらず基底細胞は結合組織からの，有棘細胞は表皮上層からの，互いに逆方向の力学的負荷を受けること，④ 加えて，有棘細胞は基底細胞の分裂で供給されているため，基底細胞（母細胞）から有棘細胞（娘細胞）への上行時はデスモゾーム組み替えの最中であること，などが考えられる．

　そうして生じた裂隙には組織間液が浸入して表皮内水疱（参照▶⓬水疱）に発達する．水疱の床にあたる基底細胞は，下面はヘミデスモゾームにて基底膜と接合したままであるため基底膜上に個々に並ぶ．この様子

2 ●表皮に現れる変化

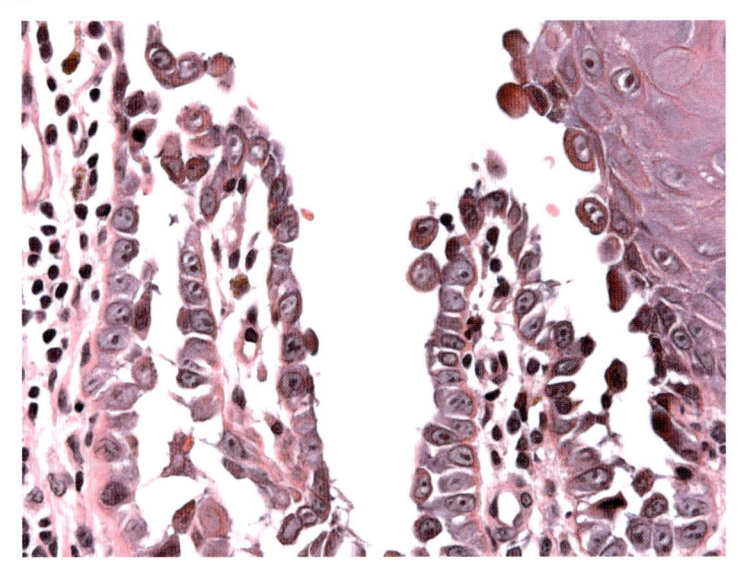

図 13-3　棘融解による墓石様配列（図 13-2 の拡大）←ヘイリー・ヘイリー病
デスモゾームが破壊されても基底細胞と基底膜との間のヘミデスモゾームは残るため，基底細胞だけは，あたかも墓石が並んだように，基底膜上に残る．裂隙内には，丸く収縮した細胞や，部分的デスモゾームの残存により星芒状に変形した細胞が浮遊するが，おおむね胞体は好酸性である（×400）．

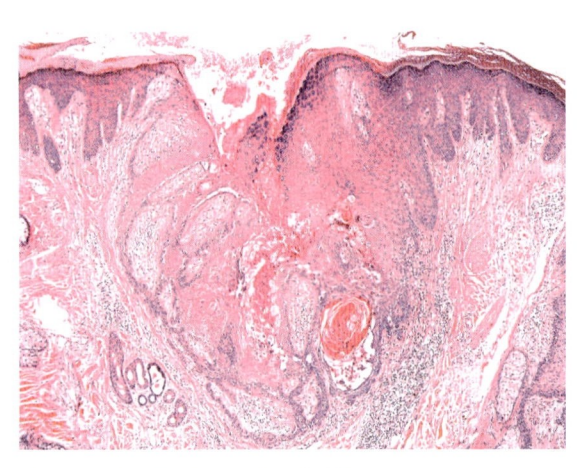

図 13-4　角化異常症における棘融解
毛包または肥厚して陥凹した表皮内に，棘融解による裂隙と，浮遊する有棘細胞および角栓がみえる．ダリエー病によく似た組織（×40，warty dyskeratoma）．

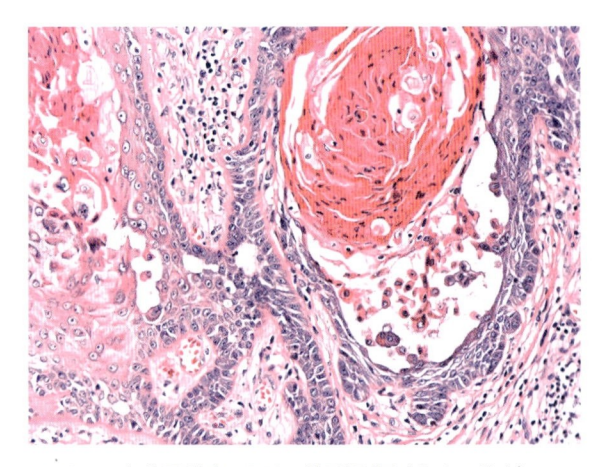

図 13-5　角化異常症における棘融解（図 13-4 の拡大）
基底細胞層から有棘細胞に移行するとすぐに，急に角化しはじめ，デスモゾームが失われて裂隙が生じる様子がわかる．裂隙内の細胞は強く好酸性である（×200）．

は墓石様 tombstone-like とも呼ばれて特徴的である．
　もちろん天疱瘡をはじめとする免疫学的棘融解疾患 immunologic acantholytic diseases では，デスモゾームの構成タンパクに対する自己抗体が産生され，その結果，棘融解（→表皮内水疱）が起きる．したがって産生された抗体ごとに標的デスモゾームタンパクが異なり，その結果，裂隙を生じる表皮内の高さが異なる．
　デスモゾームが外れて水疱内に孤立した細胞は，相互の牽引を失って表面張力により丸くなり，細胞は必要な表面積を保てずに退行変性（参照 ⑲空胞変性『もっと詳しく』※2 変性）に陥りやすい．さらに孤立した細胞では分化制御（←相互に連結していることで情報と力学的負荷を共有しながら順に角化している）を失って角化異常が起きやすく，デスモゾームに収斂していたために細胞内を放射状または網目状に走っていたケラチン細線維が，細胞膜（のデスモゾーム内板）から外れて同心円状に凝集するために，胞体が好酸性にみえる．

◆ **棘融解を呈する角化異常症（図 13-4, 5）**
　前述のとおりデスモゾームには，① 細胞外においては，細胞同士を接着させる機能と，② 細胞内においては，細胞内細線維を固定する機能がある．前者の機能障害の代表が天疱瘡群であるが，細胞内細線維の主役であるケラチンの産生異常も，デスモゾームがで

2-3 ⓫ 棘融解

図13-6 棘融解型の日光角化症
左側では，病変が下降性に浸潤して真皮上層の日光性弾性線維症（actinic elastosis）の層を破壊しつつあり，有棘細胞癌になりつつある．右半分では，［毛包から傘を広げるようにして広がっている（umbrella pattern）］正常な有棘細胞層の下を，腫瘍細胞が基底膜に沿って（基底細胞層を置換しつつ）浸潤している．腫瘍が置換した基底細胞層と，それを覆う正常の有棘細胞層との間に裂隙がみられる（×40，actinic/solar keratosis，acantholytic type）．

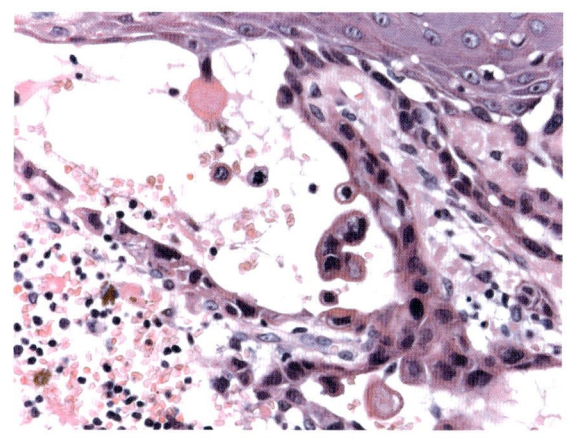

図13-7 棘融解型の日光角化症（図13-6の拡大）
悪性腫瘍の棘融解細胞では，デスモゾームに収斂しないケラチン線維が多い，異常な分裂像がみられる．腫瘍が真皮に浸潤し始めると基底層の腫瘍細胞が数層になる．裂隙の上の，腫瘍を傘のように覆う有棘細胞層がまったく正常であることに注意したい（×400）．

きないために結果として，棘融解の像を呈する．そのため診断的価値が高い．

いくつかの代表的な角化異常症では，毛包または肥厚した表皮の基底層上（suprabasal）の位置に棘融解を呈して特徴的である．基底層上に裂隙ができやすいのは（すでに述べた，デスモゾーム数などの背景機序に加えて）角化異常のため，基底細胞から娘細胞に移行するとただちに異常な角化が進行してデスモゾームを失うためと考えられる．こうして角化異常症でも表皮内水疱症のような裂隙（棘融解）を生じる．しかし本来が角化機転の異常であるため，他にも**異角化 dyskeratosis**（参照 ⓱コロイド小体『もっと詳しく』）などの異常所見を伴う．

◆ 日光角化症の棘融解（図13-6, 7）

細胞外のデスモゾームと細胞内のケラチン線維とは連動しているので，どちらか片方が異常でも結果として細胞連結が外れて棘融解の像を呈することになる．細胞分化異常を背景にしてみられる棘融解の代表は，有棘細胞癌 squamous cell carcinoma や日光角化症 actinic/solar keratosis である．他の悪性腫瘍としての所見が同時に存在するために鑑別は容易であるが，棘融解を示す腫瘍は概して悪性度が高い．これは腫瘍細胞が脱分化したためか，個々に遊離しやすいためかと思われる．

代表的な疾患

① 免疫学的棘融解疾患 immunologic acantholytic diseases

天疱瘡群．例えば表皮下層に強く発現されている desmoglein 3 に対する自己抗体を持つ天疱瘡患者では基底層上に裂隙または水疱を生じ，表皮の上層に多く存在する desmoglein 1 に対する抗体を持つ紅斑性天疱瘡患者では表皮上層に裂隙を生じるなど，棘融解の生じる表皮内の層（位置）が異なる．デスモゾーム構成タンパク（desmocollins, desmogleins, desmoplakin, plakoglobin, etc.）の，どれに対する抗体であるかによって，破壊されるデスモゾームが異なるからである．

ところが表皮の上層にてデスモゾーム損傷が起きても，細胞の形が溶けたように，丸くなることはない．顆粒層や角層に近い表皮細胞は，すでに細胞内角化が十分に進行していて変形できないからである．このため棘融解の用語を用いずに，**表皮融解 epidermolysis, epidermolytic** の表現を当てることが多い．

② 角化異常症

デスモゾームの細胞内構造に収斂する細胞内細線維（表皮ではケラチン線維系）の形成異常でも，結局はデスモゾームによる相互接着が不可能になり，結果と

2 ●表皮に現れる変化

して棘融解が起きる．その代表は，毛孔性角化症 keratosis follicularis（ダリエー病），家族性良性慢性天疱瘡 familial benign chronic pemphigus（ヘイリー・ヘイリー病），一過性棘融解性皮膚症 transient acantholytic dermatosis（グローバー病），孤立性毛孔性角化症 isolated dyskeratosis follicularis；疣贅状異常角化腫 warty dyskeratoma などである．

③ 悪性腫瘍

上述のとおり，デスモゾームは細胞膜を貫通する高次元の構造物であり，有棘細胞あたり約 $1\text{-}2 \times 10^3$ 個も存在するため，悪性細胞ではすべての構成要素を過不足なく合成・構築・配備できない事態が起きる，と考えられる．角化細胞そのものの悪性化である有棘細胞癌や日光角化症では，腫瘍病変内で連続性を失って急に角化した部分で棘融解が起きて，一見，水疱症のようにみえる．上記のとおり腫瘍細胞のデスモゾームは，正常細胞のものとは変化しているために，腫瘍細胞同士の棘融解に加えて，正常細胞とも十分な接合ができずに，腫瘍と正常との接合部で棘融解にみえて解離することもある．

もっと詳しく！

●デスモゾーム
走査型電子顕微鏡による，基底細胞と有棘細胞の形と表面のデスモゾームを示す

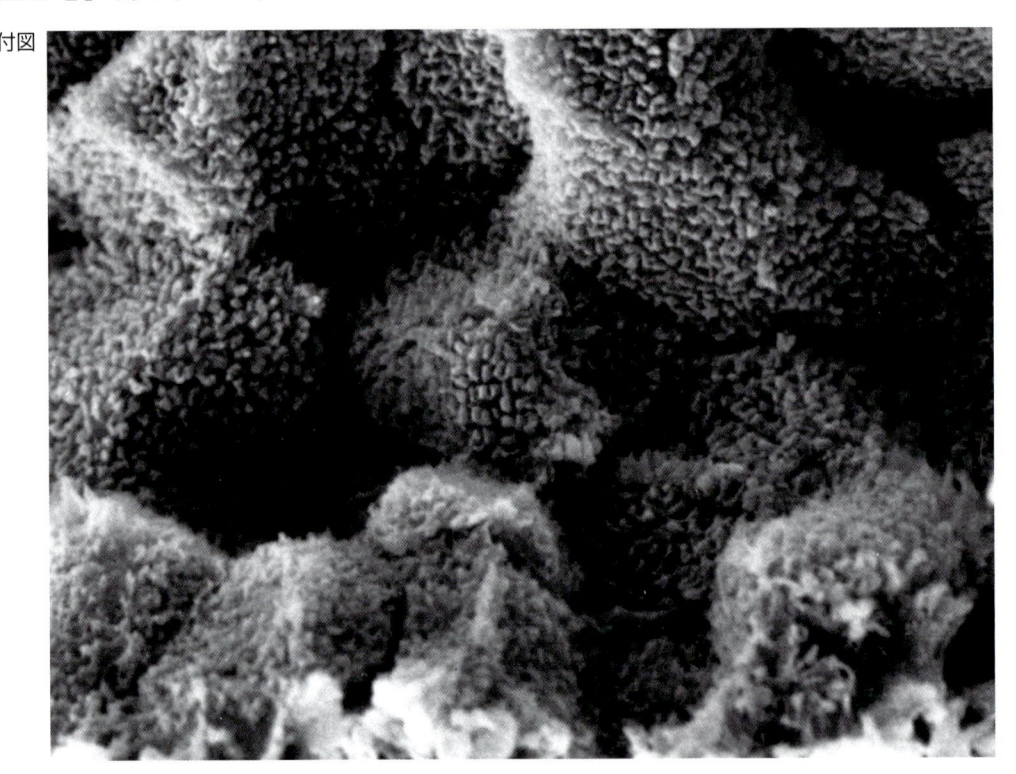

付図

光顕にあわせて表皮を縦割りにした走査電顕像である．画面の大部分を占めるのが有棘細胞．最下層の，小さくなった鉛筆を立てたような，小ぶりの6角柱状細胞が基底細胞である．すべての細胞表面の突起がデスモゾームである．
立体像でみると，有棘細胞の大部分は，各面が5角形と6角形の面から成る14または12面体（歴史的にはケルビンの14面体：Kelvin's kaidecahedron と想定されていた）であること，細胞表面には直径 $0.3\text{-}0.5\,\mu\text{m}$ のデスモゾームが各面に 100-200 個ずつ密に配列し，細胞としては約 1,000-2,000 個のデスモゾームを持つことを実感できる．有棘細胞の形状は，表皮組織にかかるさまざまな方向の負荷を，ただちに上下左右に分散させるのに最適である．
これに対して基底細胞は，基底膜上に並ぶ6角柱状の細胞で，底面では基底膜にヘミデスモゾームを介して接続し，側面では横並びの6個の基底細胞にデスモゾームにて，上面では 3-6 個の有棘細胞にデスモゾームにて接続している．すなわち基底細胞は上下左右それぞれに明瞭な極性 polarity を持つ細胞である．力学的には，数個の有棘細胞と接するだけの基底細胞上面がもっとも接着が弱い．

Gallary 1

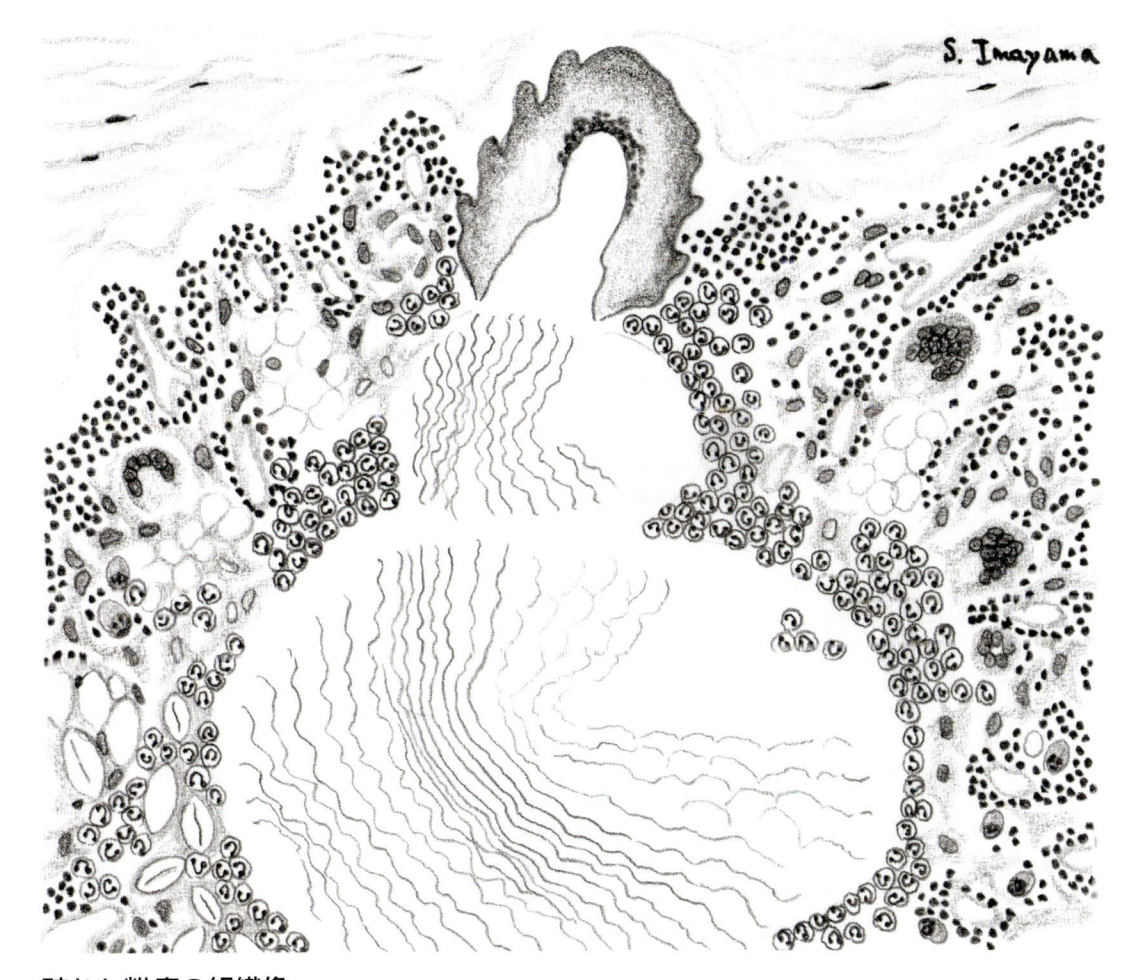

破れた粉瘤の組織像　鉛筆画，1982年ごろ

4 ⑭ 封入体

Key Words 封入体，疣贅，封入体疣贅，乳頭腫ウイルス，HPV，full 型，Cowdry A 型，asteroid body，シャウマン小体

POINT

1. 封入体 inclusion body とは，核または細胞質中に，ほぼ均一に染まる，類円形～束ねた枝のような塊状物質をいい，感染ウイルスごとに特異的なため診断に直結．
2. 疣贅では細胞質の封入体から乳頭腫ウイルスをほぼ特定でき，均質無構造≒HPV-4，-65，-95，-60，糸玉状≒HPV-88，顆粒状≒HPV-1，細線維状≒HPV-63．
3. 核の封入体には，核内が均一な物質で満たされる full 型と，濃染する塊を白暈が取り巻く Cowdry A 型があり，古典的ヘルペス感染に特異的．
4. 上記のような，細胞が産生したものではなく，貪食（巨）細胞が取り込んだ塊状物質の封入体もあり，星芒状小体 asteroid body がスポロトリコーシスと肉芽腫症に，石灰化封入体 シャウマン小体 Schaumann body が肉芽腫症にみられるが，特異性は低い．

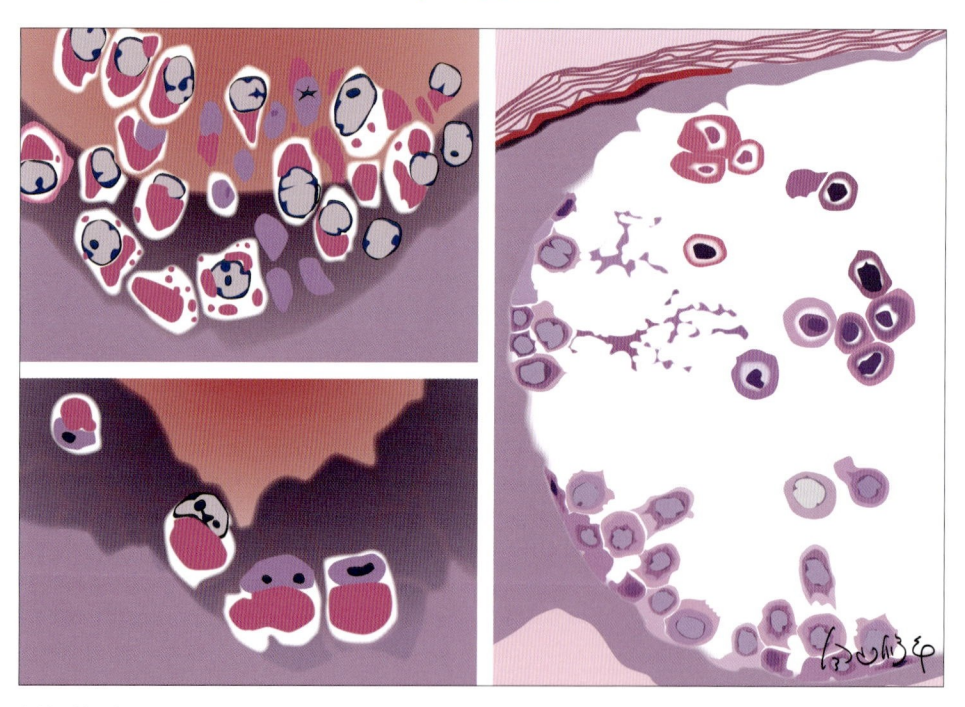

図 14-1 細胞質と核の封入体
封入体とは，核または細胞質中に，ほぼ均一に染まる，類円形～束ねた枝のような，塊状物質をいい，疾患（とりわけウイルス感染症ではウイルス）ごとに特異的．
<u>左：細胞質の封入体（例：疣贅）</u> 疣贅は乳頭腫の稠密集合体であり，各乳頭腫が栄養血管を持つ．疣贅の中には細胞質に明瞭な封入体を作る一群がある．<u>左上</u>：顆粒状 granular type（≒HPV-1）封入体．ミルメシアが代表．<u>左下</u>：均質無構造 homogeneous type（≒HPV-4, -65, -95, -60 など）封入体．色素性疣贅，類表皮嚢腫など．
<u>右：核の封入体（例：ヘルペス）</u> 古典的ヘルペスの水疱にみられる核内封入体を示す．<u>full 型</u>：核の内部が均一物質で満たされる型．この図では水疱を縁どるすべての細胞．核は輪郭だけになり，内部構造が失われて均質になる．<u>Cowdry A 型</u>：核が濃縮し，白暈が取り巻くようにみえる．この図の水疱内の浮遊細胞はすべて．もちろん感染細胞が風船のように膨化したり，膨化後に崩壊して輪郭だけが残って破れた網目にみえる．

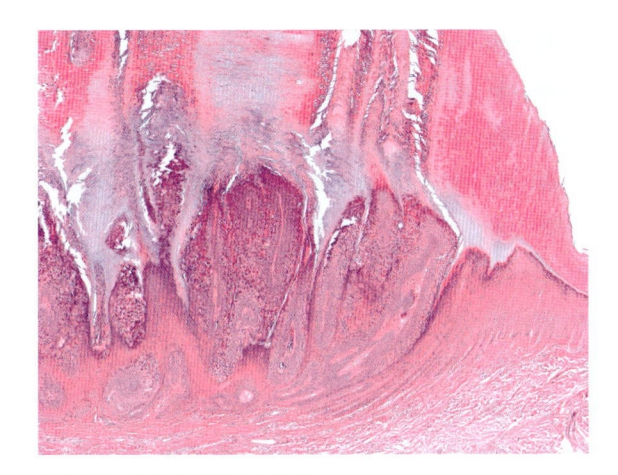

図14-2 封入体疣贅の全体像
疣贅には，一目でそれと診断できるいくつかの特徴がある．①全体像では，上方（＝外方）への増殖が基本で，水平方向には膨張して，既存の表皮・付属器を押しのける結果，左右対称．②低倍では（ギッシリと生えたモヤシのような）細長い乳頭腫の，密な集合体である．それぞれの乳頭腫は芯に毛細血管を持つ．乳頭状表皮増殖で，個々の乳頭の先端まで血管があれば，脂漏性角化症よりは疣贅を考える．乳頭腫の伸長とともに角層が厚くなり，ついには角層の柱になる（×40, a typical myrmecia developed on the finger of a 8-year-old boy）．

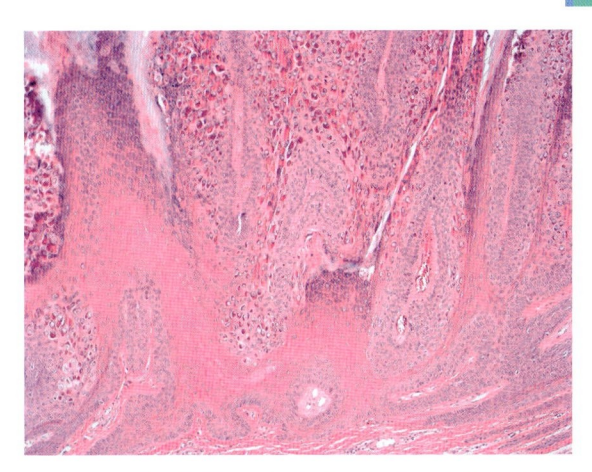

図14-3 封入体疣贅における封入体の出現（図14-2の拡大）
倍率を上げると．③乳頭腫の谷の部分では，顆粒層が異常に厚く，濃く粗大なケラトヒアリン顆粒を持つ細胞がみられる．この標本（ミルメシア，封入体疣贅の一種）では，この顆粒層のあたりから明瞭に，封入体がみられるようになる．核を避けて，細胞質を埋め尽くすような好酸性均質の塊のことである（×100）．

定 義

封入体 inclusion body とは，細胞内に，濃く，ほぼ均一に染まるために，まるで「取り込まれた」ようにみえる，塊状物質の総称である．

種々の臓器ごとに，また疾患ごとに，独特の好塩基～好酸性（紫～紅）色で，類円形～束ねた小枝のような特別な形で，細胞の核または細胞質内（時に両方）に存在する．中でもウイルス感染にて出現する封入体は，感染細胞内で増殖したウイルス成分の凝集または，感染により変性または合成したタンパク・糖・脂肪の凝集から成り，特異的である．このため診断確定に直結するが，本項では皮膚に限る．

皮膚では，ヒト乳頭腫ウイルス human papilloma virus, HPV 感染による疣贅のうち，封入体を呈する疣贅では，その形状から原因ウイルス（例：顆粒型の細胞質内封入体＝HPV-1感染）を特定できるレベルに達している（→文献：Visual Dermatology Vol.9, No.3, 2010，江川清文 責任編集：HPV感染症の多様な世界）．

上記のような，感染細胞にみられる，いわば疾患特異的な封入体のほかに，やはり取り込まれたようにみえるために，同じ封入体の名前で呼ばれてきた塊状物質もある．その多くは貪食（巨）細胞に貪食されて処理中の細胞成分，異物，細菌，色素などで，石灰化封入体 Schaumann body や星芒状小体 asteroid body がこれにあたる．

いずれにせよ，封入体と呼ばれる塊状物質そのものは，凝集した状態にあって活性はない．

組織像の実際

感染症に特異的で，診断的意義の高い封入体がみられるのは，皮膚では①疣贅 verruca, wart の一群，②伝染性軟属腫 molluscum contagiosum，③類表皮囊腫 epidermoid cyst，④単純疱疹 herpes simplex，カポジ水痘様発疹症 Kaposi's varicelliform eruption と，⑤水痘 varicella/chicken pox，帯状疱疹 herpes zoster などであろう．

◆ 疣贅→ヒト乳頭腫ウイルス human papilloma virus（図14-2～4）

疣贅には，直ちにそれとわかる共通の組織学的特徴がある（後述）が，加えて，増殖細胞の細胞質に明瞭な封入体を形成する一群があり，これらを特に封入体疣贅 inclusion wart と呼んで分ける．封入体の形状により，原因ウイルスがほぼ特定できるからである．

(1) 封入体疣贅（図14-2～4）

ミルメシア myrmecia では，細胞質の顆粒状 granular type（Gr型）の封入体が特徴的であり，この封入体により，ほぼHPV-1（genus μ, species 1）

2 ● 表皮に現れる変化

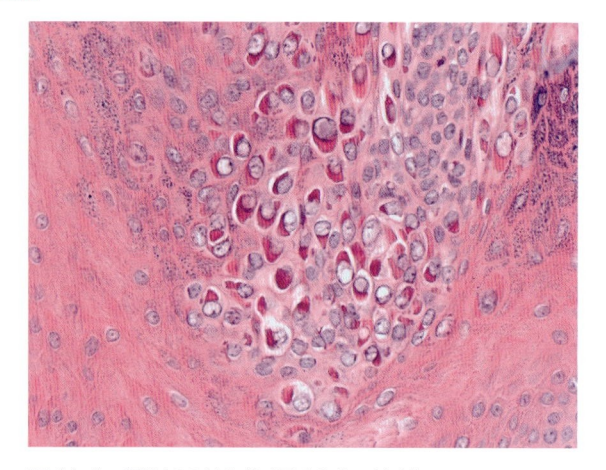

図 14-4　顆粒状の封入体（図 14-3 の拡大）
この封入体は顆粒状であることから HPV-1 と考えられる．封入体は，顆粒層あたりで明瞭であるが，よくみると実はマルピギー層から徐々に細胞質を埋めるように貯留している．核が残っている場合は厚い三角帽子のようにみえる（×400）．

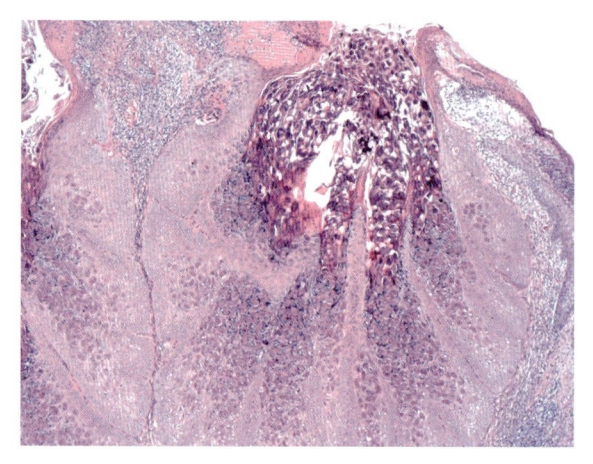

図 14-5　伝染性軟属腫と封入体
割れ目を上にして置いたザクロのようにみえる．中はミカンの房のように，薄い隔壁で仕切られ，その中で表皮細胞が増殖しており，個々の房では，頂点の割れ目に向けて封入体が産生されている．
封入体はマルピギー層の下方では好酸性で胞体の一部を占めるだけであるが，上行とともに胞体全体になり，顆粒層のあたりで好塩基性に変化し，そして放出される（×100, molluscum contagiosum scattered on the almost entire body surface of a 7-year-old boy with atopic dermatitis）．

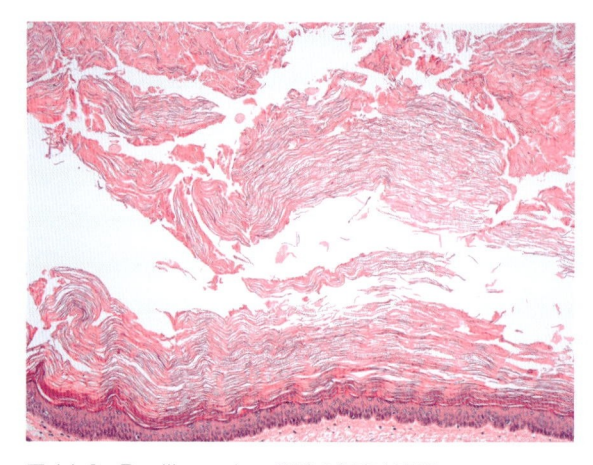

図 14-6　Papillomavirus 関連の類表皮嚢腫
江川清文氏が，壁細胞に封入体を認める類表皮嚢腫に HPV-60 の存在を報告して以来，嚢腫成立への HPV 関与が強く示唆されるようになった．この倍率でわかるとおり，この類表皮嚢腫にはうぶ毛が含まれている（×100, an epidermoid cyst removed from the sternal area skin of a 36-year-old woman）．

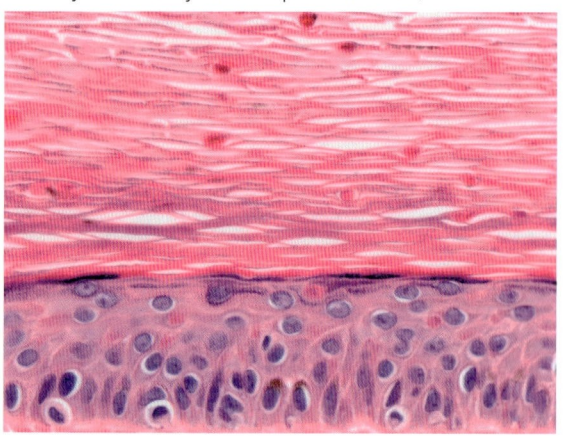

図 14-7　Papillomavirus 関連の類表皮嚢腫の封入体（図 14-6 の拡大）
封入体は好酸性均質無構造 homogeneous type（Hg 型）であり，注意深く観察すると，すでにマルピギー層には出現している．興味深いことに，基底細胞のメラニン含有量が著しく増大しているが，そもそも HPV-60 は，黒い色素性疣贅に検出されることから，本症において同様のメラニン産生亢進の機序が作動していると考えられる（×400）．

といえる．

　黒い疣贅である**色素性疣贅 pigmented wart** ではメラニン増加に加えて，細胞質内に好酸性均質無構造 homogeneous type（Hg 型）の封入体がみられ，HPV-4, -65（genus γ, species 1），HPV-60（genus γ, species 4）が特定されている．

　足底の点状疣贅 puncutate wart には細線維状 filamentous type（Fl 型）の封入体がみられ，HPV-63（genus μ, species 2）が特定されている．
　このほか，小さな疣状丘疹 small wart では糸玉状 fibrillar type（Fb 型）の封入体がみられ HPV-88（genus γ, species 5）によるとされ，また，疣贅の

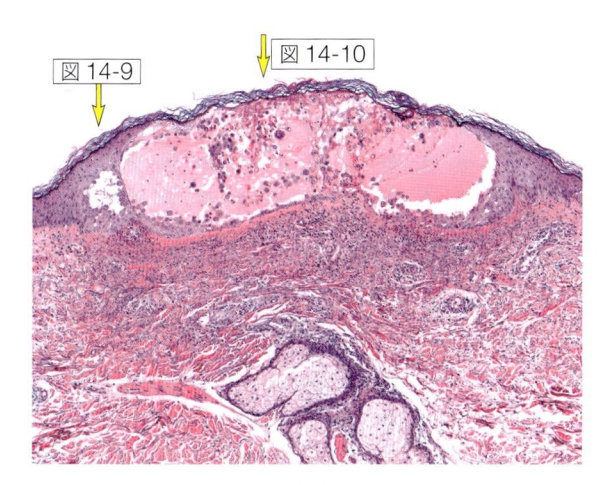

図14-8　単純ヘルペス／カポジ水痘様発疹症
古典的ヘルペスウイルス感染では，感染表皮細胞が崩壊することにより，表皮・毛包内に水疱／膿疱が形成される．感染した表皮細胞が風船のように膨化したり，膨化後に崩壊して輪郭だけが残り，不整な網のようにみえる．矢印部分を以降に拡大する（×64, sever herpetic vesicles and pustules disseminated on the proximal area of the body and the extremities of a 56-year-old man with HIV infection）．

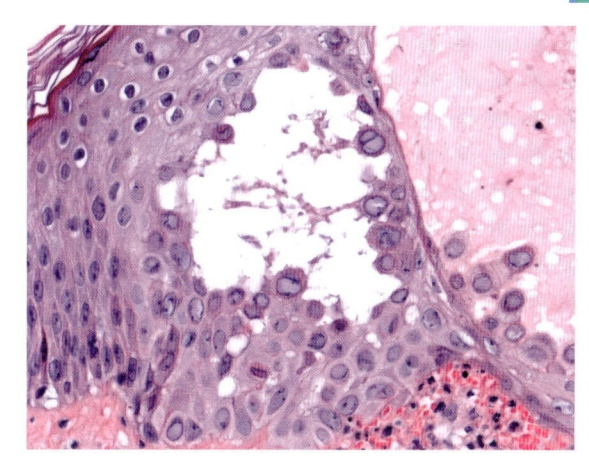

図14-9　カポジ水痘様発疹症のfull型封入体（図14-8の拡大）
左端の数十個の表皮細胞は正常であり，それらの核には1-2個の核小体など濃淡のある内部構造がみられる．
これに対して中央から右側の，膨化や網状変性により水疱を形成した表皮細胞では，核の縁取りだけが線状に濃く，内部は均一な物質で満たされている．full型の封入体である（×400）．

ような小丘疹 common wart-like では homogeneous type（Hg型）に似た均質な封入体がみられ，HPV-95（genus γ，species 1）と特定されている．

いずれの封入体も顆粒層のあたりで非常に明瞭にみえるために，この完成した時点で形状を区別する．しかし注意してみると，マルピギー層ですでに細胞質に出現しており，表皮内を上行するとともに成長していることがわかる．

(2) 尋常性疣贅

疣贅の大部分を占める．明らかな封入体は認めにくい．普通の**尋常性疣贅** verruca vulgaris は HPV-2，-27，-57（genus α，species 4）にて生じるが，封入体の有無にかかわらず，疣贅には以下の，共通の組織学的特徴がある．

① 基本的に上方（＝外方）へ発育し，水平方向には膨張して，既存の表皮・付属器を押しのける．その結果，左右対称で，水面に浮いた（中にはギッシリと，水栽培のモヤシが生えた）お椀のようにみえる．下方は（足底のように圧が加わらない限り）真皮網状層より上に留まる．

② 疣贅そのものは，ギッシリと生えた発芽モヤシのような柱状の乳頭腫の密な集合体である．それぞれの柱には芯に栄養血管を持つ．個々の柱の伸長とともに柱を包む角層も貯留し，先に行くほど厚い角層に包まれる．先端ではそれが乾燥・収縮するために，芯の血

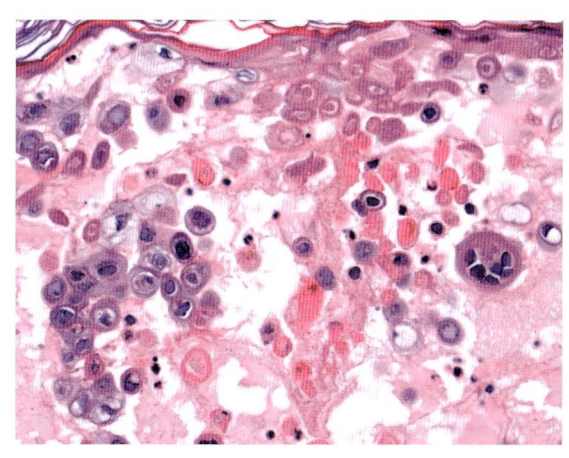

図14-10　カポジ水痘様発疹症のCowdry A型封入体（図14-8の拡大）
水疱内の，バラバラになって浮遊する表皮細胞では，中心に濃染する塊があり，周囲を白暈が取り巻く核内封入体がみえている．Cowdry A型と呼んでいる．本症例はHIV感染を伴っているためか，エイズ脳症の大脳白質にみられる特異な巨細胞も同時にみえる（×400）．

管も絞殺されて凝固壊死となり，肉眼的に黒い点々にみえる．コンジローマでは角層肥厚がないので個々の柱状の乳頭腫がよくわかる．

③ 柱の先端は角化（本来の分化）不全なことが多く，逆に谷の部分では，顆粒層が異常に厚く hypergranulosis，粗大なケラトヒアリン顆粒を持つ細胞や濃縮した核が中央にある**空胞細胞** koilocyte（鳥の眼

2 ● 表皮に現れる変化

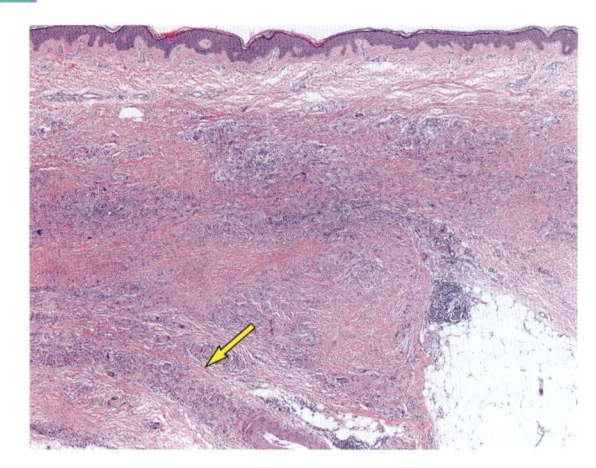

図 14-11　リポイド類壊死
全体像から，病変は真皮網状層にあることがわかるが，所々に膠原線維束が密に好酸性にみえる部分があり，その合間に不規則に細胞浸潤がある．低倍でも，巨細胞が散在しており，何らかの肉芽腫でありそうなことがわかる．矢印の部分を拡大して以下に示す（×40, a necrobiosis lipoidica lesion developed as atrophic patches on the bilateral pretibial areas of a 62-year-old woman with diabetes mellitus）．

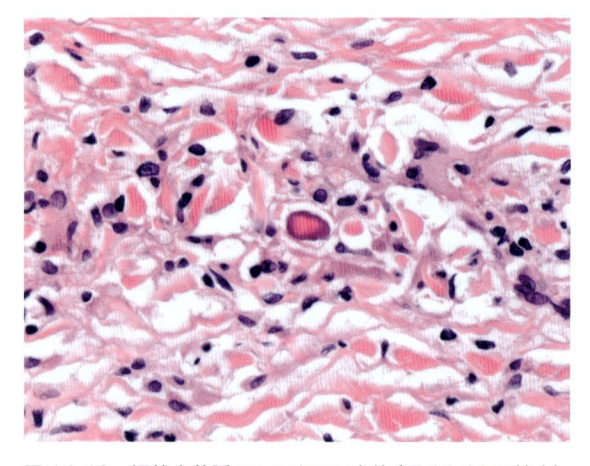

図 14-12　肉芽腫における星芒状小体（図 14-11 の拡大）
巨細胞を混じる小さな肉芽腫が散在している．類結核肉芽腫にも柵状肉芽腫にもみえるのは，貪食対象があちらこちらに散在するためである（参照 ㉙㉚肉芽腫（1）（2））．
3つの矢印は，好酸性の星芒状封入体が，まるで結晶のように成長する様子を示す（×540）．

図 14-13　柵状肉芽腫のシャウマン小体（図 14-11 の拡大）
好塩基性，類円形の，よくみると層状の重なりがみえる封入体には，辺縁にカルシウムが沈着していて好塩基性にみえる．皮膚ではめったにみられない，とされている（×640）．

bird's eye とも呼ばれる）もみられる．以上が，封入体の有無によらない，疣贅の基本構築である．

◆ 軟属腫 → *Molluscipoxvirus*（図 14-5）

　伝染性軟属腫 molluscum contagiosum は，割れ目を上にしてザクロを置いたような病変である．その丸い隆起の中では，表皮細胞が薄い隔壁で（ミカンの房のように）仕切られて，ギッシリと増殖しており，個々の房では，頂点の狭い割れ目に向けて，多数の封入体が産生されている．

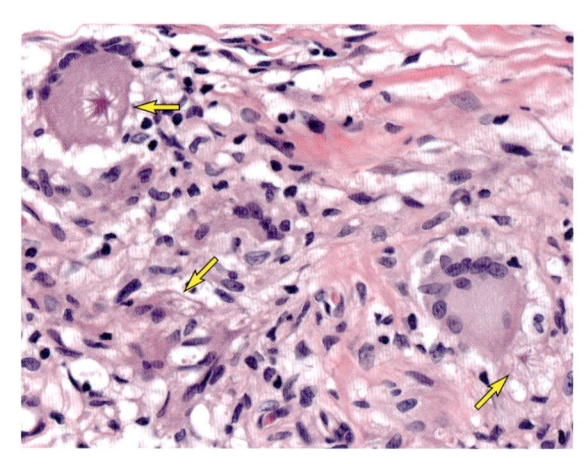

よくみると封入体は基底細胞のすぐ上から観察され，最初は好酸性無構造の塊で，胞体の一部を占めるだけであるが，次第に胞体全部が好酸性になり，さらには顆粒層あたりで好塩基性に変化し，頂点の割れ目から放出される．周知のとおりポックスウイルス poxvirus（の中の，遺伝子的に識別されるサブタイプの *Molluscipoxvirus*）による．

◆ Papillomavirus 関連の類表皮嚢腫（図 14-6, 7）

　江川清文氏が類表皮嚢腫 epidermoid cyst の壁細胞に，好酸性均質無構造 homogeneous type（Hg 型）の封入体を認めるものに HPV-60（genus γ, species 4）を検出して以来，今ではさまざまの嚢腫成立への HPV 関与が強く示唆されるようになった．現在では，足底の類表皮嚢腫に，尋常疣贅に関わる HPV-57（genus α, species 4）も検出されている．壁の上皮細胞に形成される封入体の性状は，封入体疣贅の場合と同じく（例：HPV-60 では Hg 型など）ウイルスごとの特徴が維持されているようである．

◆ 単純疱疹ウイルス，水痘帯状疱疹ウイルス（図 14-8〜10）

　一般に，単純疱疹 herpes simplex，水痘 varicella，帯状疱疹 herpes zoster のいずれもが生検されることは稀であり，これらの病変を病理組織にてみるのは，免疫抑制状態の症例に生じた場合であろうと考えられる．

　表皮内水疱の水疱を縁取る細胞や，水疱内に浮いた

表皮細胞の核では,内部構造が失われて均一にみえる.これを full 型の封入体という.もうひとつ,瞳の大きな目玉のように,中に濃く好塩基性の塊があって白暈が取り巻く,封入体も観察される.これは Cowdry A 型と呼ばれる.

もちろんこれらの古典的ヘルペスウイルスの水疱では,丸く膨化して風船のようにみえる細胞 ballooning cell があり（風船様変性 ballooning degeneration),膨化が進行して細胞が崩壊してしまい,輪郭だけが不整な網のように（網状変性 reticular degeneration）がみえる,という変化も（封入体の多寡によらず）特徴的である.

◆ 星芒状小体 asteroid body，シャウマン小体 Schaumann body（図 14-11～13）

星芒状小体 asteroid body とは,星のような,あるいは太陽の光のような,放射状に伸びる好酸性物質のことで,（一度みると忘れないほど）特徴的である.

貪食（巨）細胞の細胞質に,これが存在することで診断に到る感染症はスポロトリコーシス sporotrichosis である.これは,酵母型 yeast form (blastspore) の真菌の周囲に,免疫複合体が沈着して放射状に伸びたもので,中心の丸い酵母状真菌から太陽のように放射状に伸びる好酸性物質が特徴的である.本症の星芒状小体を特に sporothrix asteroid と呼んでいる.

一般的な星芒状小体は,サルコイドーシス sarcoidosis，結核 tuberculosis，環状肉芽腫 granuloma annulare，弾性線維融解性（巨細胞性）肉芽腫 elastolytic (giant cell) granuloma などの貪食巨細胞内にみられる.

これ以外にもさまざまな肉芽腫で,好塩基性,類円形,層状に重なった石灰化封入体（シャウマン小体 Schaumann body）をみる.一般に皮膚では稀ではあり,また疾患特異性は低い.

解説

前述したように,疣贅は,封入体すなわち顕微鏡下にわかるような塊（＝おそらく不都合な産物の集塊）の有無にかかわらず,組織学的には（ギッシリと生えた発芽モヤシのような）乳頭腫の稠密集合体であり,それぞれの芯に栄養血管を持つ,という基本構築を持つ.この共通構築は,HPV の標的または潜伏感染が毛包隆起部 bulge に位置する幹細胞 stem cell であれば,たしかに理解しやすい.その位置の細胞が急速に増殖すれば,（うぶ毛と同様の,しかし毛のない）縦方向の伸長になって,密生する乳頭腫,すなわち疣贅の基本構造を生み出すはずだからである.個々の乳頭が必ず,血管を誘導することも,きわめてわかりやすい.

封入体に関しては,感染細胞に封入体を形成させる,ウイルス側の遺伝子が特定されつつある.ウイルスが（宿主細胞をして）産生させるタンパクを記述（コード）している遺伝子枠 frame のうち,感染後すぐに発現する遺伝子群を初期遺伝子 early gene（E1,E4 など）という.これらの初期遺伝子にはウイルス遺伝子そのものの増殖に関与する情報が含まれる.その後,遅れて発現する群は後期遺伝子 late gene（L1,L2 など）といわれ,カプシド capsid などのタンパク情報を持つ.周知のとおり HPV は（しばしば漫画にも描かれる）正 20 面体のカプシドに包まれた,2 本鎖の DNA ウイルスである.

さて,子宮頸癌ワクチンで有名になった HPV-16 では,初期遺伝子 E4 が記述するタンパクは,表皮細胞の骨格でもある中間径フィラメント（10 nm filaments,表皮ではケラチンが主体）に結合して,細胞骨格の形成を阻害することが知られていた.そもそも封入体はケラチンの異常凝集でもあることから,封入体形成に E4 の関与が予想されていたが,近年さらに,封入体の出現と E4 によって産生されたタンパクの発現が一致していることや,封入体を作る細胞ではケラチンの組成に異常があることも判明して,E4 の関与がほぼ確実になりつつある.

このような封入体疣贅におけるような,臨床・病理組織所見とウイルス遺伝子型との相関は,**HPV 型特異的細胞変性あるいは細胞病原性効果 cytopathic or cytopathogenic effect, CPE** として,病態理解の新概念として提唱されている（→文献：江川清文：ヒトパピローマウイルスと皮膚疾患.ウイルス 58: 173-82, 2008).

近年,組織標本にウイルス感染が疑われる場合,①その標本を,免疫組織化学の方法により,特異抗体を用いてウイルスを特定するのはもとより,②そのパラフィン切片から取り出した DNA を用いてポリメラーゼ連鎖反応（PCR, polymerase chain reaction）により,含まれるゲノムを増幅させて確定診断する,などが中枢神経・肺・肝・腸管などの感染症ではルーチンに近く実施されるようになった.形態学的観察を目的に発達してきた組織標本は,分子生物学の対象としての新たな役割を獲得しつつある.

2 ●表皮に現れる変化

5　⑮ 穿孔／穿孔性皮膚症

Key Words 穿孔，穿孔性皮膚症，穿孔性毛包炎，穿孔性膠原線維症，穿孔性弾性線維症

POINT

1. 真皮の構造物（≒膠原線維束と弾性線維）が，表皮や付属器を貫通する様子を穿孔という．
2. 穿孔の主役は，太くて消化されにくい膠原線維束で，キルレ病，穿孔性毛包炎，反応性穿孔性膠原線維症，後天性穿孔性皮膚症があるが，近年，糖尿病や腎不全（血液透析）に伴う穿孔性皮膚症へ名称統一の動きがある．
3. 膠原線維束の穿孔は，環状肉芽腫，脂肪類壊死，創傷治癒機転，搔破痕，ステロイド局注後にも起きる．
4. 弾性線維は量が少なく消化されやすいために穿孔は稀だが，先天性の異常弾性線維が穿孔する蛇行性穿孔性弾性線維症，弾性線維性仮性黄色腫がある．

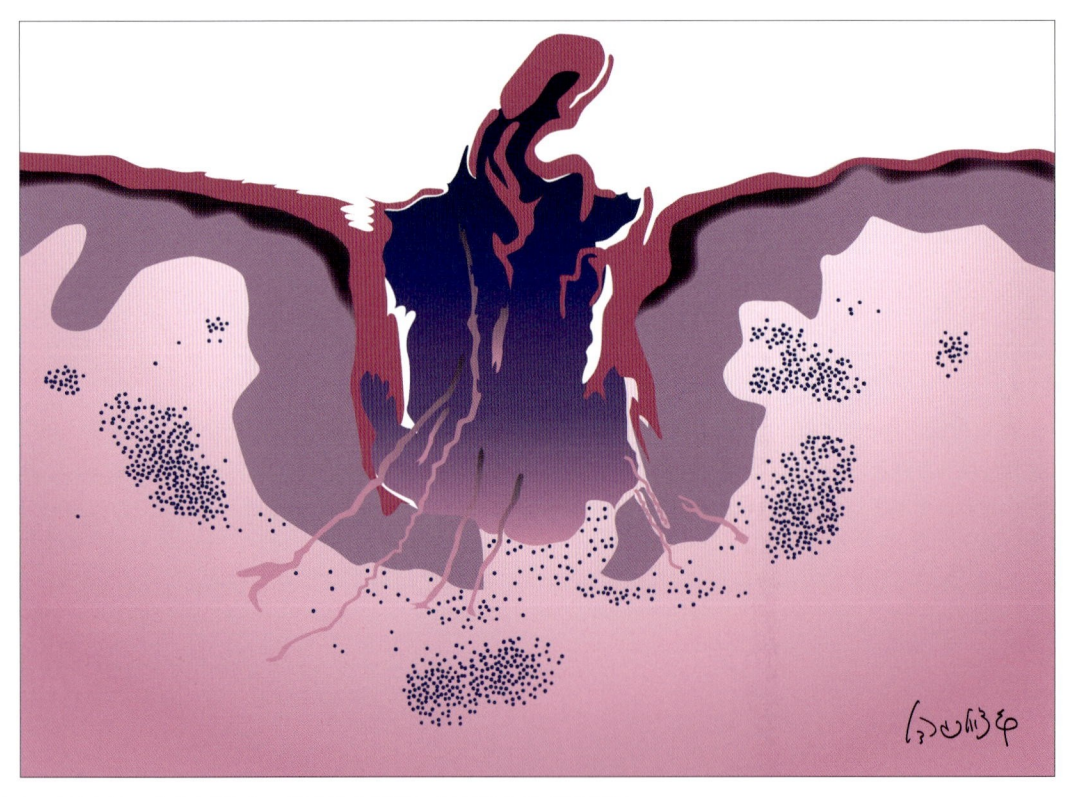

図 15-1　穿孔とは，表皮を貫通して真皮結合組織の成分が外界に出る様子
表面からやや突出して，濃く好塩基性（紫色）に染まる凝固壊死物がある．それを取り囲むようにして表皮が下降している．壊死物の下端では，表皮が不連続なことも連続していることもある．よくみると，真皮網状層の太い膠原線維束（時に弾性線維）が，表皮の底面を貫通したり欠損部を通って，凝固壊死物の中へ，ほぼ垂直に連なる．
このように―多くは膠原線維束と弾性線維であるが―真皮の構造物が，表皮や付属器を貫通する様子を穿孔という．
表皮が下降性に伸長して結合組織成分を取り囲む様子は，砂地（結合組織）に植木鉢（表皮の枠）を押し込む様子に似る．植木鉢がめり込むにつれ，鉢の底の孔からは，草の根が混じった砂（結合組織）が出てくるが，それらは早晩，乾燥凝固して好塩基性となる．
いずれにせよ，表皮が（基底膜を介さないで直接に）膠原線維束や弾性線維と接着できるようになる，という異常事態が起きている．

表 15-1　穿孔する真皮構造物による分類

```
穿孔性皮膚症 perforating dermatoses → 表皮を突き抜けて，真皮成分が外界に露呈・乾固した病態

① 主に膠原線維が貫通 perforating collagenosis → 結合組織成分（≒膠原線維束）＋変性・壊死物質＋炎症細胞が外界へ
  原発性 ← 近年では，大部分の症例には糖尿病・腎不全・血液透析あり
        以下の4病名をまとめた病名提唱
          → 糖尿病・腎疾患の穿孔性皮膚症 perforating disorders of diabetes and/or renal disease
        ❶ キルレ病 hyperkeratosis follicularis et parafollicularis in cutem penetrans
          ← 当時（1916），角化異常症であろうと考察
        ❷ 穿孔性毛包炎 perforating folliculitis
        ❸ 反応性穿孔性膠原線維症 reactive perforating collagenosis
        ❹ 後天性穿孔性皮膚症 acquired perforating dermatoses
  続発性 ← 主病変の結果として，真皮成分が外界に露出
        ❺ 真皮成分の変性 → 環状肉芽腫，脂肪類壊死，ステロイド局注，外傷など
        ❻ 掻破 → 痒疹，疥癬など

② 弾性線維が貫通 elastosis perforans → 異常な弾性線維が選択的に外界へ
  原発性 ← 半数近くに，遺伝的結合組織疾患・知的障害あり
        ❼ 蛇行性穿孔性弾性線維症 elastosis perforans serpiginosa
          先天性：異常弾性線維の産生，6-20歳に発症，摩擦を受ける部位，角栓・臍窩を持つ小丘疹，
                線状・環状・蛇行性に配列
                ［背景に弾性線維性仮性黄色腫，エーラス・ダンロス症候群，マルファン症候群，早老症，
                骨形成不全症，ダウン症候群など］
          後天性：ペニシラミン長期投与 → Cu↓ → ウィルソン病，システイン尿症など
  続発性 ← 原疾患の，異常弾性線維が外界へ
        ❽ 穿孔性の弾性線維性仮性黄色腫 perforating pseudoxanthoma elascticum
```

定義と解説

表皮に覆われていて，本来は外界には露呈しないはずの組織成分が，表皮（や毛包）を貫通し，変性・壊死・乾燥・凝固などを経て，外界に排出される組織像を穿孔 perforation と呼んでいる．

もちろん分子レベルでは（例えば水分子は）常に表皮を通り抜けているが，顕微鏡下に，形のあるものが，基底層から角層までを貫通したり，あるいは，表皮が一部欠損し，そこから何かが外界に露出することは，正常皮膚では決してないから，穿孔は異様な所見であり，診断に直結する．

上記のとおり穿孔には，①表皮は連続したままに，物体が通れるだけのチャネルを作って貫通させる場合（→図 15-5）と，②表皮の破れ目から外界に通じさせる（→図 15-4）場合との2通りがあり，多くは両方が同時にみられる．

穿孔する真皮構造物は膠原線維と弾性線維に代表され，(1)穿孔性膠原線維症 perforating collagenosis＝膠原線維束の穿孔と，(2)穿孔性弾性線維症 elastosis perforans＝弾性線維の穿孔に分けられる（表 15-1）．

(1) 穿孔性膠原線維症

膠原線維束は，太くて消化されにくい構造物であり，その穿孔はわかりやすく，目立つためか歴史的にそれぞれの名称で記載されてきた．代表は，キルレ病 hyperkeratosis follicularis et parafollicularis in cutem penetrans (1916)，穿孔性毛包炎 perforating folliculitis，反応性穿孔性膠原線維症 reactive perforating collagenosis，後天性穿孔性皮膚症 acquired perforating dermatoses である．しかし，これら4病名の異同や重複が問題にされてきたこと，これら4病名が指す穿孔が糖尿病や腎不全患者に好発することから近年，糖尿病・腎不全（血液透析）に伴う穿孔性皮膚症 perforating disorders of diabetes and/or renal disease の総称が臨床から提唱されている（→文献 1-4）．

そもそも表皮細胞と真皮結合組織との関係は，基底膜を介して，繊細な（乳頭層の）膠原線維や弾性線維と接するという関係であり，表皮細胞が直に，これらの線維系と接触することはない．しかし穿孔では，表皮細胞は，太い（網状層の）膠原線維束や弾性線維と

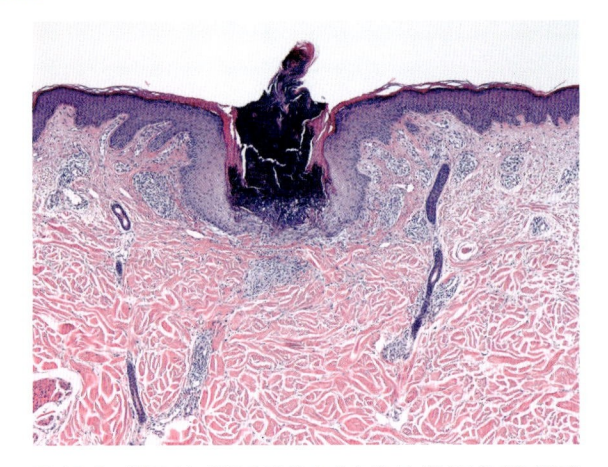

2 ● 表皮に現れる変化

図 15-2　糖尿病に伴う穿孔性皮膚症（反応性穿孔性膠原線維症）の全体像
まるで砂地に埋め込んだ植木鉢（表皮の下方伸長）の排水孔から，砂（真皮成分）が吹き出て固まった（好塩基性の壊死物質）ような組織である．中身の，濃く好塩基性（紫色）に染まった物質は，頂点も周囲も，好酸性（紅色）の厚い角層に包まれている．したがって表皮に包まれて，または表皮の角化機転とともに，上行したと考えられる（×50, intensely itchy, umbilicated papules developed on the lateral aspects of the trunk of a 73-year-old man with ill-controled diabetes mellitus）．

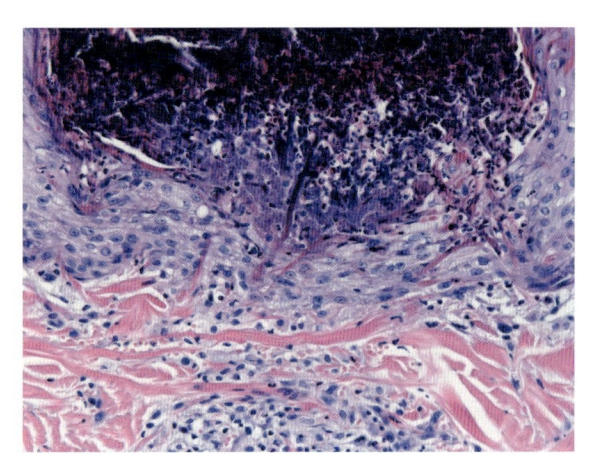

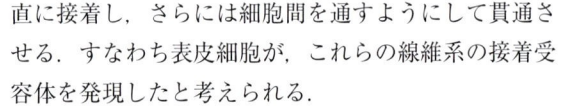

図 15-3　表皮を貫通して穿孔する膠原線維束と穿孔物（図 15-2 の拡大）
植木鉢（表皮の下方伸長）の底部を拡大すると「孔」はなく，表皮は連続している．膠原線維束は，真皮から垂直に立ち上がって，（表皮の破れ目を通るのではなく）表皮そのものを貫通していることがわかる．植木鉢の中身（下方に伸長した表皮に囲まれた領域）の，好塩基性に濃染する部分は，崩壊した浸潤細胞の核と胞体，変性した膠原線維と弾性線維（いずれも好酸性→好塩基性に変化），細胞間基質から成り，周囲を好酸性の厚い角層が包む（×250）．

直に接着し，さらには細胞間を通すようにして貫通させる．すなわち表皮細胞が，これらの線維系の接着受容体を発現したと考えられる．

おそらく腎不全に由来する何らかの物質が，膠原線維束に沈着することにより生化学的に変性して表皮細胞との接着が可能になり，その結果，表皮を貫通して外界へと排除されると考えられる．もちろん膠原線維束に類似の変化が起きれば，続発性にもみられることになる．**環状肉芽腫や脂肪類壊死**における膠原線維束の変性が真皮浅層に起きた場合には，それが表皮に接着して上記機序が起き，穿孔がみられる．同様に，**創傷治癒機転，ケラトアカントーマの退縮期，痒疹・疥癬などの搔破部，ステロイドなどの局注部**などにおいても，変性した結合組織成分が穿孔することがある．

（2）穿孔性弾性線維症

遺伝的な合成異常またはキレート剤内服などによる酵素失活などにより，異常な弾性線維が産生され，それが表皮細胞と接着して穿孔することがある．そもそも稀な疾患ではあるが，**蛇行性穿孔性弾性線維症，弾性線維性仮性黄色腫**である．後天性にも日光弾性線維症の表皮直下の異常な弾性線維塊が穿孔することがある．

組織像の実際

荒れた砂地に，植木鉢を，ねじりながら押し込むと，底の排水孔から，草の根が混じった砂が鉢の中に吹き出てくるが，この様子が穿孔の組織像に近い．

鉢の中に出てきた砂は細胞間基質に相当し，混じっている草の根は膠原線維や弾性線維に，植木鉢は下降性に伸長して，真皮成分を包み込む表皮に相当する．植木鉢の中に出てきた砂や草の根と同様，下降した表皮によって取り囲まれた結合組織成分は，好塩基性の壊死物質となって乾燥凝固することになる（図 15-2, 3：HE 染色）．

表皮の下方伸長の底部（植木鉢の底の部分）を注意してみると，表皮が断裂して本当に「孔」ができていて，そこから変性した真皮成分が穿孔している場合（図 15-4：EVG 染色，図 15-7：HE 染色）と，表皮は連続していて断裂はなく，膠原線維や弾性線維は，基底層から角層まで通じる細いチャネルを通って穿孔する場合（図 15-3：HE 染色，図 15-5：EVG 染色）があることがわかる．多くの標本で両者が同時にみられる（図 15-12：HE 染色）．

植木鉢の中身に相当する，下方に伸びた表皮によっ

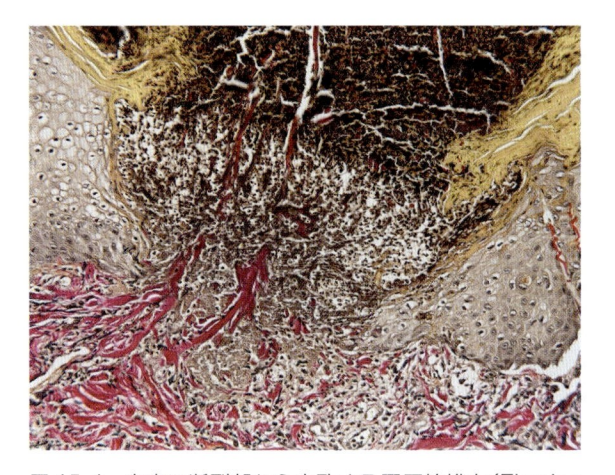

図15-4 表皮の断裂部から穿孔する膠原線維束（Elastica van Gieson染色）（図15-2, 3の特染）
膠原線維を赤に，弾性線維を黒に，角層を黄色に，その他の細胞と核を褐色に染め分けるElastica van Gieson染色にて観察する．
この穿孔性皮膚症病変では，底部の表皮が不連続になっており，その「孔」を通って，赤い膠原線維束が垂直に立ち上がって外界に通じている．よくみると，膠原線維束（赤）にまとわりつくようにして，細い弾性線維（黒）も貫通している．このことからも膠原線維症 perforating collagenosis はよい名称とは言いにくい（×200, umbilicated papules developed on the lateral aspects of the chest and buttocks of a 76-year-old man with hemodialysis through uncontroled diabetes mellitus）．

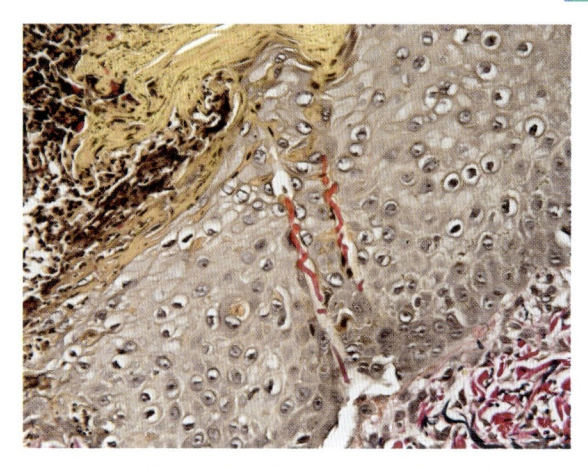

図15-5 表皮を貫通して外界に出る膠原線維束（Elastica van Gieson染色）（図15-4の拡大）
図15-4と同じ病変であるが，破れていない表皮（植木鉢）に，専用の細いチャネルを貫通させて，最短距離で表皮を通り抜けて外界に通じる膠原線維束を示す．同じ病変において，①表皮の破れ目を穿孔する場合と，②表皮は連続したまま，線維束が通れるだけの細い隙間を通り抜けて穿孔する場合がある（×400）．

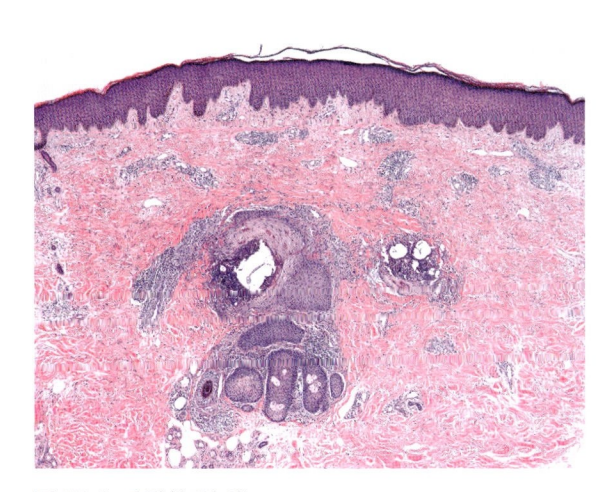

図15-6 穿孔性毛包炎
中央に位置する毛包周囲に細胞浸潤があることから毛包炎である．毛包の左下方が破れているようにみえる．粉瘤（類表皮嚢腫）で経験するように，毛包が破れると好中球をはじめとした密な細胞浸潤が起きるものであるが，ここには浸潤が乏しい（×40, itchy, dome-shaped, papules/nodules developed on the sholders, chest and upper back of a 51-year-old man with ill-controled diabetes mellitus）．

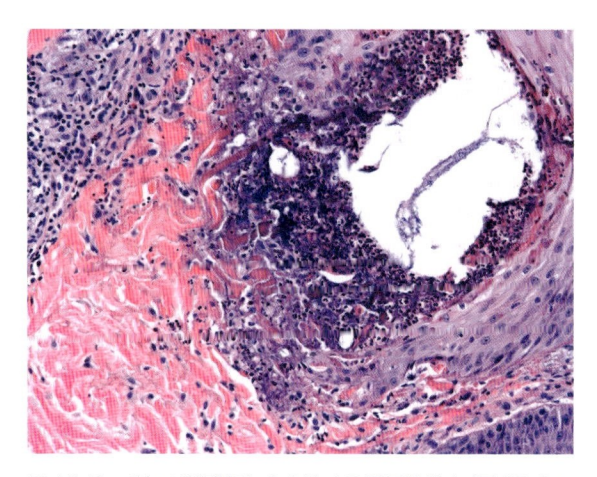

図15-7 毛包の断裂部から穿孔する膠原線維束（図15-6の拡大）
毛包壁の破れ目から，結合組織の膠原線維束が，好塩基性の壊死物質とともに毛孔内へと破れ込む様子を示す．毛孔内へ出た物質は，毛孔を通って結局は体外へ排出される．左上方の，少し離れた部位に異物型の肉芽腫がみられる．破れたものの毛包炎の特徴を揃えてはいる（×200）．

2 ●表皮に現れる変化

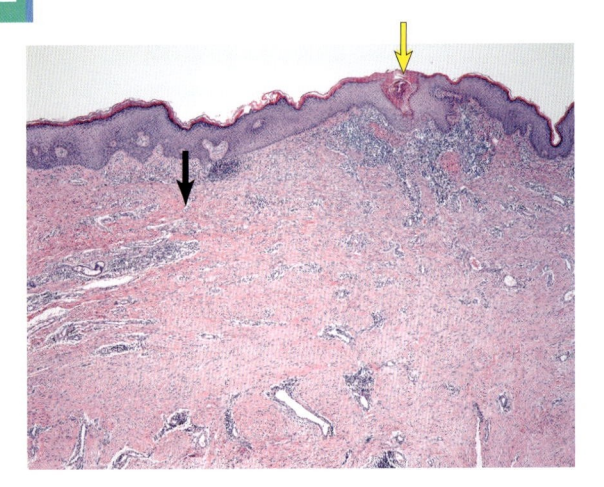

図15-8　穿孔性弾性線維症
軽度隆起した右側（黄の矢印）では，表皮が下降性に伸長し，中に角栓のようなものを容れている．同部の表皮直下には炎症細胞浸潤と好酸性物質がみえている（→図15-9に拡大，図15-10に特染）．真皮の大部分は均質な膠原線維で埋まり，まるで若い瘢痕組織のようにみえるが，黒矢印より左側の真皮結合組織は正常にみえ，血管中心性に細胞浸潤があり，明瞭な膠原線維束の隙間がある（→図15-11に特染）（×40，grouped pustular papules, previously diagnosed furuncles, developed on the inner aspect of thigh a 16-year-old otherwise healthy boy）．

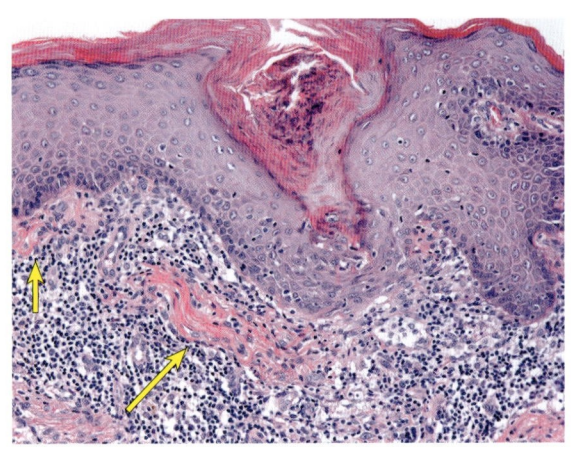

図15-9　表皮を貫通する異常弾性線維（図15-8の拡大）
下降した部の表皮直下には，細胞浸潤に混じって，好酸性の，波打つような，ほぼ同じサイズの線維が束になっている（矢印）．まるで神経線維のようにもみえるが，これが排除寸前の，表皮下に集合した異常弾性線維集塊（→図15-10に特染）である（×200）．

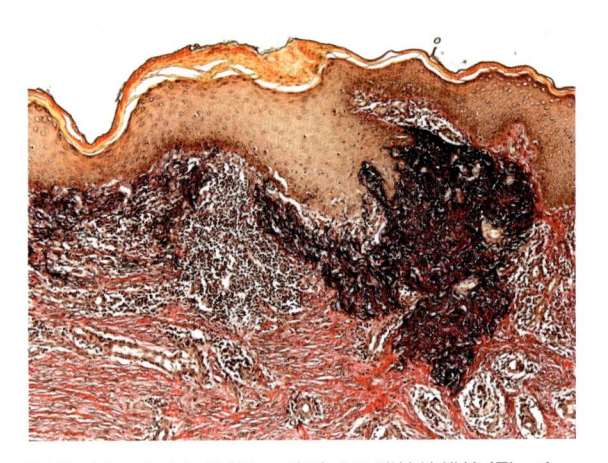

図15-10　表皮に接着し，穿孔する弾性線維塊（Elastica van Gieson染色）
Elastica van Gieson染色にて観察すると，下降性に伸長した表皮細胞と，弾性線維（黒）とが，基底膜を介さないで直に接着している様子，さらには表皮を貫通する様子がわかる（×100）．

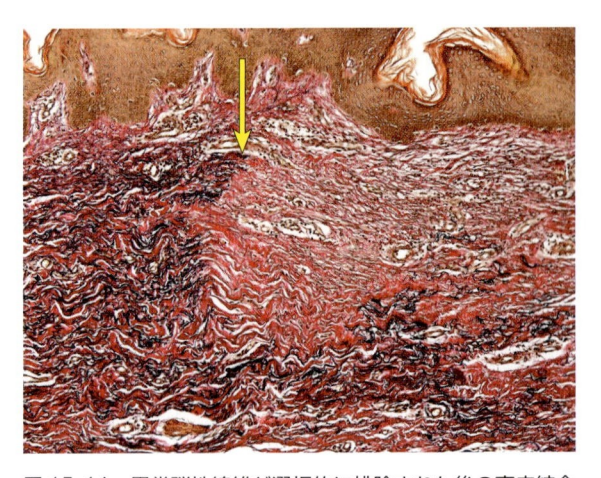

図15-11　異常弾性線維が選択的に排除された後の真皮結合組織（Elastica van Gieson染色）
矢印より右側の真皮結合組織には，（黒く染まるはずの）弾性線維がなく，（赤い）膠原線維だけである．この部分に（元はあった，異常な）弾性線維が炎症とともに排除された結果であり，この部が瘢痕のようにみえた（→図15-8：HE染色）のは膠原線維だけだったからである．そもそも瘢痕とは応急的に膠原線維だけで形成された結合組織のことである．矢印の左側では，赤い膠原線維束の間に，黒く波打つ（異常）弾性線維が介在しているから，何かをきっかけにして再燃する可能性は残る（×100）．

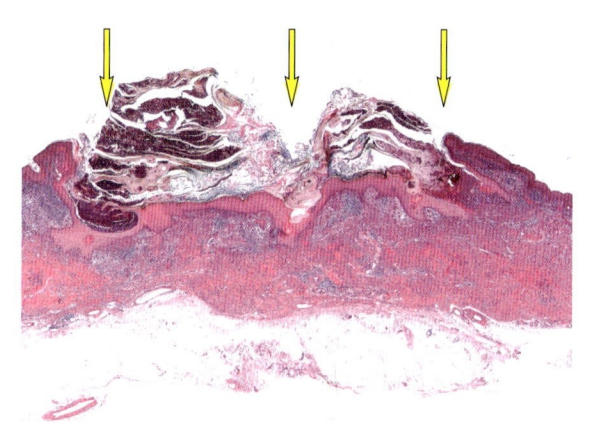

図15-12　穿孔性(の)弾性線維性仮性黄色腫
凸凹した表面に，厚い野菜サンドイッチのように，好塩基性（紫色）の壊死物質と好酸性（紅色）の角層が交互に蓄積して「痂皮」が形成されている．3カ所の矢印部では，表皮が下降性に伸長して，中に角栓のようなものを容れている．左2カ所では表皮は連続しているが，右端の表皮は大きく破れて穿孔している．
真皮網状層の大部分は異常な弾性線維が塊状・帯状に蓄積しており，弾性線維性仮性黄色腫の典型である．脂肪組織には異常はない（×20, serpiginously arranged, crusted papules developed on the inner side of rt. upper arm of a 67-year-old woman with pseudoxanthoma elasticum）．

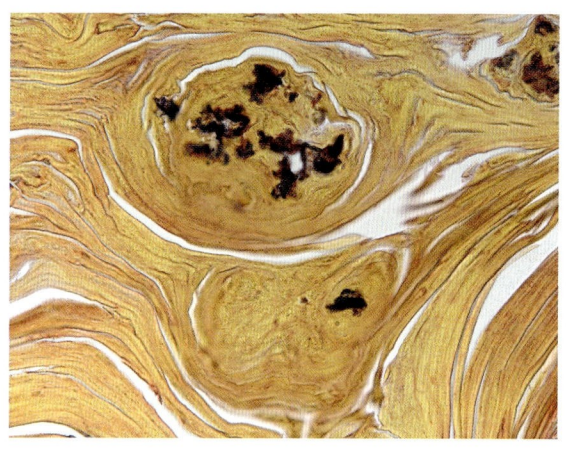

図15-13　穿孔性弾性線維症（Elastica van Gieson 染色）
弾性線維を黒色に染め分けると角層中にあるのは確かに弾性線維であり，表皮細胞と弾性線維は直接に接着していたと考えられる（×400）．

て囲まれた領域には，好塩基性に濃染した真皮由来成分と，好酸性の厚い角層が詰まっている．好塩基性物質は，崩壊した浸潤細胞の核と胞体，膠原線維と弾性線維（いずれも好酸性→好塩基性に変化），細胞間基質が変性・壊死・乾燥・凝固したものである．弾性線維の穿孔の場合は，炎症細胞に混じって巨細胞と組織球も同時に排除されるが，巨細胞内には時々，弾性線維が貪食されている．

　個体にとって，皮膚は中枢を維持するための末梢臓器であり，中枢にとっての不要物はもちろん，負担になれば自らを壊死させて脱落させてしまう（糖尿病における肢端の壊疽がわかりやすい）臓器である．皮膚における，穿孔という特異な病態も，基本的には（普段表皮により外界から隔離されている）真皮結合組織において，①（糖尿病／腎不全によって生じた何らかの物質が沈着したり，薬剤などの注射により）異常まったは有害になった膠原線維束や異常な弾性線維が，②掻破などの（おそらく基底膜の）物理的損傷を契機に，③表皮細胞との接着が可能になり，④その結果，それらをたぐり寄せて，取り込むように表皮が下方伸長し，⑤ついには線維系を（角化の上行過程に乗せて外界に）排除する，といった皮膚本来の機能の一過程と考えると理解しやすい．

文献

今回の分類と表現には下記の教科書の表記を参考にした．
1) Lebwohl M: Fitzpatrick's Dermatology in General Medicine, 7th ed., p.564, 2008
2) Burton JL, Lovell CR: Rook's Textbook of Dermatology, 6th ed., p.2065, 1998
3) Braun-Falco O et al: Dermatology, 2nd ed., p.781/999, 1996
4) Weedon D: Weedon's Skin Pathology 3rd ed., p.273/324/335, 2010

6 ⑯ 海綿状態

Key Words 海綿状態，スポンギオーシス，接触皮膚炎，遅延型反応

POINT

1. 表皮の一部分がスポンジのようにみえることを海綿状態／スポンギオーシス spongiosis といい，細胞間のデスモゾームが，大量の水（と浸潤細胞）により引き伸ばされた状態である．
2. アレルギー性接触皮膚炎が原型で，角層を越えて侵入した抗原を（リンパ球の先導により）中和→洗浄→排除するための，大量の細胞外液浸透が本態である．
3. 普通の表皮を場として起きるが，表皮内汗管の周辺に起きると汗疹様 miliarial，毛包内に起きると毛包性 follicular，平坦な錯角化と共存すると粃糠疹様 pityriasiform，と形容することがある．診断を絞り込めるからである．
4. スポンジ内の浸潤細胞により，好中球性 neutrophilic，好酸球性 eosinophilic と形容することもある．しかし細胞数が多くて大きいため微小膿瘍にみえる（参照 ⑱ポートリエ微小膿瘍）．

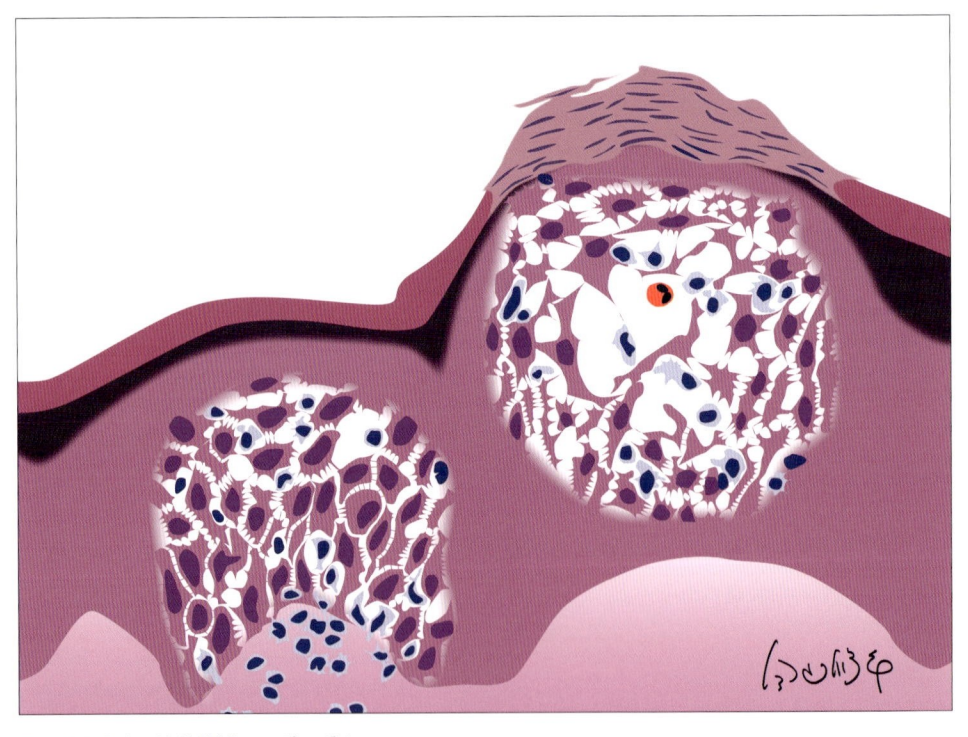

図 16-1　急性接触皮膚炎の海綿状態／スポンギオーシス
海綿状態／スポンギオーシス spongiosis とは，①外界から角層を破って表皮に侵入した異物・抗原を排除するために，②基底側から表皮に浸透してきた水（細胞外液）とリンパ球が，③表皮の細胞間隙を押し広げ（互いを接着しているデスモゾームを引き伸ばし）たために，その反応部がスポンジのようにみえる状態が原型である．
大部分の異物・抗原は角層の隙間から侵入するため，臨床的にも接触皮膚炎は点々と起こる（点状状態 status punctata）が，海綿状態もそれに一致して，表皮内に孤在性に生じる．もとより侵入した異物・抗原はランゲルハンス細胞が認識するため，海綿状態は（ランゲルハンス細胞が常在する）有棘細胞層で起きる．基本的に，表皮は反応の場を貸しているだけであるから，棘突起（デスモゾーム）が引き伸ばされるだけで有棘細胞自体の変性は少ないが，損傷された有棘細胞は角化不全を起こして錯角化として脱落する．

表 16-1 さまざまな海綿状態 spongiosis と，それがみられる主な疾患

分類	部位による修飾				浸潤細胞による修飾	
名称	普通の海綿状態 spongiosis	汗疹様 miliarial sp.	毛包性 follicular sp.	粃糠疹様 pityriasiform sp.	好中球性 neutrophilic sp.	好酸球性 eosinophilic sp.
出現部位	有棘層	表皮内汗管周囲	毛包漏斗部	表皮中〜上層	表皮上層	表皮基底〜中層，毛包内
主な浸潤細胞	リンパ球／貪食球	リンパ球／貪食球	リンパ球／貪食球 時に好酸球++	リンパ球／貪食球 時にランゲルハンス細胞+	好中球++	好酸球++
海綿の大きさ	ひとつひとつは小さく 中に0〜数個のリンパ球 それが多数で海綿状に	←同じ	←同じ	やや大きな空胞 中に数〜数十個のリンパ球 あまり海綿状にみえない	大きな空胞 中に多数の好中球 微小膿瘍に近い	大きな空胞 中に多数の好酸球 微小膿瘍に近い
主な疾患	湿疹／皮膚炎群	汗疹 水溶性抗原による皮膚炎	脂溶性抗原による皮膚炎 アトピー性皮膚炎 好酸球性毛包炎	ジベルバラ色粃糠疹 ジベル様の薬疹群 環状紅斑（表在型）	乾癬／掌蹠膿疱症 真菌（カンジダ，白癬菌など） 細菌（黄色ブドウ球菌など） 落葉状天疱瘡	天疱瘡群／類天疱瘡群 アトピー性皮膚炎 色素失調症 好酸球性毛包炎

定義

海綿状態／スポンギオーシス spongiosis とは，水（細胞外液）と浸潤細胞が，表皮細胞の間隙に浸透して，デスモゾームを引き伸ばしながら細胞間隙を押し広げるために，その部分がスポンジのようにみえる状態である．そもそも表皮・付属器の有棘細胞の細胞間隙は，正常時にはほとんど無視されるほどに均等に狭い．このため，表皮の一部分がスポンジのようにみえると非常に目立つ．

その原型は**接触皮膚炎**（実験的にはパッチテスト陽性），すなわち表皮を場とした遅延型反応である．外界から侵入してきた抗原を排除するために，表皮細胞間に水（細胞外液）と，その遂行役であるリンパ球（参照▶❺リンパ球）が浸潤するという炎症反応であり，表皮は単に免疫反応の場を提供している状態であるから，軽い反応の場合は棘突起（デスモゾーム）が引き伸ばされるだけで表皮細胞はあまり変化しない．しかし抗原が付着したことで表皮細胞の一部が変性したり，表皮細胞自体が抗原提示（能力を持つこともわかっている）したり，あるいは抗原・異物の量が多いと，表皮細胞自体が攻撃を受けて変性することもある．損傷された表皮細胞は，それ以降の分化（＝角化）が止まり，一方では排除のための細胞回転（＝上行）が加速されるため，十分に角化しないままに上方に押し上げられる．こうして海綿状態には多少とも錯角化（参照▶⓫錯角化）を伴う．反応が強い場合は，デスモゾームが広範に引きちぎれて，水疱（参照▶⓬水疱）が表皮内に形成されることになる．

さまざまな海綿状態（表16-1）

本来の海綿状態／スポンギオーシスは，上記のとおり，細胞間が押し広げられた結果，海綿／スポンジのようにみえる状態を指すが，これに対しても「それに似た」状態を「‥様」と形容または修飾して表現するようになった．それぞれに特徴があって疾患を絞り込むことができるからである（表16-1）．

普通，海綿状態は，毛包や汗管のない（付属器間の）表皮の皮野の領域に起きる．これは，外界に向かって凸の，皮野が最初に傷つくためと思われる．これに対して，毛孔に限局して海綿状態がみられると**毛孔性海綿状態／スポンギオーシス follicular spongiosis** という．抗原が脂溶性（のため皮脂に溶解）であったり，アトピー性皮膚炎（では衣類との摩擦にて損傷された毛孔から易侵入性）でみられる．逆に水溶性抗原や，汗（に含まれる排出物，薬剤代謝物を含む）の漏出が起きると表皮内汗管周囲に限局する海綿状態がみられて，**汗疹様海綿状態 miliarial spongiosis** という．

上記のとおり海綿状態は（基本は接触皮膚炎であるため）全体像は丘疹であり，表面から突出しているも

2 ●表皮に現れる変化

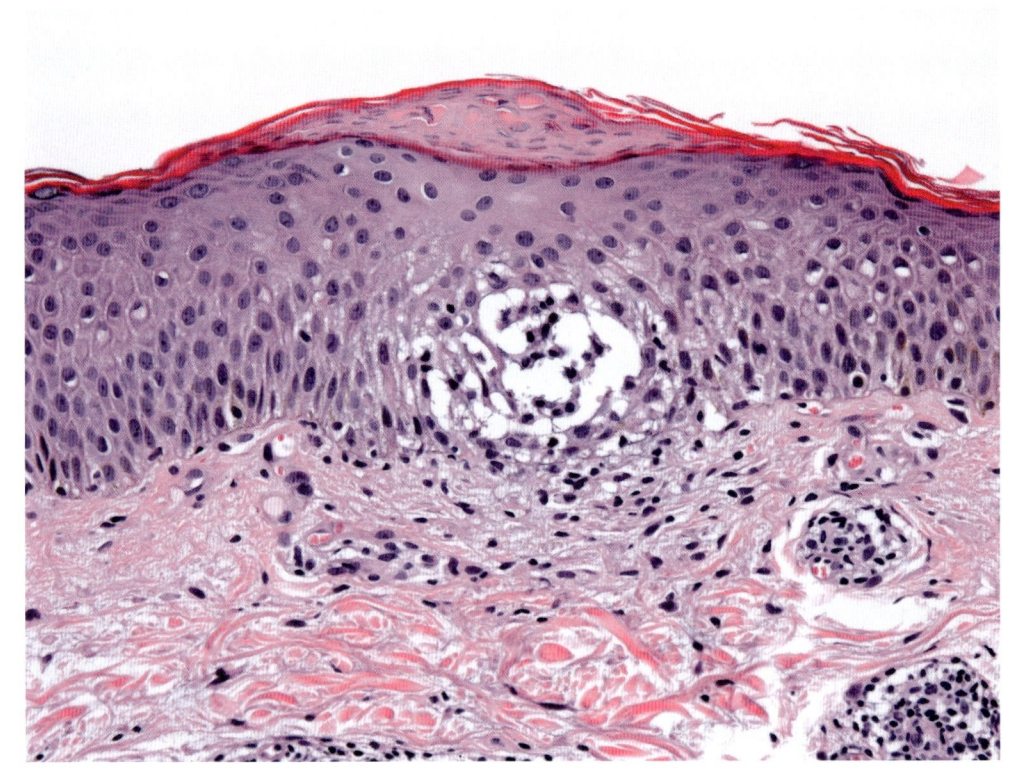

図16-2　海綿状態←全身性アレルギー性接触皮膚炎
写真中央の，表皮基底層から有棘層にかけてに，海綿／スポンジ状の小水疱がみえる．このように，初期には海綿状態は基底層の上あたりに現れる（水は基底から滲入）が，アレルギー機序の推移は速いため，標本採取時には（すでに表皮内を上行していて）表皮上層にみえることが多い（→図16-3, 4）．
小水疱直上の角層は錯角化（参照 ⓫錯角化）して肥厚しているが，その中には凝固して好酸性無構造の塊になった滲出液がみえている．この錯角化層＋凝固した滲出液が痂皮である．
浸潤細胞は，リンパ球（濃染する，小さくて類円形の核だけのようにみえる）と単球／貪食球（核がやや明るく，明るい胞体がわかる）である（×250, acute contact dermatitis）．

のである．ところが平坦な表皮の中に海綿状態をみることがある．典型はジベルバラ色粃糠疹であり，平たい錯角化を伴うが，同タイプの薬疹や環状紅斑では錯角化を伴わないこともあり，こうした特殊な海綿状態を**粃糠疹様海綿状態 pityriasiform spongiosis** と呼んで区別している．

海綿／スポンジの部位や性状ではなく，その内の浸潤細胞にて形容することもある．浸潤細胞がもっぱら好酸球からなる海綿状態を**好酸球性海綿状態 eosinophilic spongiosis** と呼ぶことがある．周知のとおり天疱瘡，類天疱瘡，色素失調症（初期）でみられる．また好中球が主体のものは**好中球性海綿状態 neutrophilic spongiosis** と呼ぶことがあり，乾癬，掌蹠膿疱症，真菌・細菌感染症にみられる．とはいえ，好酸球性と好中球性の海綿の中には数十個以上の血球が含まれることが多く，そのうえ単発または数個みられるだけであるため，海綿状態より微小膿瘍の方が近

いことも多く，あまり言及されない．

組織像の実際

◆ 古典的な接触皮膚炎の海綿状態（図16-2～4）

表皮の一部分，多くは有棘層の中上部（病初期に採取されると基底層の近く）で，部分的に，表皮の細胞間隙が引き伸ばされてスポンジのようにみえるのが海綿状態の典型である．表皮を構成する細胞そのものには異常はなく，細胞間が広げられただけであり，有棘細胞が壊死やアポトーシスに陥ったり，あるいは棘が溶けて丸くなったり（参照 ⓭棘融解）することはない．「反応の場」を提供しているだけだからである．あたかも大勢の人間（表皮細胞）が互いに手をつなぎ合って密集している場の一部分に，水（細胞外液）がドッジボール（リンパ球）とともに流れ込んできたような具合である．

免疫学的には，外界からの異物・抗原が角層バリア

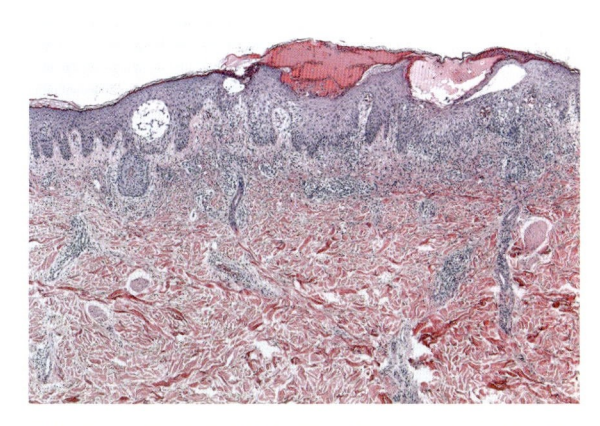

図 16-3　さまざまな時期の海綿状態←いわゆる貨幣状湿疹（亜急性接触皮膚炎）
写真中央には，大量の（淡好酸性に染まった）滲出液を含んで角層表面に達した水疱がみえている．このサイズなら臨床的にも（よくみれば）小水疱としてわかる．右側には，角層直下まで達した水疱が，そして写真の左端には基底層の直上に，できたばかりの小水疱がみえている．言うまでもなく接触皮膚炎では，抗原の侵入ごとに，それに対する免疫反応が起きるために，同一標本中に，さまざまな時期の海綿状態がみられる．湿疹3徴候の点状状態 status punctata と多形性（と痒み）に一致する組織像である（×50, so-called nummular eczema, subacute contact dermatitis）．

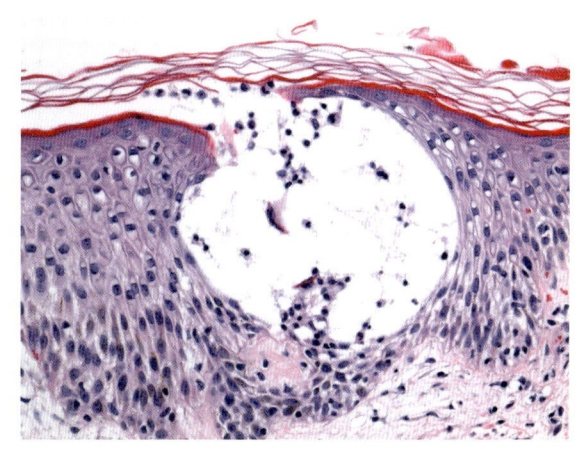

図 16-4　海綿状態への浸潤細胞（図 16-3 の拡大）
角層直下まで，単房性の水疱に成長した海綿状態である．リンパ球が主役とはいうが，実際には浸潤細胞は，（濃染する，小さく類円形の核だけのようにみえる）リンパ球と，（たっぷりとした明瞭な胞体と，類円形～腎臓型のやや明るい核の）単球／貪食球がほぼ同数である．後者にはランゲルハンス細胞が含まれる（参照『もっと詳しく』）（×400）．
（参考：補体活性化により好中球が角層へ浸潤する病態の典型は乾癬であるが，その急速な拡大期には好中球浸潤が多くなり，コゴイ海綿状膿疱 Kogoj's spongiform pustule と呼ばれる．）

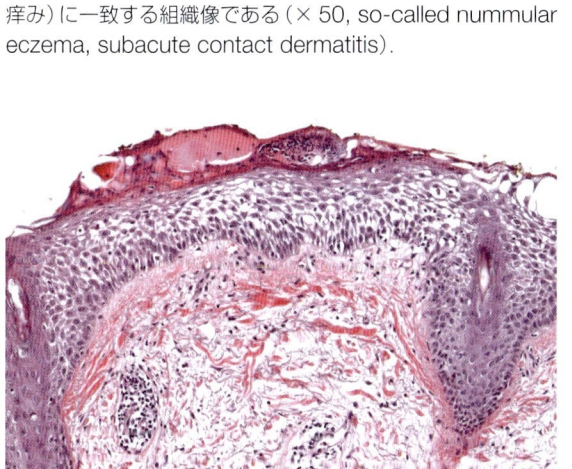

図 16-5　海綿状態←急性接触皮膚炎
一般に接触皮膚炎では（図 16-1~3 に示したように）点状に海綿状態が生じるが，表皮が（例えば厚い痂皮に覆われていたり，フィルム貼付などにより）湿潤下にあると，細胞間浮腫が表皮全体に及ぶことになる．角層に厚く付着しているのは凝固した滲出液，すなわち痂皮である（×200, irritated acute contact dermatitis）．

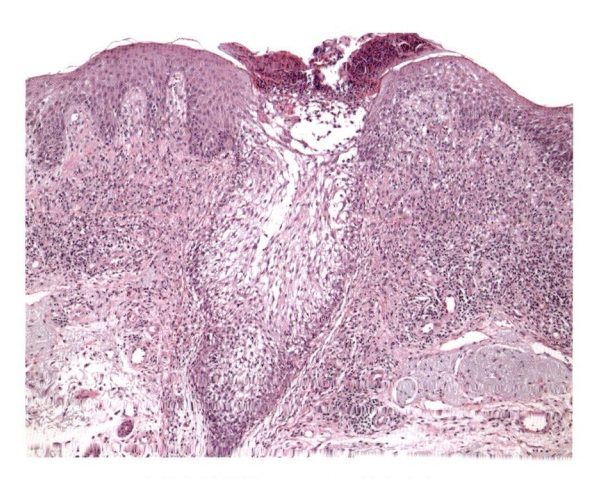

図 16-6　毛包性海綿状態←アトピー性皮膚炎
アトピー性皮膚炎では，時に毛嚢に海綿状態がみられ，その場合はサメ肌のようにザラザラと触れるが，それ以外でも，脂溶性抗原によるアレルギー性接触皮膚炎では，抗原が皮脂に溶けて毛包に限局した海綿状態がみられる（×100, acute contact dermatitis）．

を破壊して侵入した時，その直下の有棘細胞層を場として異物を排除する炎症反応が進行していることの組織所見といえる．その主役は，大量の水（細胞外液）とリンパ球であるが，原因物質と時期によってさまざまの程度に好酸球や好中球が混在する．角層が破れたり顆粒層が損なわれたりすると好中球が混在する．多かれ少なかれデスモゾームが引きちぎられるため，顕微鏡的な小さな水疱がみられる．

◆ 修飾された接触皮膚炎の海綿状態（図 16-5~7）
多くの場合，接触皮膚炎では，体表面に点々と点状

2 ● 表皮に現れる変化

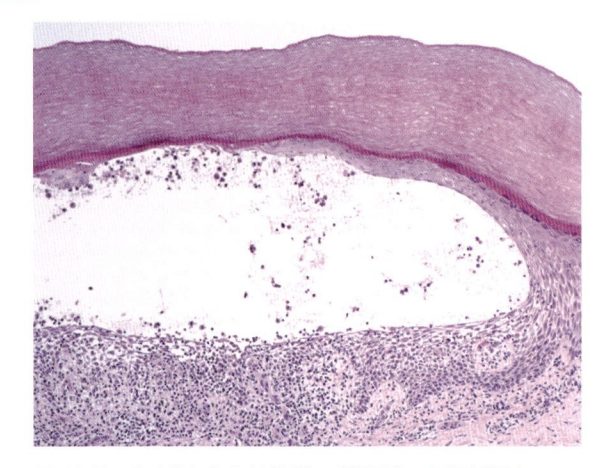

図 16-7　水疱化した海綿状態←手掌足底の異汗性湿疹
手掌足底では，海綿状態が起きると厚い角層のために滲出液がなかなか角層を破って排出されない．そのために滲出液が貯留して，結局は目にみえる水疱ができることが多い．水疱が成立すると，今度は角層が破損されて好中球走化が起き，好中球が混在して膿疱になる（×100, so-called dyshidrotic eczema, acute contact dermatitis of the sole）．

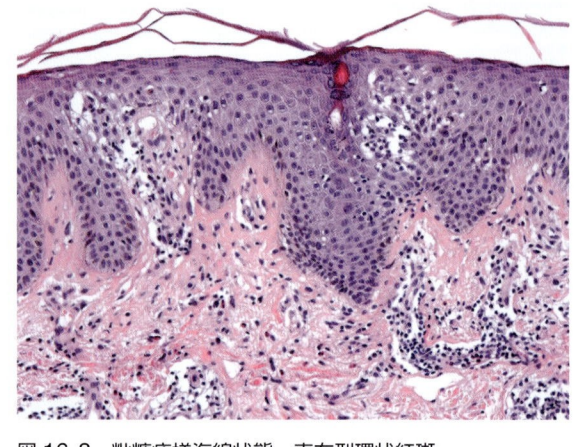

図 16-8　粃糠疹様海綿状態←表在型環状紅斑
ほとんど隆起のない，平坦な表皮中に海綿状態がみられる．角層は錯角化して大部分が剥離している．中央の海綿状態の横には表皮内汗管がみえる．粃糠疹様と表現するときには，このように表皮の上方への突出がなく，海綿状態としては特殊である（×160, annular erythema, superficial type）．

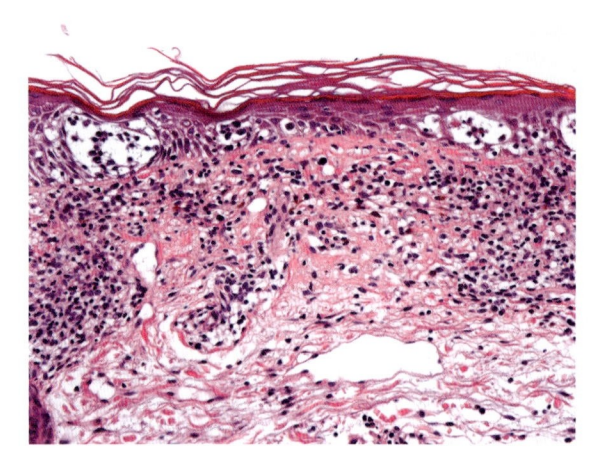

図 16-9　粃糠疹様海綿状態←バラ色粃糠疹型薬疹
平坦な表皮中に，リンパ球1個～10数個までの，大小の海綿状態による小水疱がみられる．接触皮膚炎とは異なり（外界からの抗原ではなく，血流にて皮膚に運ばれてきた薬剤代謝物によるため）角層変化はない．逆に，表皮下には帯状～血管中心性の細胞浸潤があって接合部皮膚炎（参照 ⑳-㉓接合部皮膚炎(1)-(3)）である．たしかに基底層には空胞がみられ，その中にリンパ球が入る像 a lymph in every hole（参照 ⑲空胞変性）がみられる（×100, pityriasis rosea-like drug eruption）．

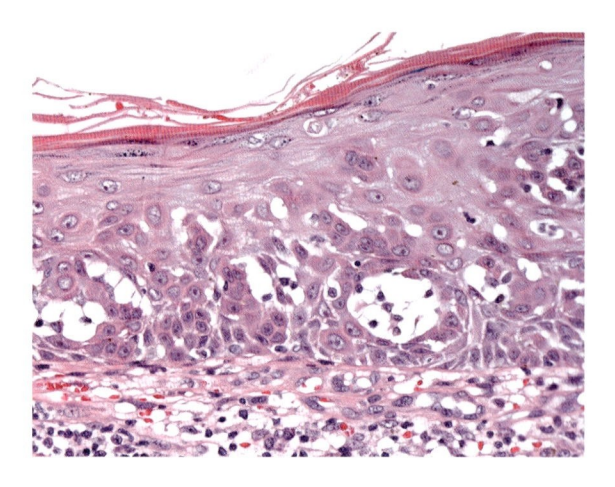

図 16-10　脂漏性角化症の海綿状態・棘融解・微小膿瘍のような像
この組織では，既存の表皮細胞より，好酸性が強くやや小型の脂漏性角化症の細胞が増殖しており，本来の表皮細胞との間のデスモゾームが引き伸ばされて海綿状態のようにみえる．細胞間の離開が丸いと微小膿瘍（参照 ⑱ポートリエ微小膿瘍）のように，線状の場合は棘融解（参照 ⑬棘融解）のようにみえる．表皮内に性質の異なる細胞が混在する場合，異なる細胞との接合部が，より強く離開するためである（×400, seborrheic keratosis on the face）．

に皮膚病変を生じる（点状状態 status punctata）が，組織学的にも表皮内に点々と海綿状態が生じることが多い．しかし，例えば厚い痂皮が付着したままになっていたり，フィルム剤貼付やギプス包帯などのために，皮膚が広範囲に長時間湿潤環境下にあって，角層バリア機能が面として損なわれると，細胞間浮腫が表皮全

体に及ぶことがある．この場合は毛包構造は（水をはじくためか）維持されることが多い．逆に，脂溶性物質に対する接触アレルギーを生じた場合や，（アトピー性皮膚炎患者のように）体毛が衣類との摩擦によって常に損なわれている場合は，毛包構造を中心に海綿状態を生じることがある．もちろん，その場合も毛包漏

斗部を越えて深層に波及することはない．

　基本的に表皮・付属器の角化細胞そのものは異常なく，それらの細胞間を，免疫反応の場として提供している病態であるから，一般にはデスモゾームは強く引き伸ばされるだけ（それでも細胞は傷むので結局は角化不全となり錯角化として脱落する）である．しかし手掌や足底のように角層が非常に厚くて異物・抗原がなかなか排除できないと，反応が長くなって水圧が高まり，損傷が進んで棘突起がちぎれ，表皮細胞も変性して，目にみえる水疱が形成される．水疱が角層に至ると，好中球が混在する．

◆ **特別な海綿状態**（図 16-8, 9）

　海綿状態は普通，（接触皮膚炎の表現型であるため）低倍でみると，表皮が隆起した丘疹である．ところが，平坦な表皮の中に海綿状態がみられることがある．角層が平たく錯角化を伴うのはジベルバラ色枇糠疹が代表であるが，錯角化を伴わない場合は接合部皮膚炎や環状紅斑や薬疹を考えて，その標本中に存在する他の所見を探す．

◆ **脂漏性角化症の海綿状態・棘融解・微小膿瘍のような像**（図 16-10）

　良性悪性にかかわらず，表皮内に，本来の表皮細胞とは性質の異なる（しかしデスモゾームは持つ）細胞が混在する場合，異種細胞と本来の表皮細胞との間のデスモゾーム接合は同じ細胞同士に比較して少ない．そのために標本固定の収縮により，異なる細胞との接合部だけがより強く広がり，あたかも海綿状態や棘融解（ 参照 ❸棘融解 ）や微小膿瘍（ 参照 ❸ポートリエ微小膿瘍 ）のような像が現れることがある．

> **もっと詳しく！**

● **パッチテスト陽性部の海綿状態を免疫組織化学にて観察すると……**

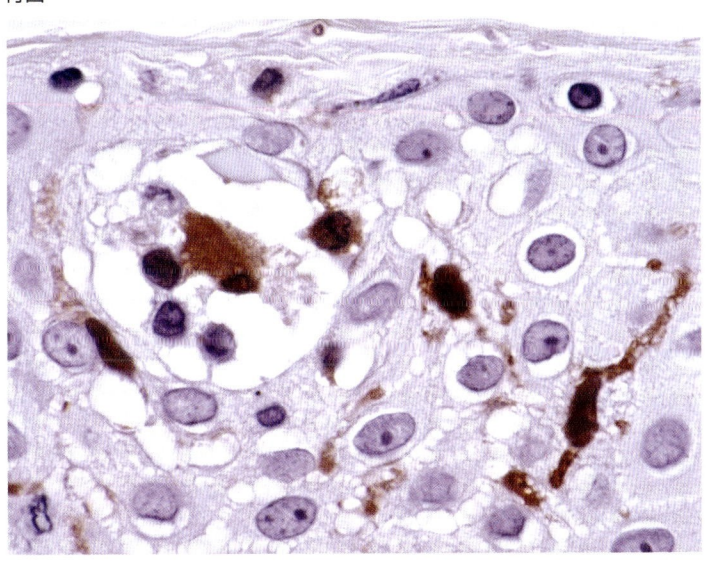

付図

中央の，海綿状態によって成立した丸い空間内には，左下に 3 個のリンパ球（核が濃染しており，よくみると核表面には切れ込みがあり，その核を取り巻いて乏しい胞体がある），中央と右に 2 個の**ランゲルハンス細胞**（ランゲルハンス細胞を認識する S-100 抗体による組織化学により，その細胞核と胞体が褐色に染色されている），左上に 1 個の好中球（分節した核と，やや大きな胞体を持つ）がみえる．海綿状態の主役は，表皮細胞間に一定の間隔で常在するランゲルハンス細胞と，その細胞間を自在に動き回るリンパ球による反応であることがよくわかる．
海綿状態の部位以外の健常表皮にも，組織化学により褐色に染色されたランゲルハンス細胞が，表皮細胞間に突起を伸ばした状態で常在しているのがみえる．表皮細胞間には，濃染する核だけ（のようにみえる）リンパ球も点在している．

2 ● 表皮に現れる変化

7 ⑰ コロイド小体／シバット小体／衛星細胞壊死

Key Words コロイド小体，シバット小体，アポトーシス小体，衛星細胞壊死

POINT

1. 表皮から表皮下の，細胞大の，好酸性均質無構造（に近い）塊を**コロイド小体 colloid body** と総称する．
2. **シバット小体 Civatte body** は，コロイド小体とほぼ同義で用いられる．
3. これらは角化細胞のアポトーシスであり，苔癬様反応 lichenoid reaction（扁平苔癬，エリテマトーデス，薬疹，GVHD など）の決め手として重要．
4. 近年は，病因や機序を反映して**アポトーシス小体 apoptotic body，衛星細胞壊死 satellite cell necrosis** とも呼ばれる．

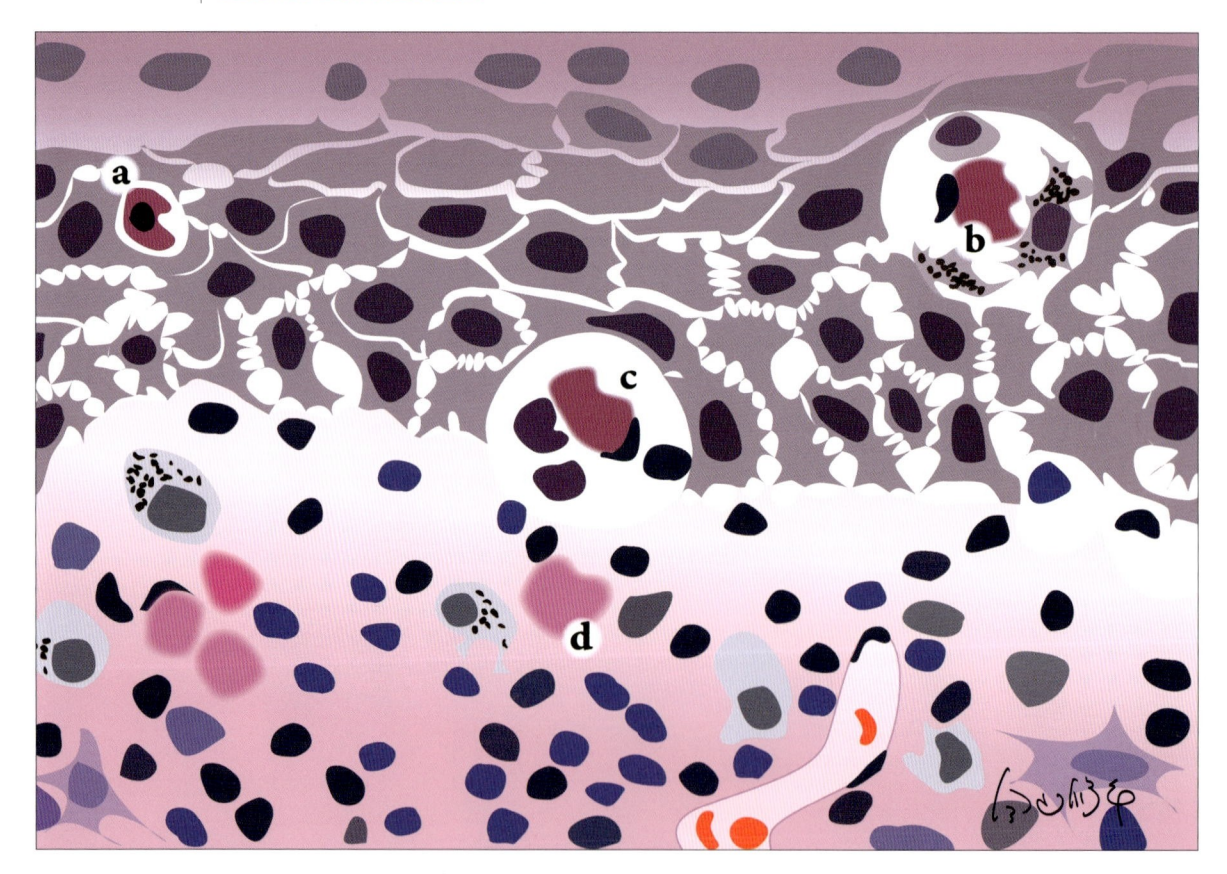

図 17-1 コロイド小体／シバット小体／アポトーシス小体／衛星細胞壊死
赤血球の 2-3 倍（径 10-20 nm）ほどの，濃い紅からピンクの，だいたい均質無構造の，ほぼ類円形の塊である（a，b，c，d）．角化細胞のアポトーシスで生じたもので，時に濃染した丸い核が残存したり（a），細胞の多角形がわかることも数個が集合したままのこともある（b）．基底細胞層で生じ（c），周囲の細胞とともに上行（a，b）したり，基底膜の破壊とともに真皮内に脱落して，乳頭内から乳頭下層に，炎症細胞に混じってみられることもある（d）．無構造という意味で**コロイド小体**，病態を反映させてアポトーシス小体，塊の辺縁にアポトーシスを引き起こしたリンパ球や組織球が付着した状態の時には，その病態を指す意味で**衛星細胞壊死**と呼ばれる．歴史的にはシバット小体の呼び方が有名である．

2-7 ⑰ コロイド小体／シバット小体／衛星細胞壊死

表皮

表皮

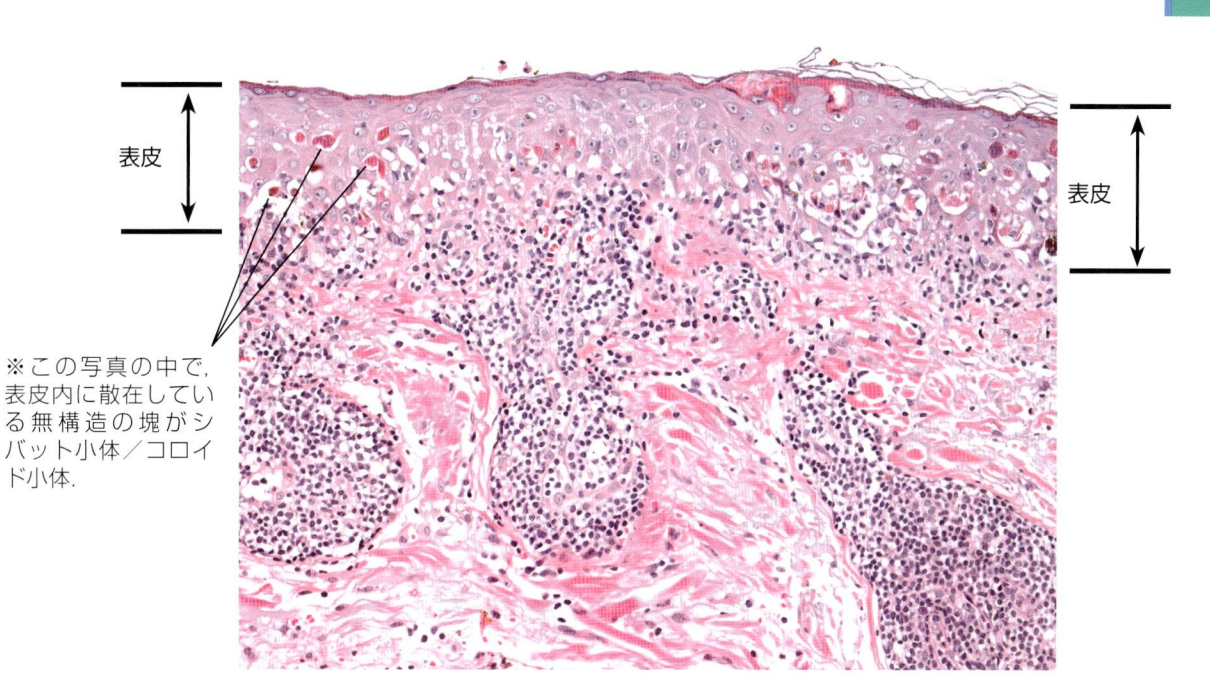

※この写真の中で，表皮内に散在している無構造の塊がシバット小体／コロイド小体．

図17-2　円板状エリテマトーデスのシバット小体／コロイド小体
写真の下半分の真皮では，境界鮮明な，血管と付属器を中心にしたリンパ球浸潤が観察されるが，それらが表皮に向かって（花を開くように）に散乱しており，表皮との境界面には大小の空胞がみえる（空胞変性，参照▶⑲空胞変性）．
表皮では，基底細胞層から有棘細胞層の中ほどまでに，所々に好酸性の，ほぼ有棘細胞の大きさの，好酸性の，無構造の塊が散在している．これらが（表皮内の）シバット小体またはコロイド小体である．
コロイド小体／シバット小体はエリテマトーデスの中でも，全身性よりは円板状によくみられ，円板状エリテマトーデスの中でも（顔面以外の）四肢の病変に多い（×200，obtained from the forearm skin of a 57-year-old male patient）．

定　義

「生きた」正常組織には，均質無構造な①細胞や②領域は，めったに存在しない．そのため好酸性均質無構造の塊があれば目立つうえに意味がある．それが細胞大の時にコロイド小体 colloid body と呼ぶ．歴史的にはシバット小体 Civatte body の名称で有名である（後述）．その大きさを超えた好酸性無構造の領域をヒアリン hyaline 化／変性／沈着と呼ぶ．

コロイド小体は，角化細胞のアポトーシス／計画細胞死 apoptosis / program cell death の結果であることが証明された．そもそも角化細胞は，正常に分化して核を失っても細胞質のケラチンを長く残す（それが角化そのものでもある）細胞であるから，アポトーシスの後も，その遺残が細胞大の好酸性無構造の塊として，長く保たれる．

何といっても，コロイド小体／シバット小体は，扁平苔癬 lichen planus，線状苔癬 lichen striatus，薬疹 drug eruption/reaction を含む苔癬様反応 lichenoid (tissue) reaction，移植片対宿主病 graft-versus-host disease (GVHD)，エリテマトーデス erythematosus，皮膚筋炎 dermatomyositis など，皮膚科的に重要な疾患の，組織診断の決め手のひとつとして（機序解明のはるか以前からシバット小体の名称のもとに）広く周知されてきた．こうした歴史変遷を反映して，用語の選択と用法には，国ごと，大学ごと，著書（著者）ごと，個人ごとに，少しずつ違いが生じてきたものと思われる．

もとよりアポトーシス経過中には胞体のどこかに，濃染した核またはその一部分が残存していて，完全に均質の好酸性の塊ではない．そのため近年は，そのような内部構造の名残りを残す段階を含めて，表皮内の好酸性の塊をシバット小体，表皮真皮接合部から乳頭内に滴落した，完全に無構造な塊をコロイド小体と分ける──ようである．しかし歴史的には，表皮内シバット小体と真皮内シバット小体と区別したり，真皮内の

2 ●表皮に現れる変化

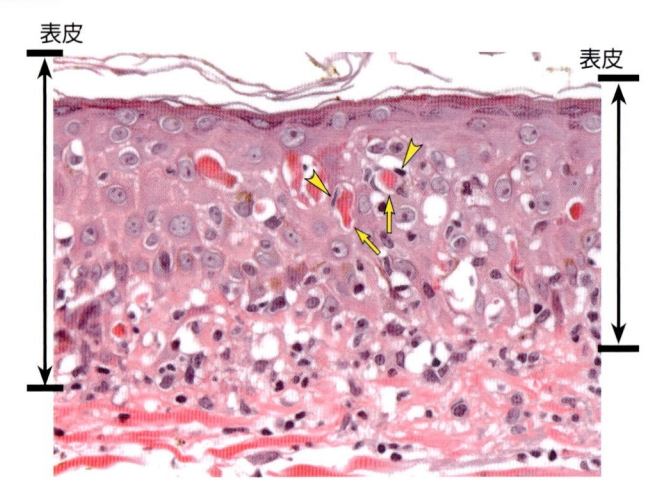

図17-3 エリテマトーデスにみられる表皮内のシバット小体／コロイド小体（図17-2の拡大）
写真上方から中央までが表皮であること，下方は（水平に並走するコラーゲン線維束のおかげで）真皮網状層であることがわかるが，基底層の空胞変性のために表皮真皮境界がわかりにくい．浸潤しているのは，リンパ球（濃染した小さな核だけ，のようにみえる）と組織球（リンパ球の倍の大きさの，少し淡くて内部構造がわかる核と，たどればわかる程度の淡い胞体を持つ）であり，苔癬様反応の典型である．
好酸性無構造の塊であるコロイド小体／シバット小体が，表皮細胞由来であろうことは，一部分にデスモゾームを思わせる構造が残存すること，核が残っているものも混在することでわかる．
中央のコロイド小体／シバット小体（矢印）の辺縁には，濃染したり平たくなった核が付着してみえ，これはリンパ球と組織球の核のようにみえて，衛星細胞壊死（矢頭）と呼ぶ（×400）．

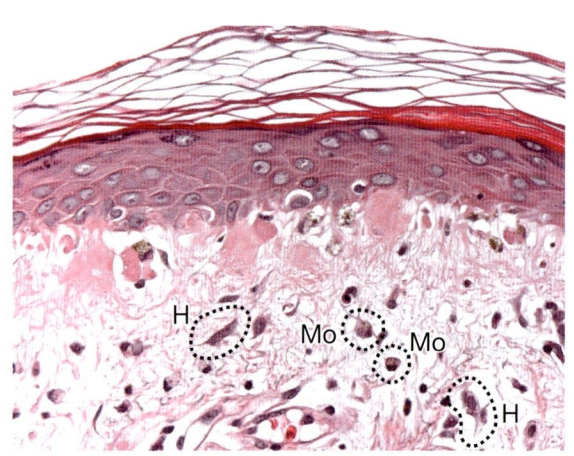

図17-4 皮膚筋炎にみられる表皮真皮接合部のコロイド小体
全身性エリテマトーデスによく似るが，皮膚筋炎のほうが，本組織写真に示すようなコロイド小体がより多い傾向がある．コロイド小体はすべて表皮下の乳頭層内にみえる．真皮乳頭層が浮腫状でほとんど何もないために，普通はわかりにくい細胞の淡い胞体をたどることができる．皮膚へ遊走したばかりの単핵／貪食球では，類円形の，明るく淡い豊富な胞体（Mo，代表的な2個だけを指す）がよくみえる．皮膚に定着した組織球は四方に細胞突起を伸ばしている（H，代表的な2個を指す）こともわかる．もちろんリンパ球は，濃染した小さな核だけのようにみえる細胞である（×400, obtained from the upper back skin of a 74-year-old male patient with colon carcinoma）．

ものだけがシバット小体と呼ばれたりしており，多少の混乱がある．
　アポトーシス過程の好酸性の細胞または塊に，まるで取りつくように，数個の単核球（リンパ球，組織球，ランゲルハンス細胞）が付着していることがあり，その場合は（病因または機序を反映した表現として）**衛星細胞壊死 satellite cell necrosis** と呼ばれる．アポトーシスであることが判明する前までは個細胞壊死 individual cell necrosis と呼ばれていたからである．こうした表現以外にも，ある程度の数の表皮細胞がその集合状態のままに壊死に陥る時には（今のところよい表現がなく）表皮細胞死 epidermal cell death と記載される．いずれにせよ現時点では用語不統一の感がある．

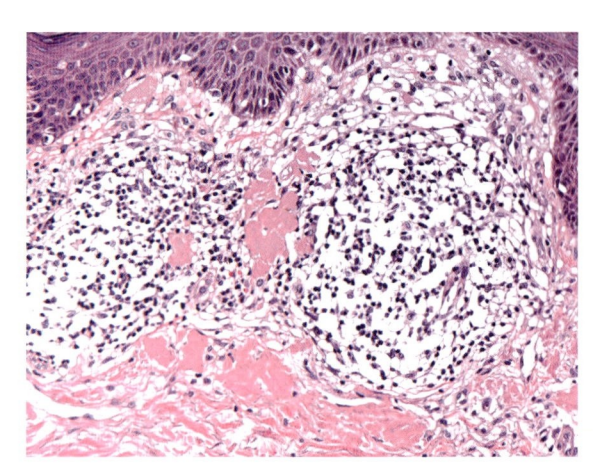

図17-5 ボーエン病の帯状細胞浸潤にみられる真皮内のコロイド小体
ボーエン病の病変中央部の萎縮した部分の切除標本である．帯状の密なリンパ球に混在してコロイド小体が散在する．表皮直下の，帯状のリンパ球浸潤は，苔癬様反応と総称され，その多くは炎症性病変であるが，これと同じ機序は，悪性腫瘍化したことで免疫学的に認識されるようになった悪性細胞に対しても，もちろん起きる（×200, a Bowen's disease developed on the right arm of a 66-year-old man）．

2-7 ⑰ コロイド小体／シバット小体／衛星細胞壊死

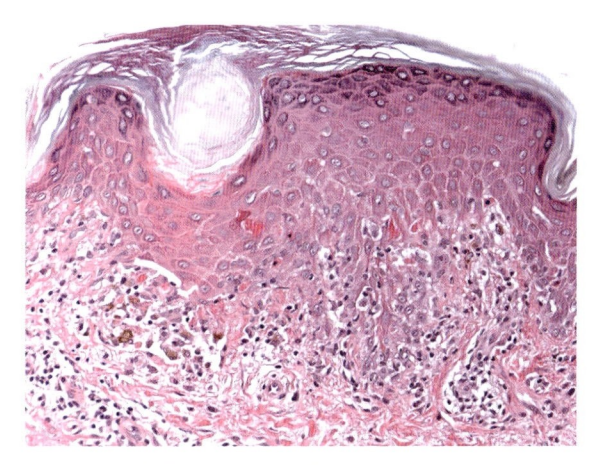

図 17-6　線状苔癬のシバット小体／コロイド小体
基本的には扁平苔癬とよく似た，①角層と顆粒層の肥厚を伴った表皮全体の肥厚と，②その直下の，密な帯状のリンパ球浸潤，③表皮と真皮の接合部の空胞／液状変性，から成る．細胞サイズの，好酸性無構造物が，表皮内と表皮真皮接合部にみられる．扁平苔癬と比較すると，線状苔癬では毛孔や汗管の周囲に密な浸潤が強い傾向があり，この組織写真でも，左上方の毛孔が角栓で充満しており，その周囲に細胞浸潤が強い（× 200，obtained from the linear skin lesion developed along the tibia of a 10-year-old girl）．

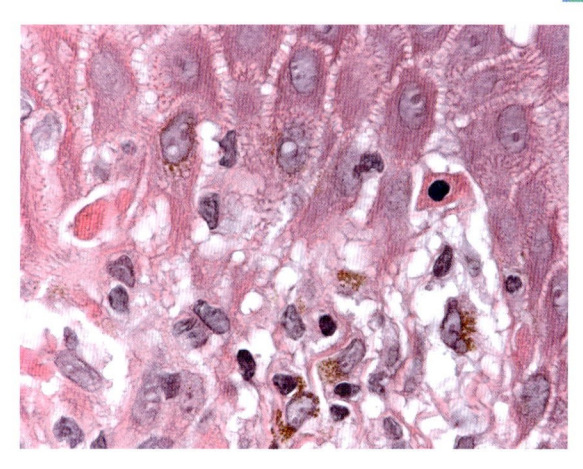

図 17-7　線状苔癬にみられる表皮内のシバット小体／コロイド小体（図 17-6 の拡大）
基底層から表皮下層に位置する 2 個のコロイド小体／シバット小体を示す．右のシバット小体は，丸いままに濃縮した核を残していて，ほぼ典型的なアポトーシスの所見を呈している．病態がほぼ了解された今では，シバット小体の名称を記載しない成書もある（× 1,000）．

組織像の実際

　直径 10-20 nm（およそ赤血球 2-3 個）ほどの，ほぼ類円形の，好酸性の，塊状の構造物である（図 17-3～5, 7）．色は赤血球くらいの濃い好酸性から，淡いピンクまで．必ずしも均質無構造ではなく，（もとは角化細胞であったことを示す）核の残存があったり，（角化細胞であった時の）多角形がわかることもある．時に，数個が集合することもある．

　多くの場合，表皮細胞が標的として（免疫学的に）認識され，その結果，アポトーシスが誘導されて生じた病態であるため，そもそもは基底細胞層で生じ，周囲の細胞とともに上行する．そのため有棘細胞層のどこにでもみられる（図 17-2, 3；図 17-6, 7）が，角層ではすべての細胞が好酸性になるためわかりにくい．

　こうした病変の多くで，浸潤した炎症細胞のために（基底層が破壊されて）表皮真皮接合部が不鮮明になるが，基底膜が破壊されると（上行しないで）真皮内に脱落することがあり，その場合は，乳頭内から乳頭下層の結合組織内に，炎症細胞に混じって好酸性無構造の塊がみられることになる（図 17-4, 5）．この時点では，完全に好酸性無構造の塊であり，一般の病理教書では（注意を促すためであろうと思われるが）これを特にシバット小体と呼ぶ記載もある．

　一般的な倍率では好酸性無構造にみえても，1,000 倍ほどに拡大して観察すると，ケラチンによる線維構造の残存がみえたり，デスモゾームの遺残がみえ（図 17-7），免疫組織化学により角化細胞独特のケラチンタンパクが証明される．

解　説

◆ 歴史的背景

　もちろん今でもそうではあるものの，かつては扁平苔癬，薬疹，GVHD，エリテマトーデスなどは皮膚科の独壇場の疾患であり，そのうえ生検による組織診断にて診断が確定していた．その決め手のひとつが，表皮内や表皮直下の乳頭層にみられる，およそ細胞大の好酸性無構造の塊であり，それはシバット小体として周知されてきた．

　今では，シバット小体として知られてきた細胞大の塊がアポトーシスの表現型であり，したがって表皮から乳頭層にかけてみられることがわかったものの，上記歴史的な背景からシバット小体の，①発現部位を，表皮内のものだけ，境界部のものだけ，真皮内のものだけに限定したり，②その性状を，完全に均質無構造になったものに限定するなど，シバット小体という表

現が意味する，およそ細胞大の塊には，流儀の違いが存在しているように思われる．

多くの皮膚疾患の病態が解明され，疾患群が再編された現代では，アポトーシスは，いわゆる苔癬様反応 lichenoid (tissue) reaction または境界部炎症 interface dermatitis と総称される組織変化を呈する疾患群に共通してみられる所見として認識されるようになった．こうして次第にシバット小体に代わって，コロイド小体／アポトーシス小体／衛星細胞壊死（アポトーシスと壊死は異なるといいながらも）など，歴史的な束縛（?）から離れて，どこか病因を暗示するような名称が好んで使われるようになりつつある，と思われる．これが本用語の混乱の，第一の理由と思われる．

◆ アポトーシスの経路は2通り

アポトーシスの表現形であることがわかってみると，（まったく異なる疾患であるために）別の名称で呼ばれていた，細胞サイズの好酸性無構造の塊も，それが同じアポトーシスの機序によって生じたものであれば，同じ範疇に含まれてくるのは必然ではある．

① アポトーシスは，上記の苔癬様反応のように，免疫学的に認識された細胞において発動されるのが一般的である．

② これに対して，そうした免疫学的な機序でなくても，増殖・分化の過程で（炎症とは無関係に）周囲細胞との関係によりアポトーシスが発動されることもある．カエルになるとともにオタマジャクシの尾が消失するなど，発生や細胞増殖の過程では当然のこととして起きているが，疾患としては，腫瘍ではアポトーシスを起こす頻度の高い基底細胞癌／上皮腫 basal cell carcinoma/epithelioma や毛包系腫瘍で，しばしば観察される．

これらは（日常の組織の検討会などでは大して話題にはならないものの）腫瘍病変をひとりでゆっくりと観察していると，結構みかけることに気づく．調べてみると個細胞壊死と呼ばれていることがわかる．このような，いわば無名の所見が知識整理の邪魔をする．

◆ 好酸性になるのも2通り

一般に細胞は，壊死すると，（生きている間は）好塩基性にみえていた核や細胞内小器官が崩壊して内部構造が失われ，ついには細胞全部が好酸性無構造の塊にみえるようになる．阻血性の壊疽，感染による膿瘍など，退行変性に陥った臓器・組織では広範に好酸性にみえる．アポトーシスもこの変化に含まれる．

ところが表皮の角化細胞は，そもそも正常に分化すれば，好酸性無構造になる細胞である．胞体内にケラチンを充満させるとともに核も消滅する．こうして均質無構造の好酸性の塊である角層細胞になって重層するのが本来の姿でもある．

そのため本来の角化に移行する前の，表皮顆粒層より内側の（角層に移行する前の）あたりで，胞体が好酸性を強く帯びたり，さらには好酸性無構造の塊にみえる時には，（壊死やアポトーシスではなく）何らかの角化機転の異常が表現されている可能性もあるだろう．

たしかに角化異常症では，そうした異常な好酸性細胞があちらこちらに存在することがある．こうした，角層以外の部位での好酸性無構造の細胞大の塊には，角化機転の異常を暗示する表現法として，**個細胞角化 individual cell keratinization** あるいは**異角化 dyskeratosis** という名称が与えられている（参照 『もっと詳しく』付図1, 2）．

以上，表皮における細胞大の好酸性無構造の塊に関する歴史的，病因的な説明を加えたが，それがはたしてきた重要性から，より定義を明瞭にして，シバット小体の名称が使い続けられることを望む．しかし混乱を避けるためか，ついにはシバット小体の名称を記載しない成書も登場している．

2-7 ⑰ コロイド小体／シバット小体／衛星細胞壊死

もっと詳しく！

● 機序が異なるため別の名称で呼ばれる，やはり好酸性の，表皮内の細胞大の塊（異角化 dyskeratosis，個細胞角化 individual cell keratinization）

付図1　ボーエン病における（コロイド小体のような）好酸性の細胞
この病変表皮を構築する細胞の，分化の方向が狂っていることは，上から順に，①角層が異様に厚い（すなわち細胞間接合が強すぎて角層になっても剥離できないで固着していることを示す），②顆粒層と角層の移行部に好塩基性に染まるところがある（一般には好塩基性），③顆粒層の厚さが不揃い，④顆粒層の個々の顆粒が大小不同，⑤有棘細胞層の中ですでに角化したような好酸性の細胞が混在している，⑥有棘細胞層の中には巨大な胞体と大きな数個の核を持つ細胞がある，ことからわかる．
これらは，腫瘍であるから分化すなわち角化異常を来していると考えられ，従来から，異角化あるいは個細胞角化と呼ばれてきた．しかし，これらの少なくとも一部分はアポトーシスによるコロイド小体であり，こうした事情もシバット小体という呼称が徐々に減っている理由であろうと思われる（×200，Bowen's disease）．

付図2　角化異常症 warty dyskeratoma における好酸性の細胞
表皮の細胞は，多数の細胞たちが，手に手をとって表皮内を上行して，ついには，パラリパラリと順序よく脱落していくものである．それが狂うと，本来は剥脱しなければならないのにいつまでもくっついたままの（皮角）になったり，逆に，早く剥離してしまったり（びらん），外力により容易に破れたり，細胞間の連結が外れてその部に水が溜まったり（表皮水疱症）する．細胞内のケラチン線維はデスモゾームに収斂するから，それがうまくいかないと，細胞間の連結が外れ，線維は同心円状に配列して好酸性になり，表面張力により丸い細胞になる．いわゆる角化異常症，ダリエー病（keratosis follicularis），warty dyskeratoma，transient acantholytic disease（グローバー病），focal acantholytic dyskeratoma，においてみられる（×400，warty dyskeratoma）．

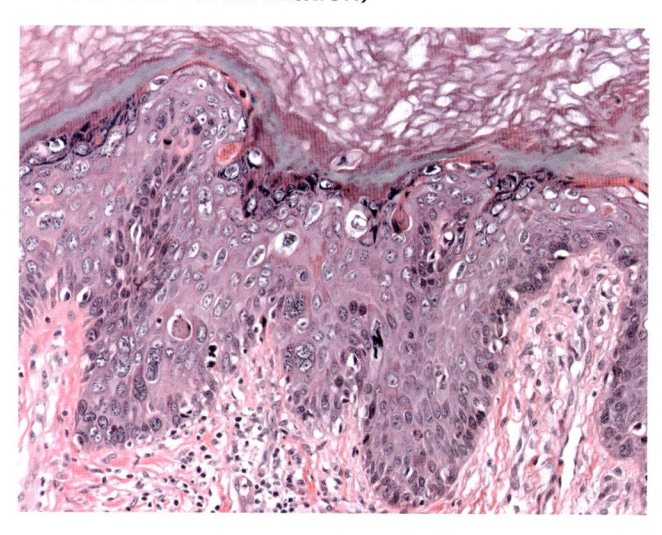

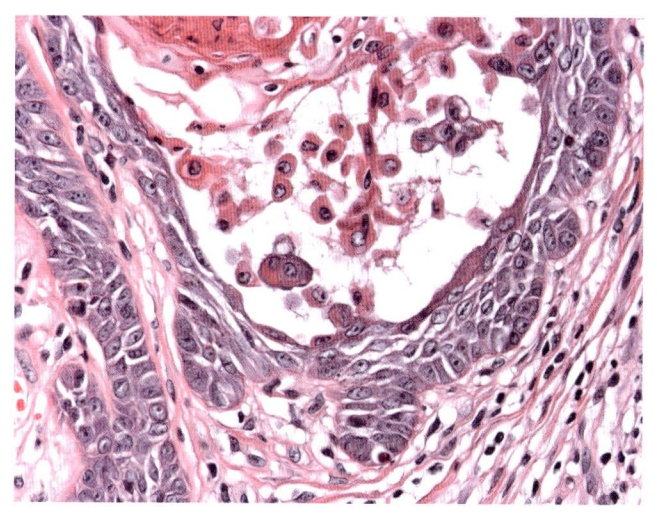

表皮角化細胞は外界からの力学的負荷に強いタンパク，ケラチン keratin を細胞内に充満させ，ついにはそれだけから成る角層を形成して，内部の生きた細胞群を守る細胞である．ケラチンは，type Ⅰと type Ⅱのタンパク（例えば基底細胞が K5 と K14 の組み合わせ）が規則的に配列してケラチン中間径線維 keratin intermediate filament（電子顕微鏡レベルでみえる，直径 10 nm の線維）となり，それが重合して光顕でも線維にみえる張原線維／トノフィラメント tonofilament を形づくる．これがデスモゾームに収斂する様子が有棘細胞（棘だらけの細胞）である．
この細胞骨格は，HE 染色標本では好酸性に均一に染まり，死んだ後にも外形を保ったままに角層を成すが，変性・壊死などの退行変性が起きても破壊されないで，好酸性の塊のままに長く残りやすい．
また表皮という組織は，一方通行の，ひとたび基底膜を越えて表皮内に入ると，基本的には，互いにデスモゾームで絡み合ったまま上昇して脱落する組織であるため，アポトーシスであれ，退行変性であれ，異常角化であれ，その細胞は取り囲まれたままに上行していき，細胞のおよその形が維持されやすい．
こうした事情のために，表皮内のみならず，表皮から脱落して真皮結合組織に存在しても，長く細胞大の好酸性無構造の塊としての形状が維持されるのであろうと思われる．あるいは免疫学的に認識されずに破壊されないのかもしれない．

8 ⑱ ポートリエ微小膿瘍

Key Words ポートリエ微小膿瘍，マンロー微小膿瘍，好酸球性微小膿瘍，T細胞リンパ腫

POINT

1. 表皮内（基底層から角層まで）に，境界鮮明に，まとまって白血球があると微小膿瘍という．
2. 中の白血球が大きなリンパ球の時は，菌状息肉症のポートリエ微小膿瘍 Pautrier's microabscess である．
3. ポートリエに似た微小膿瘍は，他のT細胞リンパ腫でもみられる．
4. 微小膿瘍を取り巻く表皮の細胞は，（海綿状態や棘融解などとは異なり）ほぼ正常で変性はなく，異常があっても角化亢進くらいである．

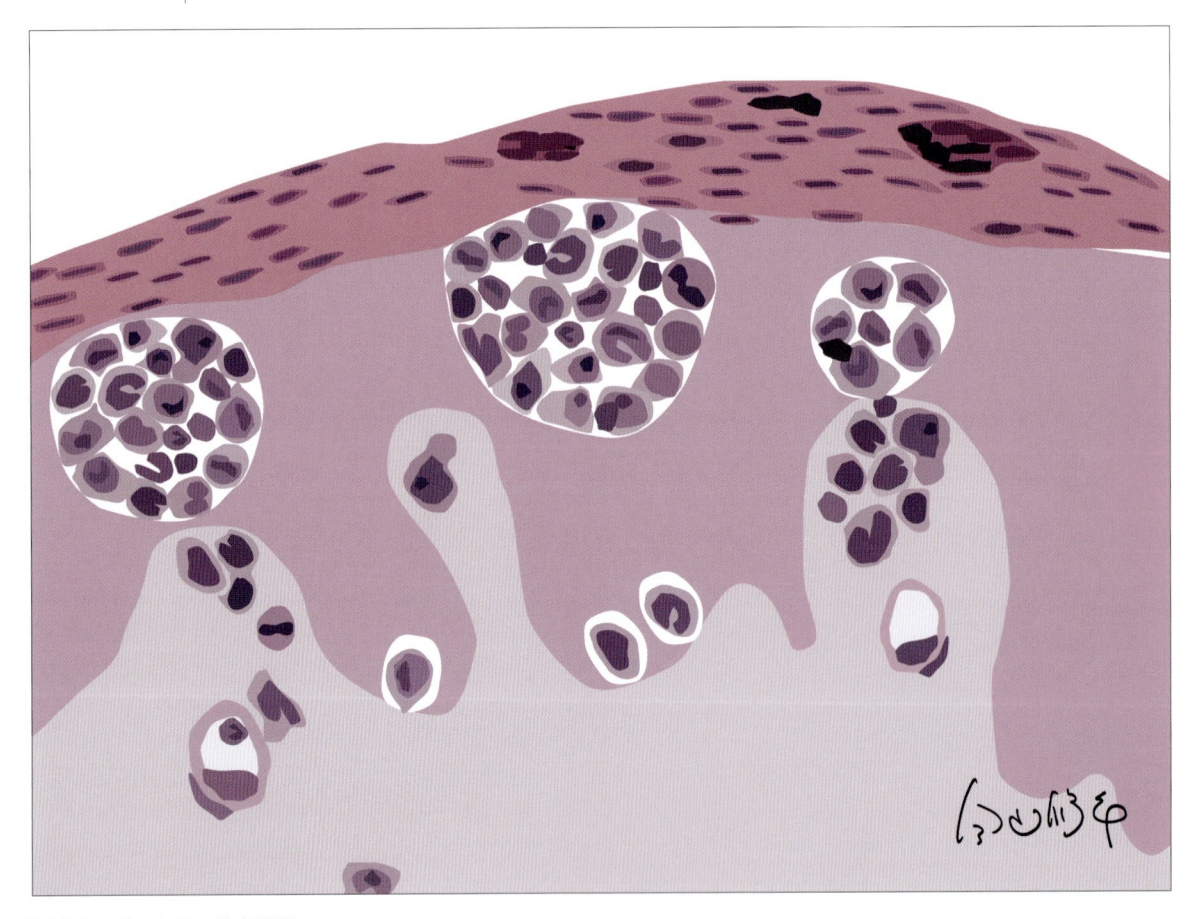

図18-1　ポートリエ微小膿瘍
基底層からマルピギー層にかけて，類円形の空間が存在し，その中に約2-30個までの大きなリンパ球が含まれる．時に角層内にも濃縮したポートリエ微小膿瘍があって角化とともに脱落する．微小膿瘍内のリンパ球は，普通のリンパ球の2倍くらいの大きな核で，濃染するが核小体がわかることが多く，胞体も豊富なことが多い．
よくみると表皮内の微小膿瘍とそっくりのリンパ球の密な集合が，表皮直下の真皮乳頭内にみられる．結合組織内にある時は境界が不鮮明であるために，この時期を微小膿瘍とは呼ばないが，このように真皮内ですでにリンパ球集合が形成されることもある．

図18-2 初期の菌状息肉症
ほぼ均一の厚さの，他には何の変化もない表皮の下半分（基底層から有棘層の中央くらいまで）の中に，数個から30個くらいまでの，大型のリンパ球を含む空間がみえる．真皮の血管周囲性細胞浸潤がまだ軽度であるのに対して，表皮内へのリンパ球浸潤が強いことが特徴的である．非常に初期の病変で，体幹のわずかに浸潤を触れる，わずかに紅斑を呈した局面から採取された（約×200）．

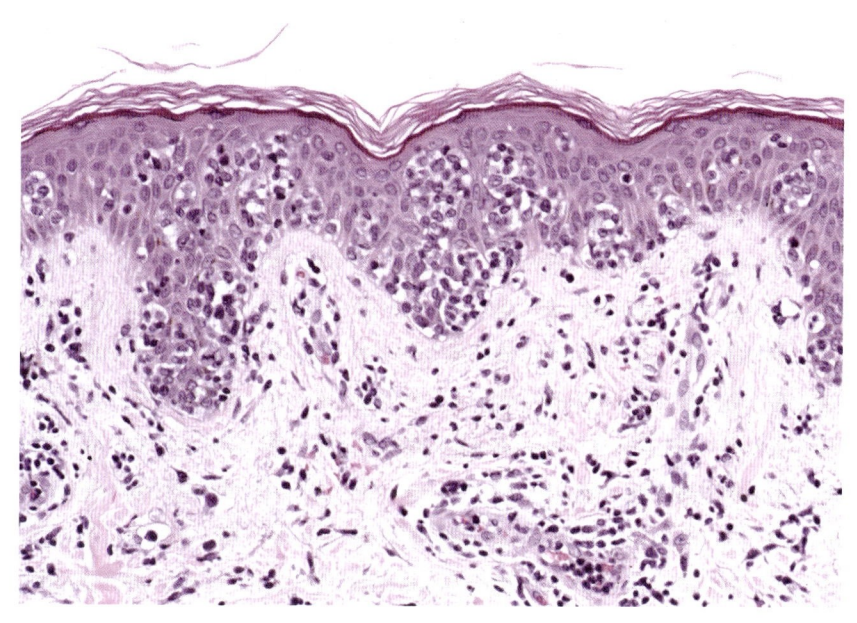

表18-1 微小膿瘍の分類

名称	ポートリエ Pautrier	マンロー Munro	好酸球性 eosinophilic	乳頭内 papillary
表皮内の位置	基底−角層	角層下	表皮真皮接合部	乳頭内
主な白血球	リンパ球	好中球	好酸球	好中球
決定的疾患	菌状息肉症	乾癬	類天疱瘡	ジューリング疱疹状皮膚炎
鑑別疾患	T細胞リンパ腫	カンジダ症		

定　義

　いくら白血球と細菌（と破壊産物）が密に存在しても，既存の構築と入り乱れている（例えば蜂窩織炎，スイート病，壊死性血管炎などの）場合は膿瘍 abscess とはいわない．明瞭に周囲と境界された，白血球（と副産物）の集合が膿瘍である．

　微小膿瘍 microabscess とは，肉眼ではなく顕微鏡で初めて認識される，やはり境界鮮明な白血球の集合のことで，特に断らない限り表皮内のものを指す．

　その白血球が，大型のリンパ球である時，ポートリエ微小膿瘍 Pautrier's microabscess と呼び，菌状息肉症の診断に決定的な意味を持つ．菌状息肉症を含めてT細胞リンパ腫では，腫瘍細胞が表皮内に微小膿瘍をつくることがあり，その微小膿瘍をもポートリエ微小膿瘍ということがある．

　もちろん微小膿瘍の中の白血球はリンパ球に限らない．好中球が主体の場合はマンロー微小膿瘍 Munro's microabscess と呼ばれて乾癬の診断に重要であるが，他の組織所見（表皮稜の伸長，過角化，乳頭浮腫……）などが存在して初めて乾癬の診断に至るため，診断価値が非常に高くはない．また好酸球を中心とする場合は好酸球性微小膿瘍 eosinophilic microabscess と呼ばれて類天疱瘡（参照 ⑫水疱）の診断に重要であるが，この場合もこれだけでは診断には至らない．微小膿瘍だけで診断できるのはポートリエ微小膿瘍だけである．微小膿瘍の分類を表18-1に示す．

組織像の実際

◆ 菌状息肉症（図18-2〜5）

　表皮は，レンガやタイルを敷き詰めたように稠密な構築である．その中にポッカリと類円形の空間ができて，中に白血球が存在することがある．それが微小膿瘍である．その白血球が，大きくて濃染する異様な核と大きな胞体とを持つ（まるで組織球のような［参照

2 ● 表皮に現れる変化

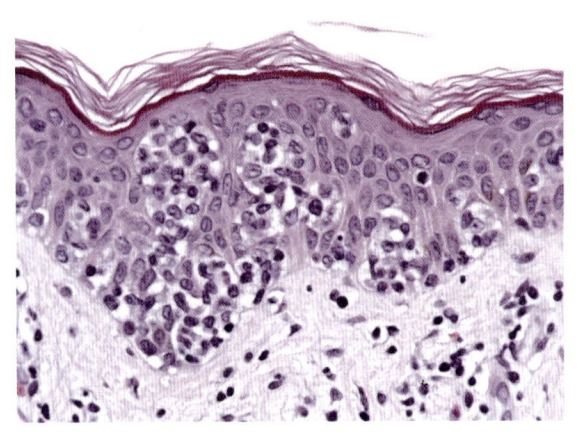

図 18-3　初期の菌状息肉症（図 18-2 の拡大）
微小膿瘍を取り囲む表皮の角化細胞は正常で，（わずかに顆粒層が薄いが）角化異常や海綿状態などの異常はまったく認められない．これも，菌状息肉症のもう一方の特徴である．微小膿瘍内のリンパ球はすべて大きな核を持ち，濃染するものから不整なものまで多彩である．もちろん組織球も混在しているが，菌状息肉症の腫瘍リンパ球は核の切れ込みがあって，大きく濃染する．それらを菌状息肉症細胞 mycotic cells と呼んだが，近年は用いられないようである（約×250）．

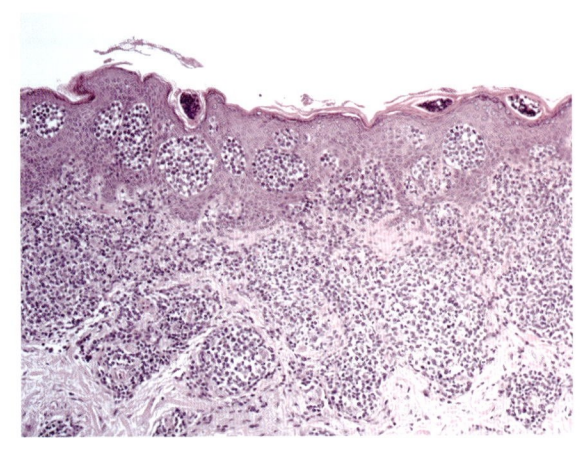

図 18-4　中期の菌状息肉症
病期の進行とともに真皮乳頭下層の，稠密な血管周囲性の細胞浸潤が明らかになる．病期が進行しても微小膿瘍は基本的に表皮の下半分に位置しており，それを越えたものは，凝固壊死の細胞集団として角層内に排泄される．臨床的にも明らかな浸潤を伴った鱗屑性紅斑（浸潤期）から採取された標本（約×100）．

❼❽組織球（1）（2）］）リンパ球である場合がポートリエ微小膿瘍であり，それだけで**菌状息肉症 mycosis fungoides** と診断できるほど重要な所見である．いうまでもなく T 細胞リンパ腫の特殊型である．

　そもそもリンパ球は，（核小体などの内部構造などが見分けられないほどに）濃く好塩基性に染まる，（内皮細胞の 2/3 くらいの大きさの）小さな核の細胞であり，その核の周囲にわずかに胞体があるかないかの小さな細胞である（参照 ❺リンパ球）．ところが菌状息肉症の時に表皮内に集合して微小膿瘍をつくる病的リンパ球は，普通のリンパ球の 2 倍はある大きな核で，濃染することも（核小体などの）内部構造がみえることもあり，胞体も豊富なことが多くて，まるで組織球（参照 ❼❽組織球（1）（2））のようにみえるほどである．ただし，組織球がほぼ同じ色調であるのに対して，菌状息肉症では，さらに大きくて濃染する核の細胞 mycotic cell が混在する．

　ポートリエ微小膿瘍が重要なのは，臨床的にごくわずかに浸潤を触れる程度の非常に初期（図 18-2，3）の段階であっても，また組織学的に血管周囲性細胞浸潤（参照 ㉕血管周囲性細胞浸潤）がごく軽度の時期であっても，表皮内にこの微小膿瘍があれば，それだけで菌状息肉症が診断できるからである．菌状息肉症は病初期には悪性リンパ腫としての（腫瘍細胞の増殖により

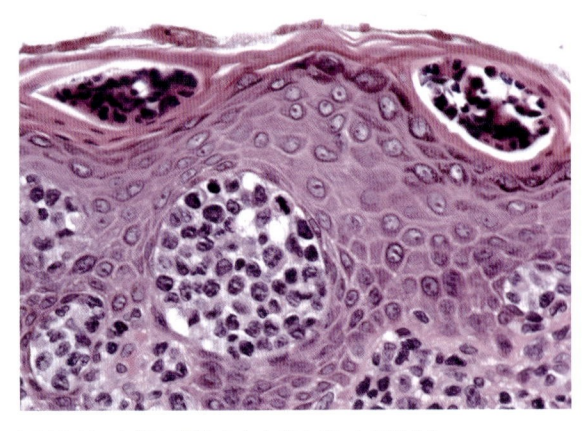

図 18-5　中期の菌状息肉症（図 18-4 の拡大）
微小膿瘍内の腫瘍リンパ球は，濃染するものから不整なものまで多彩であるが，すべてが大きな核を持ち，表皮内でも分裂していて表皮内環境が腫瘍にとって悪くないことを示唆している．しかし角化機転とともに微小膿瘍は体外に排除されることからすると，生体による腫瘍細胞の排除反応とも考えられる（約×400）．

単調 monotonous にみえるという）性格をあらわにしておらず，まるで局面型の類乾癬あるいはアトピー性皮膚炎の局面病変のような，炎症病変のようにみえる．しかし，乾癬や類乾癬やアトピー性皮膚炎では，微小膿瘍をつくることはない．

　明らかに浸潤を触れるほどの典型的な菌状息肉症（図 18-4，5）では，真皮血管周囲性のリンパ球浸潤も

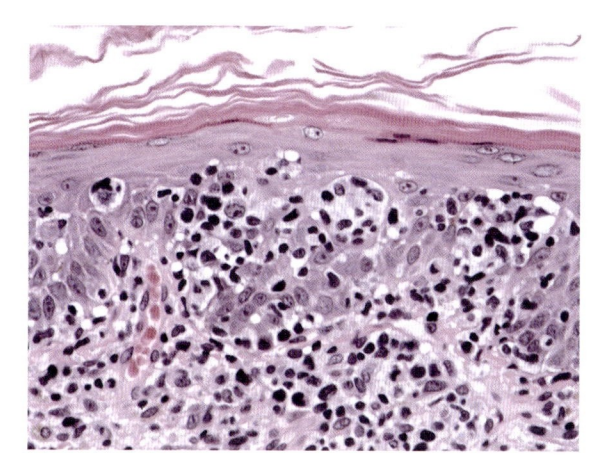

図 18-6　セザリー症候群
基本的には菌状息肉症とよく似て，表皮内へ腫瘍リンパ球が浸潤して微小膿瘍をつくるが，すでに腫瘍細胞としての性格があらわで，個々のリンパ球の大小不同や色調の濃淡が著しく，一目で悪性とわかる．末梢血中にすでに多数の腫瘍リンパ球が存在して，それが皮膚に浸潤して紅皮症を呈した症例（約×300）．

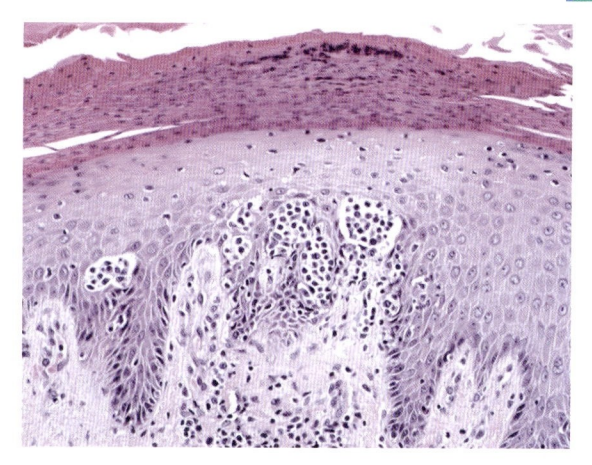

図 18-7　成人T細胞性白血病／リンパ腫
成人T細胞性白血病／リンパ腫でも，しばしば菌状息肉症と似た表皮内への浸潤が微小膿瘍をつくることがある．腫瘍細胞は小さい点を除くと，セザリー細胞とよく似ていて，核がギザギザと切れ込みがあってクローバーの葉のようなことさえあり，濃淡が強く，正常リンパ球でないことは一目瞭然である（約×100）．

単調に稠密になる．同時に表皮内のポートリエ微小膿瘍も明瞭であり，この時期に診断に迷うことはない．

◆ **その他のT細胞リンパ腫**（図 18-6, 7）

いうまでもなく菌状息肉症はT細胞悪性リンパ腫の一種であるが，リンパ球から成るよく似た微小膿瘍が存在すれば，T細胞リンパ腫を考えることになる．

セザリー症候群 Sézary syndrome（図 18-6）も，病初期は炎症のようにみえ，10年・20年・それ以上の慢性経過をたどるという意味では菌状息肉症によく似たT細胞リンパ腫であり，ポートリエとよく似た微小膿瘍を呈する．ただし，病初期から末梢血中に大きな異型リンパ球細胞が多数（診断基準は 1,000 個以上 $/mm^3$）存在するうえ，紅皮症（ほぼ全身の皮膚が均等に剥脱性の鱗屑を伴って紅色になった状態，全身が紅色になっても表皮変化がない場合は紅皮症といわず，全身紅潮，紅斑，red man/skin などという）を呈するので，菌状息肉症におけるポートリエ微小膿瘍の発見ほど診断的意義は高くはない．

他のT細胞リンパ腫，例えば西日本に多い**成人T細胞性白血病／リンパ腫 adult T-cell leukemia/lymphoma** でも，小型のセザリー細胞のようにみえる異型リンパ球が表皮内に微小膿瘍を形成する（図 18-7）．皮膚型のリンパ腫の場合は診断的意義が高い．

◆ **解　説**

臨床の現場では，膿瘍とは，白血球とりわけ好中球と細菌および（主に好中球の分解酵素による）組織の崩壊産物から成る混合物である．たしかに大部分の細菌感染症，棘などの異物，あるいは変性・壊死した自己組織などの処理に真っ先に動員されるのは好中球（参照▶ ❷❸好中球(1)(2)）である．旺盛な遊走能，粘着能，貪食能，活性酸素産生能，これらの能力のすべてにおいて最大の能力を持つ白血球だからである．しかし膿瘍が必ず好中球である必要はない．液体中にバラバラに（互いに接着しないで）浮遊していれば角層細胞でも膿にみえることは，天疱瘡の水疱や，大きなヘルペスの水疱で経験される．

『定義』に述べたとおり膿瘍とは，明瞭に周囲と境界された，白血球（と副産物）の集合である．それが肉眼ではなく，顕微鏡で初めて認識される場合が微小膿瘍であるが，この場合も，やはり境界鮮明な白血球集合を意味し，特に断らない限り（皮膚では）表皮内に限る．たとえ結合組織内に，数十個の白血球が密に集合したとしても境界鮮明になることはなく，単なる集合としてしか認識されないからである．稀に，膠原線維が密に取り囲んで境界鮮明になることはある．

肉眼的な膿瘍と同じく微小膿瘍の白血球も好中球に限らないが，好中球が主体の微小膿瘍が乾癬病変にみられると，**マンロー微小膿瘍**と呼ばれる．好中球が乾癬の角層近くに集合するのは，顆粒層を失ったために，錯角化した細胞が補体を活性化して好中球を走化させるためである．したがって乾癬に限らず，カンジダな

2 ●表皮に現れる変化

どの真菌に対する生体反応でもよく似た好中球集合がみられる．もちろん乾癬の診断はマンロー微小膿瘍だけではなされず，他の組織所見，表皮稜の伸長，過角化，乳頭浮腫……などが必要であり，何よりマンロー微小膿瘍は必発ではない．この点で，ポートリエ微小膿瘍が，それがあれば菌状息肉症（少なくともT細胞リンパ腫）の診断に至るほどの決定力を持つのに対して弱い．

微小膿瘍が好酸球を中心とする場合は**好酸球性微小膿瘍**と呼ばれて類天疱瘡の診断に参考になる．しかし診断決定は，組織学以外の，血中の抗基底膜抗体であり，免疫組織化学による基底膜への抗体沈着であり，組織学的にも表皮真皮接合部の水疱である（参照⑫水疱）．以上，微小膿瘍だけで診断できるのはポートリエ微小膿瘍だけであり，その意味で重要である．

ポートリエ微小膿瘍が決定的に重要なのは，①臨床的に腫瘍を思わせない，乾癬，類乾癬，アトピー性皮膚炎などの炎症病変のようにみえて，②末梢血はもとよりリンパ節，骨髄に異常所見がなく，③生検にて，軽い血管周囲性細胞浸潤があるだけで，そのリンパ球にも異常がわからないような初期であっても，ポートリエ微小膿瘍は存在し，これがあれば菌状息肉症の診断が下されるからである．すなわち病理組織所見が最大の力を発揮できるからである．

T細胞リンパ腫の腫瘍細胞が表皮に侵入または取り込まれるのは，腫瘍リンパ球が表皮に好んで集合するからであろうと考える人たちがいて，腫瘍細胞の**表皮好性**（表皮向性 epidermotropism（参照『もっと詳しく』※2）と呼ばれてきた．表皮内で微小膿瘍を形成しないまでも，個々に表皮の細胞間隙に腫瘍リンパ球が浸潤することもある．いずれも表皮内に帰巣したかのようにみえるT細胞リンパ腫の特徴であるが，この機序はまだ不明である（参照『もっと詳しく』※2）．

もっと詳しく！

● ※1 ポートリエ微小膿瘍が真皮と連続している様子を示す連続切片

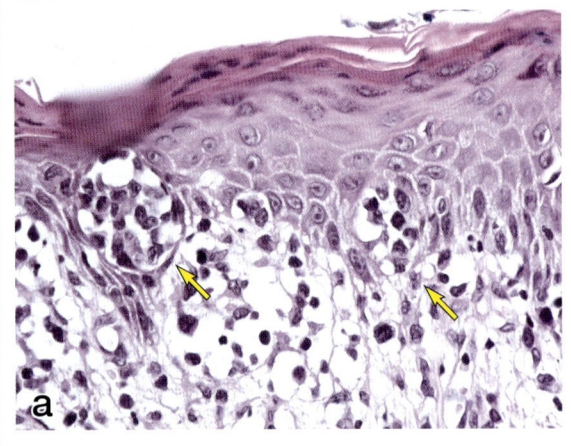

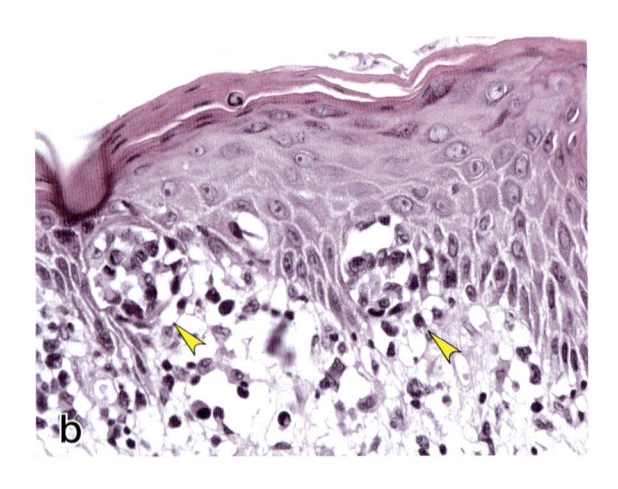

付図1

微小膿瘍は表皮細胞に取り囲まれて存在するため，あたかも表皮内に浮いた（結合組織とはまるで無関係の）ようにみえる．ところが連続切片を切ってみると，表皮内に浮いたようにみえたポートリエ微小膿瘍（付図1a 矢印）の下縁が，基底細胞層を破って真皮乳頭層とつながっている像（付図1b 矢頭）が観察される．さらには連続切片を作成すると，表皮内の数個の微小膿瘍が，実は互いに連絡していて数珠玉のようになっている様子も観察される．
例えが悪くて恐縮だが，「風呂の中でオナラをすると」同じ場所から出たオナラであるのに，それぞれの丸い気泡は決して同じ経路をたどって水面に出てくるわけではない．水中の気泡のたどる経路と，水面への出口は個々に異なる．これも数学であるが，これと同じことが表皮内で起きていると考えられる．微小膿瘍を形成するリンパ球が表皮内への侵入する時の入り口は，ほぼ決まった定位置であろうと考えられる．

もっと詳しく！

※2 リンパ球の表皮好性（表皮向性 epidermotropism）の考え方

付図2

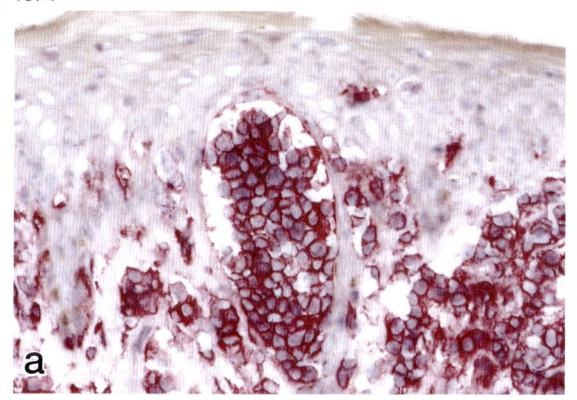

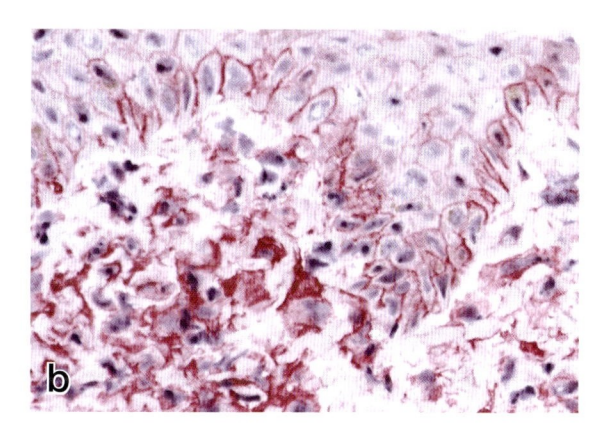

ポートリエ微小膿瘍の成因として，腫瘍リンパ球には好んで表皮へ（epidermotropism）浸潤する性質がある，と説明されてきたが，その証拠は実は乏しい．

細胞が何かと接着する時，両者の接着を媒介するのは接着因子である．そこで接着因子の局在を光顕と電顕で観察してみると，たしかに菌状息肉症のリンパ球は LFA-1（付図2a）を強く発現していて，病変表皮が発現した ICAM-1 と接着するが，その ICAM-1 は基底細胞の（底面ではなく）細胞同士の隙間にだけに発現されている（付図2b）．この結果，リンパ球は，表皮の細胞の隙間に侵入すると考えられる．浸潤したリンパ球は，表皮が同時に発現する class II MHC 分子に接して無反応化する．

以上の所見は，リンパ腫細胞が好んで侵入したとみなすより，表皮の側が腫瘍細胞を細胞間に取り込んで無害化したと理解するほうが素直である．（底面には発現せず）側面に接着因子を発現したのは基底細胞だからである．表皮は角化とともに上行して腫瘍細胞もろとも脱落し，腫瘍を排除する（epidermal clearance: Imayama S; Med Electron Microsc 27: 217, 1994）ことになる．わずか5μmの切片の表皮内に数百個の腫瘍リンパ球が存在する時，体表面では何千万以上の腫瘍細胞が表皮に捕捉されては体外へ廃棄されているはずである．悪性リンパ腫であるにもかかわらず，他に比較して予後が格段に良いという菌状息肉症の特徴は，リンパ腫細胞が体表から排除され続ける結果と考えることもできる．

3 表皮・真皮接合面に現れる変化

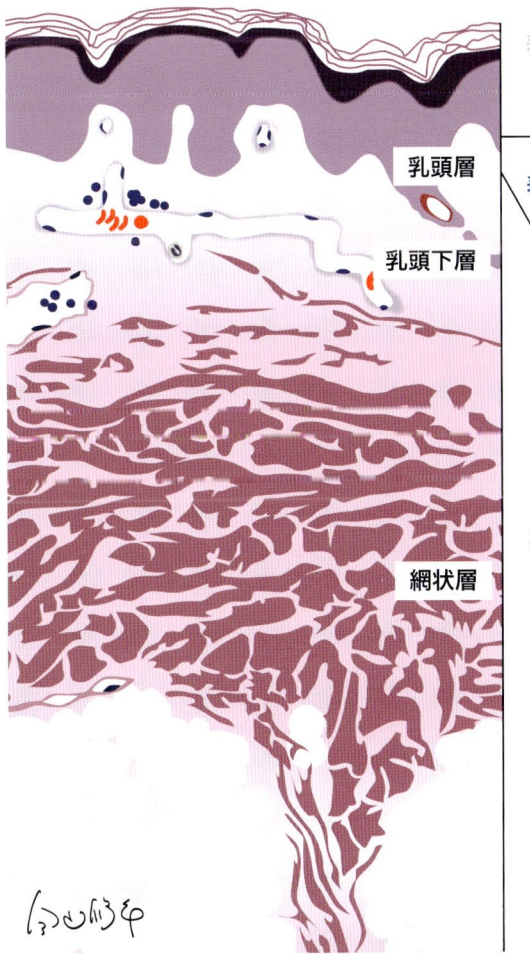

表皮
・表皮の細胞の病変
・表皮を場とした変化

乳頭層

乳頭下層

表皮真皮接合面のあたり
・この領域を炎症の場とする疾患が多く，特徴的

網状層

真皮から皮下にかけて
・結合組織そのものの変化
・結合組織を場とした病変
　血管
　神経
　脂肪組織

⑲ 空胞変性／変化，液状変性
⑳ 接合部皮膚炎
　（1）帯状浸潤／苔癬様反応
㉑ 接合部皮膚炎
　（2）帯状浸潤のスペクトラム
㉒ 接合部皮膚炎
　（3）空胞型
㉓ 色素失調
㉔ メラノーシス／色素沈着

3 ● 表皮・真皮接合面に現れる変化

1 ⑲ 空胞変性／変化，液状変性

Key Words 空胞変性，液状変性，Max-Joseph space，シバット小体

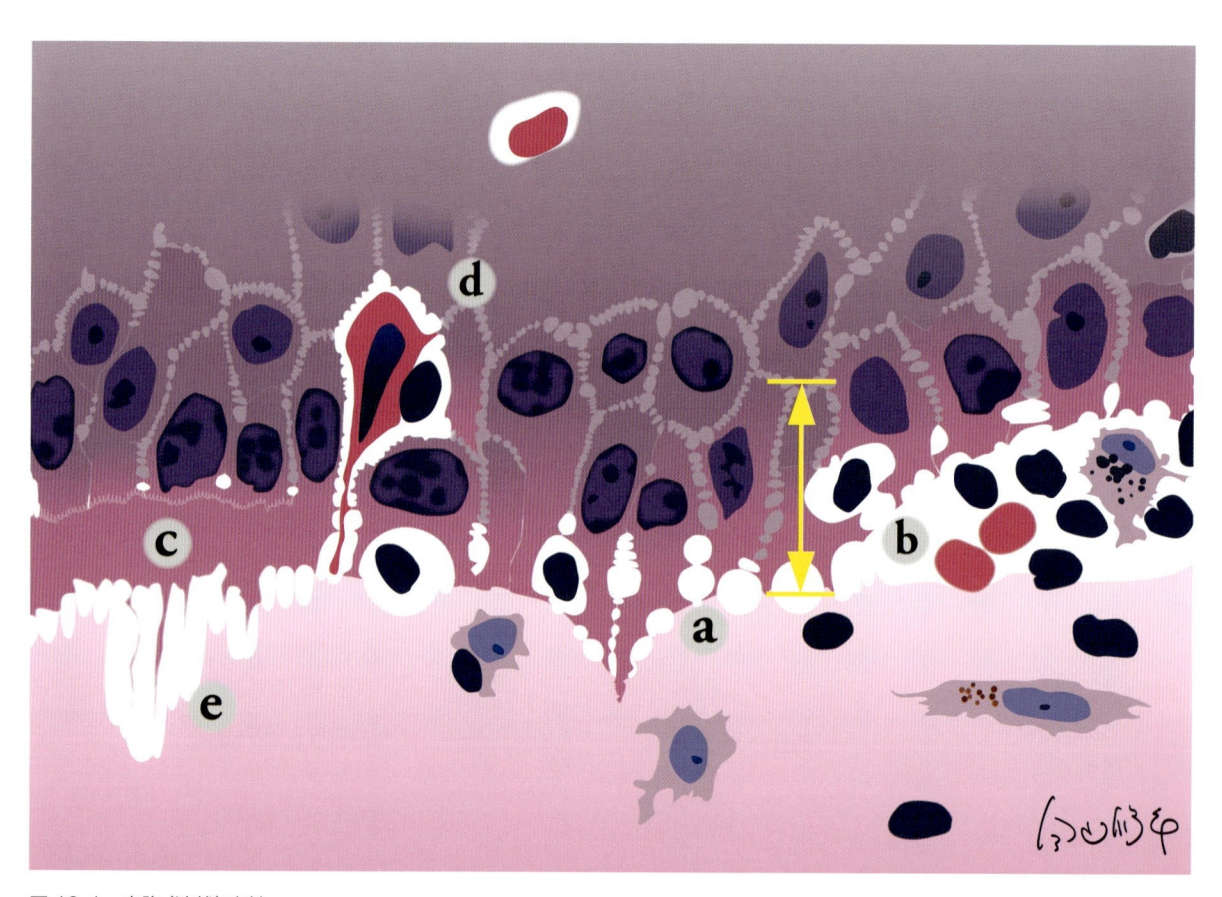

図 19-1　空胞（液状）変性
空胞変性とは，①基底細胞の，真皮と接する面に大小の空胞（a，b，c）ができ，②胞体の下方〜全体（黄色の矢印の範囲）が**好酸性に変性**した状態．
① **空胞**：基底細胞が，直接にリンパ球に攻撃されたり（→ GVHD など）免疫グロブリンにより間接的に損傷された（→ LE など）結果，真皮との接着面が傷み，（標本作成の脱水処理で起きる組織収縮のために）断裂部が丸い孔＝空胞（a）にみえてくるもので，人工産物．空胞ひとつひとつにリンパ球が入り込んだ状態（b）a lymph in every hole は特徴的（← PLEVA, PLC など）．病態の進行とともにサイズも数も増え，ついには裂隙／表皮下水疱（c）も．
② **好酸性変性**：多くは基底細胞（矢印の範囲）の胞体の下端に留まる．好酸性変性が細胞全体に及ぶと，細胞の容積も表面積も縮小して，濃く，なめらかな表面の塊になる（衛星細胞壊死 d，シバット小体 d）．
そもそも直下の結合組織は好酸性であるから，変性が進むと，真皮との境界が不鮮明になり，あたかも液状に融解したかのようにみえる（e）．
経過の長い病変では，緩徐に，変性が継続して，細胞遺残が基底面に帯状に堆積し，あたかも厚く不均一な基底膜にみえる（→ LE，DM，LSE など）．こうなると（もはや空胞はみえず）**液状変性**と呼ぶほうがふさわしい．

3-1 ⑲ 空胞変性／変化，液状変性

POINT

1. 空胞／液状変性＝表皮（付属器）基底細胞の基底面の空胞＋胞体の好酸性変性．
2. 基底細胞が（多くは免疫学的に）損傷されて結合組織との接着面が傷むと，（標本作成の脱水処理で起きる組織収縮のために）断裂部が丸い孔＝空胞を出現させる．連なると裂隙＝表皮下水疱．
3. 好酸性変性は胞体の下端に留まるが，細胞全体に及んで完全に好酸性になるとシバット小体（コロイド小体，アポトーシス小体，衛星細胞壊死など）．
4. 急性の病態ほど細胞損傷→丸孔＝空胞の成立がわかりやすいため，この所見を呈する一群を，接合部皮膚炎（参照 ⑳-㉒接合部皮膚炎(1)-(3)）と呼ぶことが多い．
5. 慢性に経過すると，さまざまの修飾のため空胞ができず，好酸性変性が主徴になるため，肥厚した基底膜にみえたり，結合組織へ溶け出したようにみえ，液状変性と呼ぶのが相応しい．

定 義

❶ まず基底細胞の，結合組織との接合面に大小の空胞 vacuole が現れ，
❷ 同時に，胞体が次第に好酸性 eosinophilic に変性する所見を，空胞変性／変化 vacuolar degeneration/alteration/change という．

基底細胞が，免疫学的（細胞性／液性のいずれでも）に損傷されたことを意味する．

◆ 機序

服の縫い目が裂けると，そこが（洗濯して生地が縮むと）「丸い孔」になるのと同じ機序．つまり基底細胞が損傷されて，結合組織との接着面が傷むと，その断裂部が，標本作成の脱水過程で起きる組織収縮のために「丸い孔」＝空胞を出現させる．すなわち人工産物 artifact である（参照 『もっと詳しく』※2）．

◆ 経過

したがって急性の病態ほど，基底面の空胞（本態は接合面の断裂）は明瞭で丸い．標本作成中にパリッと裂けて丸くなった，できたての「丸い孔」だからである．これに対して経過の長い病変では，接着が外れた隙間に液体や細胞が入り込んで変化しているため，もはや断裂部は「丸い孔」にはなりにくく，次第に不鮮明になっていく．

一方の好酸性変性（参照 『もっと詳しく』※1）は経過とともに進行するから，慢性病変では好酸性変性が次第に明瞭になる．個々の基底細胞の全体または下半分が好酸性無構造になると，直下の基底膜や結合組織はそもそも好酸性で無構造に近いため，あたかも凸凹した基底膜にみえたり，細胞が溶けて結合組織へ移行するかのようにみえる．こうした変化には液状変性 liquefaction/hydropic degeneration の用語が用いられてきた（→『解説』に後述）．

組織像の実際

◆ 空胞が明瞭な病変←急性経過／細胞浸潤が少ない（図19-2～3）

空胞は急性病変ほど明瞭である．基底細胞の接合面の断裂が広がった，いわばできたての「丸い孔」＝空胞だからである．こうしてできた空胞はわかりやすいから，それがみえる病変を空胞型の接合部皮膚炎（参照 ⑳-㉒接合部皮膚炎(1)-(3)）とまとめる傾向がある．

基底細胞の胞体下面の，明るく抜けた空胞が，ちょうどリンパ球または単球／貪食球がひとつ入ったようにみえる様子を，『孔のひとつずつにリンパ球』a lymph in every hole と表現することがある．多形紅斑（型の薬疹）erythema multiforme，急性／慢性苔癬様粃糠疹 acute/chronic pityriasis lichenoides によくみるが，一般に，空胞変性を呈する病変の初期の標本あるいは病巣の辺縁にみられる．

もちろんどの時期でも，下端に空胞がみえる基底細胞の胞体をよくみると，胞体が好酸性に変性している．こうした空胞＋好酸性変性が空胞変性の本態である．

完全に好酸性変性した細胞は，赤血球に似るがサイズが約2倍で，類円形の均質な好酸性無構造物にみえて，シバット小体 Civatte body（≒コロイド小体 colloid body，ヒアリン小体 hyalin body，アポトー

3 ● 表皮・真皮接合面に現れる変化

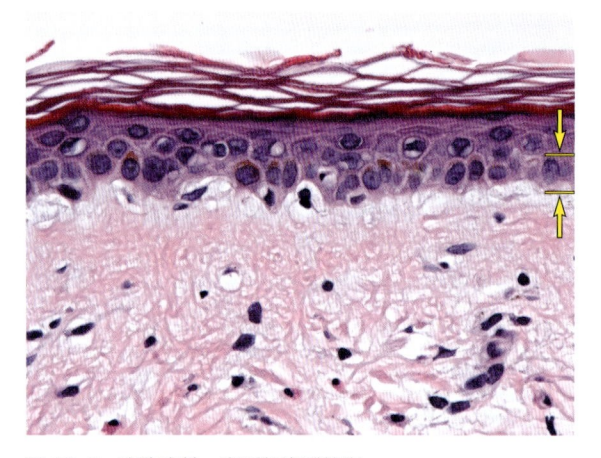

図 19-2　空胞変性←多形紅斑型薬疹
基底面の所々がアーチ状に（明るく抜けて）空胞があり，中にリンパ球と単球／貪食球が浮いている．リンパ球が空胞にひとつずつ入った様子 a lymph in every hole は，空胞変性の初期（≒病変の辺縁）にみられる．空胞のある細胞の胞体をよくみると下端が好酸性に変性している．矢印は，本来の基底細胞層を示す．
基底細胞の損傷のために細胞供給が落ち，これに対して，角層が留まる retention hyperkeratosis ことで（細胞供給の低下を）代償していることが，顆粒層の菲薄化でわかる．乳頭下層に好酸球が浸潤して薬疹を想定させる（×550, high power view of the vacuolar degeneration seen in the lesion of EEM type-drug eruption, obtained from the arm of a 86-year-old woman）.

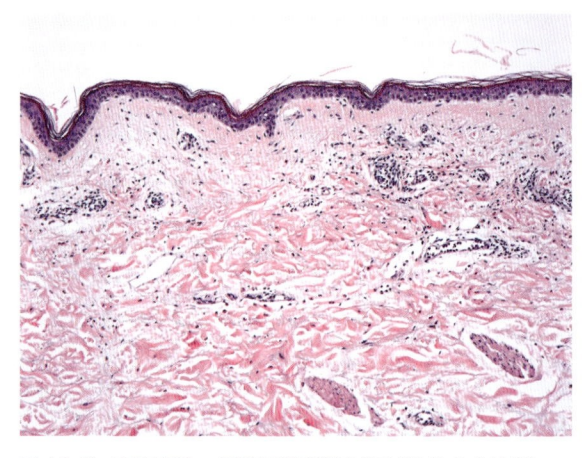

図 19-3　空胞変性←多形紅斑型薬疹（図 19-2 の全体像）
乳頭下層の血管中心性の細胞浸潤と，その周辺の浮腫（≒淡くみえる）から，この標本が環状・遠心性の浮腫状紅斑であることが想定される．乳頭下層の血管中心性の細胞浸潤が，環状・遠心性紅斑の基本（参照▶㉕血管周囲性細胞浸潤）（×110, low power view of Fig.19-2）.

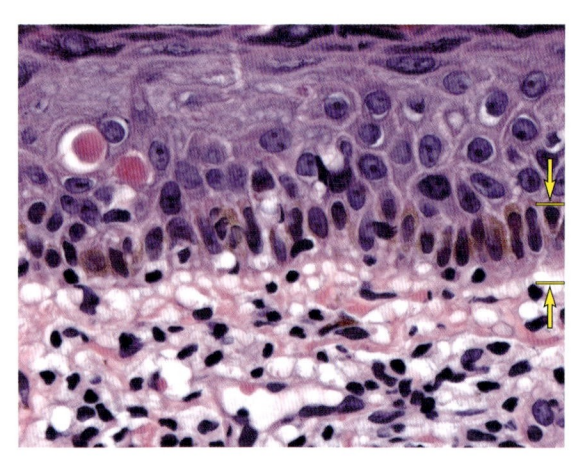

図 19-4　空胞変性←扁平苔癬
新しい扁平苔癬であるため（接合面が保たれていて）基底細胞の空胞変性の様子がよくわかる．矢印は，本来の基底細胞層を示す．完成された病変では，密な帯状浸潤と基底層の損傷で，空胞がわかりにくい．
基底細胞の下面に（泡のように）空胞が並んでいるが，空胞に面する基底細胞の胞体も好酸性無構造に変性していることもよくわかる．有棘層内に2個（左上）変性のなれの果てである，好酸性無構造の丸いシバット小体がみえている（×800, high power view of the vacuolar degeneration of basal keratinocytes and Civatte bodies seen in the typical lichen planus, obtained from the forearm of a 72-year-old woman）.

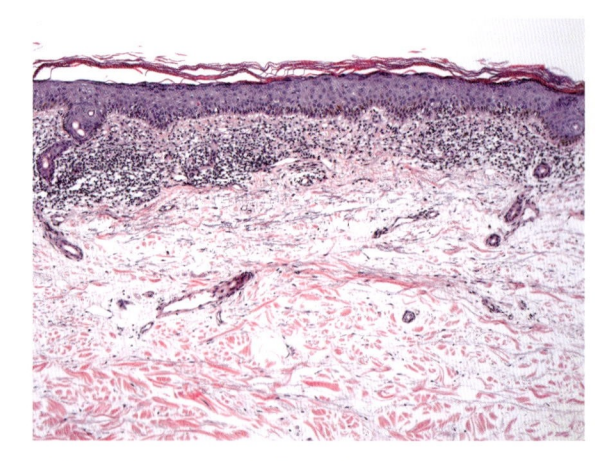

図 19-5　空胞変性←扁平苔癬（図 19-4 の全体像）
下端がほぼ水平な，密な帯状細胞浸潤で特徴づけられる扁平苔癬である．高倍を図 19-4 に示した．表皮が前腕にしては厚く，正常角化の肥厚した角層と顆粒層も扁平苔癬の特徴である（×110, low power view of Fig.19-4）.

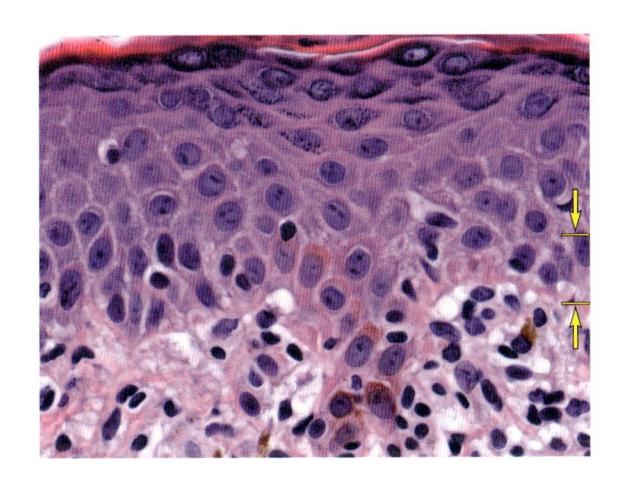

図 19-6 空胞変性←扁平苔癬様角化症
密な細胞浸潤（下方）のために，表皮と浸潤細胞との境界がわかりにくいが，よくみると，基底細胞の下端に空胞があり，それに面する細胞の胞体は好酸性に変性している．矢印は，本来の基底細胞層を示す．既存の老人性色素斑に対するリンパ球主体の宿主反応と考えられる（×750, high power view of the vacuolar degeneration of the basal keratinocytes seen in the benign lichenoid keratosis developed on the cheek of a 67-year-old Japanese woman）．

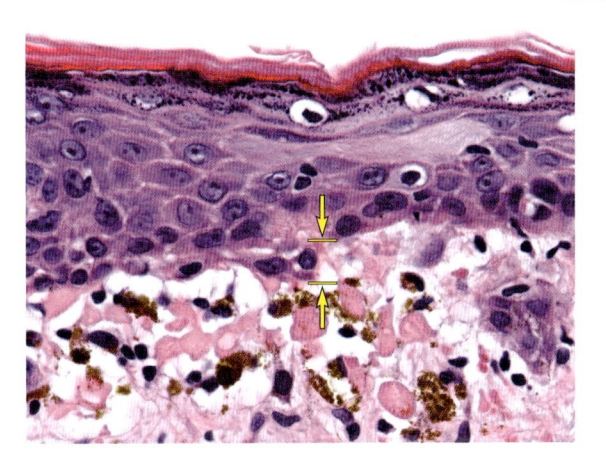

図 19-7 空胞変性←扁平苔癬様角化症
空胞変性（＝基底細胞の空胞＋胞体の好酸性変性）が進行すると，ついには基底層が失われ wiped out，その結果，直接に有棘細胞層に移行するようにみえる．矢印は，本来の基底細胞層を示す．その基底面に，数個以上の細胞にまたがる裂隙ができる（Max-Joseph/Caspary-Joseph spaces）．中には多数の，好酸性無構造のシバット小体と，メラニンが単球／貪食球に貪食されたメラノファージがみえている（×640, a high power view of the wiped out basal layer seen in the lichenoid keratosis developed on the preauricle of a 41-year-old Japanese man）．

シス小体 apoptotic body，衛星細胞壊死 satellite cell necrosis）などと呼ばれることは周知のとおり（参照 ⑰コロイド小体）．高倍で詳細に観察すると，核の輪郭やケラチン線維の残存がみえることがある．表皮細胞とともに上行する場合と，真皮へと脱落する場合がある．

◆ 空胞が不明瞭な病変←慢性経過／細胞浸潤を伴う（図19-4〜8）

接合面の断裂は，慢性化するとともに，その不連続部に液体が流入したり細胞が浸潤するために，一列に並んだ，きれいな「丸い孔」＝空胞ができにくくなる．それでも，接合面の断裂は存在するから，不揃いながらも空胞はわかる．

扁平苔癬 lichen planus を代表とする苔癬様反応 lichenoid reaction では，帯状に密に浸潤した細胞による炎症機転により，まるで基底層が**失われた wiped out** ようにみえたり，表皮基底面の構築が損傷されて**裂隙 creft**（小さな表皮下水疱）Max-Joseph/Caspary-Joseph space ができることがある．

とはいえ経過が長くても，細胞損傷は個々の基底細胞ごとであ（り，基底層からの細胞供給は維持され）るため，一般に，表皮構築は維持されて破壊されるこ

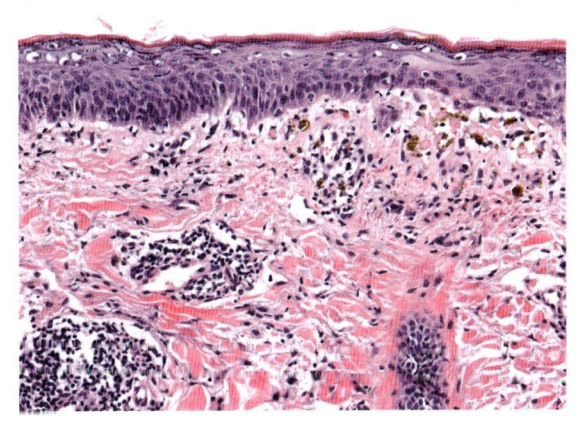

図 19-8 空胞変性（図 19-6, 7 の全体像）←扁平苔癬様角化症
高倍を図 19-8, 9 にて示した．表皮と真皮接合面の裂隙，密な血管周囲性の（参照 ㉕血管周囲性細胞浸潤）リンパ球浸潤で特徴づけられる良性の角化症．既存の老人性色素斑・脂漏性角化症に対する宿主反応（×110, low power view of Fig.19-6 and Fig.19-7）．

とはない．

◆ 空胞が連続する病変←薬疹・移植片対宿主病（図19-9〜11）

移植片対宿主病 graft-versus-host disease（GVHD）や薬疹 drug eruption のように，明瞭な機序にて，基底細胞が損傷され，くわえて細胞浸潤が少

3 ●表皮・真皮接合面に現れる変化

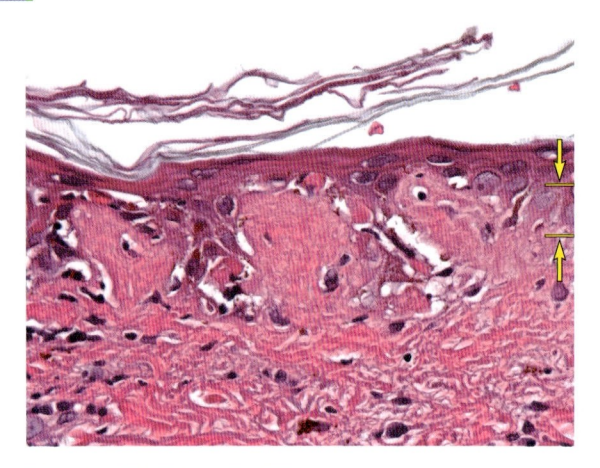

図19-9　空胞変性←GVHD
GVHDでは細胞浸潤が少ないために空胞変性がよくわかり，その本態がアポトーシスであることもよくわかる．基底細胞直下の空胞が連なって裂隙になり，胞体が完全に好酸性変性してシバット小体になり，（基底からの細胞供給がなくなって）表皮は菲薄化している．矢印は，本来の基底細胞層を示す．（×500, high power view of the vacuolar degeneration and Civatte bodies in the basal layer of atrophic epidermis, developed on the entire body surface of a 42-year-old man with acute GVH disease).

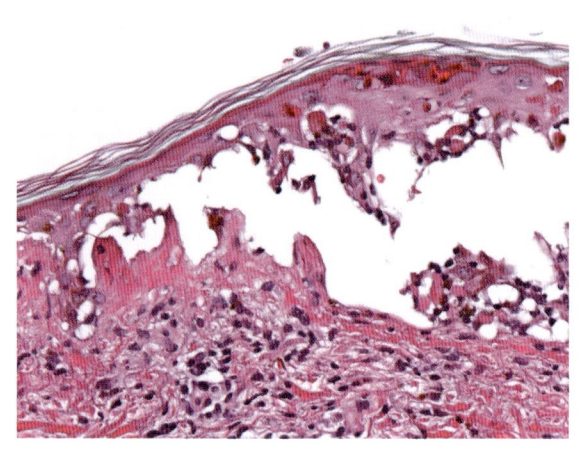

図19-10　空胞変性←GVHD
基底細胞直下の空胞が連なった裂隙（Max-Joseph/Caspary-Joseph spaces）が表皮下水疱に発達することもある（×300, middle power view of the same preparation of the 42-year-old man with acute GVH disease).

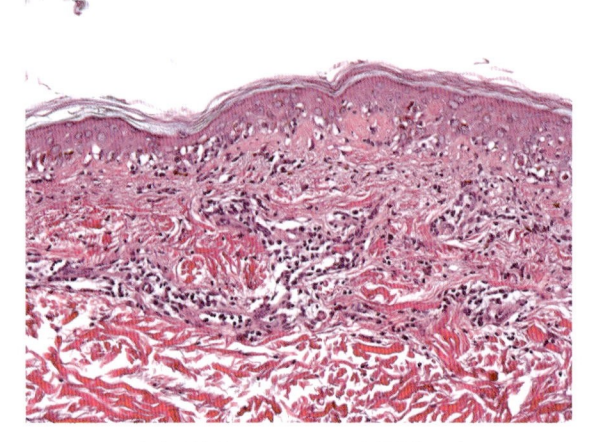

図19-11　空胞変性（図19-9, 10の全体像）←GVHD
高倍を図19-9, 10に示した．多くの場合GVHDでは，細胞浸潤が少ないために空胞変性と，その本態がアポトーシスであることがよくわかる（×140, low power view of Fig.19-9 and Fig.19-10).

ないと，個々の基底細胞（の細胞周期に応じて）が損傷される様子がよくわかる．基底細胞の損傷は個々の細胞ごとであるため，表皮全体としての基底層からの細胞供給は維持される．このため表皮構築は（萎縮はするが）破壊されない．

◆ 空胞はなく，液状変性がふさわしい病変←膠原病など（図19-12〜14）

　エリテマトーデス erythematosus，皮膚筋炎 dermatomyositis，硬化性萎縮性苔癬 lichen sclerosis et atrophicus などの，急性期には空胞変性が明らかな病態であっても，長い経過の慢性病変を生検すると，表皮基底面には空胞がわからない．代わりに好酸性変性が前景に出て，厚く不均一な，帯状の好酸性物質沈着となり，まるで基底膜の肥厚のようにみえたり，あるいは表皮が（もともと好酸性無構造の細胞間基質から成る）結合組織へなだらかに移行または融解したかのようにみえる．こうなると空胞変性とは言いがたく，液状変性と呼ぶほうがふさわしい．もちろん高倍で詳細に観察すると，基底膜のようにみえても，ケラチン線維構築やデスモゾームの残存が確認できる．

　あまり炎症機転を伴わないで，緩徐に，基底細胞の損傷が継続した病変にみられることから，変性した基底細胞の遺残が（炎症細胞などにより処理されず）好酸性物質としてそのまま基底面に堆積して帯状になったものと考えられる．そのために（そもそも好酸性無構造の細胞間基質からなる）真皮結合組織との境界が不鮮明になり，溶けて液状にみえるものと考えられる．

3-1 ⑲ 空胞変性／変化，液状変性

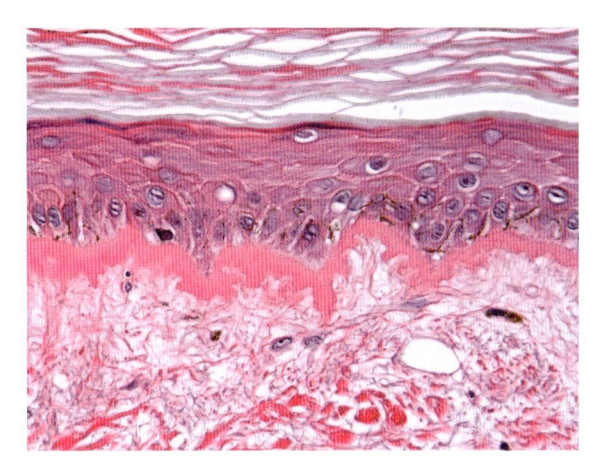

図 19-12　液状変性← DLE 病変
緩徐に，基底細胞の損傷が進行した病変では，基底細胞の胞体の好酸性変性がくり返されるが，細胞浸潤が少なく，炎症細胞による処理が滞ると基底層に貯留して，あたかも著しく肥厚した基底膜のようにみえる．それも基底膜といえないことはない（× 500, high power view of the accumulated eosinophilic degeneration mimicking thickened basal lamina seen in the typical DLE lesion developed on the head of a middle-aged woman）.

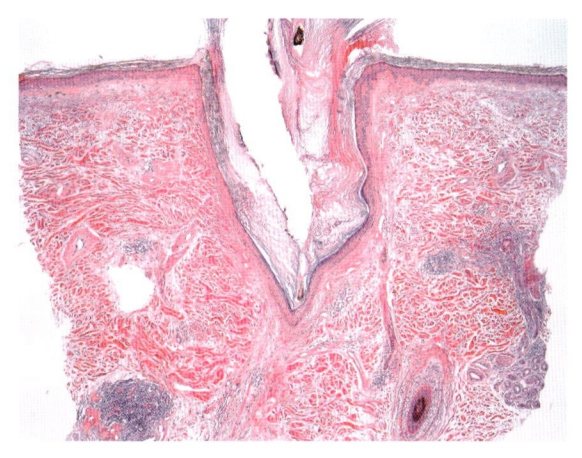

図 19-13　液状変性← DLE 病変
高倍を図 19-12 に示した．萎縮した表皮，開大した毛孔とそれを埋める角栓，そして真皮下方の斑状のリンパ球浸潤は円板状エリテマトーデス discoid lupus erythematosus；DLE の特徴である．被髪頭部に生じた生検組織であるため毛髪がみえている（× 50, low power view of Fig.19-12）.

解　説

　周知のとおり，表皮細胞の細胞間や結合組織との接着面は，接着分子や高次構造によって維持されているが，その接着面が（抗体や形成不全により広範に損傷されると→水疱症．空胞変性では，個々の基底細胞が免疫学的な攻撃を受け，その結果として）傷むと，その小さな断裂部は，標本作成の脱水過程で組織全体が収縮する時にパリッと裂け，細胞側と結合組織側の双方から引っ張られて「丸い孔」＝空胞になる．
　こうした機序でできた「丸い孔」であるから，空胞は，残念ながら，標本作成の手際が悪い時にも（手術後の放置，固定液不良などでも，酸素要求度の高い細胞＝表皮では基底細胞，が好んで損傷されるために）出現してしまう．こうした事情があるためか，かつては空胞を（固定操作不良による可能性が否定できないため）病的所見用語としては用いず，代わりに，（空胞ほど丸く変形したわけではない）小さな裂隙ができることを指して**液状変性**の用語を用いていた，と考えられる（→表 19-1，および『歴史的変遷』に後述）．
　とはいえ，手際のよくない標本には，不良固定に独特の所見（→胞体の，核を含む濃縮と，細胞内外の大小の空胞などが代表）があるために，（何でもそうであるが，慣れれば）すぐにそれと鑑別できる．したがっ

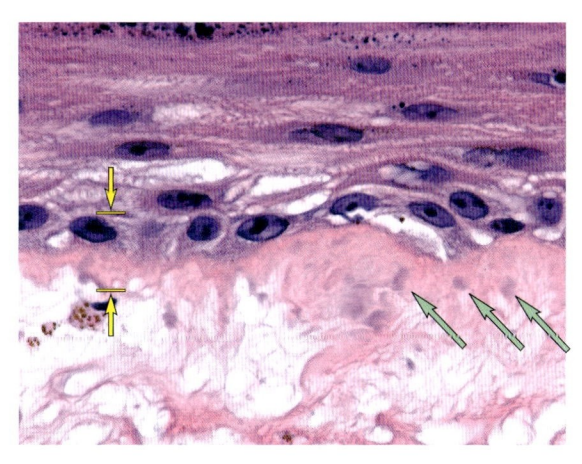

図 19-14　液状変性← DLE 病変（SLE 患者）
まるで表皮直下の厚い基底膜にみえるが，詳細に観察すると，基底膜にみえる構造の中に，核の残存（緑の矢印），ケラチン線維，デスモゾームなどの残存が確認できる．矢印は，本来の基底細胞層を示す．炎症機転を伴わないで，緩徐に，基底細胞の損傷が継続した結果，変性細胞の遺残が（炎症細胞などにより処理されず）好酸性物質として堆積して帯状になったものと考えられる（× 800, another high power view of the accumulation of the eosinophilic degenration of basal cells observed in the skin lesion of a 61-year-old man with systemic lupus erythematosus）.

て標本作成技術が進化した現代の組織標本では，<u>空胞＋好酸性変性を（人工産物ではあるものの，基底細胞の損傷の形態表現ではあることを意味して）空胞変性と呼ぶことは理解できる</u>．

3 表皮・真皮接合面に現れる変化

表19-1 Vacuolar/Liquefaction/Hydropic の，皮膚病理組織教書における取り扱い

番号	Vacuolar / 解説	Liquefaction	Hydropic	Authors/Editor in Chief: Book, Publisher, Year
1	vacuolar change	liquefaction deg.	(－)	Weedon D: Skin Pathology, 3rd ed., Churchill Livingstone, 2010
	空胞が基底細胞の内外に出現．本態はアポトーシス．液状変性は同義．これがある病変を接合部皮膚炎 interface dermatitis とまとめるには不賛成．			
2	vacuolar alt.	(－)	(－)	Barnhill RL: Dermatopathology, 3rd ed., McGraw-Hill, 2010
	角化細胞の空胞形成で，壊死が本態．これがみられるすべての病変→空胞型接合部皮膚炎 vacuolar interface dermatitis としてまとめる．			
3	vacuolar deg.	liquefaction deg.	(－)	Elder DE: Lever's Histopathology of the Skin. 10th ed., Lippincott Williams & Wilkins, 2009
	液状変性は LE の，空胞変性は扁平苔癬の，基底細胞変化に限定．			
4	vacuolar int. derm.	(－)	(－)	Elston DM & Ferringer T: Requisites in Dermatology, Dermatopathology, Saunders Elsevier, 2009
	基底面に空胞がみられる→空胞型接合部皮膚炎 vacuolar interface dermatitis．伴う細胞浸潤の多寡により苔癬様 lichenoid type ⇄ 空胞型 vacuolar type			
5	vacuolar alt.	(－) inaccurate	(－) applied incorrectly	Ackerman AB: Histologic Diagnosis of Inflammatory Skin Diseases, 3rd ed., Ardor Scribendi, 2005
	基底膜の上・下にできる小さな裂隙形成を言い，本態は不明．液状変性は間違った表現．これがみられる病変→接合部皮膚炎 interface dermatitis			
6	vacuolar alt.	liquefaction deg.	hydropic deg.	Rapini RP: Practical Dermatopathology. Elsevier Mosby, 2005
	3者は同義語 synonim であり，同等．表皮・真皮接合面に空胞が形成される変化→両者境界が不鮮明に．これがみられる→接合部皮膚炎 interface dermatitis			
7	vacuolar alt/deg.	(－)	hydropic deg.	Farmer ER & Hood AF: Pathology of the Skin, 2nd ed., McGraw-Hill, 2000
	空胞変性のみ採用，これがみられる病変→空胞型接合部皮膚炎 vacuolar interface dermatitis			

参考：1980年代の代表的病理組織教書

番号	Vacuolar / 解説	Liquefaction	Hydropic	Authors/Editor in Chief: Book, Publisher, Year
8	(－)	liquefaction deg.	hydropic deg.	Lever WF & Lever GS: Histopathology of the Skin. 6th ed., JB Lippincott, 1983
	空胞変性の用語なし．Hydropic deg. と liquefaction deg. は同義．いずれも扁平苔癬，多形皮膚萎縮，LE，皮膚筋炎，硬化性萎縮性苔癬など．			
9	(－)	liquefaction deg.	(－)	Pinkus H & Mehregan AH: A Guide to Dermatohistopathology. 3rd ed., Appleton-Century-Crofts, 1981
	空胞変性の用語なし．扁平苔癬の基底細胞変化に限る．その結果→裂隙 Max-Joseph/Caspary-Joseph spaces，シバット小体 Civatte body の出現あり．			

説明：alt. → alteration，deg. → degeneration，int.derm. → interface dermatitis，(－) →言及なし

歴史的変遷

今日の代表的な皮膚病理組織の教書（→表19-1：教書1-7）では，基底細胞の真皮接合面における空胞 vacuole の出現が重要視されるようになっており，基底層の空胞がみられる一群を（細胞浸潤の多寡に拠らず）空胞型の接合部皮膚炎と呼ぶ傾向が強い（→表19-1，7冊中5冊）．

上述してきたとおり，空胞変性は，個々の基底細胞の損傷の結果であり，詳細に観察すると，凝集して濃染する核，均等に好酸性に凝縮する細胞質，ケラチン線維の残存がみえること，および電顕所見に基づけば，アポトーシスと考えられる．

しかし著者ごとになお，変性かアポトーシスかあるいは人工産物か，という成因に関しては異論があるようで，そのためもあって空胞変位／変化／変性 vacuolar alteration/change/degeneration と，取り扱いはさまざまである．

これに対して約30年前の代表的な教書（→表19-1：教書8, 9）では，本項の，基底細胞の空胞変性に相当する変化は『液状変性』と呼ばれていて，空胞変性の名称はまったく存在しない．そして，液状変性が連なってできる裂隙 Max-Joseph/Caspary-Joseph spaces のことと，変性細胞がシバット小体になることが，扁平苔癬とエリテマトーデスにて記載されているだけである．もちろん接合部皮膚炎の概念は存在しない．

これは，固定操作が悪いほど標本作成中の人工産物として，細胞周囲に空胞が出現することは当時も広く知られていた（丁度，電子顕微鏡による迅速固定が発達して，これらが人工産物であることが証明された時期でもある）ことから，基底面に出現する空胞の（病理学的に意味のある所見としての）評価が低かったことに由来すると考えられる．

こうした混乱があるにもかかわらず，空胞変性（または液状変性）と呼ぶ変化が言及されるのは，たとえ人工産物であれ，その存在が診断に有力な一群の病変があるからではある．以上の歴史的変遷を含めて，3章の2-4（参照 ⑳-㉒ 接合部皮膚炎(1)-(3)）に後述した．

もっと詳しく！

※1 変性

形態学で用いる**変性 degeneration** とは，細胞や組織の色調と形状が変化した状態を意味している．多くの場合，何らかの過剰または病的負荷のために，ある臓器・器官・組織または細胞が機能低下に陥り，その結果，細胞（の胞体と核）の染色性までが変化してみえる状態を指すが，変性とあえて言及する時，その大部分は不可逆的な，いずれは細胞死に至る変性（＝退行変性）を意図している．

これに対して，**生化学で用いる変性 denaturation** は，熱や酸などによる，タンパクや核酸の高次構造の不安定化を意味して用いる．どちらも「元には戻らない変化」の意味を含んでいる．

例えば「膠原線維の変性」などと細胞以外の構築に対しても変性 degeneration が使用されることがあるが，以上の背景からこの場合は生化学的変性 denaturation の意味を含むと考えられ，必ずしも間違いとはいえないだろう．膠原線維や弾性線維に対して用いる変性とは，多くは好酸性にみえていた線維が好塩基性に変化した場合や，走行が不規則になったり，形状が変化して塊状になったりした状態を指している．いずれにせよ不可逆的変性（形態学も生化学も）の終局が壊死 necrosis と考えてよい．

※2 空胞 vacuole, vacuolation

空胞には，①本当には，そこに何かがあったのに，それが標本作製途中で流出または溶出して失われたために，一見「何も無い空隙」のようにみえる場合と，②やはり標本作製の途中で，組織収縮率の違いのために，弱い部分が周囲から牽引された結果，もっとも表面積の小さい状態の空隙が出現した場合がある．

空胞変性の場合に出現する空胞または裂隙は後者である．表皮基底細胞と真皮結合組織との間にはさまざまな分子による接合があるが，何といっても結合組織は細胞外であるために，(1) 水の量が多く，その大部分が自由水であり，(2) さまざまのタンパクも多糖類も細胞外を動いて供給または排泄されている多糖類とタンパクであるため，標本作成中の処置により，その多くが失われていく．

3 表皮・真皮接合面に現れる変化

2 ⑳ 接合部皮膚炎
（1）帯状浸潤／苔癬様反応

Key Words 苔癬様反応，扁平苔癬，帯状浸潤，接合部皮膚炎

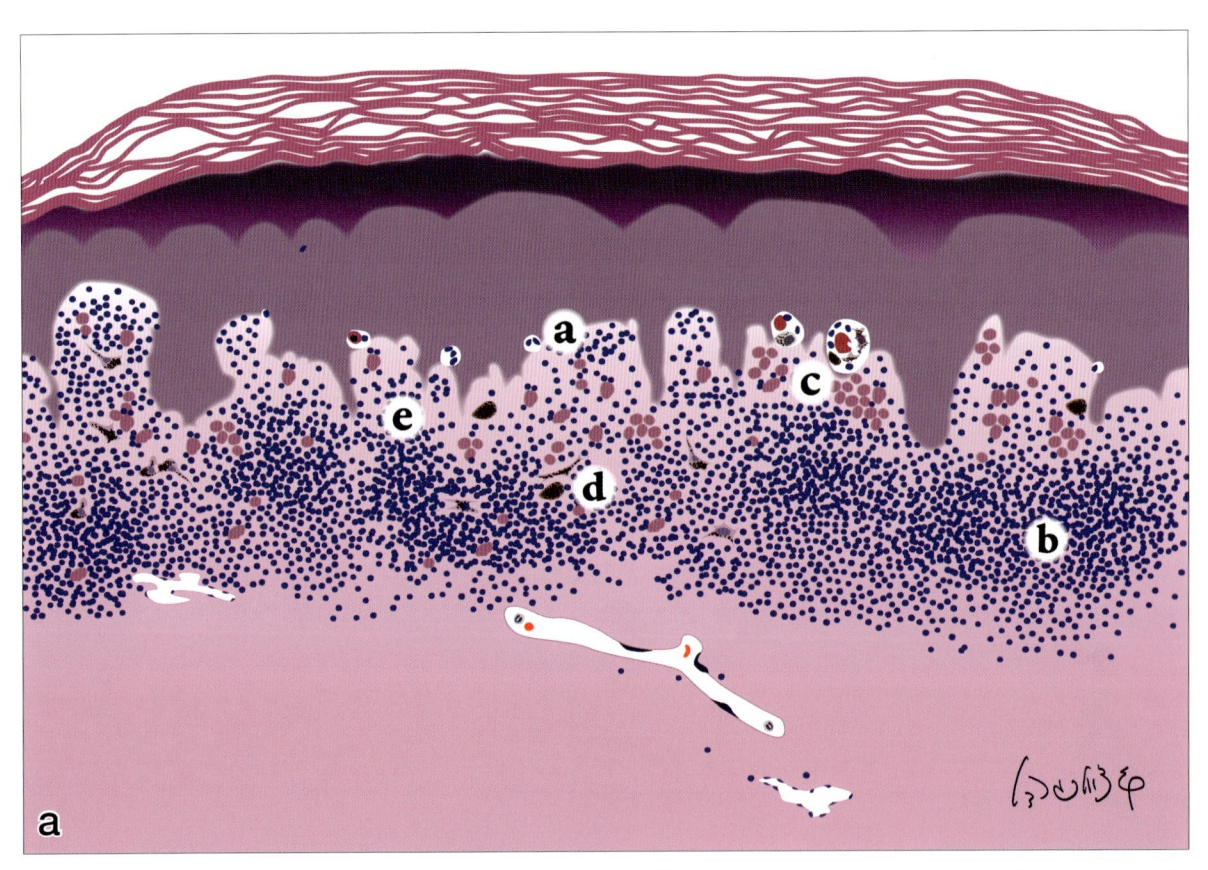

図20-1a 「苔癬様反応」（≒いわゆる接合部皮膚炎の中の苔癬型）の原型である扁平苔癬を示す．空胞型（右図b）との相違を明瞭にするために，表皮と血管系の基本構築は同じに描いた

この図に示す扁平苔癬を原型とする．すなわち，ⓐ表皮基底細胞の空胞変性と，ⓑ密な帯状の細胞浸潤の2所見は共通に揃えるが，それ以外は扁平苔癬とは異なる組織像の一群を苔癬様反応と呼ぶ．
実際に病変をみると，ⓑ帯状浸潤は一目瞭然であるが，ⓐ基底細胞の空胞変性は慣れても（！）わかりにくい．そこでⓐ基底細胞変性があったことの証拠としての，以下の所見が重用される．すべて基底細胞損傷の結果である．
ⓒ基底細胞の変性（実際はアポトーシス）産物であるコロイド小体／シバット小体／アポトーシス小体／衛星細胞壊死（参照 ⑰ コロイド小体）は好酸性でわかりやすい．
ⓓ基底層損傷の結果，細胞内にあったメラニンが脱落して組織球に貪食された色素失調（参照 ㉓ 色素失調）も褐色のメラニンのためにわかりやすい．
ⓔ基底層損傷のために（正常では，丸くて明瞭な下に凸の突起にみえるはずの）表皮稜が不鮮明になったり，先が尖って鋸の歯のようにみえるのもわかりやすい．
もちろん基底層損傷の結果，表皮全体が萎縮して基底面が平坦だったり，基底面の崩壊が進んで水疱になることもある．

3-2 ⑳ 接合部皮膚炎 (1) 帯状浸潤／苔癬様反応

POINT

1. 扁平苔癬を原型とするが，扁平苔癬ではあり得ない所見をも併せ持つ一群を苔癬様反応と呼ぶ．
2. 低倍での類似点は，❶帯状に密に水平に広がる細胞浸潤，❷表皮真皮境界の不鮮明化（≒鋸歯状），であり，
3. 高倍での類似点は，❸基底細胞の空胞変性，❹シバット小体／アポトーシス小体／衛星細胞壊死，❺色素失調，❻リンパ球と組織球が浸潤細胞，である．
4. 扁平苔癬との相違点は①表皮の厚さが違う→萎縮など，②角層が違う→錯角化など，③浸潤パターンが違う→疎／浮腫／血管周囲など，④浸潤細胞が違う→好酸球の混在など，である．

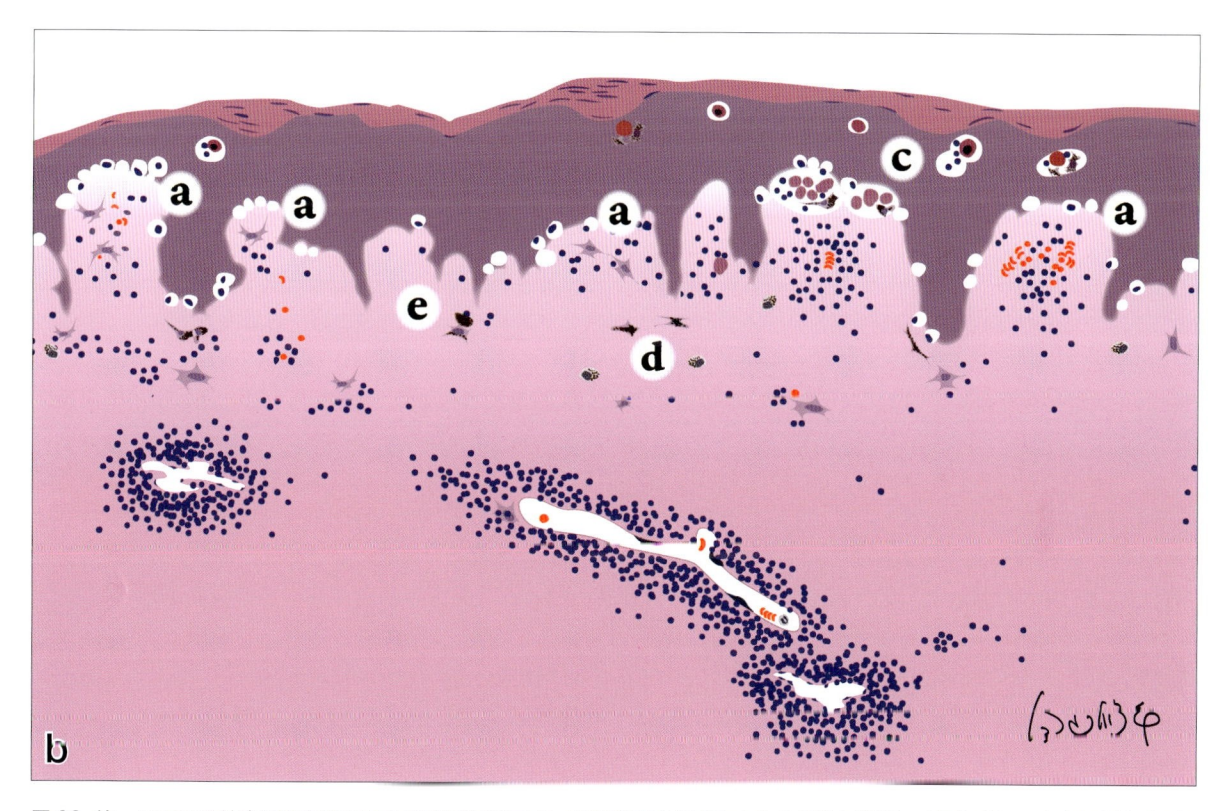

図20-1b　いわゆる接合部皮膚炎の中の「空胞型」を示す．苔癬様反応（左図a）との相違を明瞭にするために，表皮と血管系の基本構築は同じに描いた

次項（参照 ㉑接合部皮膚炎（2）帯状浸潤のスペクトラム）で詳しく説明するが，そもそも，ⓐ基底細胞が変性に陥るのは，表皮真皮接合部のあたりを主座とした炎症の結果であると考え，ⓐ基底細胞の空胞変性を呈する病変をひとまとめに接合部皮膚炎 interface dermatitis として把握しようとする概念が，病理組織学から提唱されている．
この概念によれば，ⓐ空胞変性とⓑ帯状浸潤を併せ持つ苔癬様反応は（接合部皮膚炎の中の）苔癬型（左図a）と呼ばれ，ⓐ空胞変性だけの群は（接合部皮膚炎の中の）空胞型（参照 ㉒接合部皮膚炎（3）空胞型）分類される．
苔癬様反応（左図a）では，密な浸潤細胞のために表皮真皮の境界そのものが不鮮明になり，基底細胞の空胞変性さえわかりにくいほどであったのに対して，この空胞型では，表皮直下のあたりに細胞浸潤が少なかったり浮腫状のために，表皮基底面の視野を邪魔するものがなく，ⓐ個々の基底細胞の空胞変性がよくわかる．時には，その空胞の中にリンパ球が入って目玉のようにみえる．ⓒコロイド小体，ⓓ色素失調も，ⓔ鋸の歯のような外観もよくわかる．この原型として，エリテマトーデス／皮膚筋炎を想起するとわかりやすい．

3 表皮・真皮接合面に現れる変化

表20-1 扁平苔癬と苔癬様反応の類似点・相違点，および「苔癬様反応」を示す疾患

類似点	相違点
<低倍> ❶ 帯状浸潤 ❷ 表皮真皮接合部の不鮮明化 <高倍> ❸ 基底細胞の空胞／液状変性 ❹ シバット小体 ❺ 色素失調 ❻ リンパ球浸潤	① 表皮の厚さが違う ② 角層が違う ③ 浸潤パターンが違う ④ 浸潤細胞が違う ⑤ 多くは経過も違う

「苔癬様反応」を示す代表的な疾患	
1. 扁平苔癬様角化症／良性苔癬様角化症 (図20-2, 3) 2. 急性／慢性苔癬様粃糠疹 (図20-4, 5) 3. 腫瘍病変への苔癬様反応 (図20-6) 4. 菌状息肉症 (図20-7, 8) 5. 苔癬様紫斑 6. 苔癬様薬疹	7. 肥厚型エリテマトーデス 8. 移植片対宿主病（苔癬型） 9. 固定薬疹 10. 線状苔癬 (図20-9, 10) 11. 光沢苔癬 参考：扁平苔癬 (図20-11, 12)

前書き

人類の生命活動そのものとも言える学問と技術の分野では，すべてが常に進歩しているから，燦然と輝いて登場した製品（例えば機関車もウォークマン）も概念（例えば消化性潰瘍）も，時代遅れとなっては置換される．

私たちが身を置く医学生物学は近年の研究領域であるために機器と概念の新規導入が著しく，したがって（小生のような）老医師と気鋭の青年医師との間では，用語の認識と用法に齟齬が生じやすい．

そうした了解差の大きい概念のひとつが**苔癬様（組織）反応 lichenoid (tissue) reaction** であることに気がついた．そこで本項では，組織学的に，苔癬様反応の意味する変化を解説して，領域間の誤差を縮小したい．

そもそも**扁平苔癬 lichen planus** は，独特の，明瞭な臨床と組織像（→図20-11, 12）を呈する，時代を超えて，かなり普遍的に共有されてきた臨床病名である．これを規範にした病理組織用語が**苔癬様反応**であるが，「様」の持つ，「似ているが少し異なること」に込められる意味合いは（当然のことながら）発表者や時代によって異なる．さらに，組織像が似ていることを表してきた**苔癬様反応**の概念が，近年，免疫学的に「基底細胞が標的となった病態」の意味を持つことになって形態学的な意味から少し離れたことも背景にあるだろう．

定義と解説（図20-1a）

苔癬様反応とは扁平苔癬を原型とする組織変化のことであり，以下の特徴を扁平苔癬と共有する．すなわち，

❶ **帯状浸潤（低倍）**：表皮直下に，帯状に，横に展開される，密な細胞浸潤である．浸潤の下縁がほぼ直線状なのは，乳頭下層の下面（網状層の上端）に相当するからである．別の言い方をすれば，帯状浸潤とは，(そもそも表皮と付属器の要請の下に構築された結合組織である) 乳頭層＋乳頭下層への細胞浸潤ともいえる．このため毛包周囲に起きると，毛包をほぼ一定の厚さに取り巻く帯状の浸潤になる．

❷ **表皮真皮接合部の不鮮明化（低倍）**：そもそも表皮は稠密な重層扁平上皮のシートであり，その直下の乳頭層は疎な結合組織であるから，両者の境界は鮮明である．しかし帯状の細胞浸潤のために，その辺が不鮮明になってしまう．時には，本来は下に凸の丸い表皮稜が溶けて**鋸の歯 sawtooth** のように先尖りにみえる．

❸ **基底細胞の空胞／液状変性（高倍）**：高倍にすると，上記の接合部の不鮮明化が，基底細胞の空胞変性（参照 ⑲空胞変性）のためであったことがわかる．

❹ **シバット小体（高倍）**：損傷された細胞の全部が完全に均一に好酸性に変性するとシバット小体／アポトーシス小体／衛星細胞壊死（参照 ⑰コロイド小体）と呼ばれる．基底細胞の空胞変性がよくわからない時に

3-2 ⑳ 接合部皮膚炎 （1）帯状浸潤／苔癬様反応

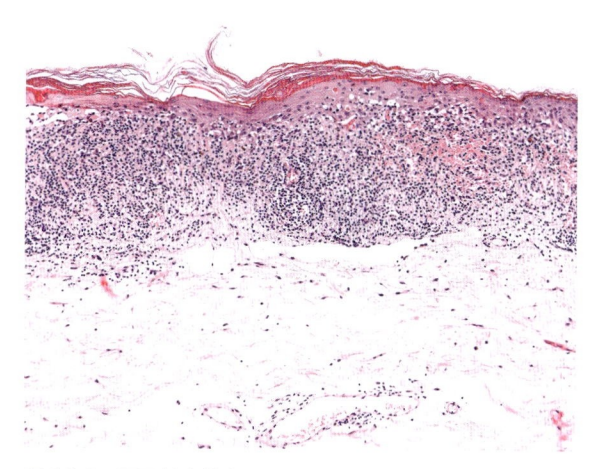

図 20-2　扁平苔癬様角化症／良性苔癬様角化症における苔癬様反応
原型とする扁平苔癬（図 20-11, 12）によく似るが，表皮が薄く，顆粒層がなく，錯角化があることは違う．共通点は低倍で❶❷，高倍で❸❹❺❻である．
❶帯状浸潤：表皮直下に水平に，帯のように伸びる，下縁が横一直線の，均一で密な細胞浸潤である．
❷接合部の不鮮明化：その浸潤が表皮基底面に直面しているために，本来の基底層の輪郭が曖昧になっている．普段，少々細胞浸潤があっても，表皮と真皮の境界は明瞭なことが多いから，これも際だった所見といえる．左側では，表皮真皮の接合が崩壊して裂隙（表皮下水疱）ができている．（× 100, a lichen planus-like keratosis/benign lichenoid keratosis developed on the rt. supraclavicule of a 48-year-old woman, which disappeared spontaneously in 4 months）.

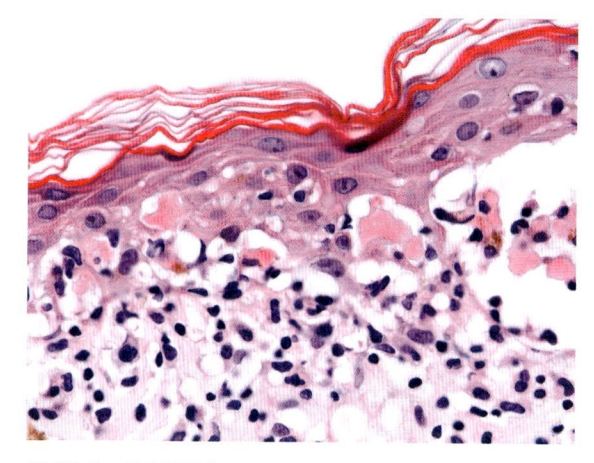

図 20-3　苔癬様反応における表皮真皮接合部（図 20-2 標本の拡大）
❸空胞変性：表皮真皮接合部を拡大すると，基底層には大小の空胞ができている．
❹シバット小体：その空胞内には，損傷を受けた基底細胞が丸ごと変性して，全体が均一な好酸性のシバット小体／コロイド小体になったり，リンパ球と結合したまま衛星細胞壊死になっている．
❺色素失調：真皮側の細胞浸潤に混じって，メラニンを貪食した組織球がある．
❻リンパ球浸潤：密な浸潤細胞はリンパ球（＝濃く染まった核だけの細胞）が主体であるが，同時に，貪食球／組織球（＝リンパ球より大きく明るい，そら豆のような核と，ぼんやりした胞体を持つ）から成る（× 600）．

も基底細胞損傷の証拠になるため（歴史的に）非常に有名である．
❺色素失調（高倍）：細胞外に放出されたメラニン顆粒が，組織球に貪食された像（参照 ㉓色素失調）である．これも基底層が損傷されたことの傍証として重用される．さらに，細胞浸潤が引いた後にも，組織球内のメラニン色素は長く残るから，基底層損傷があったことの名残りの所見としても重要である．
❻リンパ球浸潤（高倍）：密な浸潤細胞はリンパ球が主体であり，さまざまの程度に組織球を混じる．
　他方，扁平苔癬とは以下の点で一致しない時に苔癬「様」反応という．すなわち，
[1] 表皮の厚さが違う：扁平苔癬では（水平に広がる帯状浸潤とほぼ同じ幅に）平たく表皮が肥厚しており，それは顆粒層肥厚と角層肥厚を伴う．これに対して，表皮が萎縮性であったり，肥厚が部分的であったりし異なると苔癬様に分類する．
[2] 角層が違う：扁平苔癬の厚い角層は正常角化であるから，錯角化（不全角化）があれば扁平苔癬ではなく，苔癬様に含める．
[3] 浸潤パターンが違う：扁平苔癬では表皮直下に，帯状に密で，一目瞭然である．これに対して，表皮直下のあたりは浮腫状で細胞浸潤が乏しかったり，血管中心性であれば，扁平苔癬ではなく，苔癬様という．
[4] 浸潤細胞が違う：扁平苔癬ではリンパ球中心（と貪食球／組織球）であるのに，それ以外に好酸球や好中球などが混在することがあれば，扁平苔癬ではなく苔癬様に含める．
[5] 多くは経過も違う：扁平苔癬では一般に慢性経過をたどるのに対して，苔癬様では急性から亜急性のことが多い．

代表的疾患と組織像の実際（図 20-2～12）

　以下に，苔癬様反応に分類することに大方の同意が得られている疾患をあげて，扁平苔癬との違いを説明する．

3 ●表皮・真皮接合面に現れる変化

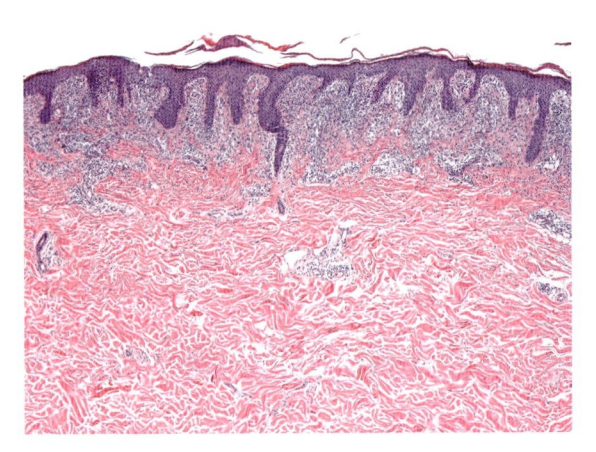

図20-4　苔癬様粃糠疹における苔癬様反応
低倍にて前記❶帯状浸潤と❷接合部の不鮮明化を備えている．多くの表皮稜は先が尖っていて鋸の歯のようにみえる．しかし表皮は薄く，角層には錯角化がある．さらに浸潤はかなり密で帯状ではあるものの，乳頭と乳頭下層に留まらず，真皮網状層の血管周囲性にもみられる．当然のことであるが，苔癬様反応という言い回しには，発言者ごとに所見の強弱と過不足がある（× 50, relatively firm papules and macules of ＜ 7-8mm diameter, developed numerously on the trunk of a 41-year-old man）．

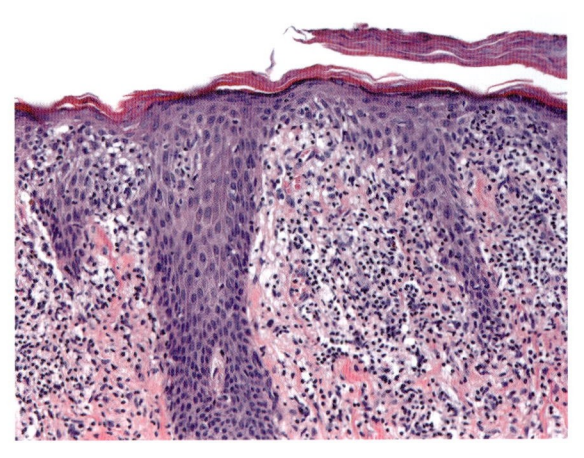

図20-5　苔癬様粃糠疹における表皮真皮接合部（図20-4の拡大）
高倍にて（この写真には❹シバット小体はみえないが）❸空胞変性，❺色素失調，❻リンパ球浸潤を揃える．表皮真皮接合部では，真皮乳頭の頂点のあたりの基底層に空胞変性が強く，浮腫性であることがよくわかる．帯状浸潤とはいえ，それほど密ではないから，リンパ球と組織球，そして血管外に漏出した赤血球がわかる．この組織のように，細胞浸潤がやや少ない場合は，空胞型の接合部皮膚炎（ 参照 ㉒接合部皮膚炎（3）空胞型 ）に含めることがある（× 200）．

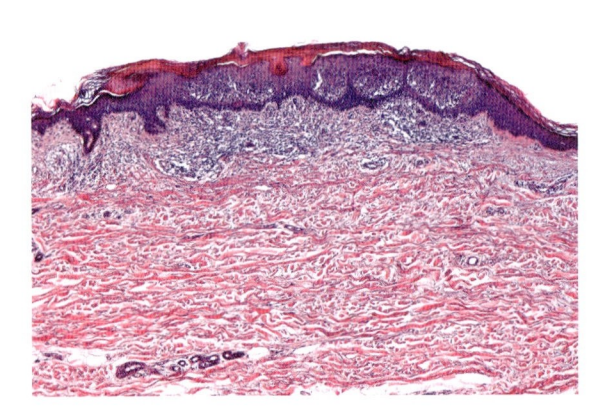

図20-6　脂漏性角化症における苔癬様反応
表皮内に，ほぼ同じ大きさの細胞巣がみえていて，Smith-Cobern 型の汗管腫瘍あるいは脂漏性角化症と考えてよいが，その下方には❶帯状のリンパ球浸潤がみえる．こうした腫瘍直下の帯状のリンパ球浸潤は腫瘍細胞に対する宿主反応と考えられるが，もちろん腫瘍細胞も変性に陥ることがあるために，苔癬様反応を呈することになる（× 60, a hydroacanthoma simplex of Smith-Cobern type developed on the lower leg of a 60-year-old man）．

1．扁平苔癬様角化症／良性苔癬様角化症 lichen planus-like keratosis/benign lichenoid keratosis（図20-2, 3）：この病変を診る頻度が高く，典型的であるので最初に示した．帯状浸潤はあるが，表皮が菲薄で，顆粒層も薄いことが，扁平苔癬とは違う．

2．急性／慢性痘瘡状苔癬状粃糠疹 pityriasis lichenoides et varioliformis acuta/pityriasis lichenoides chronica（図20-4, 5）：これも帯状浸潤は似るが，表皮肥厚がなく，不均一で，間欠的に錯角化があること，また浸潤細胞に赤血球が混在することが違う．

3．腫瘍病変への苔癬様反応 lichenoid reaction against neoplasms（図20-6）：色素性母斑と黒色腫の鑑別には特に重要である．もとより表皮側に腫瘍細胞があることが異なるが，浸潤側にも，分布パターンが帯状のみならず血管中心性であり，細胞にも形質細胞や好酸球が混在することが異なる．

4．菌状息肉症 mycosis fungoides（図20-7, 8）：初期の紅斑期では帯状浸潤であるが，表皮内へのリンパ球浸潤によりポートリエ微小膿瘍があり，表皮そのものも錯角化を伴う．さらに浸潤側には大きなリンパ球の混在，頻繁な分裂像あるいは好酸球の混在など，

3-2 ⑳ 接合部皮膚炎 （1）帯状浸潤／苔癬様反応

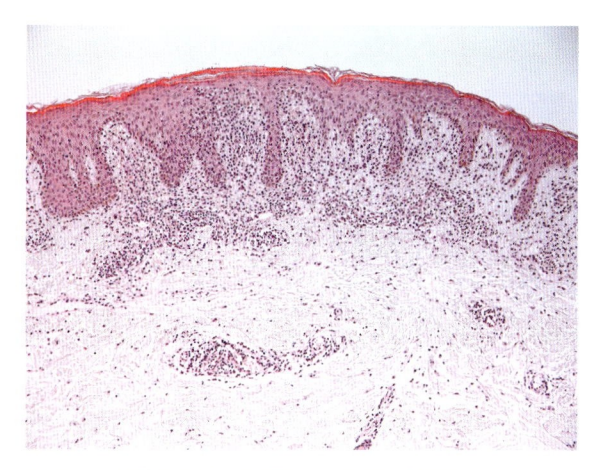

図 20-7　初期の菌状息肉症における苔癬様反応
低倍にて❶帯状浸潤と❷接合部の不鮮明化を備えている．しかし，❶に関しては，帯状浸潤のほかに，下方の血管周囲性にも浸潤があり，❷に関しても，正常の，丸い表皮稜の構築が維持されていて鋸歯状ではない．このように苔癬様反応の用語にてまとめられた群には，所見の過不足や強弱があるが，逆に，その相違点から診断に至ることになる（×100, an early stage of mycosis fungoides lesion obtained from an erythematous macule developed on the trunk of a 31-year-old woman）．

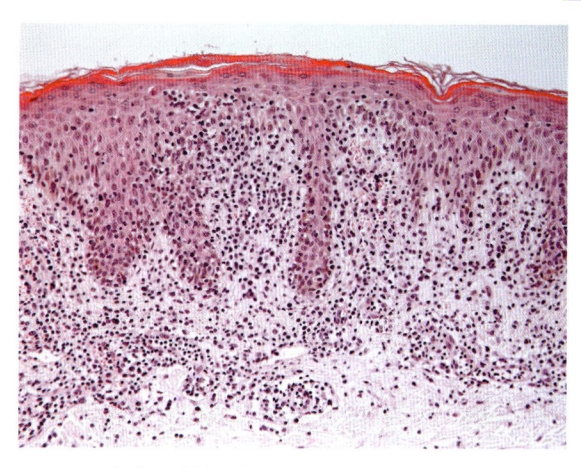

図 20-8　初期の菌状息肉症における苔癬様反応（図 20-7 の拡大）
高倍にて，❹シバット小体がないほかは，❸空胞変性，❺色素失調，❻リンパ球浸潤の特徴を揃える．
表皮真皮接合部の基底細胞の下面をたどると，ほぼ同じ大きな空胞が並んであり，その中にリンパ球が収まっているが，さらに，これらのリンパ球は，さらに表皮内に個々に，あるいは塊状に浸潤して微小膿瘍（参照 ⑱ポートリエ微小膿瘍）まで成していることに気づくと菌状息肉症の疑いを抱くことになる．ただし本症を苔癬様反応に含めない立場もある（×200）．

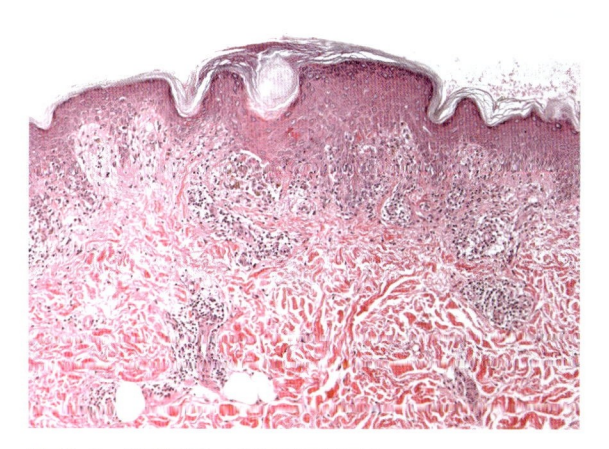

図 20-9　線状苔癬における苔癬様反応
低倍にて❶帯状浸潤，❷接合部の不鮮明化および，①表皮肥厚があって②正常角化であることから扁平苔癬を考えさせる．しかし浸潤は帯状というには途切れ途切れであり，横幅も真皮乳頭の数個分しかなくて狭く，下方の血管周囲性にもあることで扁平苔癬とは異なり，苔癬様反応といえる（×100, lichen striatus developed linearly on the posterior aspect of the lt. buttock, thigh and the calf of a 19-year-old woman）．

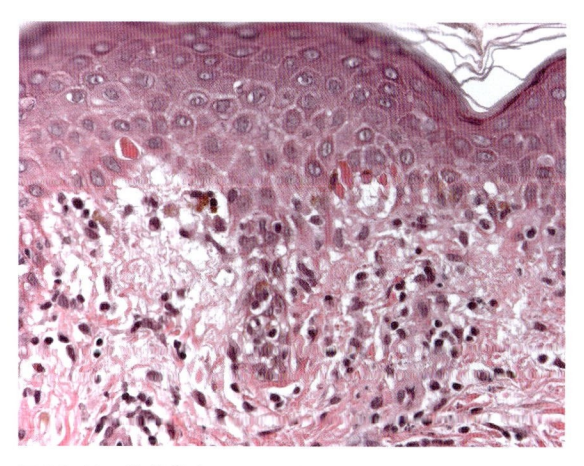

図 20-10　線状苔癬における表皮真皮接合部（図 20-9 の拡大）
高倍にて❸空胞変性，❹シバット小体，❺色素失調，❻リンパ球浸潤を揃える．表皮基底層では，基底細胞の数個分が失われて空胞が形成されており，変性した基底細胞がシバット小体／アポトーシス小体／衛星細胞壊死になっている様子がよくわかる．また空胞内には，貪食球／組織球（リンパ球より大きく明るい，そら豆のような核と，ぼんやりした胞体を持つ）が目立ち，少数のリンパ球（濃く染まった核だけの細胞）がみえる（×400）．

3 ●表皮・真皮接合面に現れる変化

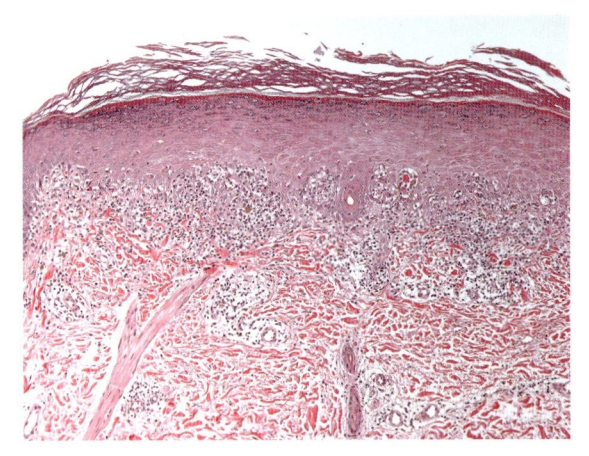

図20-11　扁平苔癬，これこそ苔癬様反応の原型
もちろん扁平苔癬では，前記（低倍の❶❷，高倍の❸❹❺❻）を完備するが，さらに，
1️⃣**表皮肥厚**：顆粒層肥厚＋角層肥厚を伴う．表皮全体に均等な肥厚であり，
2️⃣**正常角化**：肥厚した角層は正常角化であり，錯角化を伴うことは（二次修飾がないかぎり）なく，
4️⃣**リンパ球中心**：浸潤細胞には（リンパ球と組織球以外の，例えば）好酸球などが混じることはない，という特徴も備える．
言い換えれば，これら1️⃣2️⃣4️⃣を欠くのが扁平苔癬「様反応」である．扁平苔癬そのものは比較的稀である（×100, a lichen planus lesion obtained from the lower leg of a 28-year-old woman）．

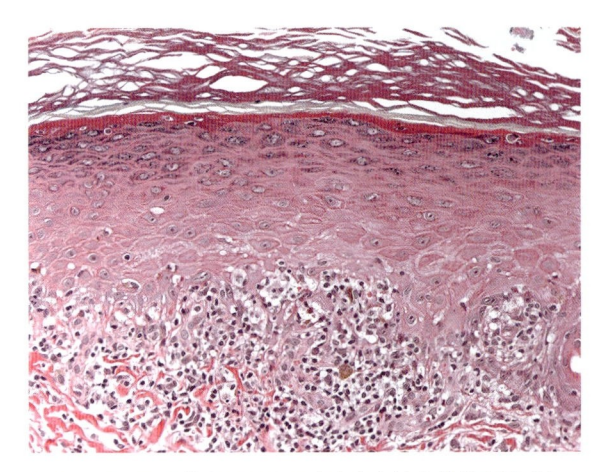

図20-12　扁平苔癬における表皮真皮接合部（図20-11の拡大）
やや高倍にて❸❹❺❻＋1️⃣2️⃣4️⃣を示す．
表皮真皮接合部のあたりに大小の空胞があり，（目玉のように）中にリンパ球が入っていて，このあたりが❸基底細胞の空胞変性であろうと推定されるが，実際には，これらの空胞が（本当に）表皮基底細胞かどうかはわかりにくい．そのために他の所見❹❺が重用される．
病変部表皮は（基底細胞層が損傷されているにもかかわらず）角化機転に異常がなく，顆粒層は厚く，角層も厚い．このパラドックスが解明されていないことが混迷の原因のひとつではある（×200）．

大いに異なる．

5．**苔癬様紫斑 lichenoid purpura（黄色苔癬 lichen aureus を含む）**：帯状の浸潤はとてもよく似ているが大量のヘモジデリンを混じる．表皮は菲薄である．厳密にいえば基底細胞の変性はないので本症を別に扱う立場も（当然）ある．

6．**苔癬様薬疹 lichenoid drug eruption**：表皮が薄く，浸潤細胞に好酸球が混じることが多い．

7．**肥厚型エリテマトーデス hypertrophic lupus erythematosus**：扁平苔癬に非常によく似ていて鑑別がむずかしいことがある．

8．**移植片対宿主病 (lichenoid) graft-versus-host disease**：基本的に表皮肥厚がなく，浸潤細胞も疎である．とりわけ病変の水平の広がりが広大である．

9．**固定薬疹 fixed drug eruption**：基本的に表皮は薄く，出血が多く，血管中心性の浸潤とリンパ球以外の浸潤がある．

10．**線状苔癬 lichen striatus（図20-9, 10）**：病変そのものの横幅が狭く，帯状浸潤の広がりが狭い．また表皮に錯角化がある．

11．**光沢苔癬 lichen nitidus**：病変の横幅はさらに狭く，乳頭数個分しかなく，帯状浸潤の横の広がりがない．

参考：扁平苔癬 lichen planus（図20-11, 12）：原型として示したが，実は，基底層の空胞変性はわかりにくいし，時には基底細胞は完全にないことさえある．

＊　　＊　　＊

いずれにせよ**苔癬様反応**をみたら以下の3点に注意して診断に至る．すなわち，
① 表皮直下の帯状浸潤は基本的にリンパ球と貪食球／組織球である．好酸球が混在すれば薬剤性が考えやすい．エリテマトーデスではしばしば好中球が混在する．
② 帯状の細胞浸潤のみならず血管や付属器周囲に浸潤があるか否かにより鑑別する．エリテマトーデスでは付属器周囲や斑状にも細胞浸潤が存在する．
③ 表皮に関しては，角層の肥厚／萎縮／錯角化，顆粒層の肥厚／消失，アポトーシス小体の多寡，時には腫瘍細胞の存在，そして基底膜の肥厚の有無を観察して鑑別する．

もっと詳しく！

● 表皮と真皮結合組織の接合面の詳細：表皮基底層を裏打ちする樹状細胞の，光顕と電顕による確認

ヒトのカラダをくまなく被覆している表皮は，（食品用ラップフィルムのような）伸び縮みしない，切れ目なくつながった，一枚の広いシートである．皮膚組織を観察していると，その表皮のシートを裏打ちするかのように，表皮直下に（細くて平たい，線維芽細胞にしかみえない）細胞が並んでいるのに気づくことがある．電子顕微鏡で観察すると，これらは線維芽細胞と組織球であり，それらが互いに樹状突起を出し合って接触していることがわかる（付図1）．色素を貪食するのがこの細胞であることは，色素を食した細胞と同じ列に，細長い細胞が並んでいること（付図2），表皮底面が接線方向に切れた標本では表皮直下に，樹状細胞が網目を成して互いに接して配列する様子（付図3）をみることでわかる．こうした網目状の細胞は，消化管や気管などの内皮・上皮・表皮の裏打ちとして，結合組織側からの制御機能を果たしていることがわかっている．

そもそも外界に直面する表皮からは外界の情報を得て，一方，表皮を内側から支える結合組織は表皮への酸素栄養などを供給して互いに共存しているが，表皮は解剖学的にも免疫学的にもすべての意味で末梢であり，いざとなれば真っ先に脱落させる器官である．これに対して結合組織は，負荷を細胞外の熱エネルギーに変換して生体を保護する器官である．したがって結合組織中のネットワークを成す細胞は表皮が失われても残存でき，その制御のもとに表皮を再現できる，と考えられる．人体の最外面，すなわち最末端の表皮に免疫学的記憶を受け持たせるのは危険な，はずである．

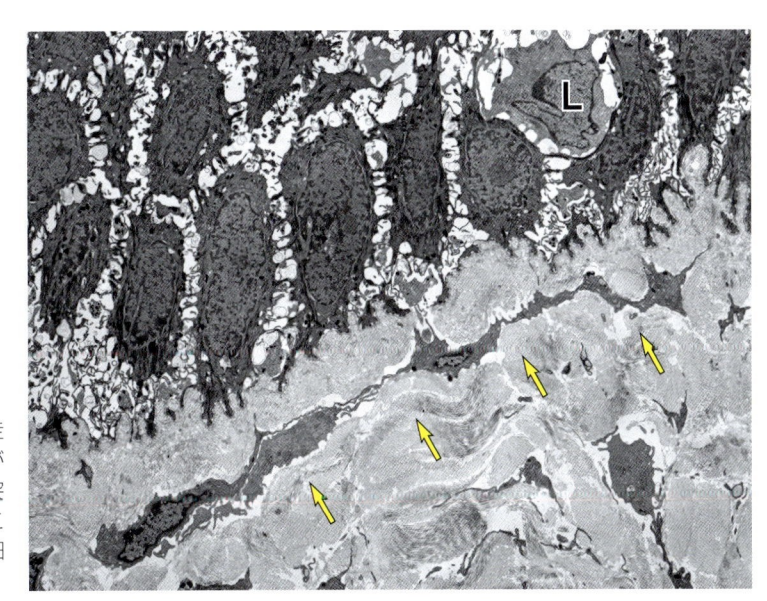

付図1
上方は表皮，下方は真皮の結合組織である．表皮の下には，1-5 μm の近距離で，並走する線維芽細胞と組織球が存在することがわかる（矢印）．中央のあたりでは，細胞突起が基底膜を破って表皮内に伸びていることもわかる．右上（L）はランゲルハンス細胞．

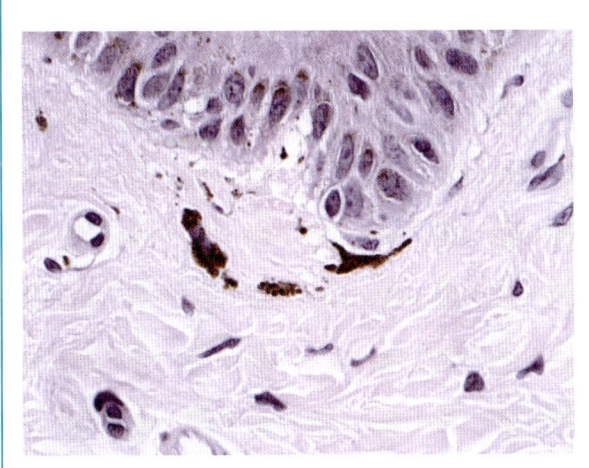

付図2
光顕でも，表皮直下に，線維芽細胞（にしかみえない細胞）と組織球が裏打ちするかのように分布することがわかるが，メラニンを貪食するまでは気づかれない．

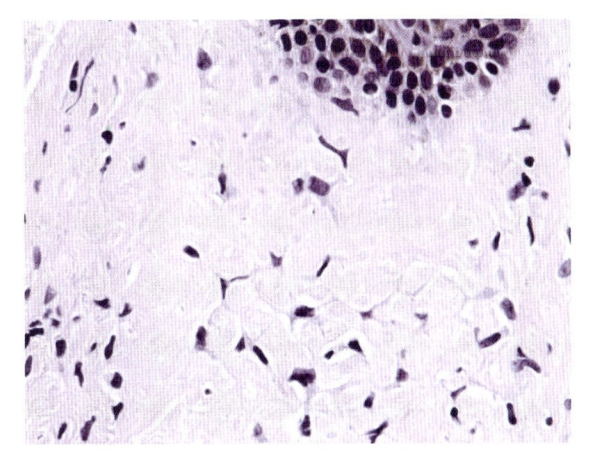

付図3
表皮の基底面が接線方向に切れると，表皮直下に存在する（上述の）線維芽細胞と組織球が，相互に樹状突起を出して網目を成していることがわかる．

3 表皮・真皮接合面に現れる変化

21 接合部皮膚炎
(2) 帯状浸潤のスペクトラム

Key Words 帯状浸潤，苔癬様反応

POINT

1. 低倍にて見渡した時に一目でわかる，表皮直下に，横に展開される，帯のように一定の幅の，密な細胞浸潤を**帯状浸潤 band-like infiltration** という．
2. 組織学的には，表皮の支持・栄養のための結合組織である**乳頭層**と**乳頭下層**に限局する細胞浸潤のことである．
3. 基底層に位置する基底細胞・メラノサイト・時には基底層に陣取った腫瘍細胞への宿主反応を意味する．
4. 浸潤の対象となった細胞（多くは基底細胞）には空胞変性が起きる．

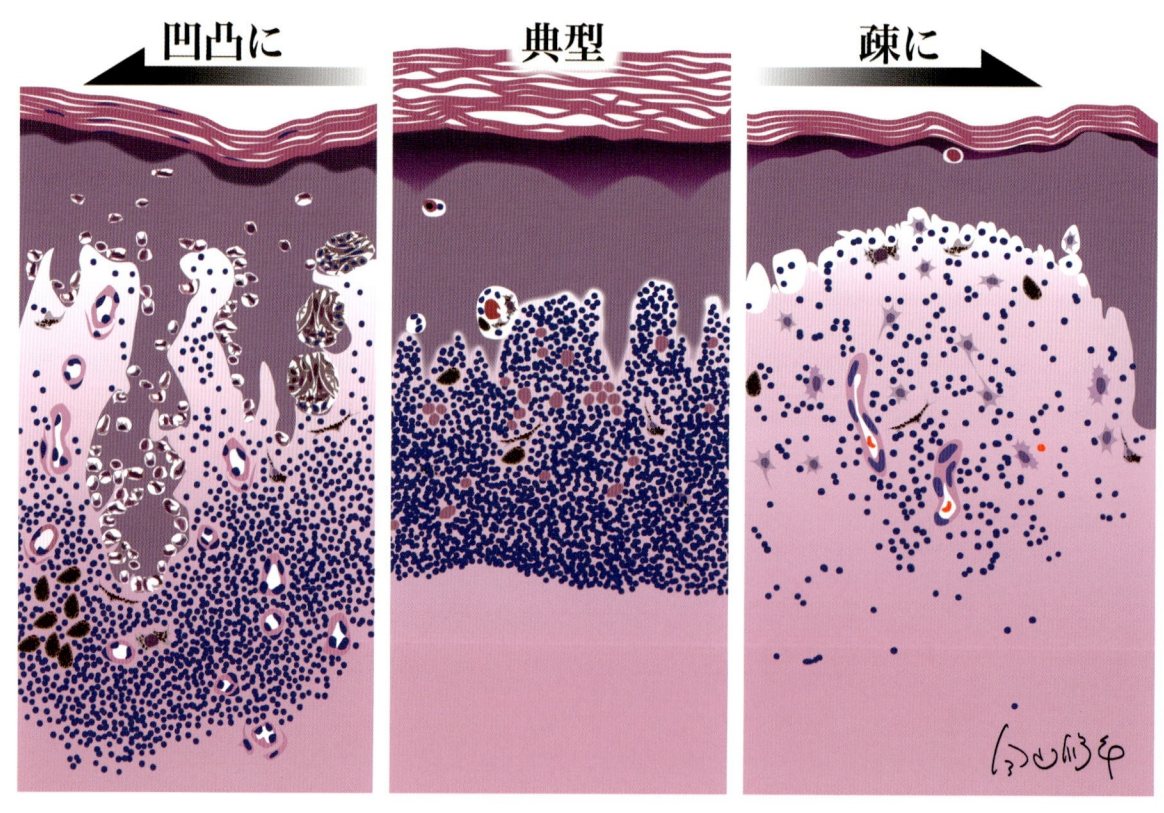

図 21-1 帯状浸潤のスペクトラム

帯状浸潤とは，乳頭層と乳頭下層に限局する細胞浸潤のことである．浸潤の対象は表皮（直接には基底層に位置する基底細胞，メラノサイト，時にはそこを占拠した腫瘍細胞）である．

① 中央に扁平苔癬を例にして帯状浸潤（ひいては苔癬様反応）の原型を示し，左には悪性黒色腫を例に，腫瘍索の下降に伴って（横一直線ではなくなり）凹凸した帯状浸潤を，右には多形紅斑を例に，乳頭層の浮腫と疎な浸潤細胞のために帯状とはいいがたいほどの帯状浸潤のスペクトラムを示す．

② 乳頭層と乳頭下層は，そもそも表皮の支持・栄養のための組織であるから，表皮稜に合わせて伸縮する．したがって腫瘍細胞索の下降に伴って浸潤も凸凹する．

3-3 ㉑ 接合部皮膚炎 （2）帯状浸潤のスペクトラム

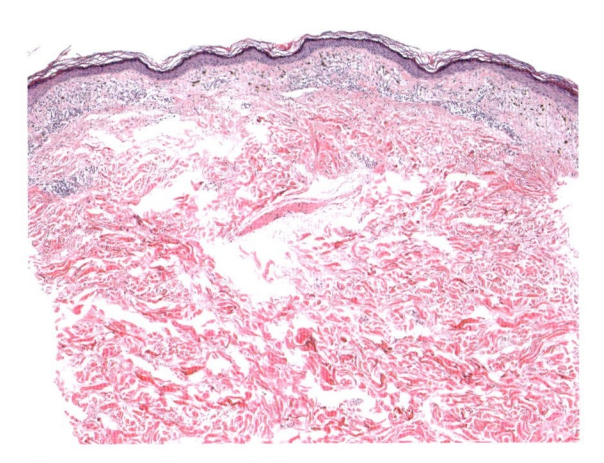

図21-2　色素異常性固定紅斑（いわゆるashy dermatosis）における帯状浸潤
生検標本を低倍でみると，表皮は平たく，その下には，あまり密ではないが，表皮の2-3倍の厚さで，ほぼ等幅の，水平に広がる細胞浸潤がみえる．その浸潤に注目すると，真皮網状層の上面で止まっている（＝乳頭層＋乳頭下層までに留まっている）ため，浸潤の下縁は直線的である．あまり密ではないが，この浸潤パターンを帯状浸潤に含めることに抵抗は少ないだろう（×50, slightly elevated, dark gray macules disseminated on the trunk and the extensive aspects of the extremities of a 31-year-old woman with erythema dyschronicum perstans: so-called ashy dermatosis）．

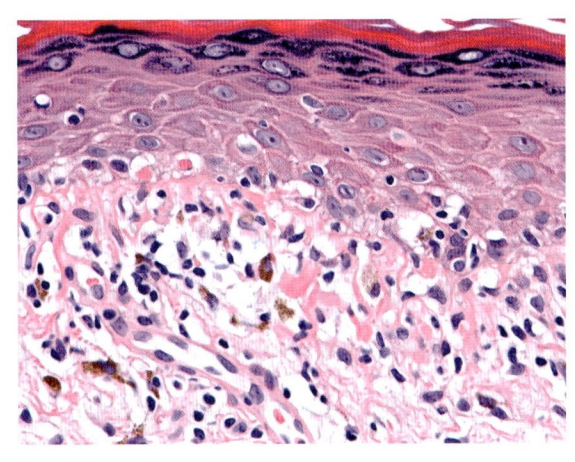

図21-3　色素異常性固定紅斑における表皮真皮接合部（図21-2の拡大）
倍率を上げて表皮真皮接合部を観察すると，（基底層は本来，その上の有棘層の細胞よりも好塩基性であるために，それと識別できるものであるのに）大部分の基底細胞が空胞変性のために好酸性になり，さらには細胞全部が好酸性になってしまったシバット小体／アポトーシス小体（参照 ⑰コロイド小体）になっていて，基底層が識別できないほどである．
浸潤細胞はリンパ球，貪食球／組織球さらにはメラニンを貪食した組織球（メラノファージ，参照 ㉓色素失調）も多数ある．また表皮は薄いのに角層は厚く，顆粒層も非常に厚くて扁平苔癬にみえる．本症が扁平苔癬の亜型とされ，苔癬様反応に分類されることが納得されるだろう（×500）．

前書き

苔癬様反応とは，① 扁平苔癬に似るが相容れない所見も併存する組織像の総称であること，② 本態は基底細胞（または基底層に位置するメラノサイトや腫瘍細胞）に対するリンパ球主体の細胞浸潤であること，③ このため多様な疾患が本組織変化を呈すること，を指す（参照 ⑳接合部皮膚炎（1）帯状浸潤）．

中でももっとも目につく共通所見は，低倍にて標本を見渡した時に，すぐに眼に入る，表皮直下に，横に展開される，帯のように一定の幅の，密な細胞浸潤すなわち帯状浸潤 band-like infiltrationである．

前項（参照 ⑳接合部皮膚炎（1）帯状浸潤）では，帯状浸潤の典型像を示した．何でもそうであるが典型像に関しては異論は出ない．しかし苔癬様反応の「様」がいう，似ているが少し異なることに込められる意味合いは発表者・時代・施設／国によって異なり，それは主たる病理所見であるべき帯状浸潤にもあてはまる．すなわち，どの程度の帯状の浸潤パターンまでを帯状浸潤に含めるか含めないかは発表者・施設によって違いがある．

ある浸潤パターンを帯状浸潤とみなせば，その病変は苔癬様反応に含まれることになるが，帯状浸潤とは考えない場合には，その病変は別の範疇に含まれることになり，近年であれば，接合部皮膚炎 interface dermatitis の空胞型 vacuolar type（参照 ㉒接合部皮膚炎（3）空胞型）と呼ばれることになるだろう．

以上の理由からこの項では，① 帯状浸潤という独特の浸潤パターンの本態を説明し，それに基づいて，② どこまでを帯状浸潤と考えるか，ひいては苔癬様反応に含めるかを明瞭にする．もとより，ここで述べる帯状浸潤のスペクトラムは，1975-2001年を小生が過ごした九州大学の伝統を受け継ぐものであり，地方色と時代色は避けられないので，分類には欧米の成書（→参考文献）を参照した．

定　義

一言で言えば，帯状浸潤とは真皮乳頭層と乳頭下層に限局する浸潤である．

組織像の実際

帯状浸潤とみなされ，ひいては苔癬様反応に分類さ

3 表皮・真皮接合面に現れる変化

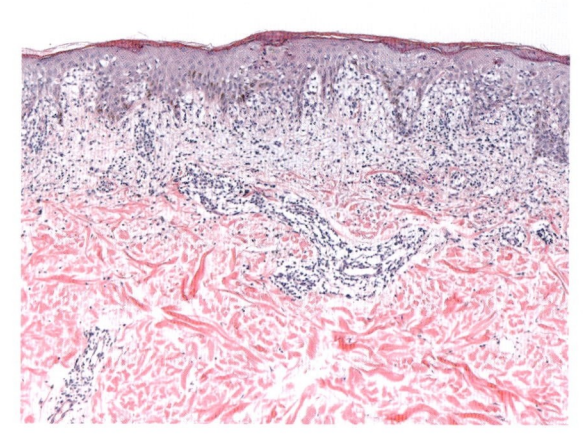

図21-4 苔癬様粃糠疹におけるやや疎な帯状浸潤
生検標本を低倍でみると，角層の所々に錯角化がある．表皮そのものは平たいが，下面は鋸歯状で，低倍でも空胞と浸潤細胞が多数みえている．表皮下の細胞浸潤は，乳頭下層までパラパラと散在しているが，細胞数が疎なために境界が不鮮明であり，明瞭な浸潤パターンに分類しにくい．あまり帯状にはみえないし，同時に，血管に沿った血管周囲性浸潤（参照 ㉕血管周囲性細胞浸潤）もある．
以上から，この病変を帯状浸潤ではないとみなして苔癬様反応に含めず，接合部皮膚炎の空胞型（参照 ㉒接合部皮膚炎（3）空胞型）という概念に分類する立場が近年成立した．一方で，とはいえ，疎ではあっても（病変の本態は）乳頭下層に限局する細胞浸潤であるから帯状浸潤であるとして苔癬様反応に含めるという（古典的な）立場も十分に説得力がある（×100, recurrent macules and papules disseminated densely on the trunk of a 46-year-old man with pityriasis lichenoides chronica）．

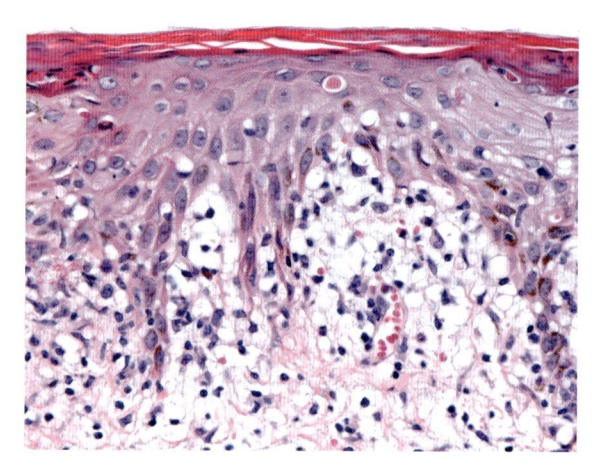

図21-5 苔癬様粃糠疹における表皮真皮接合部（図21-4の拡大）
高倍にて表皮真皮接合部をみると，ほとんどの基底細胞が空胞変性により変形するとともに胞体が好酸性になっていて基底層が識別できない．表皮内には（角層内にも）シバット小体／アポトーシス小体がみえる．表皮下の乳頭層は，浮腫のために細胞浸潤の詳細がよくわかり，リンパ球と貪食球／組織球から成ること，赤血球も混在すること，がわかる．
以上から，疎であること以外，乳頭層と乳頭下層への浸潤という浸潤パターン，浸潤細胞の種類は一致することから帯状浸潤と考えて苔癬様反応に含める（古典的）立場が理解できる．しかし，とはいっても，低倍では帯状にはみえないし，逆に空胞変性がよくわかることから『接合部皮膚炎の空胞型』（参照 ㉒接合部皮膚炎（3）空胞型）と呼ぶ立場の気持ちもわかる．所見の評価には発表者・施設／国による強弱があってなかなかむずかしい（×400）．

れる病変を，低倍と高倍の順に示す．その理由は各図の説明文にて解説する．

解 説

そもそも人体にとっての真皮結合組織の第一の役割は，強靱な張力を発揮することにより，体内の全臓器を，一定の形状と容積の中に包み込むことである．メスを入れた途端，パッと皮膚が開き，脂肪があふれ出るのは，その押えが外れたからである．

この，人体への貢献組織としての，いわば末梢の役割を担うのが（真皮結合組織の大部分を占める）網状層 reticular dermis であり，たしかに顕微鏡下にも，太い膠原線維束と弾力線維が縦横に走行しており，稠密結合組織 dense connective tissue の代表であることも納得できる．

これに対して真皮の乳頭層と乳頭下層は（もちろんゼロではないが）全身に貢献するべき役割は小さく，表皮と（表皮が管状に下降してできた）付属器を支持・栄養するための，いわば皮膚そのもののための結合組織である．

顕微鏡下にも確かに，乳頭層と乳頭下層は，表皮下にあっては布団のように，付属器にあっては全体を包み込む厚い毛布のように，一定の厚さで存在するし，そこには太い膠原線維束はなく，代わりに細く繊細な膠原線維が，うぶ毛のように配置されている．

上述のとおり乳頭層と乳頭下層は，表皮下と付属器周囲に一定の厚さで（そもそも帯のように）存在する疎な結合組織であるから，<u>そこにだけ，細胞浸潤が起きれば，当然，帯状にみえる</u>ことになる．下縁がほぼ直線状なのは（乳頭下層の下の）網状層へは細胞が浸潤しないからである．

すでにおわかりのとおり，帯状の浸潤細胞が目指す対象は表皮（と付属器）である．経時的に観察すれば，浸潤細胞は血管から供給されるのであるから，初期に

3-3 ㉑ 接合部皮膚炎 （2）帯状浸潤のスペクトラム

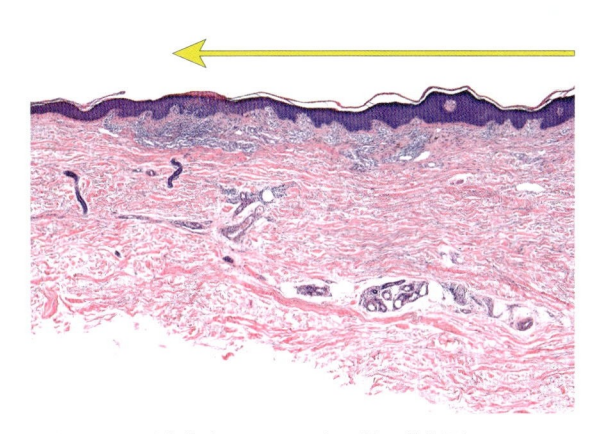

図 21-6　汗孔角化症における，幅の狭い帯状浸潤
低倍にて，右から左に向かって拡大する病変（矢印は病変の進行方向）を示す．病変の最先端部には，表皮が全体に好酸性で角層も厚い部分がみられる．同部には乳頭下層までの密な細胞浸潤があり，病変の中心（右）に向かうにつれて疎に，そして血管中心性の傾向がみえるものの，乳頭下層までの細胞浸潤と色素失調（メラニン脱落）とがみられる（× 20, a slow growing, oval-shaped plane patch on the buttock of a 82-year-old man）．

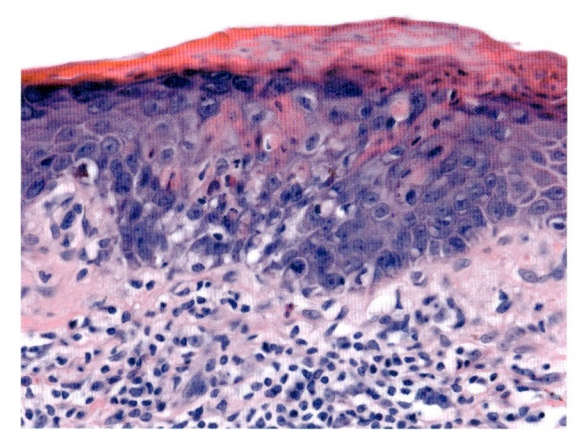

図 21-7　汗孔角化症における表皮真皮接合部（図 21-6 の拡大）
高倍にて先端領域をみると，狭い範囲ではあるが，基底細胞の空胞変性があり，有棘層には，すでに角化が始まって胞体が好酸性になった異角化細胞 dyskeratotic cells（参照▶ ⓱ コロイド小体『もっと詳しく』）が混在している．この細胞は，そのまま上行して堆積し，錯角化の角層の柱（角栓／コーノイドラメラ cornoid lamella）（参照▶ ⓫ 錯角化）になっている．異角化細胞は，シバット小体／アポトーシス小体によく似ているが，周囲の有棘細胞との接合は正常であることから，リンパ球攻撃を受けてアポトーシスに陥ったのではなく，個々に角化したことがわかる．この部の表皮下には，乳頭下層まで，密に，リンパ球と貪食球／組織球の浸潤があって苔癬様反応といえる．
以上から，この浸潤パターンは帯状浸潤とみなされ，苔癬様反応に分類されている（× 100）．

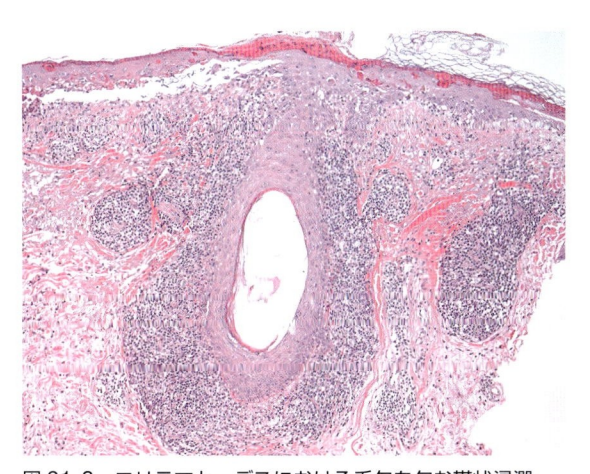

図 21-8　エリテマトーデスにおける毛包を包む帯状浸潤
生検標本の低倍観察にて，まず中心の毛包を，ほぼ同じ幅で取り巻く，密で，境界鮮明な帯状浸潤がみえる．同様の，密で境界鮮明な細胞浸潤は，血管を中心にしても存在することがわかる．
表皮そのものは平たく，（おそらく標本作成中に一部壊れて水疱のようにみえるところもあるが）表皮直下には，不連続にしか細胞浸潤はない（× 100, erythematous plaques developed on the bil. cheeks of a 48-year-old woman with discoid lupus erythematosus）．

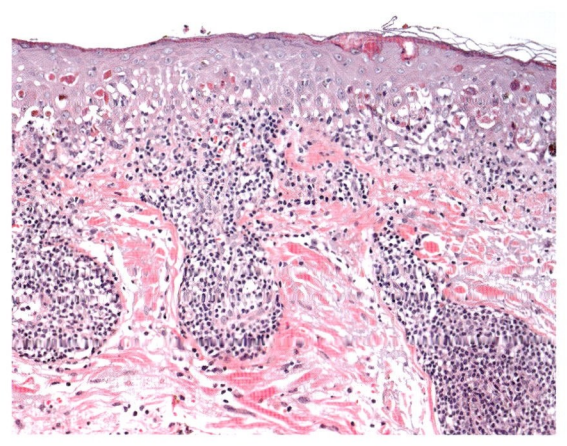

図 21-9　エリテマトーデスにおける表皮真皮接合部（図 21-8 の拡大）
高倍にしてみると，表皮内の至るところにシバット小体／アポトーシス小体があり，基底細胞層の著明な空胞変性がよくわかる．やはり基底細胞の好塩基性は失われている．色素失調も目立つ．細胞浸潤は付属器周囲では明瞭に帯状で密であるが，表皮下では不連続なために帯状浸潤とはいいがたい．
以上から，基底層の空胞変性（その結果のシバット小体／アポトーシス小体と色素失調）は明瞭であるものの，浸潤パターンは帯状浸潤ではないことが納得される．こうして接合部皮膚炎の空胞型に分類されることになったと考えられる（× 300）．

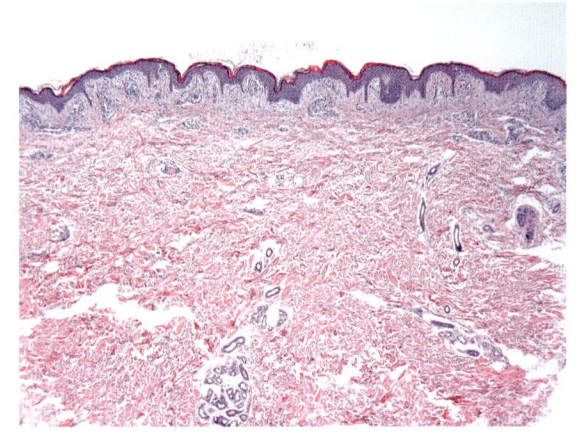

図 21-10　全身性接触皮膚炎における，どちらかというと血管中心性の帯状浸潤
低倍でみると，表皮はほぼ平たく，表皮直下と乳頭下層のあたりに，どちらかといえば血管中心性に（まあ帯状といえないこともない）細胞浸潤がみえる．何度も言うように，**帯状浸潤**とは，乳頭層と乳頭下層に限局された，密でびまん性の浸潤を典型とするから，このように，乳頭下層に限局してはいるものの，びまん性均一ではなく，どちらかといえば血管を中心に浸潤しているようにみえる時には，これを**帯状浸潤**に含めるかどうかは時に一致しない（× 40, EEM-like, erythematous macules and/or plaques developed on the flexor aspects of the trunk and extremities of a 39-year-old man with systemic contact dermatitis）．

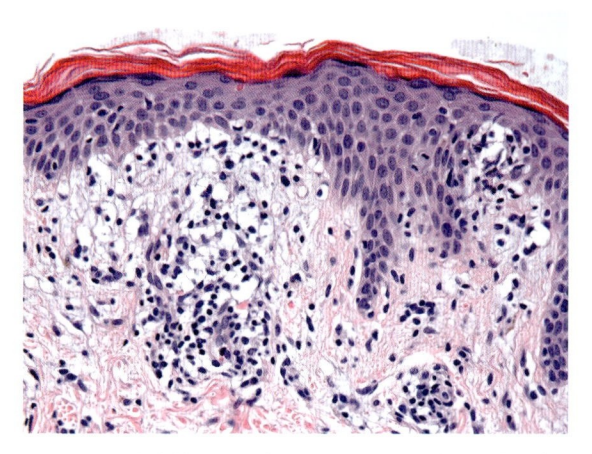

図 21-11　全身性接触皮膚炎における表皮真皮接合部（図 21-10 の拡大）
高倍にしてみると，細胞浸潤のある部分の表皮基底層には明瞭な空胞変性があり，その一つ一つの空胞内にはリンパ球（時に組織球）が浸潤していて「目玉」のようにみえる．その部に一致して表皮内にはシバット小体／アポトーシス小体がある．

以上から，基底層の空胞変性（および，その結果のシバット小体／アポトーシス小体）は共有されているから，この浸潤パターンを帯状浸潤に含めれば**苔癬様反応**に分類され，逆に，血管中心性であることに重点を置けば帯状とはいえないから，これを**接合部皮膚炎の空胞型**に分類することになる．なお右端には海綿状態（参照▶ ⓰海綿状態）もみられることから，全身性の接触皮膚炎であることがわかる（× 400）．

は血管を中心とした密な分布の偏りがあるのは当然である．しかし病態が平衡状態に落ち着くと，**乳頭層と乳頭下層の全体がビッシリと浸潤細胞に埋め尽くされて均一に密になり，血管中心性の傾向を失う**．そもそも乳頭層と乳頭下層は，表皮（と付属器）が自らのために（線維芽細胞を制御して）構築させた結合組織だからである．

したがって，すでに平衡状態に達している病変でありながら，なお血管中心性／周囲性などの特徴を併せ持つ場合には，もちろん局所性に成立した病変ではあるが，（薬疹などの）全身性の病態の部分的表現であろうことを考慮する．血管を中心とした分布勾配があるとは，血管から細胞が供給され続けていること，を意味するからである．

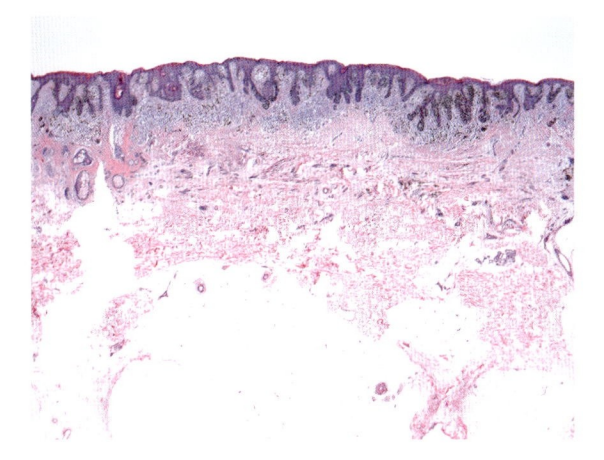

図 21-12　悪性黒色腫における，腫瘍の凹凸に沿った帯状浸潤

低倍でみると，表皮からやや不規則に表皮稜が下降性に伸びていて，メラニンが多く，その下方には，乳頭層内と乳頭下層に密な帯状浸潤がみえる．表皮稜の下方への伸長が凸凹しているために，それに相応した細胞浸潤の下縁も，（直線ではなく）凸凹しているが，浸潤の密度も高く，**帯状浸潤**と呼ぶことに抵抗はないだろう（×20, an indurated, deeply pigmented plaque of 2 cm in diameter developed on the anterior aspect of the lt. lower leg of a 71-year-old man).

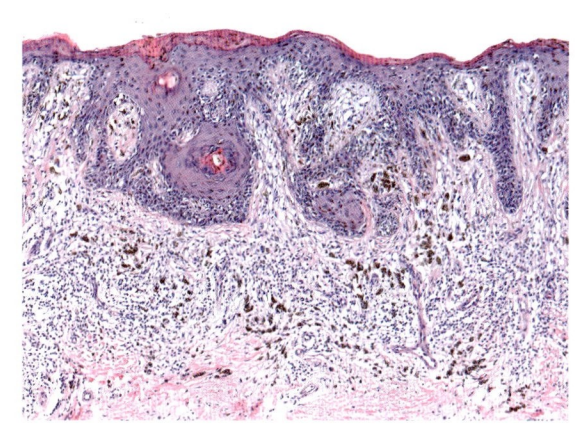

図 21-13　悪性黒色腫における表皮真皮接合部（図 21-12 の拡大）

高倍にしてみると，表皮そのものの形がおかしく，下方に不規則に伸長している表皮稜の基底面には，空胞が並んでいて目玉のようにみえる．しかし（慣れればすぐにわかるが）これは基底層へ浸潤したリンパ球ではなく，異常なメラノサイトである．真皮の側には，密な帯状のリンパ球浸潤があり，大量のメラニン脱落（色素失調）があり，血管新生（壁が均一に厚いことでそれとわかる）もある．

表皮内癌（ボーエン病，パジェット病，付属器腫瘍，黒色腫など）に対する宿主反応は，もちろん表皮と付属器を栄養するための結合組織である乳頭下層に集中し，そこを場として進行するから，そこに一致した密な細胞浸潤が起きて**帯状浸潤**を呈することになり，**苔癬様反応**に含められる．もちろん基底層に陣取った腫瘍細胞に対する反応であるから，（腫瘍細胞の変性は起きるが）本来の基底細胞の空胞変性は少ない（×100).

参考文献

1) Weedon D: Weedon's Skin Pathology. 3rd ed., Churchill Livingstone, 2010
2) Elston DM, Ferringer T: Requisites in Dermatology, Dermatopathology, Elsevier, 2009
3) Elder DE: Lever's Histopathology of the Skin. 10th ed., Lippincott Williams & Wilkins, 2009
4) Farmer ER, Hood AF: Pathology of the Skin. 2nd ed., McGraw-Hill, 2000
5) Smoller BR, Hiatt KM: Dermatopathology: The Basics, Springer, 2009
6) Barnhill RL et al: Dermatopathology. 3rd ed., McGraw-Hill, 2010
7) Ackerman AB et al: Histologic Diagnosis of Inflammatory Skin Diseases. 3rd ed., Ardor Scribendi Ltd., 2005
8) Mysore V: Fundamentals of Pathology of Skin, Anshan, UK, 2006

3 表皮・真皮接合面に現れる変化

4　22　接合部皮膚炎
（3）空胞型

Key Words　空胞型, 接合部皮膚炎, エリテマトーデス

POINT

1. ❶基底細胞の空胞変性＋❷乳頭層と乳頭下層の（細胞浸潤の多寡やパターンを問わない）病的変化，を包括する概念が（表皮真皮）接合部皮膚炎 interface dermatitis である．
2. ❷が帯状浸潤であれば，（伝統的に）苔癬様反応あるいは（接合部皮膚炎の概念からは）接合部皮膚炎の苔癬型と呼び，
3. ❷帯状ではない細胞浸潤で，浮腫・変性・物質沈着などがみられる病変を，接合部皮膚炎の空胞型と呼ぶ．

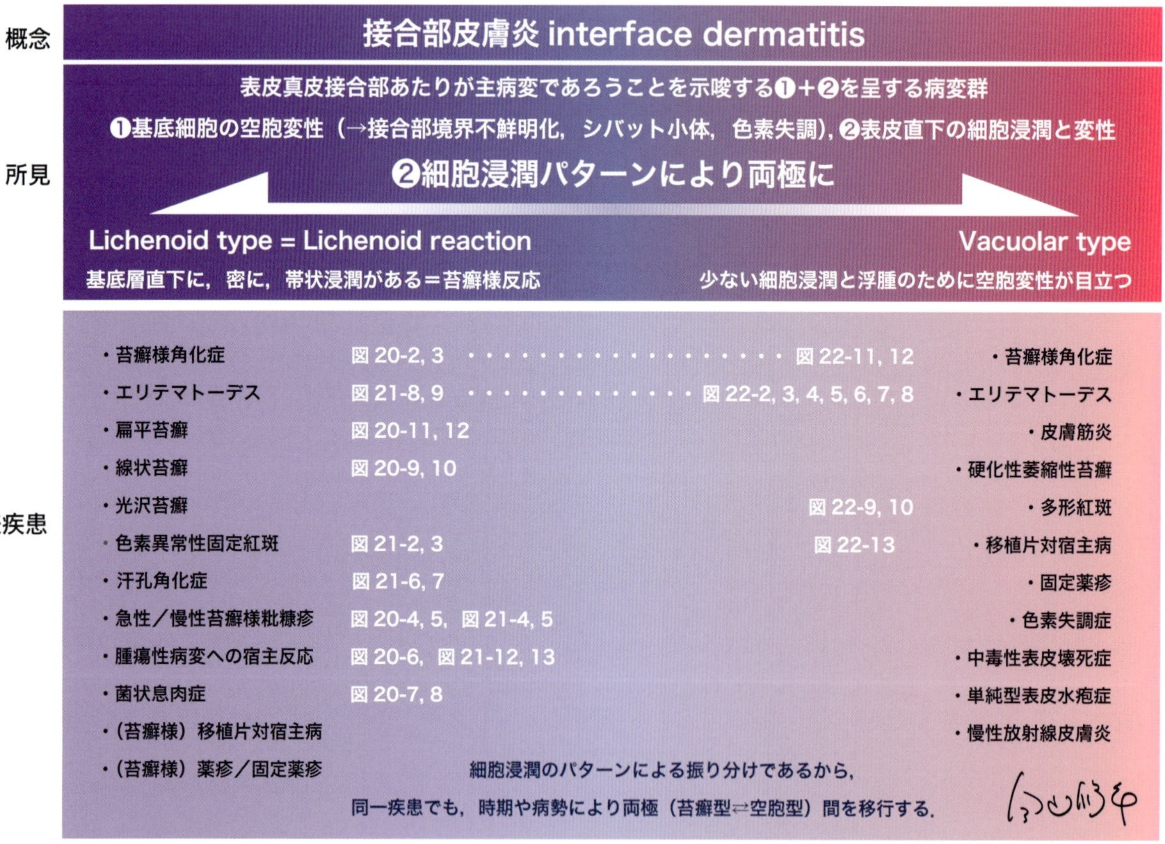

	接合部皮膚炎 interface dermatitis
概念	表皮真皮接合部あたりが主病変であろうことを示唆する❶＋❷を呈する病変群
所見	❶基底細胞の空胞変性（→接合部境界不鮮明化, シバット小体, 色素失調）, ❷表皮直下の細胞浸潤と変性
	❷細胞浸潤パターンにより両極に
	Lichenoid type = Lichenoid reaction ／ Vacuolar type
	基底層直下に, 密に, 帯状浸潤がある＝苔癬様反応 ／ 少ない細胞浸潤と浮腫のために空胞変性が目立つ

代表疾患		
・苔癬様角化症	図 20-2, 3 ……… 図 22-11, 12	・苔癬様角化症
・エリテマトーデス	図 21-8, 9 ……… 図 22-2, 3, 4, 5, 6, 7, 8	・エリテマトーデス
・扁平苔癬	図 20-11, 12	・皮膚筋炎
・線状苔癬	図 20-9, 10	・硬化性萎縮性苔癬
・光沢苔癬	図 22-9, 10	・多形紅斑
・色素異常性固定紅斑	図 21-2, 3　図 22-13	・移植片対宿主病
・汗孔角化症	図 21-6, 7	・固定薬疹
・急性／慢性苔癬様糠疹	図 20-4, 5, 図 21-4, 5	・色素失調症
・腫瘍性病変への宿主反応	図 20-6, 図 21-12, 13	・中毒性表皮壊死症
・菌状息肉症	図 20-7, 8	・単純型表皮水疱症
・（苔癬様）移植片対宿主病		・慢性放射線皮膚炎
・（苔癬様）薬疹／固定薬疹	細胞浸潤のパターンによる振り分けであるから, 同一疾患でも, 時期や病勢により両極（苔癬型⇄空胞型）間を移行する.	

図 22-1　接合部皮膚炎とは，低倍で標本全体を見渡した時に，表皮真皮接合面のあたりが病変の主座にみえる，以下の❶＋❷の所見を呈する病変を呼ぶ用語
必須所見は，❶基底細胞の空胞／液状変性と，❷直下すなわち乳頭層と乳頭下層の，細胞浸潤から変性までの病的変化である．
左端：直下に密に帯状浸潤を伴う→接合部皮膚炎の苔癬型（または苔癬様反応）．
右端：浸潤は乏しく，乳頭層と乳頭下層に限局した浮腫・変性・好酸性無構造物質の沈着など変化→接合部皮膚炎の空胞型．
放射線（日光を含む）による損傷や薬剤吸着あるいは腫瘍化などにより，局所的に，基底細胞そのものが免疫学的標的と化した時，リンパ球中心の宿主反応が起きるが，上記の❶＋❷の所見は，その表現と考えられる．

3-4 ㉒ 接合部皮膚炎 (3) 空胞型

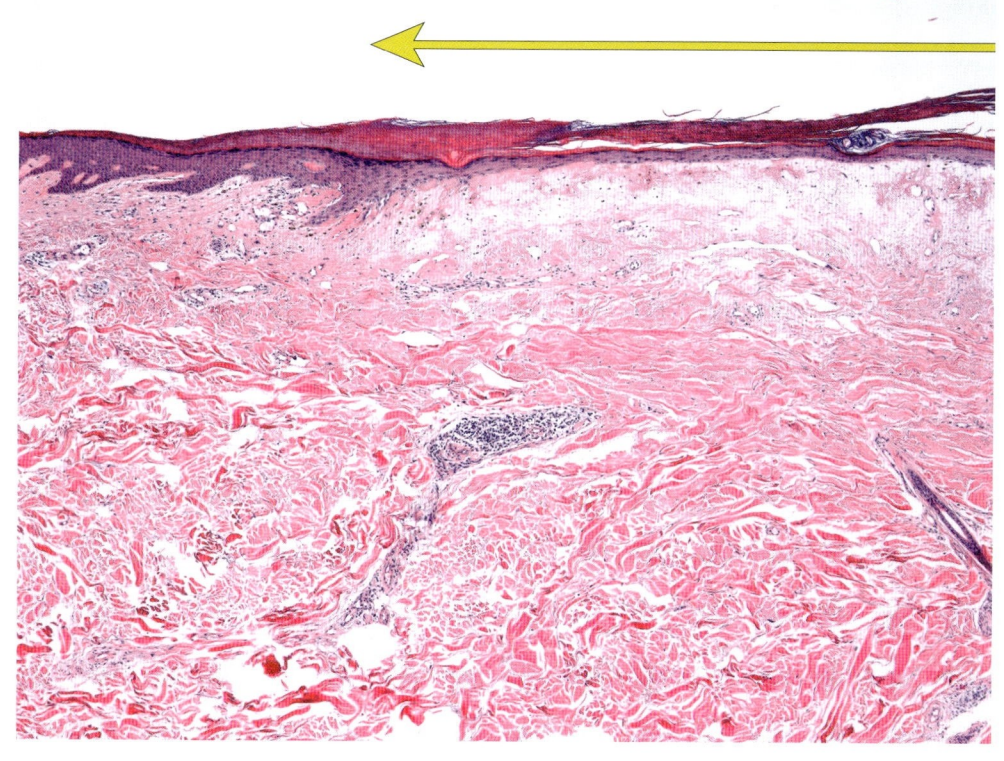

図22-2　接合部皮膚炎の空胞型←全身性エリテマトーデス
左端が健常部である．病変の先端（矢印）では表皮は（角層も顆粒層も）肥厚して，下端は鋸歯状であり細胞浸潤も多少あって苔癬様反応（参照 ⑳接合部皮膚炎(1)帯状浸潤）に近い．しかし右半分の，完成した病変では，角層は厚いものの生きた表皮は平たく萎縮しくしまい，表皮直下には（細胞浸潤の代わりに）乳頭層と乳頭下層に限る，ほぼ一定幅の，帯状の好酸性の浮腫性変化がみえるばかりである．
下の網状層の血管周囲性に密なリンパ球浸潤があることからエリテマトーデスが推測される（× 40, slightly depressed, atrophic macules/patches, rimmed by erythematous border on the trunk of a 61-year-old man with systemic lupus erythematosus).

定　義

前項（参照 ⑳㉑接合部皮膚炎(1)(2)）で述べてきたように，病理組織学的に苔癬様反応＝❶基底細胞の空胞／液状変性＋❷直下の帯状浸潤であり，その本態は基底細胞への（リンパ球を動員した）免疫学的攻撃であろうこと，空胞変性はそうした免疫反応の結果であろうこと，が広く了解されるようになった．

こうした了解を背景にして，❶基底細胞への攻撃があって空胞変性が起きていれば，❷帯状浸潤とはいえないような細胞浸潤パターン（そもそも，きれいな帯状浸潤のほうが稀であり，だからこそ，それをもとに診断可能なのであるが）の病変までを包括する病理学的概念が必要となった．これが（表皮真皮）接合部皮膚炎 interface dermatitis である．

以上から，接合部皮膚炎（の概念を採用している成書で）は，❶基底細胞の空胞／液状変性と，❷乳頭層と乳頭下層の，さまざまの程度・パターンの細胞浸潤から成る病変群と定義されている（図22-1）．もちろん，❷帯状浸潤がある病変は（伝統的に）苔癬様反応あるいは（接合部皮膚炎の概念からは）接合部皮膚炎の苔癬型 lichenoid (type) interface dermatitis（図22-1の左側）と呼ばれ，帯状浸潤とはいえない浸潤パターンの病変群は接合部皮膚炎の空胞型 vacuolar (type) interface dermatitis（図22-1の右側）と呼ばれる．

組織像の実際

接合部皮膚炎の空胞型には，❶基底細胞の空胞／液状変性（→その結果である表皮真皮境界の不鮮明化＝

3 ●表皮・真皮接合面に現れる変化

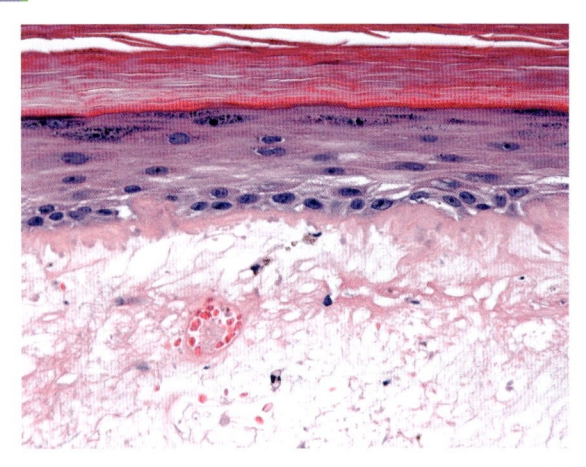

図 22-3　空胞／液状変性←全身性エリテマトーデス（図 22-2 の拡大）
拡大すると，乳頭層と乳頭下層には，本来の基底膜・膠原線維・血管などの構築がなく，ほぐれた細線維あるいは肥厚した基底膜のようにみえる好酸性無構造物質があり，枠組みだけの毛細血管，赤血球，メラニンを貪食した組織球が残り，乳頭層と乳頭下層が，炎症の通過後であることがわかる．肥厚した基底膜（のようにみえるもの）を注意深くみると，（基底膜にはない）細線維や（核のような）好塩基性の類円構造がみえる（×400）．

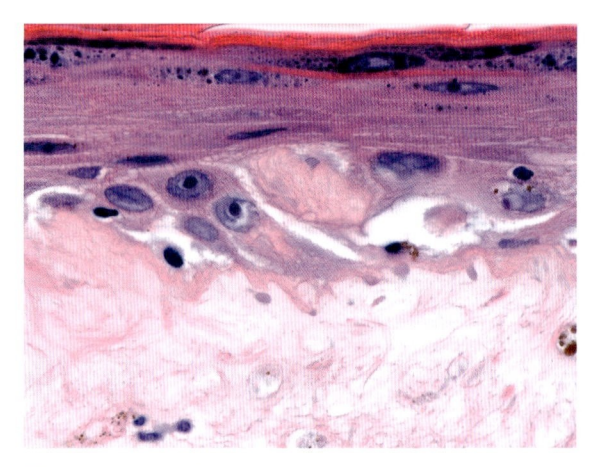

図 22-4　空胞／液状変性←全身性エリテマトーデス（図 22-2 の拡大）
高倍にて，表皮細胞が，胞体内の細線維（中間径フィラメント）だけを残して，好酸性無構造物質へと変性する様子を示す．肥厚した基底膜にみえた好酸性無構造物質が，基底細胞の変性であったことがわかる（×1,000）．

鋸歯状化，シバット小体／アポトーシス小体，メラニン色素失調）が必須である．これに加えて，❷さまざまの密度・パターンの細胞浸潤の他に，乳頭層と乳頭下層に限局した浮腫，変性，好酸性無構造（の不規則に肥厚した基底膜のようにみえる）物質の沈着などがみられる（参照 ⑳接合部皮膚炎（1）帯状浸潤 の図 20-1 にて苔癬型 (a) と空胞型 (b) を対比）．

何でもそうであるが，流布とともにさまざまの亜型が含まれたり逆に淘汰されたりするが，接合部皮膚炎における（本来は乳頭層と乳頭下層に限局する）細胞浸潤についても乳頭層と乳頭下層の外にも演繹され，血管周囲性の細胞浸潤を伴う病変も含まれる傾向にあり（図 22-7, 8 新生児エリテマトーデス，図 22-9, 10 多形紅斑型薬疹，図 22-11, 12 扁平苔癬様角化症），今は，基底細胞層の空胞／液状変性があれば，接合部皮膚炎と呼ぶ傾向がある．

とはいえ，たしかに接合部皮膚炎の空胞型では基底細胞の空胞変性がよくわかる．多くの場合，表皮直下が浮腫気味で，浸潤細胞が少ないために，基底細胞の底面の空胞がよくみえることと，その空胞の中にリンパ球が入って（目玉のようにみえる）からである．苔癬様反応／接合部皮膚炎の苔癬型では，密な浸潤細胞のために空胞変性さえわかりにくいから，空胞型の名

称提起は，ある意味で卓見ではある．

解　説

前項（参照 ⑳接合部皮膚炎（1）帯状浸潤）にて，苔癬様反応における帯状浸潤とは，真皮乳頭層と乳頭下層（＝表皮直下から網状層上端まで）に限局する細胞浸潤であることを説明した．

表皮が，直下の線維芽細胞に作らせた，柔らかい布団のような結合組織が乳頭層と乳頭下層であり，目的は表皮（と，その管状の下降でできた付属器）の支持である．そこに構築される血管は真の毛細血管 true capillary と後毛細血管細静脈 postcapillary venule であり，表皮への酸素供給と栄養補給は前者，炎症時の透過性亢進（＝白血球の血管外遊走など）は後者の役割である．

以上の組織構築でわかるように，乳頭層と乳頭下層は，表皮（と付属器）のことであれば，正常から異常時までの全行程を局所的に，自律的にまかなうことができる．したがって乳頭層と乳頭下層の変化とは，基本的に，表皮（と付属器）の病変の反映であり，多くは（恒常的にもっとも栄養と酸素を消耗している）基底細胞に起きた異常を反映した変化である．多くの病変は，したがって，表皮（と付属器）の基底層を占め

3-4 ㉒ 接合部皮膚炎　(3) 空胞型

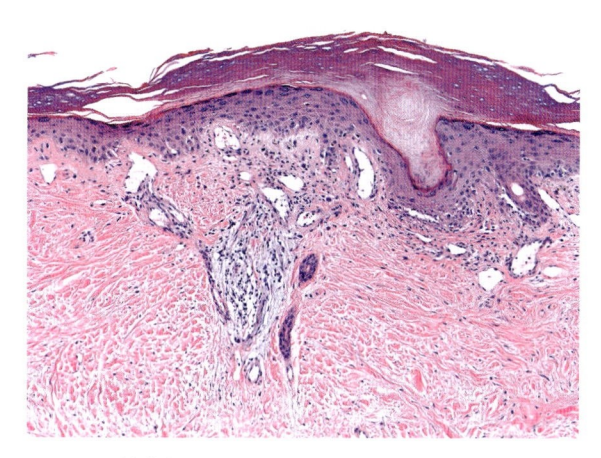

図 22-5　接合部皮膚炎の空胞型←円板状エリテマトーデス
本来の毛孔をふさぐように角質が貯留して角栓をなし，全体に表皮は肥厚している．表皮真皮接合部にはわずかに細胞浸潤があるようにみえるが血管周囲性にもある．中央のあたりでは表皮真皮接合部が，たしかに不鮮明にみえる（× 100, rough-surfaced, erythematous macules developed on the dorsum of the hands of a 32-year-old woman with discoid lupus erythematosus）.

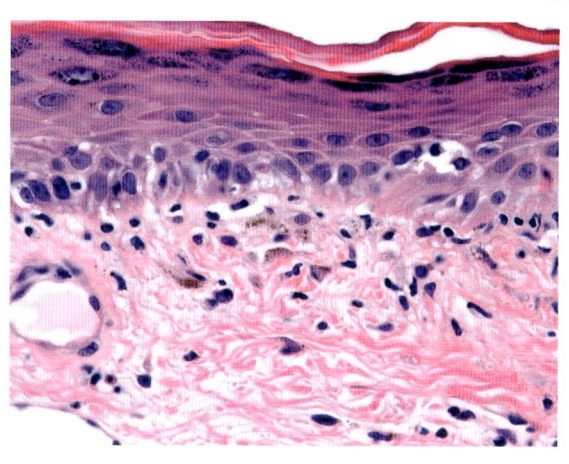

図 22-6　空胞／液状変性←円板状エリテマトーデス（図 22-5 の拡大）
拡大すると，表皮直下にはリンパ球（と貪食球／組織球）およびメラニンを貪食した組織球がパラパラとみえ，基底細胞の下縁には大小の空胞があって，時には中にリンパ球が位置している．たしかに変化は表皮真皮接合部に集中している．
注意して基底細胞を観察すると，大部分は背が高く，核は上方に位置し，胞体の下半分は無構造好酸性である．エリテマトーデスや皮膚筋炎における空胞／液状変性では，このように（→図 22-3, 4, 8 も同様）基底細胞が下方から好酸性に変性して溶けたようにみえ，しばしば，不規則に肥厚した基底膜にみえることがある（× 500）.

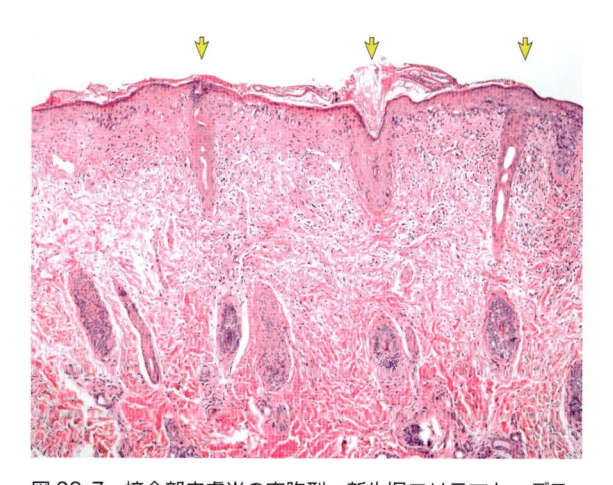

図 22-7　接合部皮膚炎の空胞型←新生児エリテマトーデス
表皮から下降する 3 本の付属器（矢印）のうち中央の毛孔には角質が貯留して角栓ができているが，両端の汗管は無変化である．表皮真皮接合部には空胞と変性が併存し，乳頭層と乳頭下層には密ではないが細胞浸潤があり，血管周囲にも散在している（× 80, slightly elevated, annular erythemas developed on the face, neck, trunk and extremities of a 3 months baby born from a mother with Sjögren syndrome）.

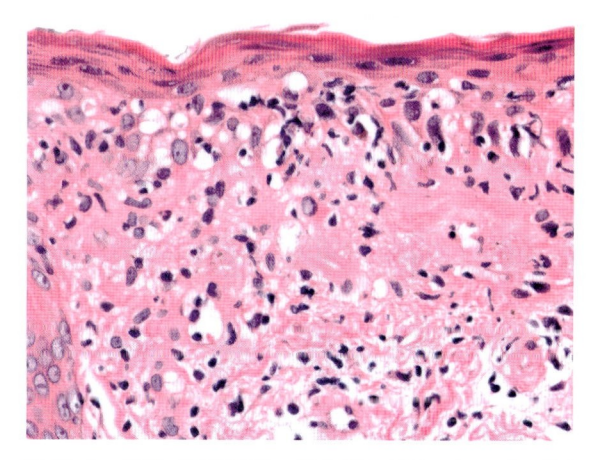

図 22-8　空胞／液状変性←新生児エリテマトーデス（図 22-7 の拡大）
空胞変性は基底層だけではなく有棘層に及んでいる．空胞の中には（濃染した核でそれとわかる）リンパ球が 1 個から数個含まれているが，好酸性に変性した表皮細胞の一部分や凝縮したメラノサイトもみられる．基底層直下には（本来の基底膜はわからず）好酸性無構造になだらかに結合組織に移行している（→図 22-3, 4, 6 も同様）（× 500）.

147

3 ● 表皮・真皮接合面に現れる変化

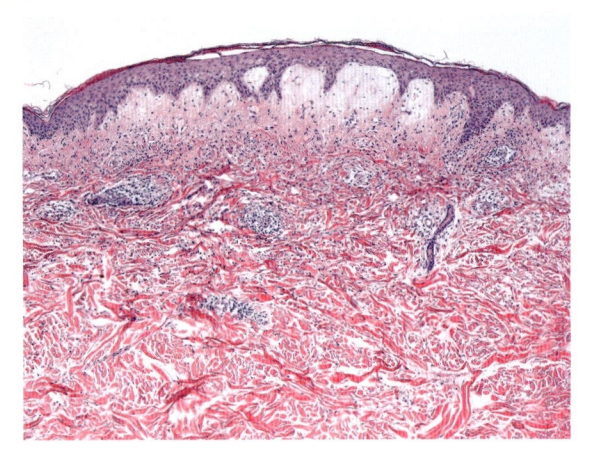

図 22-9　接合部皮膚炎の空胞型←多形紅斑型薬疹
低倍にて見渡すと，表皮そのものは平たく，下面は鋸歯状になっているが，乳頭層あたりの強い浮腫によって全体が押し上げられ，あたかも表皮下水疱のようにみえる．その下の細胞浸潤は（押し上げられる前の表皮の位置からすれば）ほぼ水平で乳頭下層にあるが，疎であり，網状層の血管周囲性にもある（× 60, elevated macules and plaques developed on the trunk and extremities of a 54-year-old woman with drug-induced hypersensitivity syndrome）.

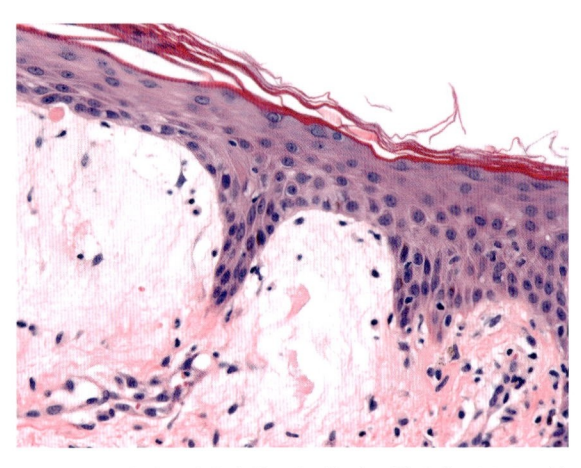

図 22-10　空胞／液状変性←多形紅斑型薬疹（図 22-9 の拡大）
高倍にて表皮真皮接合部をみると，水疱部（左）では，基底面が表面張力により（ヘミデスモゾームの突起が失われて）直線的にみえる．なお基底層にシバット小体（左上）がみえている．一方，まだ剥離していない部分（右）をみると，基底細胞の下縁には小空胞がみえ，中央の，できたての水疱の基底面には（空胞の名残りの）凹凸がみられる（× 300）.

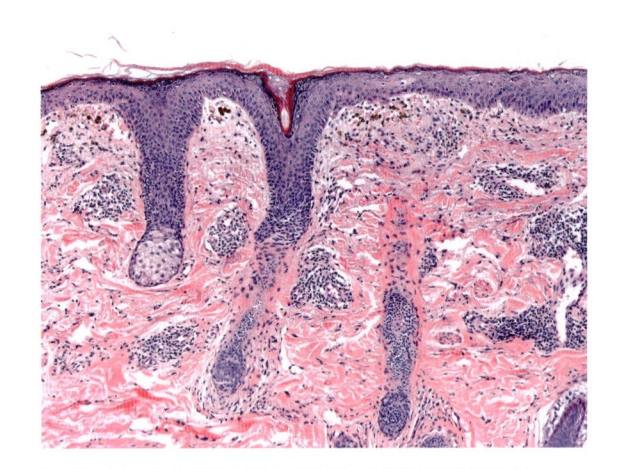

図 22-11　接合部皮膚炎の空胞型←扁平苔癬様角化症
低倍にて，表皮直下に大きな裂隙または水疱があるが，細胞浸潤は血管周囲性に密で，接合部皮膚炎というべきか，あるいは血管周囲性の浸潤パターンに分類すべきか悩むほどである（× 100, a well-demarcated pigmented plaque with erythematosus halo developed on the cheek of an otherwise healthy 41-year-old man）.

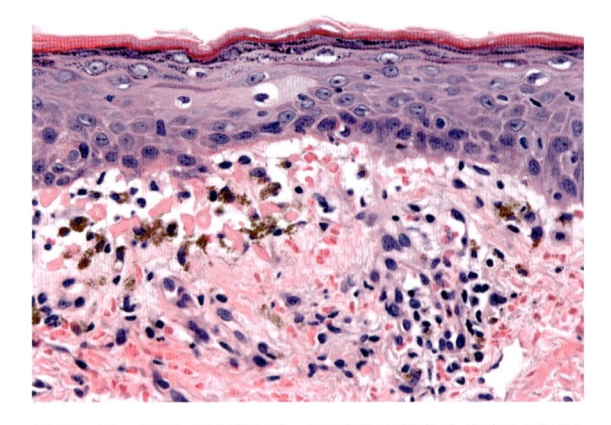

図 22-12　空胞／液状変性←扁平苔癬様角化症（図 22-11 の拡大）
表皮直下の裂隙／水疱内には，多数のシバット小体／アポトーシス小体があり，メラニンの色素失調，リンパ球，貪食球／組織球（および赤血球）があることから，基底細胞の空胞変性の結果であることがわかる．こうして接合部皮膚炎に含められることになる．押し上げられた基底細胞では胞体が好酸性に変性してシバット小体／アポトーシス小体に変化しつつある（× 400）.

3-4 ㉒ 接合部皮膚炎 （3）空胞型

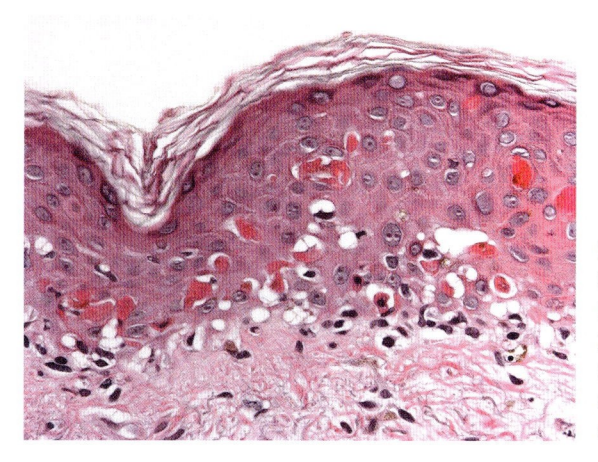

図22-13 接合部皮膚炎の空胞型←移植片対宿主病（GVHD）
表皮真皮接合部に細胞浸潤はないが，空胞が多数みえ，空胞内には，リンパ球と，干からびたクモのようなメラノサイトがみえる．特徴は表皮内に多数あるシバット小体／アポトーシス小体であり，上方に至ると完全に好酸性の無構造物質であるが，基底層あたりでは丸く濃染した核が残存しているものもある．空胞型の接合部皮膚炎の代表でもある（×400）．

る細胞が，その局所にて，放射線（日光を含む）による損傷や薬剤吸着あるいは腫瘍化などにより，免疫学的標的と化した時の，リンパ球による宿主反応と考えられる．それが（他の部位の細胞浸潤などを伴わないで）**乳頭層と乳頭下層**だけに限局していれば，ある平衡状態にあることを意味している．

こうして**乳頭層と乳頭下層**が浸潤細胞に埋め尽くされた状態が**帯状浸潤**であり，他方，細胞浸潤の代わりに浮腫・変性・物質沈着などを来した状態が（あまり適切ではないが）**空胞型**といえるだろう．もちろん疾患ごとにも異なるが，勃発→進行→遺残と，時期によっての細胞浸潤の密度・パターンは変化するから，**帯状浸潤**を一方の極，**空胞型**を他方の極として，採取病変は両者間を左右に変位する（図22-1）．

もちろん時には局所の病態としてではなく全身疾患の表現型として，乳頭下層に限局した細胞浸潤を来す（→環状紅斑を呈する多くの疾患）ことがある．前述のとおり乳頭層の真の毛細血管は末梢だけの血管であるが，乳頭下層の後毛細血管細静脈は全身の病態においても，透過性亢進の場として動員される血管であるから，血管系が主導して全身性に乳頭下層の細胞浸潤が起きることは，しばしばある．しかし，この場合は乳頭内の真の毛細血管は変化しないうえ，基底細胞は局所的な免疫反応の対象ではないために変性などの変化を生じない．環状紅斑や蕁麻疹では（基底層変化の名残でもある）色素沈着などの組織変化が起きないのは，このためである．

5 ㉓ 色素失調

3 ● 表皮・真皮接合面に現れる変化

Key Words 色素失調，苔癬様反応，メラニン貪食細胞（メラノファージ）

POINT

1. 表皮内にあるはずのメラニンが，まるで滴落したかのように，表皮直下から乳頭下層の組織球に貪食された状態で存在する変化を**色素失調 pigment incontinence** という．
2. メラニンを産生するメラノサイトか，メラニンを受領した角化細胞の崩壊の結果であり，基底層のあたりの損傷・炎症を意味する．
3. メラニンは表皮直下と血管周囲の組織球内に長く貯留されるため，色素失調は病変の既往の証拠でもある．

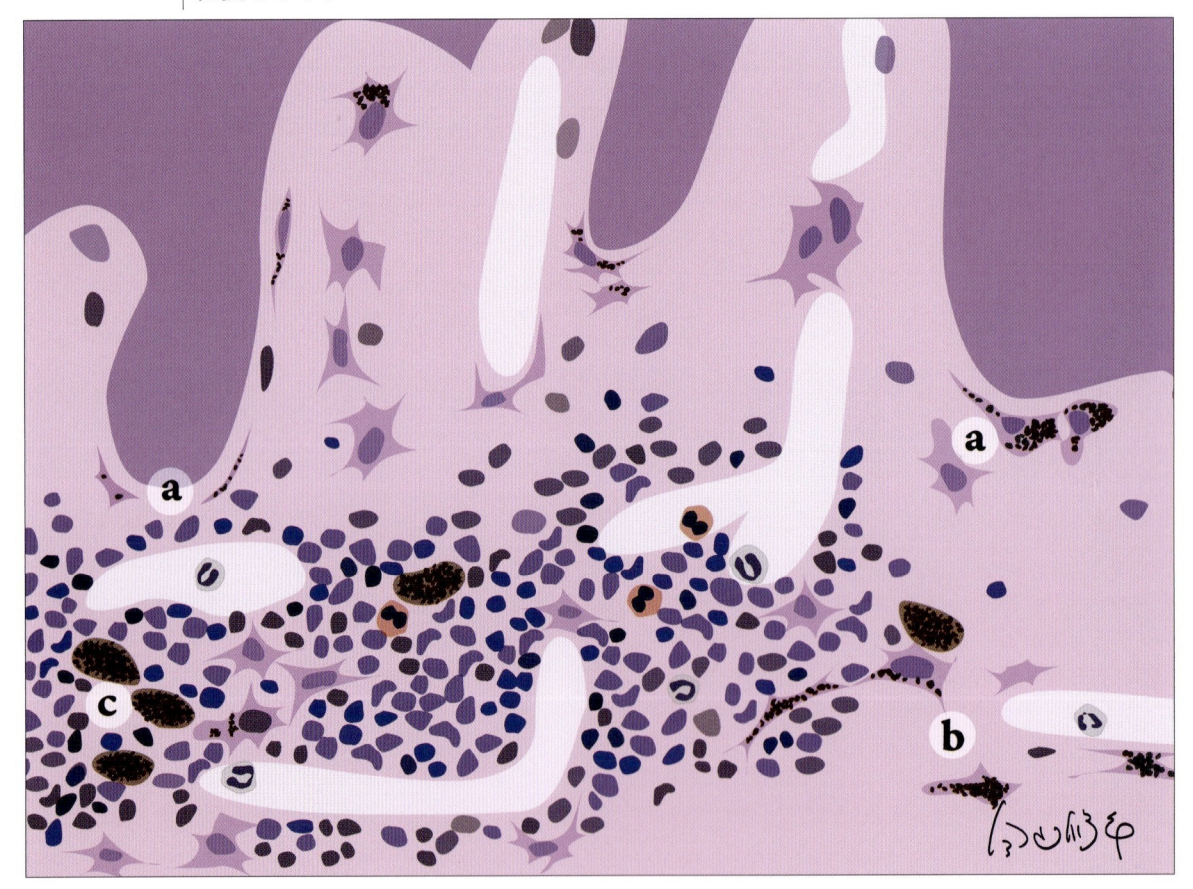

図 23-1 色素失調の基本構造
（メラニンを産生する）メラノサイトか，（メラニンを受け取った）角化細胞か，その両者かが損傷されると，胞体内のメラニンが表皮から真皮に滴落して組織球に貪食される．組織球に貪食されたメラニンは黒褐色の大きな顆粒になって局在がわかりやすく，また長く残るので，（もちろん病変の進行中にもみられるが，病変が終焉した後にも）何かのイベントの証拠として重要な所見である．
そもそも組織球は樹状の突起を伸ばして互いに接着して網目を成し，(a) 表皮を裏打ちするように，および (b) 血管周囲を取り囲むように，分布している（参照 ⑳接合部皮膚炎(1)帯状浸潤『もっと詳しく』付図 1-3）ため，崩落したメラニンはそれらに取り込まれる．(c) 大量のメラニンを貪食した場合は（血球や異物を貪食した組織球とおなじく）類円形になる．

3-5 ㉓ 色素失調

図23-2　扁平苔癬様角化症／良性苔癬様角化症

本症では，表皮直下の帯状浸潤に加えて，血管周囲性にも境界明瞭な，密なリンパ球浸潤を伴う．表皮では，基底層のあたりに典型的な空胞／液状変性がみられ，角層では部分的に錯角化を伴うことが多い．老人性色素斑や脂漏性角化症の病変中央部には，しばしば同様のリンパ球浸潤がみられる（×125, solitary lichen planus-like keratosis, obtained from the face of a 57 year-old-woman）．

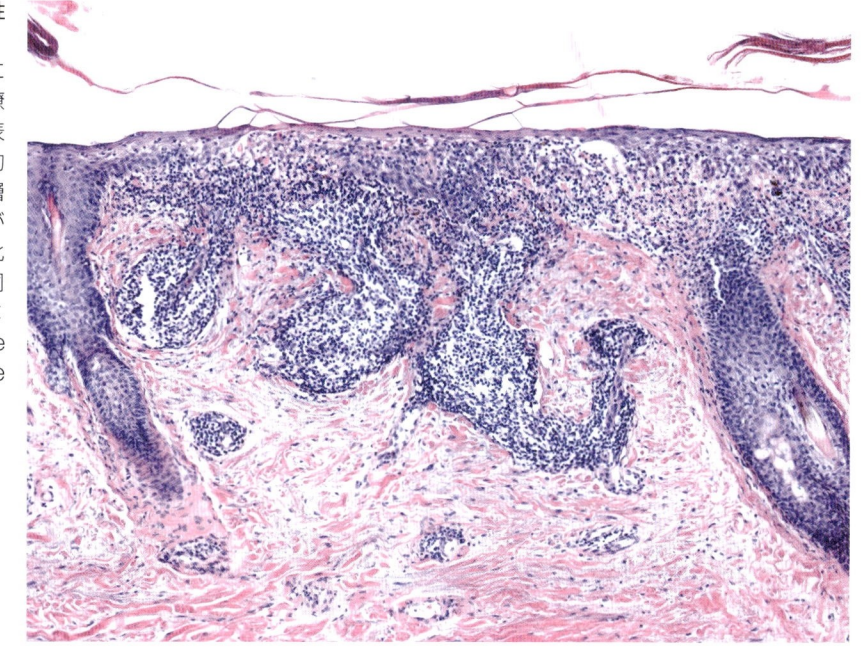

定義と解説

　皮膚においてメラニンは，普通は，表皮内の角化細胞とメラノサイト melanocyte の中にだけ局在する．そのメラニンが，あたかも表皮から滴落したかのように，真皮の乳頭層から乳頭下層に存在する時に組織学的な色素失調（英語：pigment incontinence，ラテン語：incontinentia pigmenti histologica）という．臨床の色素失調症 incontinentia pigmenti と区別するためにも，（ラテン語ではなく）英語表現を用いることが多くなった．また，臨床での色素失調症と区別するために組織学的色素失調症と呼ぶこともある．

　表皮から崩落したメラニンは，貪食球／組織球（参照 ❼❽組織球（1）（2））に貪食されて，胞体内のライソゾーム lysosome 内に貯留される．このため滴落するメラニンが多く，滴落の期間が長いほど，組織球内のメラニンは大きな顆粒となって（炎症が終了した後も）長く留まる．

　この結果，組織標本の採取時に，たとえ炎症機転が軽快していたりわかりにくくなっていたとしても，真皮の乳頭層から乳頭下層（の組織球内）に粗大メラニンが存在すれば，メラノサイトか角化細胞が損傷される事態が起きていたことを意味するので重要である．

　表皮内にあるべきメラニンが結合組織に滴落して貪食されるのは，メラノサイト（メラニン産生細胞）か角化細胞（メラニンを受け取る細胞）が崩壊したことを意味する．それらがもっとも多いのは表皮の基底層のあたりである．逆に，表皮上層にはメラノサイトはなく，そのあたりの角化細胞にはメラニンも少なくなっている．加えて，そのあたりで細胞崩壊が起きても角層へ上行して排除され，真皮には落ちてこない．

　色素失調は，以上の事情のために，①基底層のあたりが破壊される病態に伴ってみられるが，それ以外にも，②異常なメラニン産生細胞がアポトーシス apoptosis または壊死する病態にみられる．①の代表は，細胞性免疫を介して苔癬様反応 lichenoid reaction（参照 ⓴接合部皮膚炎（1）帯状浸潤）を呈する扁平苔癬，急性痘瘡状苔癬状粃糠疹，薬疹，表皮内癌などであり，細胞浸潤がなくても（液性免疫を介して）基底層が損傷されるエリテマトーデスなどの膠原病であり，さらにはナイロンタオルによる物理的損傷などである．色素は長く残存するために基底層の空胞／液状変性の証拠としての色素失調の意義は大きい．一方で，②の代表は色素性母斑や黒色腫であるが，いわば必発であるために診断的意義は高くなく，あまり言及されない．

組織像の実際

◆ 炎症病変における色素失調の重要性

　表皮の一番下に並ぶ基底細胞の，真皮と面するあたりが物理的／化学的／免疫学的に損傷されると，表皮

3 ●表皮・真皮接合面に現れる変化

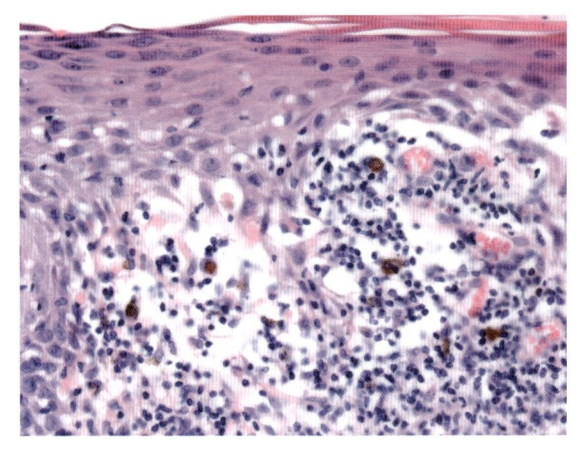

図23-3 扁平苔癬様角化症における色素失調（図23-2の拡大）
表皮下面では基底細胞の好酸性変性と空胞変性がみられる．密なリンパ球に混じって，褐色の色素を持つ，少し大きな明るい細胞が混在している．赤血球の2-3倍の大きさであることからも組織球であることがわかる（×400）．

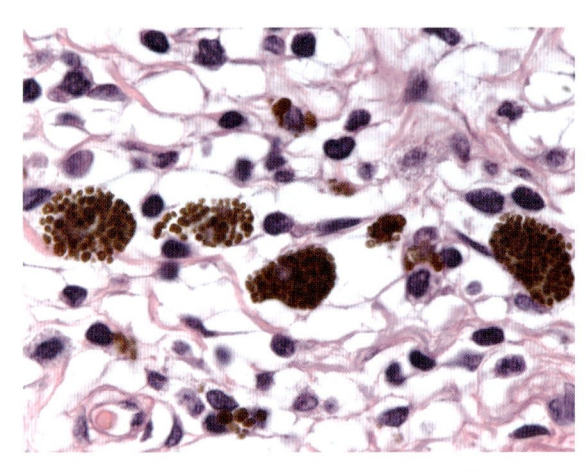

図23-4　色素失調におけるメラニン貪食細胞／メラノファージ
左下に毛細血管があり，その中に赤血球（部分的に切れているため径5μm）がみえて細胞の大きさを比較しやすい．メラニンを貪食した組織球（メラニン貪食細胞）は20-30μmほどの大きさで，胞体内に取り込まれているメラニンは2-3μmの顆粒状にみえるが，実際は2次ライソゾームの中にある（参照 『もっと詳しく』付図1）（×1,000, Bowen's disease, obtained from the abdominal skin of an 85 year-old-man）．

下面に空胞変性／液状変性（参照 ⑲空胞変性）が起きる．この変化は要約すると，①細胞の接着が外れて空胞／裂隙ができることと，②細胞そのものは，おおかた好酸性に変性するという（慣れないとわからない，地味な）変化である．図23-2, 3では基底層の空胞／液状変性はわかりやすいが，図23-5, 6ではわかりにくく，図23-7, 8では変性は同時にはみあたらない．

これに対してメラニンは，それ自体が黒いために，その所在がよくわかる．細胞崩壊とともに細胞外に出たメラニンは，①表皮の角化機転とともに上行して落屑して外界に排除されるものと，②基底膜を通過して真皮結合組織に脱落し，その部位に常在する組織球と線維芽細胞（参照 ⑳接合部皮膚炎(1)帯状浸潤『もっと詳しく』付図1-3）に貪食されて長く留まるもの，に分かれる．

すなわち真皮へのメラニン崩落が最大になるのは，基底層のあたりにて細胞崩壊（とともに基底膜の破壊）が起きる病態であり，たとえ細胞崩壊のイベントが（標本を採取した時点では）すでに終了したり目立たなかったりしても，色素失調＝真皮乳頭層と乳頭下層の貪食されたメラニンの存在は，そうしたイベントの証拠である．

◆ **扁平苔癬様角化症における色素失調（図23-2, 3）**

扁平苔癬 lichen planus では，表皮の下に，下縁がほぼ一直線の帯状に，（そこに血管があろうがなかろうが）ほぼ均一に稠密に，リンパ球が浸潤するのが特徴である．この分布は，乳頭下層の特別な結合組織（の下縁）を反映しているともいえるし，真皮の網状層の上縁までで細胞浸潤が止まっているともいえる．

これに対して**扁平苔癬様角化症 lichen planus-like keratosis** では，表皮下のリンパ球浸潤が，帯状に加えて血管周囲性にも密な浸潤の分布を示す．このために血管を取り囲んで密なリンパ球浸潤が網状層へも侵入して，一目瞭然である．

本症は，**老人性色素斑 senile freckle** または**扁平な脂漏性角化症 seborrheic keratosis** が，顔面や上腕などの露出部に存在する時に稀にみられる．おそらく宿主による排除反応と考えられ，その意味では表皮内癌に対する反応（図23-7, 8）に似る．既存の色素性角化病変の中央部が紅くわずかに隆起して始まり，そのために悪性化を心配して受診する．

組織学的には図23-3に示す苔癬様 lichenoid, lichen planus-like のリンパ球浸潤（参照 ⑳接合部皮膚炎(1)帯状浸潤）が起きて，その結果，褐色の色ともども角化病変は消失してしまう．このため**自然に消える involuting 老人性色素斑／脂漏性角化症**などの名称でも呼ばれる．同一個体の多数ある老人性色素斑のうちの，最大のひとつの病変にだけ起きる．この名称の他

152

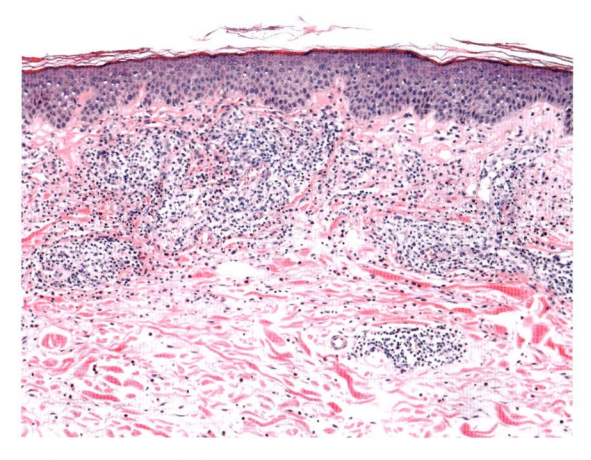

図 23-5　苔癬型薬疹
扁平苔癬と異なるところは，①表皮では，顆粒層がなかったり錯角化を呈したりすることであり，②表皮下の細胞浸潤では，横一直線の帯状浸潤ではなく，どこか血管中心性を思わせる浸潤で，細胞浸潤に濃淡の差があることであり，しばしば好酸球を混在することである（× 125, drug eruption, obtained from the upper arm skin of a 74 year-old-man）．

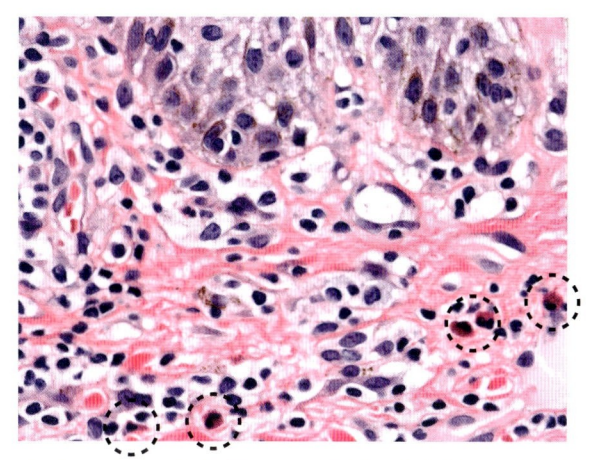

図 23-6　苔癬型薬疹における細胞浸潤と色素失調（図 23-5 の拡大）
表皮（図の上方）の下に浸潤している細胞は，大部分がリンパ球（濃い青色の核だけのようにみえる細胞）である．次に多いのが，リンパ球より少し大きくて明るい核（そのため核内の核小体がわかる）を持つのが組織球である．その組織球の数個は胞体内に褐色の色素を持つ．真っ赤の豊富な胞体で，くびれた核を持つ好酸球が 5 個みえる（囲み）（× 640）．

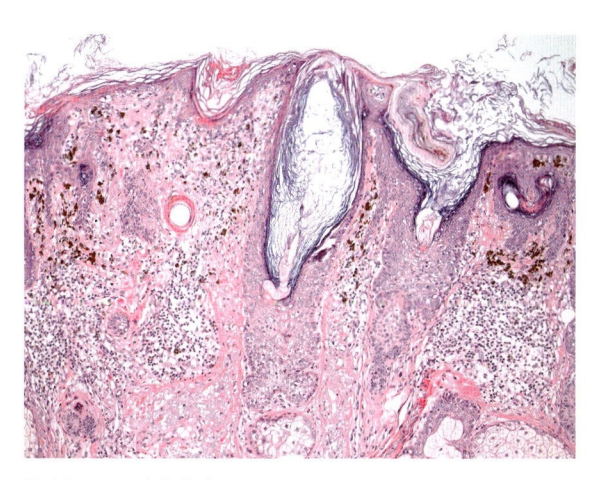

図 23-7　日光角化症
日光角化症，ボーエン病，パジェット病などの表皮内悪性腫瘍では，（まがりなりにも）表皮を構成する腫瘍細胞に対して苔癬様反応が起きるため，さまざまの程度にメラニンが脱落して色素失調を伴う（× 100, actinic keratosis, obtained from the forehead skin of a 79 year-old-man）．

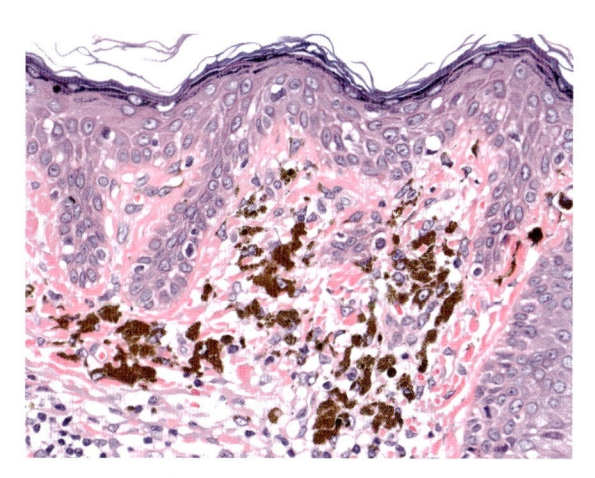

図 23-8　前癌症における色素失調（図 23-7 の拡大）
悪性腫瘍に対する細胞浸潤は，リンパ球，組織球，形質細胞，好酸球であるから，一般的な炎症細胞浸潤と同じである．腫瘍細胞が免疫学的に攻撃されるのは細胞周期によるため，苔癬反応が目立たない時期もある（× 400）．

に benign lichenoid keratosis, lichenoid benign keratosis, involuting lichenoid plaque などの名称もある．そもそも老人性色素斑と脂漏性角化症では，中心領域に帯状のリンパ球浸潤を伴いやすいことは，こうした病名が与えられる以前から Pinkus が指摘していた（参照：A Guide to Dermatohistopathology, Appleton-Century-Crofts 出版）．

◆ 色素失調の本態，メラニンを貪食した組織球（図 23-4）

　メラニンはメラノサイト melanocyte の胞体内で合成される色素であるが，完成して角化細胞に受け渡される時点では，西洋スイカのような形のメラニン小体／メラノソーム melanosome（参照『もっと詳しく』付図 2）になる．大部分の日本人では，その長径が

3 ● 表皮・真皮接合面に現れる変化

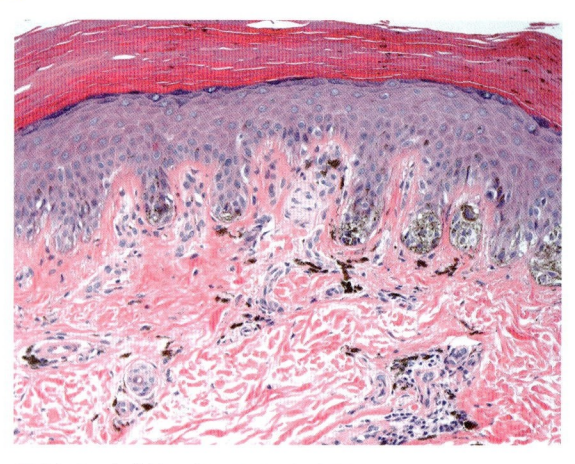

図 23-9 色素性母斑における色素失調
母斑細胞巣にて増殖したメラノサイトは，角化細胞とともに上行して角層とともに脱落するものと，基底層から脱落して組織球に貪食されるものに分かれる．こうして，表皮直下の組織球の存在が逆に露呈する．古い母斑細胞ではメラニンは2次ライソゾームの中にあり，不揃いで大きい（×200, nevus pigmentosus, junctional type, obtained from the foot skin of a 58 year-old-woman).

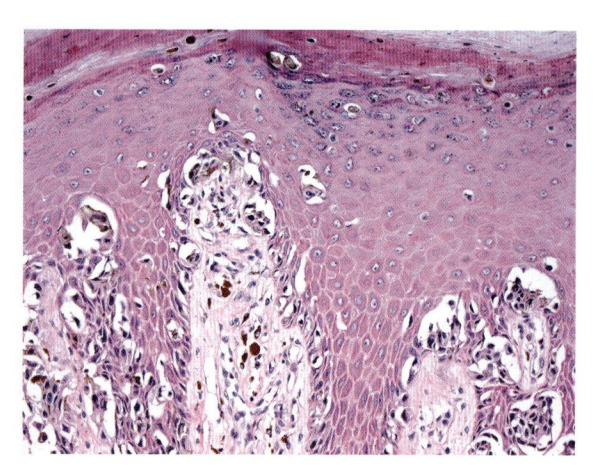

図 23-10 悪性黒色腫における色素失調
表皮内でアポトーシスに陥った腫瘍細胞は，角化細胞にともに上行して角層とともに脱落するものと，真皮に脱落して組織球に貪食されるものに分かれる（×400, malignant melanoma, acral lentigenous type, obtained from the foot skin of a 65 year-old-woman).

1μmを超えることはないので，顕微鏡でも褐色の細かい粒子にしかみえない．ところが貪食球／組織球に貪食された時には，メラニン小体が2次ライソゾーム secondary lysosome 内に次々とかき集められるために直径2μmほどに成長して（参照▶『もっと詳しく』付図1)，黒褐色の粗大顆粒にみえるようになり，容易に認識できる．

◆ **薬疹における色素失調**（図 23-5, 6)

苔癬型の薬疹では，リンパ球浸潤が（もちろん帯状浸潤はあるが）どこか血管周囲性の浸潤の分布を同時に伴っていて，扁平苔癬では表皮下に下縁がほぼ一直線の帯状かつ稠密にリンパ球が浸潤するのとよい対照である．

そもそもの血管周囲性浸潤の場合は，（血管外に出た血球が，血管独自の結合組織内に留まって遊走しないために）浸潤の外縁が鮮明である（上着の袖のような coat sleeve-like）（参照▶㉕血管周囲性細胞浸潤).
これに対して苔癬型薬疹では，基本的には表皮下の，ほぼ帯状の浸潤ではあるが，そこに位置する血管（後毛細血管細静脈）周囲にいっそう密な分布を示す．薬疹の発症機序にもよるが，リンパ球と貪食球／組織球に加えて好酸球が混在すると，薬剤性であろうことが強く支持される．

◆ **表皮内癌における色素失調**（図 23-7, 8)

表皮の構成要素（に付着したり処理された異物や抗原を含めて）が，細胞性免疫の機序を介して攻撃される時に苔癬様反応が起きることをみてきた．であれば，表皮の構成細胞そのものが悪性変化して免疫学的に認識されると，これと同様の苔癬様反応が起きるであろうことは理解しやすい．

炎症反応では，その病態のあいだ攻撃され続けるのとは異なり，免疫学的に腫瘍細胞が認識されるのは細胞増殖周期のある時期だけである．このため，標本が採取された時に必ず病変部の表皮基底層に空胞変性／液状変性がみられるわけではない．もちろん細胞浸潤を伴わないで，腫瘍細胞がアポトーシスまたは壊死に陥り，真皮側に排除されて貪食球／組織球により処理されるものも含まれる．

◆ **メラニン産生腫瘍における色素失調**（図 23-9, 10)

メラニンを産生する細胞が腫瘍性に増殖しても，産生されたメラニンが順に角化細胞に引き渡され，角化とともに上行していれば，組織球が貪食することはない．結合組織中の組織球に貪食されるのは，多くの場合，その細胞がアポトーシスに陥ったり，壊死したり，あるいは免疫学的攻撃により崩壊したことを意味している．その意味で，メラニン産生細胞の腫瘍に伴う色素失調は悪性度の指標になるが，経過とともに増大するために評価がむずかしく，現時点ではあまり言及されていない．

代表的な疾患

◆ 帯状の細胞浸潤が著明な苔癬様反応
　扁平苔癬 lichen planus，固定薬疹 fixed drug eruption の急性期には出血によるヘモジデリンが混在，持久性色素異常性紅斑 erythema dyschromicum perstans など．

◆ 表皮萎縮（参照 ㉜萎縮）が強い苔癬様反応
　多形皮膚萎縮 poikiloderma．

◆ 細胞浸潤の乏しい空胞／液状変性
　エリテマトーデス erythematosus，皮膚筋炎 dermatomyositis，強皮症 scleroderma など．

◆ ヘモジデリンを混在する苔癬様反応
　急性痘瘡状苔癬状粃糠疹 pityriasis lichenoides et varioliformis acuta（PLEVA），いわゆる苔癬様紫斑 lichenoid purpura など．

◆ いわゆる炎症後色素沈着
　摩擦によるメラニン沈着 frictional melanosis，リール黒皮症 melanosis Riehl など．

◆ 角化症，表皮内癌または前癌症
　扁平苔癬様角化症 lichen planus-like keratosis，日光角化症 actinic keratosis，ボーエン病，パジェット病，その他の表皮内癌など．

もっと詳しく！

● 貪食された状態と，メラノサイトの中のメラニンの違い：電顕による確認

皮膚に限らず全臓器において，（メラノサイトで産生された）メラニンはメラニン小体／メラノソーム melanosome の形状で受け渡しされている．表皮では（産生するメラノサイト内より）受け取って備蓄している表皮細胞内のメラニン量のほうがはるかに多く，基底層の損傷により大量のメラニン（実際はメラニン小体／メラノソーム）が細胞外に出る．

こうして組織球に貪食されたメラニン小体は，2次ライソゾーム内に集められて大きくなるが，電子顕微鏡でみるとすでに分解酵素による消化が進んでいて，不均一な粗大顆粒である（付図1）．これに対して，表皮内にてメラノサイトがメラニンを産生している間は，基底層に位置して，その胞体内で西洋スイカのような形のメラニン小体／メラノソーム（付図2）になる．大部分の日本人では長径が1μmを超えることはないので病理組織では褐色の細かい粒子にしかみえないが，もちろんメラノサイトの胞体内にあっても，過剰生産時には，自らの細胞内2次ライソゾームに集めて分解することがあり，この時には明瞭な褐色のメラニン顆粒を正常メラノサイト内にみることはある．

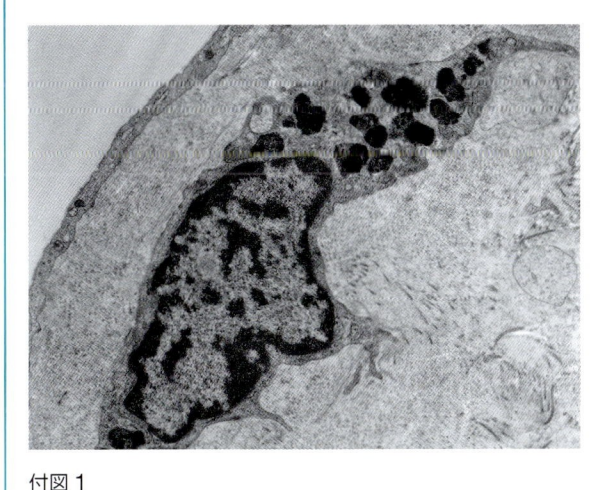

付図1
組織球に取り込まれたメラニンは2次ライソゾーム内にあるために大小と濃淡が不揃いである．この大きさになると光学顕微鏡でも褐色のツブツブとしてみえる．本文中の図23-4の褐色顆粒に相当する．

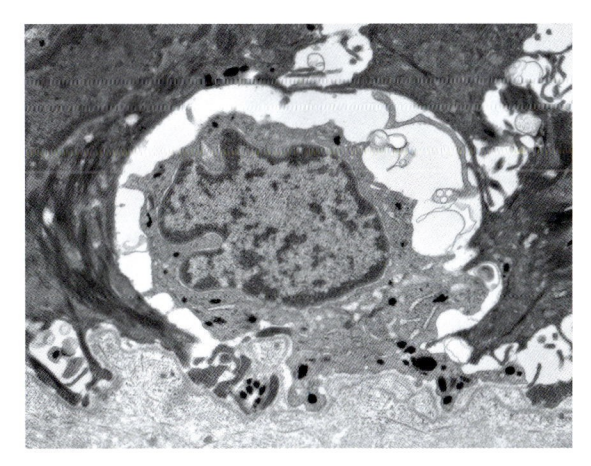

付図2
アジア人では，正常メラノサイトは表皮基底層に位置して，西洋スイカのような成熟したメラニン小体／メラノソームをつくる．その長径はせいぜい1μmである．

3 表皮・真皮接合面に現れる変化

6 24 メラノーシス／色素沈着

Key Words メラノーシス，色素沈着，基底層メラノーシス，真皮メラノサイトーシス，炎症後メラノーシス／色素沈着

POINT

1. 皮膚のメラニン含有量が増加したために，より褐黒色にみえる状態をメラノーシス (hyper) melanosis または色素沈着 (hyper) pigmentation という．
2. もっとも多いのは，基底層にメラニンを帯状に貯留する基底層メラノーシスで，遺伝性色素異常症から内分泌異常に伴う全身性色素沈着までの，多彩な色素斑の所見．
3. 上記の基底層メラニン増加に加えて，真皮に，メラニンを大量に持つ貪食球 (メラノファージ) が存在する時は炎症後メラノーシス／色素沈着を考える．
4. もともとアジア人の真皮には疎にメラノサイトが存在．そのメラニン貯留を真皮メラノサイトーシスといい，太田母斑 (様色素斑を含む)，青色母斑，色素性 - pigmented - と形容される間葉系腫瘍にみられる．

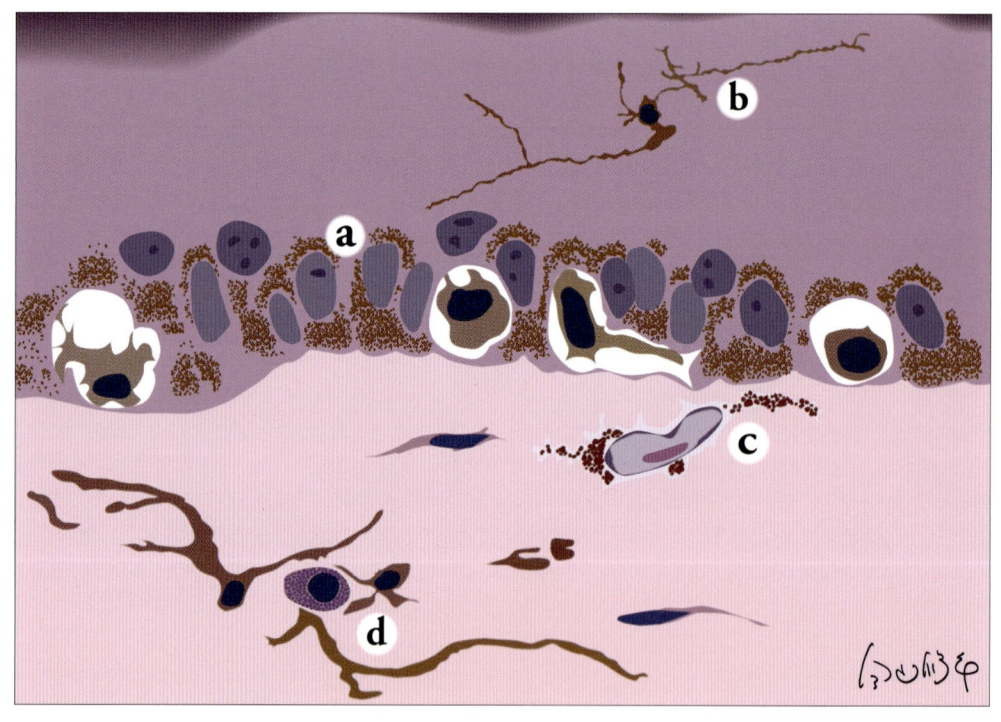

図 24-1 メラノーシス／色素沈着

メラノーシス／色素沈着とは，単位面積あたりのメラニン含有量が増加したために，より褐黒色にみえる状態をいう．とはいえ数 mm までの変化であり，それより深いメラニン沈着は臨床上見えない．本来のメラノサイトは，基底層の所々に抜けたような明るい領域があり，その中に存在する濃い核の細胞である．細胞質に褐色の小さなメラニン顆粒がスリガラス様にみえる．
(a) メラノーシス／色素沈着の中でもっとも多いのは，表皮基底細胞が帯のようにメラニンを貯留する基底層メラノーシスである．
(b) メラノサイトが (本来，受け渡すべき細胞に渡せず) 自分の胞体内にメラニンを貯留した状態を伝達障害メラノサイトという．
(c) 真皮上層にメラニンを大量に持つ貪食球 (メラノファージ) が存在する時は，かつて接合部皮膚炎 (参照 ⑳-㉒接合部皮膚炎 (1) -(3)) があったこと，すなわち炎症後メラノーシス／色素沈着を考える．
(d) 真皮のメラノサイトがメラニンを大量に貯留してメラノーシス／色素沈着が起きた時，真皮メラノサイトーシスという．

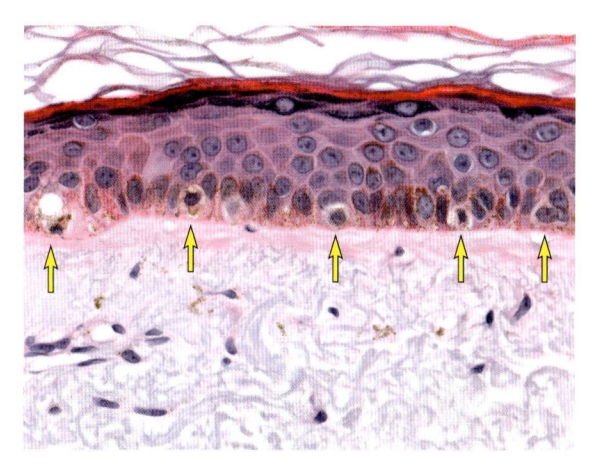

図24-2　炎症後メラノーシス／色素沈着の詳細←リール黒皮症
矢印は，細胞の全貌（核と細胞質）が観察できるメラノサイトだけを指した．メラノサイトは，表皮基底層の丸く抜けた空間の中に，丸く縮んだり，星のように尖ったりして存在する小さな細胞である．この標本では，基底細胞にメラニンが大量に貯留している．よくみると角層の全細胞が微細なメラニン顆粒を含んでいる．黒人では普通だがアジア人では病的．写真下半分の真皮結合組織は淡青紫色の，日光弾性線維症に置換されている．表皮下縁は一直線の，淡紅色の帯（グレンツゾーン）があり，炎症後の再構築を示唆する（→図24-3）（×550, unevenly dark pigmented skin obtained from the cheek skin of a 79-year-old woman with melanosis Riehl）．

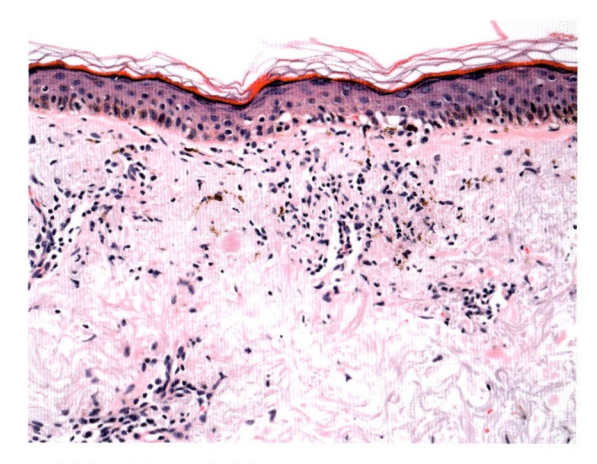

図24-3　進行中の炎症後メラノーシス／色素沈着（図24-2の低倍）
前図（図24-2）は，このリール黒皮症の炎症通過部の強拡大である．
この図に示す部位では炎症が進行中であるため，本態が基底層を標的とした炎症であり，接合部皮膚炎の空胞型（参照 ㉒接合部皮膚炎（3）空胞型）であることがよくわかる．
基底細胞（と同位置のメラノサイト）を標的とする炎症であるため，基底細胞とメラノサイトの細胞内にあったメラニンが崩壊とともに放出され，貪食されている（×250）．

定義と解説

メラニン melanin が増加した（ために淡褐～褐～黒色にみえる）病態を**メラノーシス**（hyper）melanosis というが，本邦では**色素沈着**（hyper）pigmentation と呼ぶことが多い．これは，本邦で肝斑 chloasma と呼ぶ色素斑を melasma という事情に通じる．

いうまでもなく皮膚では，メラニンの大部分は，表皮と毛包に（真皮内にも一部）存在する**メラノサイト** melanocyte が産生し，樹状に伸ばした細胞突起の中を，ベルトコンベアーに乗せるようにして移動させて表皮と毛細胞に分配し，そこに貯留される．したがってメラノーシス／色素沈着は，
①産生側のメラノサイトが大量に保持，
②受領側の表皮細胞に大量に蓄積，
③メラノサイトまたは表皮細胞が崩壊して，放出されたメラニンが貪食されて貯留，
④もともと疎に存在する真皮のメラノサイトが増生または産生蓄積する，

の4通りがあり，実際の病変組織では，さまざまの程度に4者が併存している．

とはいえ，表皮におけるメラノサイトそのものの数／密度は人種を問わずほぼ同一であり，メラニン産生はもっぱら表皮側の誘導によるから，結局のところメラノーシス／色素沈着を来すのは，②の表皮細胞の側に責任があることがもっとも多い．

次いで多いのは③メラニンを貪食した**メラノファージ** melanophage（貪食球／組織球）が表皮直下から乳頭下層に存在する場合である（参照 ⑳接合部皮膚炎帯状浸潤『もっと詳しく』）．これが重要なのは，アジア人ではこの機序によるメラノーシス／色素沈着，すなわち**炎症後メラノーシス／色素沈着** post-inflammatory (hyper) melanosis / (hyper) pigmentation が好発して患者と医師を悩ませるからである．

このメラノーシス／色素沈着を来すのは，（メラノサイトと基底細胞が位置する）表皮基底層のあたりを炎症の主座とする**接合部皮膚炎** interface dermatitis（参照 ⑳-㉒接合部皮膚炎(1)-(3)）であり，逆に，その存在が示唆されて重要である．

3 ●表皮・真皮接合面に現れる変化

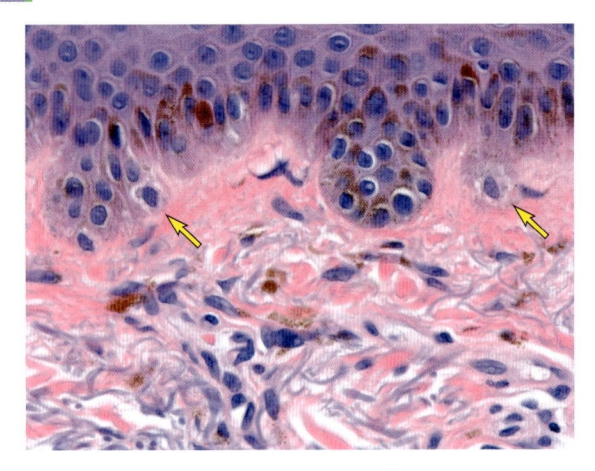

図 24-4　老化に伴うメラノーシス／色素沈着の詳細←遅発性両側性太田母斑様色素斑
矢印は，細胞の全貌（核と細胞質）が観察できるメラノサイトだけを示す．
表皮は，ところどころ発芽したように下方に突出してみえる（実際は表皮稜の断面）が，同部の表皮細胞はメラニンを大量に貯留する．
写真下半分の真皮にもメラニンを持つ，樹状から類円形の細胞がみえているが核は明るく，貪食球／組織球（参照 ❼❽組織球（1）（2）)であり，メラノサイト(→図 24-8, 9)ではない（×600, an ashy dark blue skin obtained from the cheek of a 55-year-old woman).

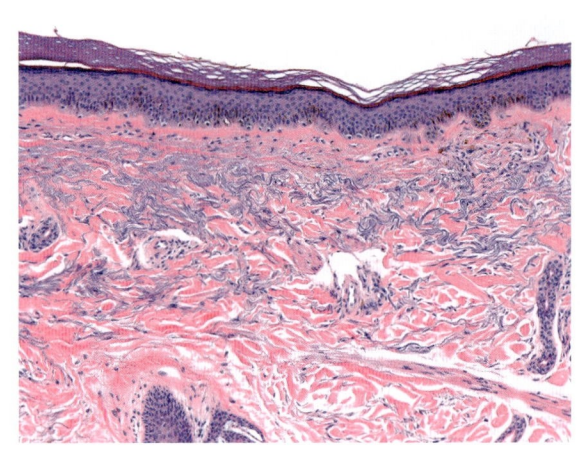

図 24-5　老化に伴うメラノーシス／色素沈着の全体像（図 24-4 の低倍）
前図（図 24-4）は，この病変の右の一部分である．
表皮基底層から上層にかけてメラニンを多く含む領域が不規則に存在する．真皮の乳頭下層～網状層の浅い領域には，淡く青紫色（好塩基性）に染まる日光性弾線維症が起きている（×120).

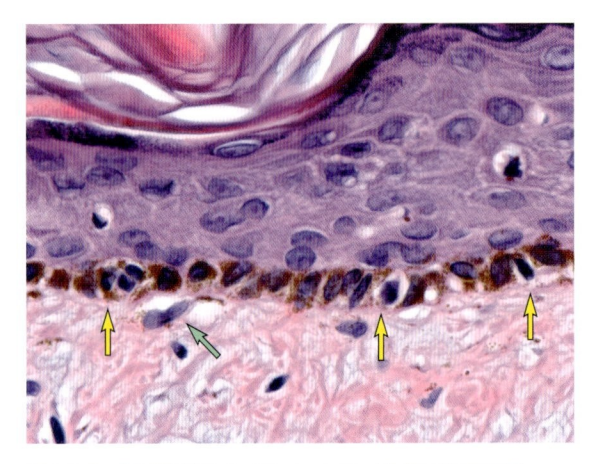

図 24-6　腫瘍随伴性のメラノーシス／色素沈着の詳細
縦の 3 本の黄矢印は基底層内のメラノサイトを示す．そのうち右端のメラノサイトは樹状の突起がみえ，左端では，分裂したての細胞と合わせて計 3 個のメラノサイトが，まるで母斑細胞巣のようにみえる．
斜めの緑矢印は，表皮直下のメラノファージである．明るい核であることから貪食球とわかる（参照 ❼❽組織球（1）（2））（×900, a fibrous histiocytoma developed on the thigh of a 51-year-old woman).

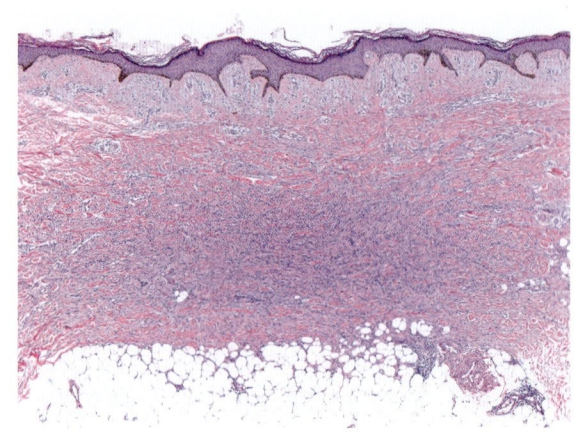

図 24-7　腫瘍随伴性のメラノーシス／色素沈着の全体像（図 24-6 の低倍）
標本中央の，真皮網状層の部分に，索状に膠原線維と細胞成分の増生がみられて，線維性組織球腫／皮膚線維腫であることがわかる．その直上の，表皮の不規則な肥厚と基底層のメラニン増加が特徴的である．大腿内側の非露出部であるために，真皮には紫外線による変化はみられない（×40).

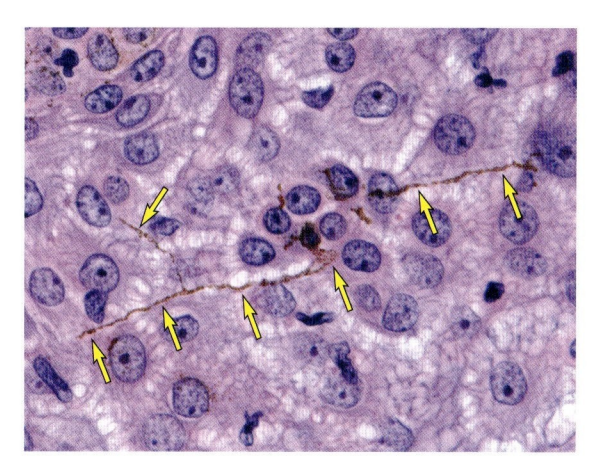

図24-8　腫瘍随伴性のメラノーシス／色素沈着←伝達障害メラノサイト
矢印でたどるのはメラノサイトの樹状突起である．中央にメラノサイトの濃い小さな核がみえる．これで貪食球との鑑別がつく．細胞体から伸びる樹状突起は，メラニン顆粒が充満しているが，突起の太さがほぼ一定であることもよくわかる．伝達障害メラノサイトと呼ばれるのは，表皮細胞への受け渡しが阻害されたためにメラニンが細胞質を充満した，と考えられているからである（×900, a seborrheic keratosis developed on the abdomen of a 66-year-old woman）．

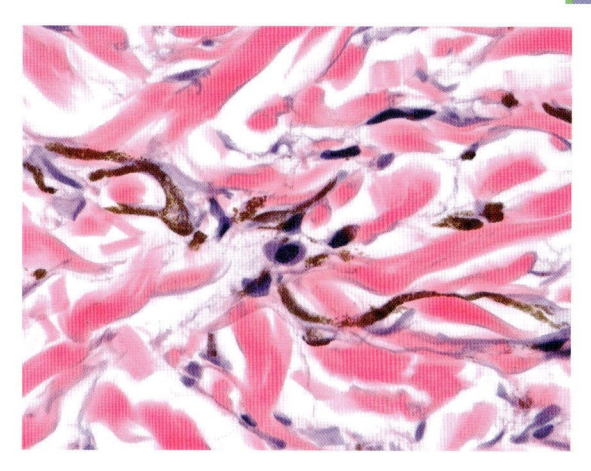

図24-9　真皮メラノサイトーシス
中央にみえる，濃い核と丸い好塩基性の胞体の細胞は肥満細胞（参照 ④肥満細胞）であるが，その肥満細胞を取り囲むように，メラニンが充満した樹状突起を伸ばす真皮メラノサイトがみえる．肥満細胞の右側に，このメラノサイトの，濃く小さな核がみえる（×900, a blue nevus developed on the forearm of a 52-year-old woman）．

④は，（疎ではあるものの，そもそも一定の密度で）存在する**真皮メラノサイト dermal melanocyte** が増殖してメラニンを過剰産生した病態である．真皮のメラノサイトにはメラニンを受け渡す相手が存在しないため，細胞内にメラニンが貯留する結果，樹状の黒い細胞が目立つ．これを**真皮メラノサイトーシス dermal melanocytosis** と呼ぶ．

組織像の実際

メラノサイトは普通，基底層のところどころ（2-3個～数10個ほどの間隔）に，細胞1個分が抜けたような明るい領域があって，その中に，収縮して丸くなったり（部分的に残った細胞接着のために引っ張られて）いびつな星のようになった胞体として存在する，濃い核の細胞である．よくみると細胞質は明るく，その内に褐色の小さなメラニン顆粒がスリガラス様にみえて，それと確認できる（図24-2, 4, 6）．毛包のメラノサイトは，逆に細胞突起の隅々までメラニンが充満していて，樹状の形状がよくわかる**伝達障害メラノサイト pigment blockade melanocyte** の形を呈し（図24-8），すぐにわかる．

① メラノサイトが自らのメラニンを大量保持する病

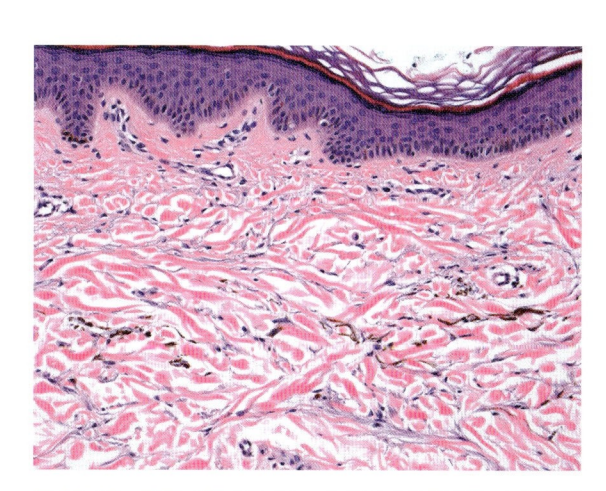

図24-10　真皮メラノサイトーシスの全体像（図24-9の低倍）
そもそも青色母斑の多くは母斑ではなく，後天性であり，線維性組織球腫／皮膚線維腫のうち，真皮メラノサイトが（組織球からの因子により）同時に増えた病変と考えられる．この標本では膠原線維増生が乏しいために太田母斑のようにみえる（×200）．

変には（色素性母斑から黒色腫まで）メラノサイト系腫瘍があるが，容積増大などの他の変化が主病変であり，メラノーシス／色素沈着の範疇に入れない．

② 他に大した異常がみられない標本にて，表皮基底層が，胞体にメラニンを大量に持つ細胞によって占められ，帯状に黒褐色にみえる時，**基底層メラノーシス basal melanosis** という．**遺伝性色素異常症**

dyschromatosis のすべて，雀卵斑 ephelides/freckles，扁平母斑 nevus spilus，カフェ・オ・レ斑 Café-au-lait spot，老人性黒子 senile lentigo，老人性色素斑 senile freckles など，先天性から後天性の褐〜黒色斑のほとんどがこれに含まれる（図 24-4, 5）．全身性の，内分泌異常などに伴う色素沈着（例：アジソン病 Addison's disease）も基底細胞のメラニン貯留を起こすから，炎症を伴わずに生じる色素沈着は，大小を問わず，このメラノーシス／色素沈着による（図 24-6, 7）．

③ 前述の，基底層のメラニン貯留に加えて，メラニンを貪食した貪食球／組織球（メラノファージ）が表皮直下から乳頭下層に存在する病変の代表が**炎症後メラノーシス／色素沈着**である（図 24-2, 3）．注意してみると，以前に炎症があったことの名残り（例：表皮下縁が直線状，表皮直下の膠原線維が密，弾性線維がないなど）が必ず存在する．

こうした炎症性疾患のほかに，真皮内に，本来は存在しないメラニンがあることを意味して**色素失調**（参照 ㉓色素失調）と呼ぶこともある．

もちろん大量にメラニンを産生する色素性母斑や黒色腫などでは腫瘍細胞が崩壊して周囲の貪食細胞にメラニンが蓄積されつづける．

④ 真皮のメラノサイトにメラニンが貯留すると，顕微鏡下に黒褐色の樹状細胞がみえることになって特徴的であるため，とくに**真皮メラノサイトーシス**と呼ぶ（図 24-9, 10）．**太田母斑（様色素斑を含む）**nevus of Ota，**青色母斑** blue nevus はもとより，間葉系腫瘍では（おそらく腫瘍細胞からの増殖因子により）既存の真皮メラノサイトが増殖して色素を産生して臨床的にも組織においても褐色〜黒色を呈することがあり，それが**色素性- pigmented-** と形容詞をつけて呼ばれる間葉系腫瘍（例：色素性神経線維腫 pigmented neurofibroma など）に相当する．

もっと詳しく！

● メラノサイトの分布：正常表皮と老人性色素斑の比較

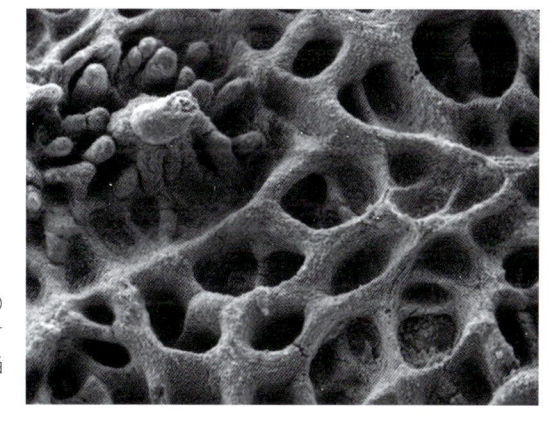

表皮基底細胞直下に（ほとんど接触するようにして），線維芽細胞にしかみえない，薄く細長い細胞が常在することは前述した（ 参照 ⑳接合部皮膚炎（1）帯状浸潤『もっと詳しく』）．この細胞は，普段，その存在さえ気づかないが，接合部皮膚炎や色素性母斑などにて脱落したメラニンを貪食すると，その（細胞質内に貯留した）メラニンのおかげで全体の輪郭が明らかになり，メラノファージとして目に入るようになることも述べた（ 参照 ㉓色素失調）．近年の研究から，この細胞（の少なくともその一部）は組織幹細胞 tissue stem cell と考えられるようになったが，その様子を直視下に観察できれば，表皮との相互関係がより明瞭に理解できるはずである．そこで，これらの線維芽細胞様細胞 fibroblast-like cell の実際を，表皮を結合組織から剥離し，真皮側から観察して示す．

付図1　表皮基底面を，普通に真皮側からみた走査型電顕像
まず表皮の底面の，網のように連なる表皮稜 rete ridge の様子を，二次電子線を用いた走査電顕像で確認する．左上方に途切れているのは汗管であり，網（表皮稜）に囲まれて陥凹した部分に真皮乳頭が入る．

付図2　細胞表面の bFGF を免疫組織化学的に識別して，back scatter 法にて観察した走査型電顕像
白く光ってみえているのが線維芽細胞様細胞である．この細胞が basic fibroblast growth factor（bFGF）に反応することを利用して，細胞表面の bFGF に対する金コロイド抗体を付着させ，back scatter 法で観察した．
これでわかるように，この細胞は表皮稜の「稜」にまたがるように分布している．光顕標本にて，表皮稜の凸の直下にみえるのは，この分布による．また個々の細胞は2方向に突起（先端はさらに二股になっている）を持つ，紡錘形である．

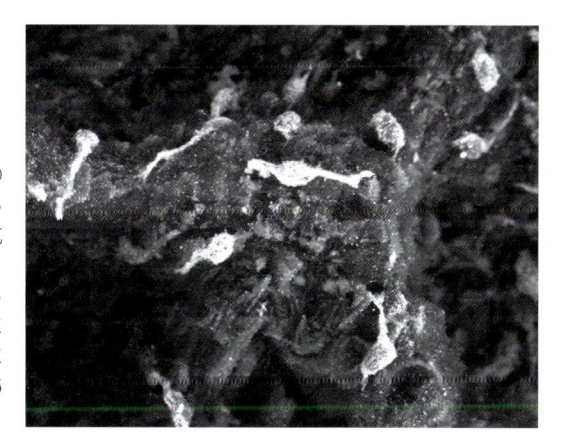

付図3　同じ back scatter 法で，老人性色素斑のメラノサイトを観察した像
正常表皮では，表皮稜が細くて明瞭な「稜」としてみえていた（付図1, 2）が，老人性色素斑病変部では「稜」が不鮮明で，不整な平たい隆起になって突出しており，その部に多数の線維芽細胞様細胞が密に分布している．細胞そのもののサイズと形状は変化していないうえ，付着した bFGF の密度も大して違わない．このことから，この細胞増加は（表皮側からの要請に基づく）反応性増加であることが示唆される．

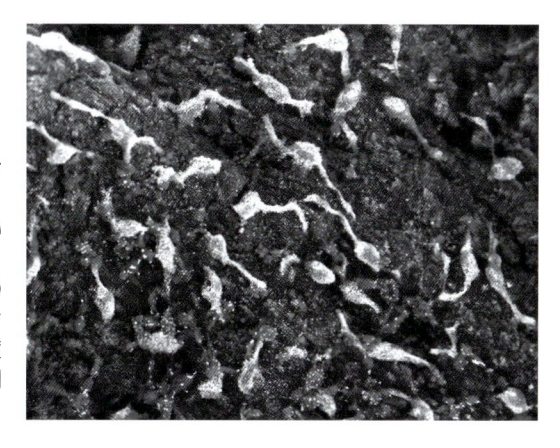

4 真皮から皮下に現れる変化

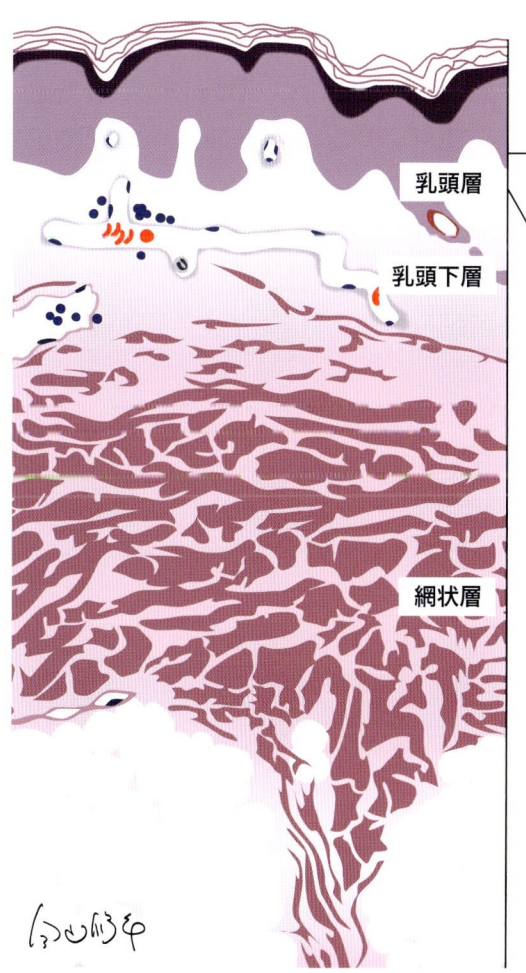

表皮
- 表皮の細胞の病変
- 表皮を場とした変化

乳頭層
乳頭下層

表皮真皮接合面のあたり
- この領域を炎症の場とする疾患が多く，特徴的

網状層

真皮から皮下にかけて
- 結合組織そのものの変化
- 結合組織を場とした病変
  　血管
  　神経
  　脂肪組織

㉕ 血管周囲性細胞浸潤／上着の袖のような
㉖ フィブリノイド物質／沈着
㉗ 好酸球の間質浸潤／炎のような形
㉘ 線維化／硬化／ヒアリン化／硝子化
㉙ 肉芽腫
　（1）類結核肉芽腫
㉚ 肉芽腫
　（2）柵状肉芽腫
㉛ 脂肪織炎
　小葉型／隔壁型
㉜ 萎縮

1 / 25 血管周囲性細胞浸潤／上着の袖のような

Key Words 血管周囲性細胞浸潤，上着の袖のような，環状紅斑

POINT

1. 細胞浸潤は（血管から出て行くから）多かれ少なかれ血管周囲に密で，血管中心性ではある．皮膚では，こうした炎症の透過性亢進は，乳頭下層に位置する後毛細血管細静脈が主座である．
2. 血球が拡散せずに血管を密に取り巻いて，周囲結合組織との境界が鮮明な時，上着の袖のような coat sleeve-like 浸潤と形容．血球が，線維芽細胞の突起で包まれた領域（外膜）に留まることを意味．
3. 臨床的に，環状に広がる紅斑の基本の病理所見．他の病的所見がなく，これだけが単独で存在すれば環状紅斑．
4. 浸潤細胞そのものが異常なため血管周囲に留置することもあり，リンパ腫，白血病など異常血球を探す．

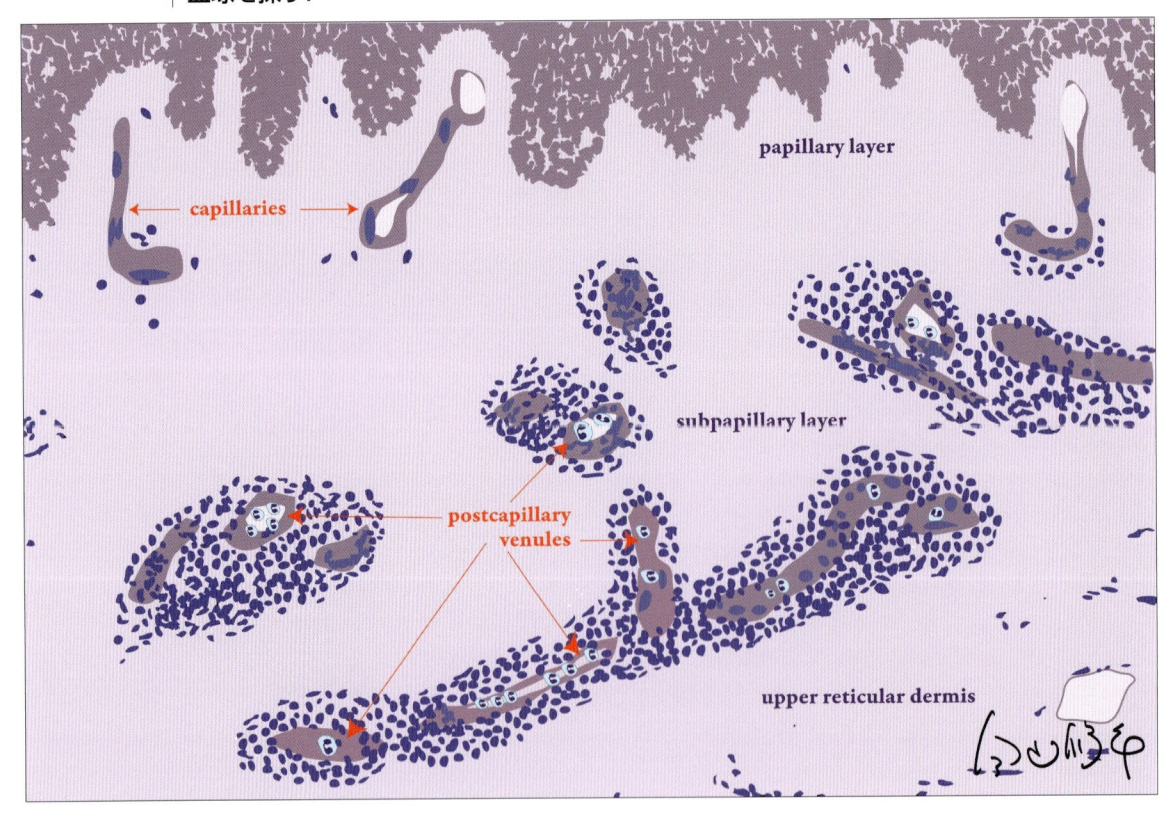

図 25-1　血管周囲性細胞浸潤
一般にいう血管周囲性細胞浸潤とは，① 表皮直下／乳頭内の毛細血管を場としての出来事ではなく，② 乳頭下層／真皮上層の血管の周囲のことであり，③ 大部分の場合はリンパ球中心の（もちろんさまざまの程度に単球，組織球，好酸球，形質細胞の混在があるものの）細胞浸潤である．④ 一般には血管周囲のみに留まらずに，（たとえば接触皮膚炎であれば表皮などの）標的への遊走を伴う．⑤ しかし血管の外膜が標的の場合は，血管外へ出た血球が血管周囲の結合組織に留まり，このために境界が明瞭で，他の病的変化を伴わない，血管周囲のみの細胞浸潤が発現される．環状紅斑の病理組織像である．

4-1 ㉕ 血管周囲性細胞浸潤／上着の袖のような

図 25-2　血管周囲性細胞浸潤の弱拡大
比較的境界鮮明な細胞浸潤が，乳頭下層から真皮上層の血管に沿って認められるだけで他の変化がない．このような血管周囲性細胞浸潤は，臨床的には環状に拡大する紅斑を呈し，その典型が古典的なダリエー環状紅斑である．浮腫が強いと臨床的には容積増大が前景に出て，浮腫性紅斑さらには膨疹にみえる．リンパ球の形状により異型があればウイルス性発疹症やリンパ腫，好酸球が混在すれば薬疹などを考える（× 100，erythema multiforme, dermal type, drug eruption）．

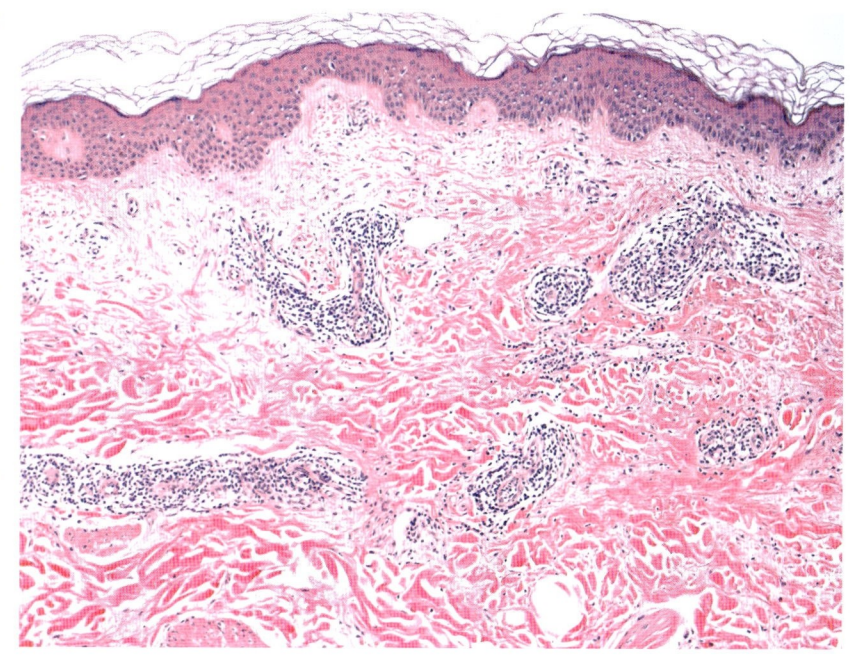

定　義

◆ 血管周囲性細胞浸潤

　白血球が血管外に出ることで細胞浸潤が始まる．したがって細胞浸潤が起こるすべての病態で，病初期には必ず血管周囲には血球が密に存在する．血管外へ遊出した白血球は，その後（接触皮膚炎であれば表皮などの）標的へ遊走または拡散する．こうして次第に浸潤細胞は標的周囲にも密になる．

　以上の経過を経て，浸潤細胞の出発点である血管と，終点である標的の周辺には密で，両者の途中は疎なグラデーションの，浸潤細胞分布が成立する．血管周囲に密な細胞浸潤があるのは，したがって**病的な透過性亢進**が進行形であることを意味している．多くの場合，血球は血漿成分とともに管外へ滲出するため，さまざまの程度に浮腫を伴う．

　炎症などの病的透過性亢進時に血球を血管外へ出入りさせるのは，微小循環系のうちの後毛細血管細静脈（PCV：postcapillary venule）の役割である（参照 『もっと詳しく』※2）．皮膚ではそれは乳頭下層から真皮上層に位置するために，紅斑を呈する臨床ではその部位の血管周囲性細胞浸潤がほぼ必発である．

◆「上着の袖のような」浸潤

　上記のように血管周囲性細胞浸潤は（例えば表皮基底層の変性など）標的の病理変化と同時に存在するから，血管周囲だけに単独に細胞が浸潤することはあまりない．

　ところがリンパ球中心の血球が血管周囲にだけ浸潤し，他の変化を伴わずに，単独に認められることがある．このような場合，血管（を腕にたとえる）と血管の外膜（をダブダブのコートの袖にたとえて，それ）との間の疎な結合組織に，「上着の袖のように」血球が浸潤したような coat sleeve-like perivascular infiltration と表現する．

　細胞浸潤が血管周囲に限局し，密で境界鮮明であるほど，その臨床は明瞭な環状で，（指先で優しく触ると）少し，硬く触れる紅斑であり，組織所見から臨床を明瞭に想定できて重要である（参照 『もっと詳しく』※3）．

組織像の実際

◆「上着の袖のような」血管周囲性細胞浸潤
（図 25-2～4）

　紅斑とは皮表から 1-2 mm までの深さの，単位面積あたりの赤血球増加のことであるが，その実際は乳頭下層／真皮上層に位置する後毛細血管細静脈への血流量増大（平常時の 10 倍まで可能）である．

　どの臓器の病理標本であれ，切り取る過程で管腔内の血液は流失してしまい，血管から出て組織に浸潤している血液成分だけが残る．そのため紅斑は，組織標本では赤い色の責任者である赤血球はもはや存在せず，**血管周囲性細胞浸潤**だけを示す．

　ほとんどの標本でいう血管周囲性細胞浸潤とは，

165

4 ● 真皮から皮下に現れる変化

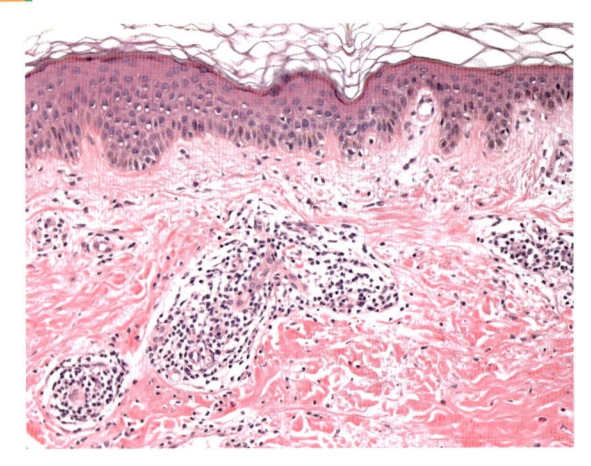

図25-3　血管周囲性細胞浸潤の境界（図25-2の拡大）
表皮も乳頭内の毛細血管もまったく不変であり，変化は乳頭下層／真皮上層の，血管に沿って分布する密な細胞浸潤だけである．真皮結合組織には浮腫などの変化もなく，浸潤の境界は鮮明である．そもそも血管周囲は疎な結合組織であるため，この程度の細胞浸潤では容積変化は乏しく，臨床的にもわずかな隆起の環状の紅斑であった（×200）．

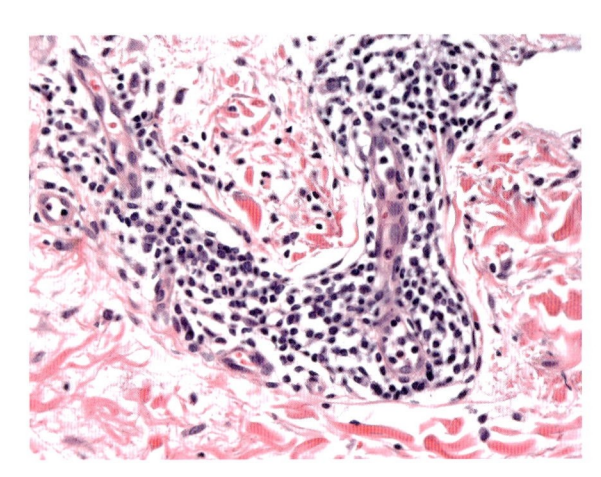

図25-4　血管周囲性細胞浸潤の境界（図25-2の拡大）
① 血管内皮が厚く肥厚していること，② 血管の内腔にはしばしば多核白血球が存在すること，③ 血管外の細胞は主にリンパ球であること，④ よくみると細胞浸潤の外側（真皮の結合組織との境界）には，薄く広がった線維芽細胞が境界していること，がわかる．洋服にたとえれば，あたかも腕（血管）と上着の袖（外膜の線維芽細胞）との空間にぎっしりとリンパ球が詰まっているようにみえるが，それを上着の袖のようなcoat sleeve-likeと表現する（×400）．

① 表皮直下（乳頭層）の毛細血管の変化ではなく，② 乳頭下層／真皮上層の後毛細血管細静脈を中心に起こる，③ リンパ球を中心とした（もちろんさまざまの程度に単球，組織球，好酸球，形質細胞の混在があるものの）細胞浸潤であり，「上着の袖のような」と形容する場合は，④その浸潤が拡散しないために，健常部との境界が明瞭な変化を指す．

血管は心臓から毛細血管まですべて，内膜（内皮細胞）・中膜（平滑筋／周皮細胞）・外膜（疎な結合組織）で構成される．血管と真皮結合組織との境界は，本来の血管周囲の外膜の，薄く広がる線維芽細胞に境されている（参照『もっと詳しく』※1）ために，浸潤細胞がその内側に留まると，境界鮮明な浸潤にみえる．確かに，血管が腕にみえ，薄く広がった線維芽細胞が上着の袖のようで，その間に白血球が詰まっているようにみえる．

◆ 血管周囲性細胞浸潤の部位と機序（図25-5〜8）

表皮直下の毛細血管が下降して乳頭下層から真皮上層に至ると，そこで後毛細血管細静脈の粗い網目へ流入する（参照『もっと詳しく』※2）．皮膚の後毛細血管細静脈は通常，薄い内皮細胞で境されている（参照『もっと詳しく』※1）．後毛細血管細静脈でまず連想される脾臓やリンパ節のそれが，「背の高い内皮細胞 high endothelial cells」で特徴づけられるのとは様子が異なる（図25-6）．

皮膚においても（脾臓やリンパ節と同様に）後毛細血管細静脈が病変時の血球の出入りの主領域であり，紅斑症はもとよりウイルス性発疹症や薬疹などの，ほとんどすべての紅斑病変は，この血管の拡張と血管周囲性細胞浸潤に由来するが，こうした紅斑などの病態になると，薄く広がっていたものが背の高い内皮細胞に変貌し（図25-7），さまざまな接着因子を発現して，特定の白血球を選択的に血管外へ遊走させる．

解　説

◆ 血管周囲性細胞浸潤

真の毛細血管 true capillary は径 $10\mu m$（ほぼ赤血球くらい）までの血管で，酸素供給などの生理的な透過性 permeability を担うが，血球の出入りなどの病的透過性亢進には関係しない．真皮深く汗腺や毛包の周囲にも毛細血管が存在するが，そもそも付属器は胎生期に，体表の表皮シートが陥入したものであり，それらを取り囲むのは表皮シートとともに下降した真の毛細血管である．

病的な透過性亢進の時，血管内外へ血球を出入りさせるのは（毛細血管の後に続く）正常時には薄い内皮細胞の，径 10-$40\mu m$ の後毛細血管細静脈 postcapillary venule：PCV である．普段は扁平で薄く広が

4-1 ㉕ 血管周囲性細胞浸潤／上着の袖のような

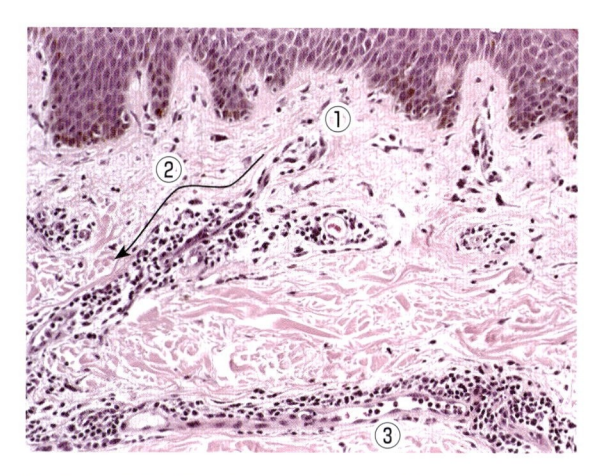

図 25-5　血管周囲性細胞浸潤の深さと血管
乳頭層の毛細血管が下降して，真皮上層に水平に展開される後毛細血管細静脈へ流入する様子（①），下降するとともに血管周囲にリンパ球浸潤を伴う様子，および内皮細胞が次第に厚くなる様子（②），拡張した細静脈の内腔には好中球が引っかかる rolling 様子（③）がわかる（×200，drug eruption）．

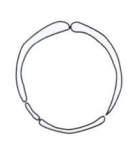

図 25-6　「平たい内皮細胞」と「背の高い内皮細胞」の比較
（健常な皮膚直下の）後毛細血管細静脈の内皮細胞
「背の高い内皮細胞」（high endothelial cells）脾臓，リンパ節，病的な透過性亢進時の皮膚

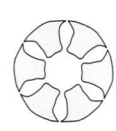

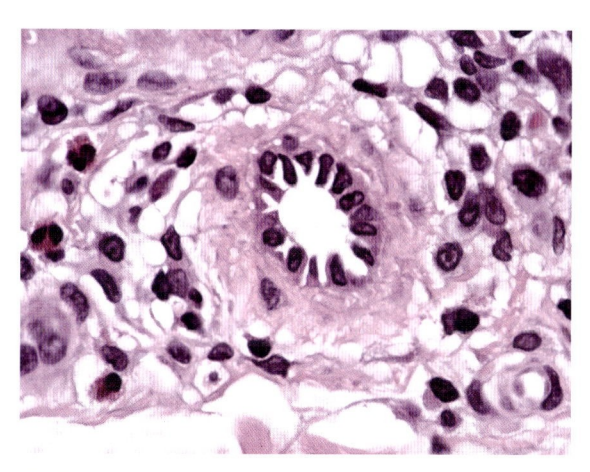

図 25-7　背の高い内皮に変化した後毛細血管細静脈
病的な透過性亢進時には，後毛細血管細静脈の内皮細胞は，円柱上皮のように背が高く（high endothelial cells）なり，接着因子を発現することにより特定の白血球を透過させる．この変化は皮膚では一過性であり，脾臓やリンパ節の後毛細血管細静脈が常に背の高いのとは様子が異なる（×1,000，drug eruption）．

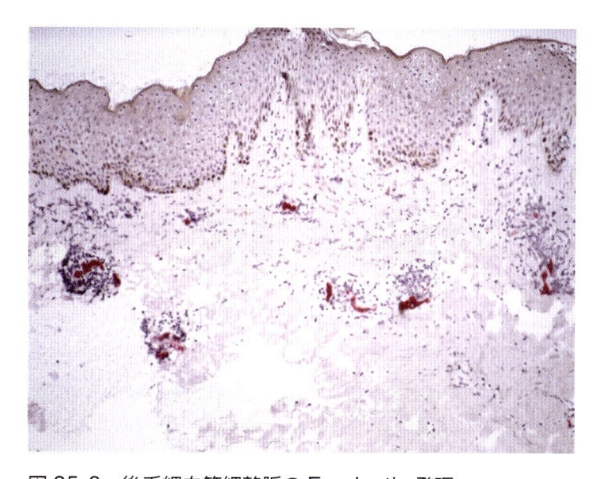

図 25-8　後毛細血管細静脈の E-selectin 発現
ダニ抗原に対するパッチテスト陽性の皮膚組織におけるE-selectin の発現を，アルカリフォスファターゼ呈色により赤く染め出したものである．接触皮膚炎であるから病変の主座は表皮へのリンパ球浸潤であるが，その場合でも表皮直下や乳頭の血管には E-selectin は発現されず，病的透過性亢進を受け持つのは，乳頭下層／真皮上層の後毛細血管細静脈であることがわかる（×200，positive patch test reaction against house-dust mite antigen）．

る内皮細胞は，病的透過性亢進時には（極端にいえば円柱上皮のように）背を高く high endothelial cells し，病変の要求に応じた接着因子（例えば E-selectin など）を発現し，内皮細胞の間隙から選択的に白血球をすり抜けさせる．こうした血球の出入りが恒常的に行われているのが脾臓とリンパ節であり，そのために脾臓／リンパ節の後毛細血管細静脈は常に背の高い内皮細胞で縁されている．

　皮膚では，毛細血管は表皮直下の乳頭内にあり，それから下降して，乳頭下層から真皮上層が後毛細血管細静脈の位置である．皮膚病変の代表である紅斑（たとえ小水疱性丘疹であれ，ほとんどすべての炎症性皮

膚病変には紅斑を伴う）の病理所見である血管周囲性細胞浸潤が，乳頭下層や真皮上層に起こるのはそのためである．

血管外へ遊出した血球は（接触皮膚炎であれば表皮など）疾患ごとの標的へ向かうが，血管周囲の狭い領域には拡散前の血球が密に存在する．これが血管周囲に好んで細胞浸潤が認められる第一の理由である．

遊走した血球は血管と標的との間の組織空間に分布することになるが，経過とともに浸潤細胞は特定部分に濃密な分布の，ある種の平衡状態に達する．基底細胞が標的の場合は（扁平苔癬に代表されるような）表皮基底面に沿って同じ幅の帯状の細胞浸潤をなし，蜂窩織炎では結合組織内にほぼ均等に好中球が分散するという具合であり，その平衡状態の細胞分布を「帯状 band-like」「毛包周囲性 perifollicular」「斑状 patchy」「びまん性 diffuse」「脂肪組織の小葉間 inter-lobular」などと表現して診断に利用している．

病変が継続するかぎり血球の供給は続き，そのために血管周囲には細胞が密に存在し続ける．組織には細胞浸潤があるにもかかわらず，血管周囲には粗にしか分布していない場合は，血管からの供給が終了したこと（ただし多核球は移動が速いので，血管周囲に留まることはない）を意味しており，ある病態が終焉しつつあることを示唆している．病態の終焉とともに血球はリンパ管へと移動して終了するか，単球（組織球）により処理される．表皮へ侵入した血球は角化機転に乗せられて，角層細胞とともに体外へ排出される．

病態が勃発して終了するまでの間，後毛細血管細静脈は血球（炎症細胞ともいわれる）を送り出す門戸であり通過点でしかないために，病態の全経過を通じて血管そのものは障害を受けることはなく，病態の終焉まで，病的透過性を維持し続ける．そのために紅斑は同一部位に留まり，（病態の程度に応じて拡大・縮小はするが）他へ移動することはない．

◆「上着の袖のような」浸潤

ところが，血球が血管周囲だけに留まることがある．これは血球の向かうべき標的が血管外膜までの領域に存在することを意味する．そのために真皮結合組織へと拡散することなく，血管外膜の線維芽細胞に取り囲まれるようにして，血管外膜そのものの疎な結合組織内に局在する．こうして血管周囲に密な境界鮮明な細胞浸潤の像ができあがる．このような病態は，血管外膜のあたりを場として進行する反応であるから（例えば表皮などの）他の病変を伴うことはなく，血管周囲性細胞浸潤が単独で存在する．

またこのような病態については，血液を介して運ばれた物質または病原体が起こすことができ，その場合の標的は血管外膜に位置する抗原提示能力を持つ細胞または組織固定性貪食球そのもの veil cells，tissue-fixed macrophage，あるいはそこに捕捉されたウイルスなどであろうと考えられる．

血管の外膜を場とした細胞浸潤は，当然のことながら後毛細血管細静脈の網目に沿って放射状に拡大する（参照 『もっと詳しく』※3付図3）が，血管の網目に沿った拡大こそが，臨床的には環状に拡大する紅斑である．血管外膜への細胞浸潤は，血球移動に要する時間も少ないため病態の進展も迅速なことが多く，周囲には拡大しながらも他方では終焉する場合には（中央には何も残らない）環状紅斑になり，多少とも組織損傷を残しながら拡大すると円板状の病変が現れる．

後毛細血管細静脈を主たる場とした透過性亢進の病態，すなわち紅斑は，① 拡散速度が分単位（蕁麻疹など，この場合は浮腫が前景に出る），時間単位（多形紅斑など），日単位（バラ疹，ジベルバラ色粃糠疹など）など遅速の違いはあっても基本的には遠心性に拡散し，② 一方では炎症機転の経過とともに中心側から消褪していくが，③ 炎症の性状と深さに応じて拡大する紅斑と中央に残す痕跡が異なる．

代表的な疾患

上述のとおり，血管周囲性細胞浸潤を呈する病変は多くの場合，環状／板状に拡大する紅斑の臨床である．細胞浸潤が起こる血管周囲の外膜は，そもそも疎な結合組織であるため（浮腫などを伴わない）細胞浸潤のみでは，容積増加は微々たるものであり，したがって臨床的にも（触れると硬いものの隆起などの容積変化は乏しい）環状に拡大する紅斑として認識される．その代表がダリエー遠心性環状紅斑 erythema annulare centrifugum, Darier; 1916-17 である（参照 『もっと詳しく』※4）．

加えて浮腫を伴えば多形紅斑 erythema multiforme の様相を伴い，表皮変化を伴えば広義の環状紅斑 superficial type, erythema annulare である．

また，たとえ扁平苔癬に類似した帯状浸潤（band-like infiltration）（参照 ❷接合部皮膚炎（2）帯状浸潤のスペクトラム）を観察した場合でも，一様に帯状ではなく血管周囲が密であればより薬疹などを疑わせるが，これは血管周囲の抗原提示細胞の関与を暗示している．

4-1 ㉕ 血管周囲性細胞浸潤／上着の袖のような

もっと詳しく！

※1　健常時の，乳頭下層の後毛細血管細静脈 postcapillary venule の透過型電子顕微鏡像

付図1

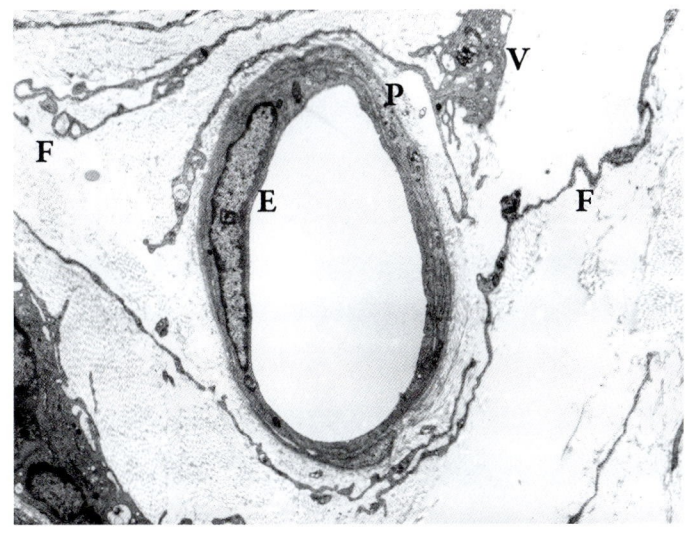

正常時の，皮膚の後毛細血管細静脈は，薄い内皮細胞（E: endothelial cell）に境された血管である．よくみると，一層にみえる血管壁は，薄い内皮細胞（E）と，それを裏打ちするかのように密着した周皮細胞（P: pericyte）の2層から成ることがわかる．

血管壁から少し離れた右上には，腕を伸ばすようにしてベール細胞（V: veil cell）が存在する．この細胞の胞体には二次ライソゾームがみえていて組織固定性貪食球 tissue-fixed macropahge であることがわかるが，抗原提示を担う樹状細胞かどうかはわからない．

さらに，それらを遠巻きに包み込む線維芽細胞の突起（F: fibroblast）がみえている．この突起で囲まれた領域が外膜であり，ここが浸潤細胞で満たされると，たしかに「上着の袖のように coat sleeve-like」みえるだろう．

※2　皮膚の微小血管系の走査型電子顕微鏡像

付図2

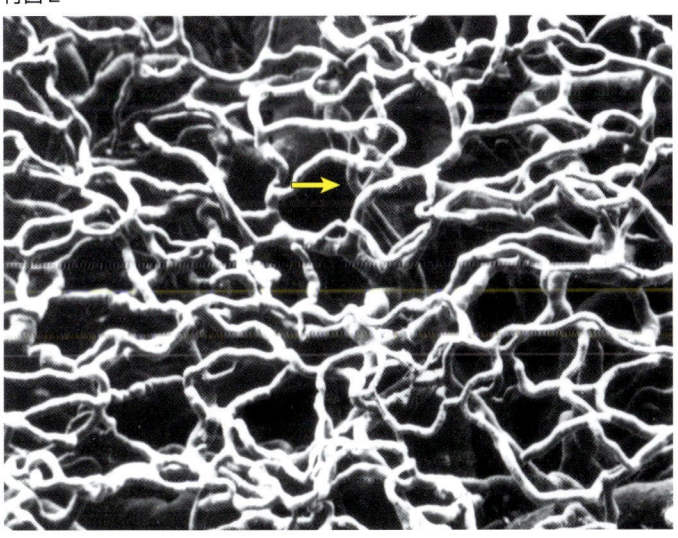

血管以外の構造を化学的に除去して，皮膚の微小血管系の立体構築を示す．体表の大部分では，表皮直下の毛細血管は網目状の構造をなすことがわかり，血管拡張症 telangiectasis が網目状を呈する理由が理解できるだろう．

最上層の毛細血管が，その下方の，2-4倍の直径の，節くれたようにみえる後毛細血管細静脈へ流入する様子がみえる．また付図2では，毛細血管網に流入する細くて滑らかな最終細動脈 terminal arteriole が1本，中央にみえている（矢印）．

これでわかるように皮膚の微小循環系は圧倒的に静脈系であり，体循環における体温と脈圧の調節が皮膚の微小循環系に期待された役割であること，言い換えれば，体循環の効果器として皮膚血管系が構築されていることがわかる．あらゆる意味で皮膚は末梢である．

4 ● 真皮から皮下に現れる変化

> もっと詳しく！

● ※3　血管周囲性細胞浸潤が環状の紅斑を呈する機序

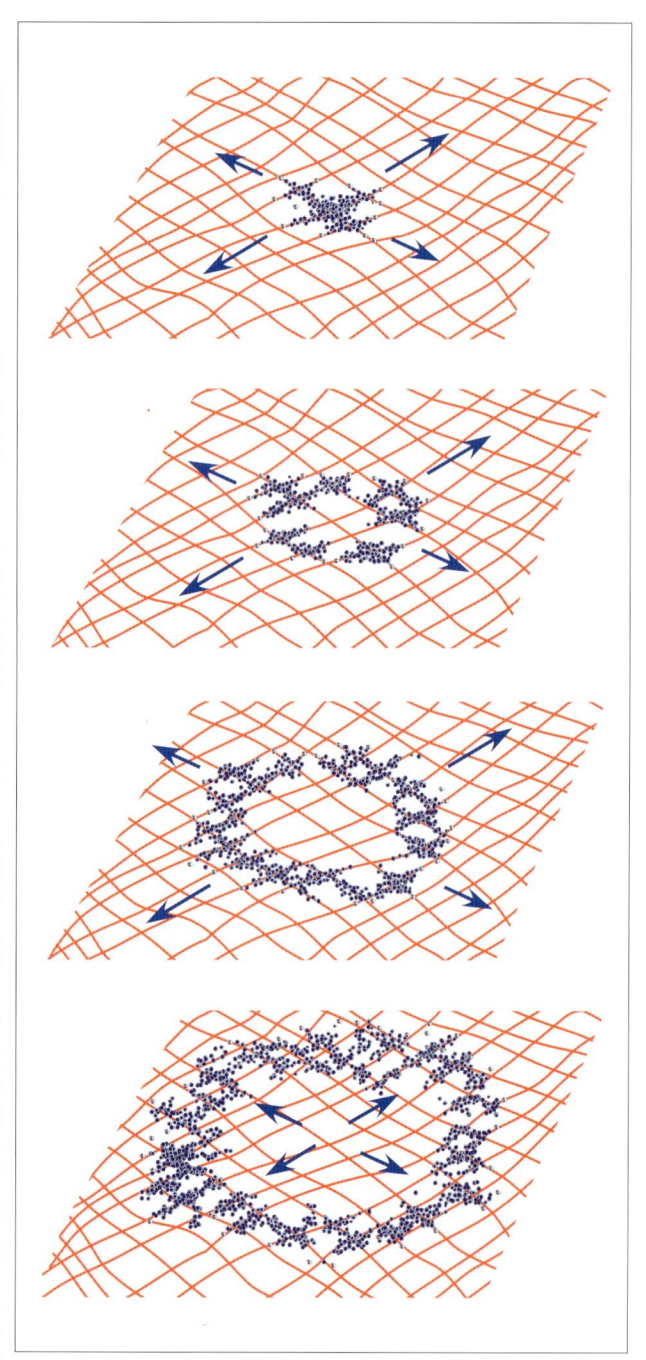

付図3

炎症性の透過性亢進はすべて後毛細血管細静脈を場として起こる一過性の反応である．たとえば接触皮膚炎であっても，リンパ球はここから血管外へ遊出して表皮へ向かう．この間，血管自体は細胞を送り出す門戸でしかないために，炎症の全経過を通じて血管そのものは損傷を受けることはなく，（表皮での）炎症の終焉まで透過性を維持し続ける．そのために紅斑は同一部位に留まり（もちろん拡大縮小はあっても）他へ移動または波及することはない．

ところがウイルスや薬剤などが後毛細血管細静脈から管外へ出て，外膜の（veil cells などの）貪食能と抗原提示能力のある細胞に捕捉されれば，それを標的とした細胞浸潤は血管独自の結合組織内に留まる．

こうした炎症は，後毛細血管細静脈の網目に沿って放射状に拡大波及していくことになり，個々の網目はみえないために，全体としては環状に炎症が拡大していくようにみえる．炎症が沈静化しないで細胞浸潤が残り続けると，円板状に拡大する病変を呈する．

後毛細血管細静脈を主たる場とした透過性亢進の病態，すなわち紅斑は，① 拡散速度が分単位（蕁麻疹など，この場合は浮腫が前景に出る），時間単位（多形紅斑など），日単位（バラ疹，ジベルバラ色粃糠疹など）など遅速の違いはあっても基本的には遠心性に拡散し，② 一方では炎症機転の経過とともに中心側から消褪していくが，③ 炎症の性状と深さに応じて拡大する紅斑と中央に残す痕跡が異なる．

もっと詳しく！

※4　健常時の，表皮基底層，真皮乳頭および乳頭下層までの透過型電子顕微鏡像

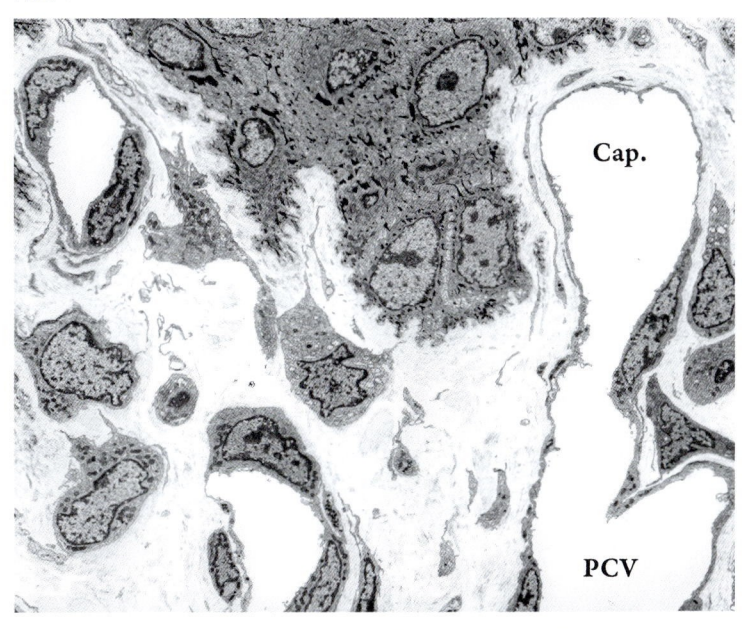

付図4

写真右側には，乳頭内の真の毛細血管（Cap.: capillary）がみえているが，それが下降して後毛細血管細静脈（PCV: postcapillary venule）に移行している．

真の毛細血管では内皮細胞は薄いが，とりわけ表皮（上）に向かう側ではいっそう薄くなり，周皮細胞の裏打ちもなくなっている．この血管が表皮細胞の栄養のための構築であることがよくわかる．

これに対して後毛細血管細静脈では，内皮細胞は（薄いが）真の毛細血管よりは厚く，決して有窓性 fenestrated になることはない．

※5　環状紅斑

Darierの古典的な環状紅斑と，Ackermanによる近年の拡大した解釈の環状紅斑があるので，下記を参照されたい．

1) Darier J: De l' érythème annulaire centrifuge (érythème papulocircine migrateur et chronique) et de quelques eruptions analogues. Ann Dermatol Syphiligr 1916-17; 46: 57.
2) Ackerman AB: Pityriasis rosea/Erythema annulare centrifugum. in Histologic Diagnosis of Inflammatory Skin Diseases. 2nd ed., Williams and Wilkins, Baltimore, 1997, p.623-630.

2 ㉖ フィブリノイド物質／沈着

Key Words フィブリノイド，血管炎，コレステロール塞栓

POINT

1. **フィブリノイド**とは，①フィブリンの前駆体から分解物までと，②免疫複合体などの混合物で，フィブリンに似た好酸性の細胞外沈着物．
2. フィブリノイド物質の沈着は，その部における凝固系の発動を意味する．
3. 血管内／中／外膜のフィブリノイド物質の沈着は，血管壁を場とした炎症＝<u>血管炎</u>を意味する．

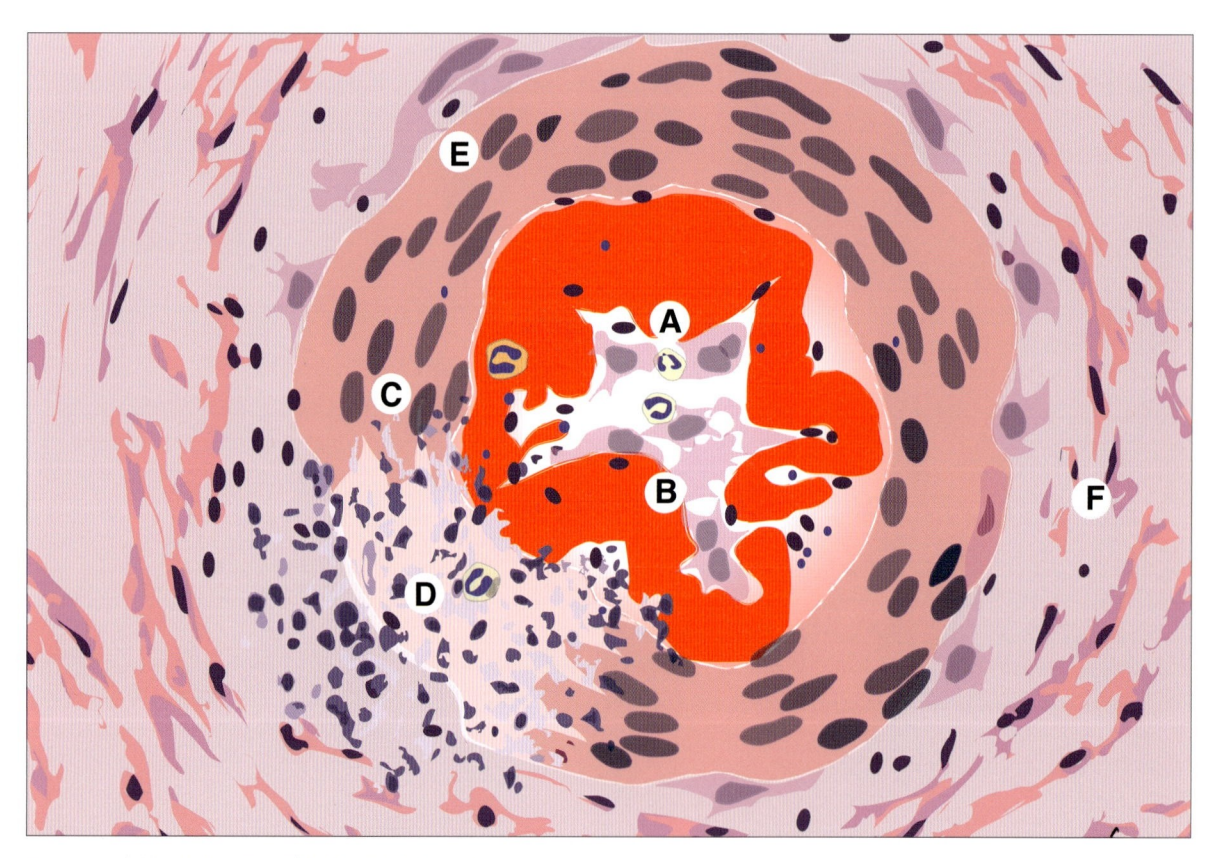

図 26-1　血管炎に伴うフィブリノイド物質／沈着
血管炎のフィブリノイド物質は，すりつぶした赤血球のような好酸性物質で，血管内腔の（内膜のあった位置に）ドーナツ状または折れ曲がった帯状に沈着する（A）．折れ曲がるのはおそらく血管平滑筋の収縮によると思われる．血管内腔であった部位には，好中球，核破砕物，さまざまの程度に変性した内皮細胞などが混在する．修復期の内皮細胞（B）は非常に活発な貪食能を示し，胞体が豊富なため組織球と間違うほどである．フィブリノイド物質と平滑筋層（C）との間には線維芽細胞様細胞が増える．血管炎の中心が標本に含まれるときは，筋層への好中球浸潤（D）をみる．外膜の結合組織にはさまざまな程度にリンパ球と貪食球／組織球の浸潤（E）を伴う．

図 26-2　皮下脂肪層内の結節性多発動脈炎のフィブリノイド物質／沈着

分枝する動脈の，それぞれの血管内腔に沈着したフィブリノイド物質を示す．断面がみえる左の動脈は，筋層が 4-5 層あり，本来は内腔が 200μm 以上あったはずの筋型動脈 muscular artery であり，右の斜めに切れている動脈は，壁の平滑筋層が 1-2 層であり内腔が 100μm 程度であるから細動脈 arteriole に相当する．動脈分枝部に血管炎の活動病変が多いことが示唆される．皮下脂肪層の隔壁を中心とした炎症 septal panniculitis がさまざまの程度にみられる（×100，polyarteritis nodosa）．

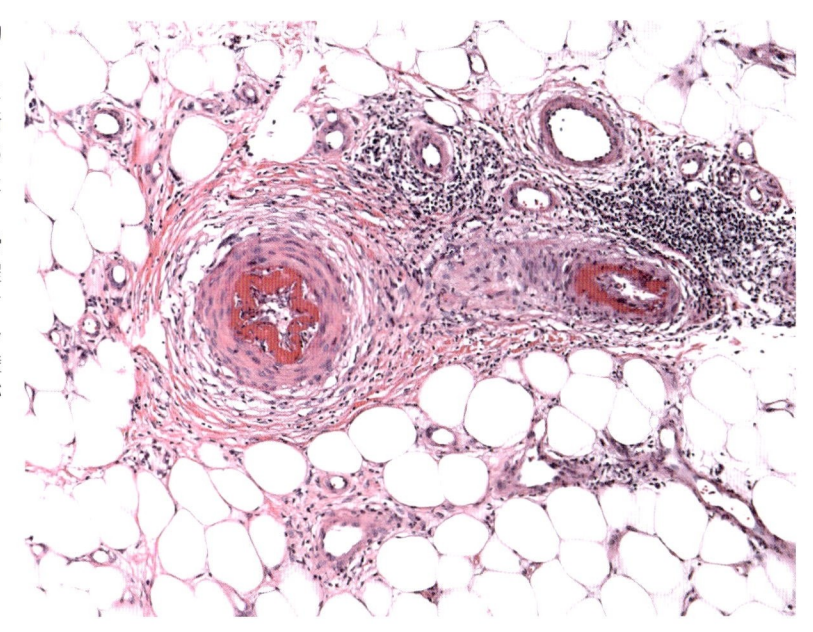

定　義

　フィブリノイド fibrinoid とは，①フィブリノゲン fibrinogen →フィブリン fibrin →フィブリン分解産物に至るまでの一連の凝固系物質の混成から成る細胞外沈着物質で，②多くは凝固系以外の免疫グロブリン複合体などを混在する．基本的にフィブリンに似た染色性を示し，好酸性（HE 染色標本にて明瞭な紅色）に染まり，PAS 染色（参照 『もっと詳しく』※1）にて赤紫色に染まる．フィブリン様，線維索様，類線維索などと訳される．

　いうまでもなくフィブリンは，可溶性フィブリノゲンがトロンビン thrombin の作用を受けて最終的に線維状フィブリン（フィブリン凝集→ポリマー→不溶性フィブリン）になったものであり，赤血球や血小板を巻き込んで血栓を形成して止血を完了する．フィブリンは，あたかも液体中で針状結晶が伸びて成長するようにして周囲に伸び，血球を次々と絡ませて血栓を強固な凝血塊に成長させる．こうして完成する血栓は（稀に白血球が混在するが）血小板と赤血球がほとんどであるために，顕微鏡でみると均質に好酸性である．

　これに対して，血管炎などに伴って血液成分が血管壁から漏出したり，あるいは血管腔で止血機序が進行する場合は，炎症の原因となった免疫複合体・ウイルス・菌はもとより炎症細胞・壊死物などの血液成分以外の物質が，さまざまな段階のフィブリノゲン・フィブリン・分解産物と混在して沈着している．このためフィブリンほど均一ではないが（主体はフィブリンであるため）フィブリンに似た外観と染色性を示す．これをフィブリノイド物質／沈着 fibrinoid material / deposits という．こうした異常なフィブリノイド物質が血管内外に沈着していれば，ほぼ直ちに血管壁の異常を意味するため，現時点では確定診断を病理所見に拠っている．血管炎診断の根拠として重要である．

組織像の実際

◆ 結節性多発動脈炎（図 26-2〜4）

　血管の内腔または血管壁（内膜あるいは外膜）にフィブリノイド物質が沈着していれば，ほとんどの場合同部の血管壁損傷の結果であるから，血管炎診断の重要な根拠になる．もちろん血管内凝固異常 disseminated intravascular coagulopathy: DIC などでも小さな血管内にフィブリノイド物質が詰まったようにみえるが，この場合は血管壁には変化がない．

　哺乳類の血管系は，心臓から毛細血管に至るまで，独自の結合組織（外膜：線維芽細胞および同心円状に配列する疎な膠原線維から成る，緩衝帯のような構造）を持つ．したがって血管壁を場とした炎症が起きると，①内腔にフィブリノイド物質が沈着する場合と，②漏出した血液成分が，外膜にフィブリノイド物質の外套を作る場合がある．内腔に血栓を形成して出血を防ぐか，包み込んで止血するかの違いがある．血管炎の場合，動脈系では内腔や内膜の領域に，静脈系では血管周囲の鞘 fibrin cuff やループ fibrin loop として，フィ

4 ●真皮から皮下に現れる変化

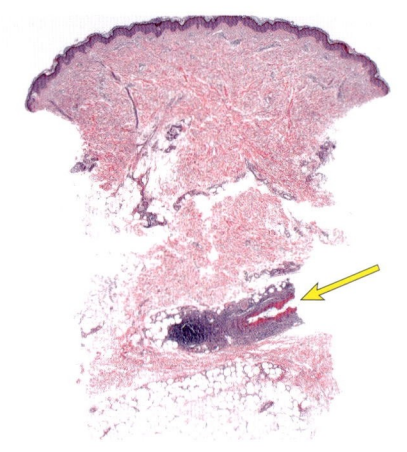

図26-3 多発性動脈炎のフィブリノイド物質／沈着
真皮網状層と皮下脂肪の境界を走る筋型動脈内腔に沈着した「真っ赤」なフィブリノイド物質を示す．まるで配水管のパイプにスラッジ（汚泥）sludge が貯まったようにみえる（× 40, polyarteritis nodosa）．

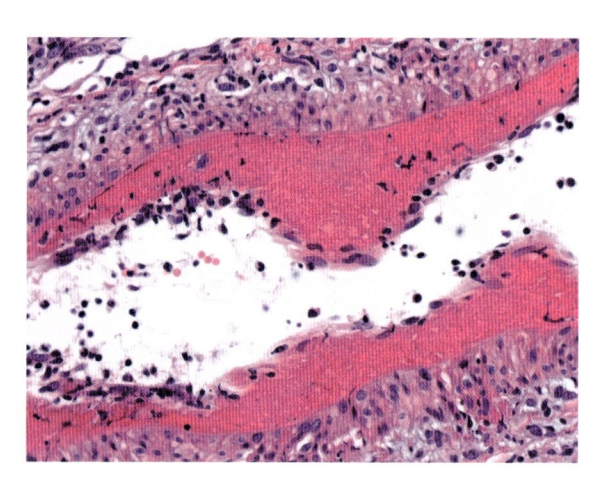

図26-4 フィブリノイド物質の沈着の様子（図26-3の拡大）
長軸方向に切れた動脈の断面でみると，フィブリノイド物質は（もとは内皮細胞などがあった内膜を完全に置換して）内弾性板にベッタリと厚く張り付いて沈着している．一見「真っ赤な」無構造にみえるが，よくみると，赤血球の輪郭と核破砕物が混在していて均一ではないこともわかる．内腔にはフィブリノイド物質を容れるものの，内弾性板から外側の筋層と外膜はよく保たれている（× 400）．

ブリノイド物質の沈着がみられる．これは，動脈壁は強靱であるのに対して，静脈壁は疎であることによると思われる．

いずれにせよ血管壁の内外にフィブリンまたはフィブリノイドが存在するということは，①血管壁が損傷されて，②凝固系が発動されたこと，を意味するから，血管炎診断の根拠になる．

◆ コレステロール塞栓（図26-5）

血管造影はもとよりカテーテル操作による血管病変治療が急速に普及してきたが，それに伴って大動脈の粥状硬化部（アテローム硬化斑：プラーク）の損傷などによるコレステロール流出と，その末梢血管での塞栓であるコレステロール塞栓症が増加している．大動脈の粥状硬化プラークでは，コレステロールの沈着，それを貪食した組織球（泡沫細胞），内膜から侵入してきた平滑筋様細胞，壊死物質，線維化などが混在している．これに対して末梢血管に発生するコレステロール塞栓では血管内腔のフィブリンとフィブリノイド物質の沈着を伴うだけで，炎症がなく，あまり細胞浸潤を伴わない．ほぼ完全に閉塞しているために血球も来ないからである．

◆ アナフィラクトイド紫斑（図26-6, 7）

一般的な皮膚炎（たとえば接触皮膚炎）の時の透過性亢進と同じく，皮膚微小血管系を場とした血管炎でも乳頭下層の後毛細血管細静脈 postcapillary venule が透過性亢進の主座になり，この細静脈内腔または外

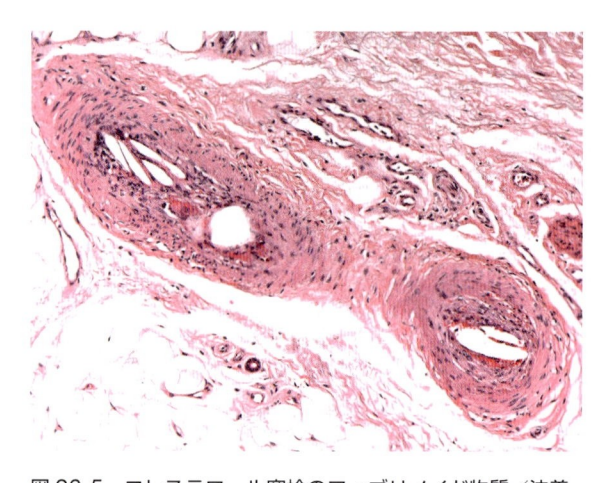

図26-5 コレステロール塞栓のフィブリノイド物質／沈着
平滑筋が2-4層の筋型動脈の内腔に，コレステロールが（標本作製の過程で溶出して）レンズのような形の裂隙を形成している．内腔には，それを埋めるように赤血球，組織球，内皮細胞，そしてフィブリノイド物質が充満している（× 400，cholesterol embolism）．

套に，フィブリノイド物質が沈着する．多くの皮膚病変で，乳頭内の真の毛細血管 true capillary が無変化のままなのはこのためである．

アナフィラクトイド紫斑もそれに含まれる．好中球が関与する，いわゆる白血球破壊性血管炎 leukocytoclastic vasculitis 群では，①好中球崩壊の所見に加えて，②赤血球漏出，③代償性の透過性亢進

4-2 ㉖ フィブリノイド物質／沈着

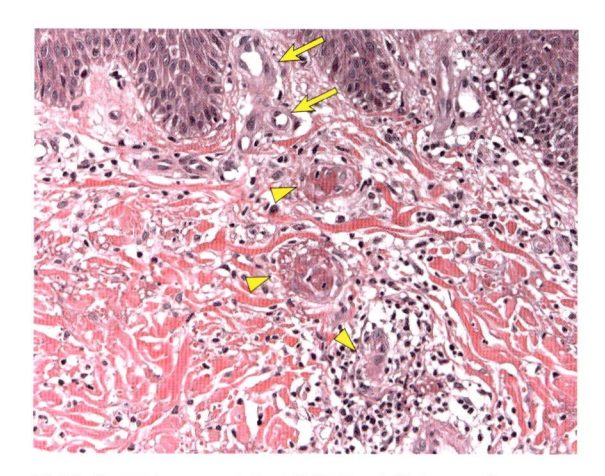

図26-6 アナフィラクトイド紫斑の血管内フィブリノイド物質／沈着
乳頭層の true capillaries（矢印）はまったく変化がなく正常であり，乳頭下層の postcapillary venules（矢頭）に病変があることがわかる．その血管内腔はフィブリノイド物質によって閉鎖され，本来の内皮細胞が膨化して境界が不鮮明になっている（×200，anaphylactoid purpura）．

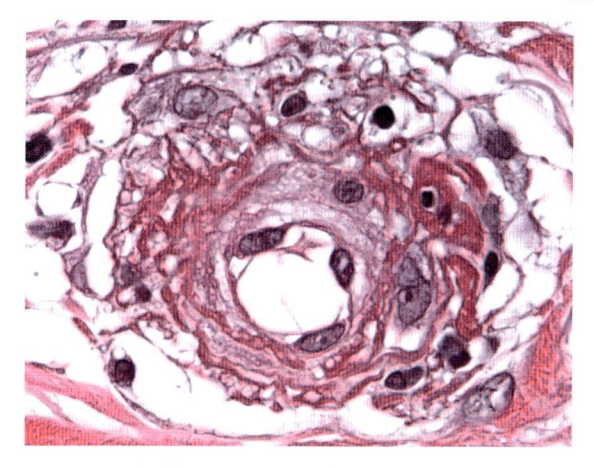

図26-7 アナフィラクトイド紫斑の血管外フィブリノイド物質／沈着（図26-6の拡大）
同じ病変の別の部位であるが，血管周囲のフィブリノイド物質の取巻き fibrin loop が観察される（×1,000）．

による周囲組織の浮腫，④阻血の強い部分の局所的な壊死と壊死部への好中球浸潤，などが起こる．このため所見はなかなか多彩でわかりにくいが，フィブリノイド物質／沈着をみつければ診断が直ちにつく．

◆ 皮膚潰瘍（図26-8）

　フィブリノイド物質／沈着が一番よくみられるのは，実は潰瘍などの創傷治癒機転である．この時には止血機序が起動されてフィブリンが形成されるうえ，物理的損傷や感染等によりさまざまなレベルの損傷と修復が同時進行しており，フィブリノイド物質が必ず沈着している．フィブリノイド物質はフィブリンと同様に，白血球遊走の走化性と，血球収縮能など生物学活性を持ち，線維芽細胞に対しては膠原線維産生を加速するため，創傷治癒機転にも重要な役割を果たしているからである．

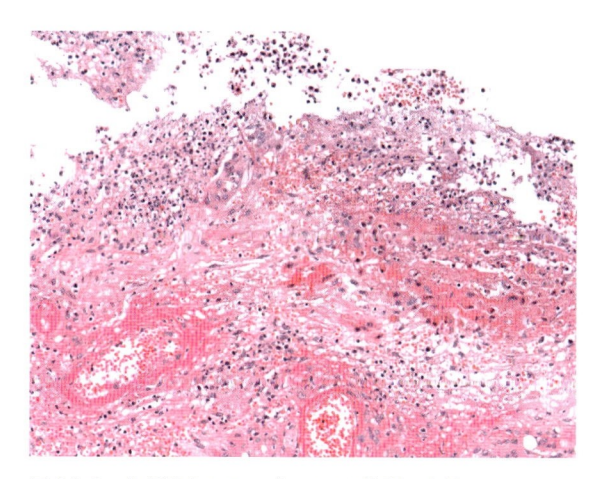

図26-8 皮膚潰瘍のフィブリノイド物質／沈着
潰瘍や創傷の治癒機転では出血と止血機序が常に生じており，しばしば血管炎と同じような血管内腔あるいは血管壁全体を置換したようなフィブリノイド物質／沈着がみられる（×100，leg ulcer）．

解 説

　いうまでもなく止血は，①障害血管の物理的狭小化，②血小板を主体とした血球成分と，③フィブリン形成による血栓形成，の3大機序が相互に密に関連した成果である．止血反応時の血管閉塞には，低酸素による内皮細胞の膨化（参照『もっと詳しく』※2）と，血管運動神経や血小板由来の生理的活性アミン放出などによる平滑筋収縮が関与する．他方の血栓形成機序では，可溶性のフィブリノゲンがトロンビンの作用を受けて最終的に線維状フィブリンになり，赤血球や血小板を巻き込んで血栓が作られる．フィブリンは成長する網目のようにして周囲に伸び，血球成分を次々と絡ませて血栓を強固な凝血塊に成長させる．こうして赤血球と血小板とを均質に含む血栓が形成される．

　これに対してフィブリノイド物質は，フィブリンによく似た好酸性の比較的均質な沈着物ではあるが，顆粒状好酸性 granular eosinophilic，無構造 amorphous，細線維性 fibrillary，硝子様 hyalinlike などと表現されるように，病変によってみえ方が異なる．

4 ●真皮から皮下に現れる変化

表26-1 フィブリノイド物質／沈着の組織像

沈着部位	詳細に	さらに詳細に	位置	代表的な疾患
潰瘍／びらん	創面	創面を覆うように	表面	搔破・外傷・潰瘍
血管	微小血管	血管様の構造の内外に	真皮上層	アナフィラクトイド紫斑
	動脈系	内腔を閉塞する様に	真皮－皮下	コレステロール塞栓症
		内腔にドーナツ状に，脂肪織炎を伴う	主に皮下	結節性血管炎
	静脈系	血管周囲に	真皮－皮下	敗血症に伴う血管炎

　電顕や免疫組織化学の研究により，好中球が関与する血管炎のフィブリノイド物質はフィブリンと抗原抗体複合の混成物であることがわかっている．もちろん血管炎の種類により内容は異なるが，免疫複合体の関与した血管壁内または周囲での止血機序では，さまざまの細胞成分の混在はもとより，フィブリン前駆体・フィブリン・分解産物などが種々の段階に混在して沈着しているため，結果として顕微鏡下のみえ方が異なる．フィブリン「様」（フィブリノイド）のゆえんである．

　好中球が関与する血管炎では多くの場合，免疫複合体の存在を直接蛍光で確認できたり，間接的にANCA antineutrophic cytoplasmic antibodiesの存在を確認できる．

　そもそもフィブリノイド物質／沈着が，皮膚血管炎の記載と表現に好んで用いられるのは，Ruiter M（Vascular fibrinoid in cutaneous "allergic" arteriolitis. J Invest Dermatol 38: 85-92, 1962）が血管炎の初期病変を検討してまとめて以来であろうと思われる．フィブリノイド物質／沈着は間違いなく凝固系が活性化されたことを示し，それが血管壁にあれば間違いなく異常事態であることを意味する．フィブリノイド物質は病変血管の中枢側と末梢側にも伸長して沈着するため，必ずしも標本が病変の中心を含まなくても診断できる利点がある．

　歴史的にフィブリノイドといえば，Klempererにより定義された膠原病 collagen disease の病理所見としてのフィブリノイド変性／壊死 fibrinoid degeneration / necrosis が有名である，と思われる．この場合は，本来，明瞭な線維束の錯綜構造としてみえるはずの結合組織が，全体に淡く膨化して均質なフィブリンのようにみえる変化を指している．しかし皮膚病変では，フィブリノイドの用語は，上述のように血管病変に関係して，フィブリノイド物質／沈着を指して用いられることが多く，一般には膠原病やリウマチ疾患を意味してはいない．

　上述のごとく，フィブリノイド物質／沈着とフィブリノイド変性／壊死とは歴史的にも意味することが異なる．しかし血管炎の記載や発表においては，フィブリノイド物質の沈着を意味して「フィブリノイド物質／沈着／変性／壊死」という表現が混沌として用いられている，ように思われる．たしかに血管炎ではさまざまの程度に血管壁構成要素の変性／壊死を伴うことから，血管炎の記載に用いる「フィブリノイド変性／壊死」の用語の中には，これらの退行変性の意味が曖昧に含まれて表現されているのかもしれない．しかし「変性／壊死」とは，既存の構築が損なわれた退行状態を表す形態学的表現であり，フィブリノイド物質／沈着は血液凝固機序によって新たに形成されて出現する物質であることから，「フィブリノイド物質／沈着」と呼ぶほうが混乱しないと思われる．

4-2 ㉖ フィブリノイド物質／沈着

もっと詳しく！

※1　PAS染色（過ヨウ素酸シッフ染色，periodic acid-Schiff stain）

多糖類が過ヨウ素酸により赤紫色を呈することを利用した反応で，組織中の多糖類の検出に用いられる．グリコーゲン，粘液，基底膜（診断的意義としては腎臓の糸球体の基底膜），軟骨，好中球と好酸球顆粒，真菌などが陽性になるため，これらの確認や病的変化の確認に用いられる．アミラーゼで消化されることを利用して，たとえば細胞内グリコーゲンの確認にも用いられる．皮膚病理では，表皮基底膜の変化や位置の確認や，毛嚢外毛根鞘の明るい胞体がグリコーゲンによることの確認などに用いられてきた．

※2　内皮細胞の膨化と，内皮細胞の剥離により露呈した内弾性板を示す走査型電子顕微鏡像

付図

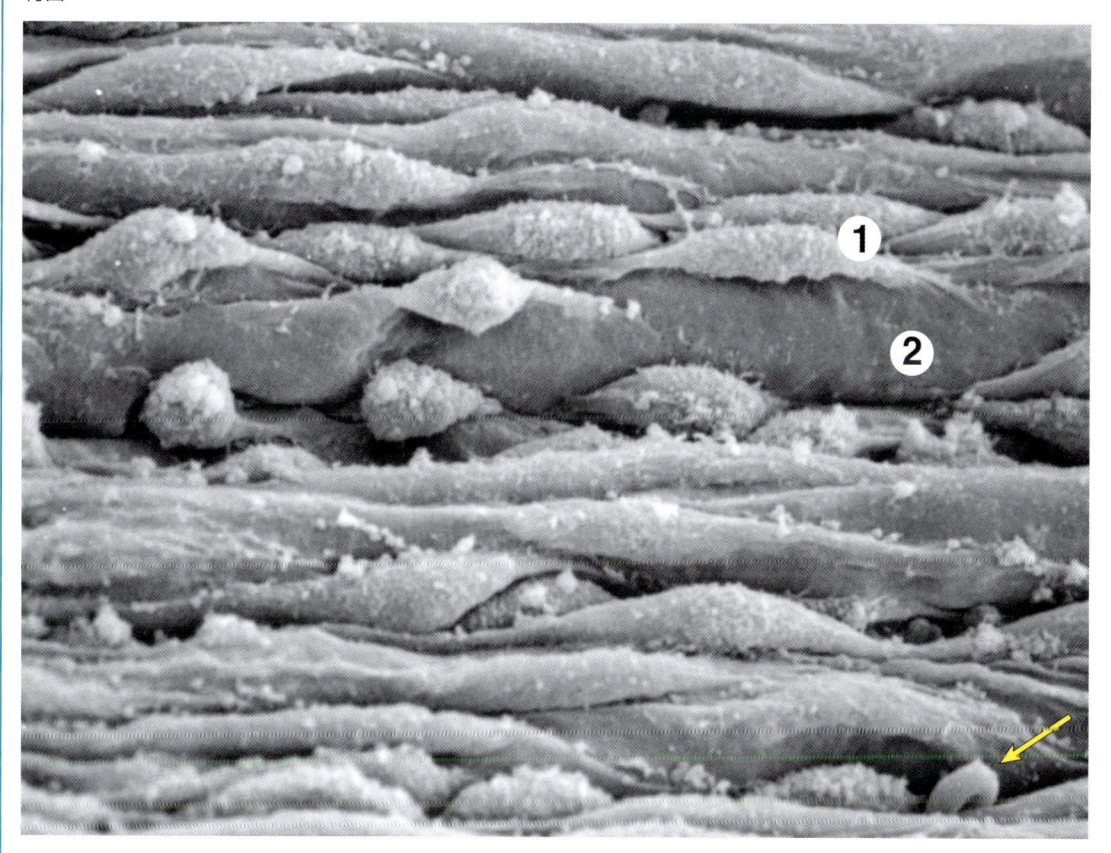

ラット大腿動脈閉塞1分後の足の細動脈内腔の状態．内皮細胞が膨化して丸くなり（→①），内弾性板から剥脱して内弾性板が露出（→②）しつつある．右下角に赤血球（矢印）がみえるので大きさを比較されたい．
内皮細胞は，血管内腔の内張りであり，内弾性板や基底膜に沿って拡がる，薄くて平たい細胞である．一般の細胞が立方体や直方体あるいは14面体などの塊状の形状であるのに対して，内皮細胞は（まるでハンカチのように）平たくて広大な表面積を持つ．このケタ違いに広大な細胞表面ではNa-K pumpが常時働いていて広大な細胞膜から侵入する水が排出されている．そのための大量の酸素消費が許されるのは，内皮細胞が常に（酸素をたっぷりと含んだ）血液に接していて酸素を存分に消費できるからである．
したがって血流が途絶えると，細胞外液を排除できなくなり，たちまち流入超過となり，その結果，細胞容積が増えて「膨化」する．内皮細胞の膨化は，低酸素状態の最初の形態変化である．内皮細胞の膨化は動静脈の血流不全があれば観察されるが，動脈系の内皮，平滑筋いずれもが低酸素状態に弱いので，どちらかといえば動脈側の低酸素状態にてよくみられる．もちろん内皮細胞の膨化は内腔の閉塞に寄与することになり，止血にも合目的的である．

3 ㉗ 好酸球の間質浸潤／炎のような形

Key Words 好酸球，間質浸潤，炎のような形，好酸球性蜂巣炎，ウェルズ症候群

POINT

1. 結合組織の，膠原線維束の隙間に個々に存在する好酸球のことを，**好酸球の間質浸潤** interstitial eosinophils という．
2. 好酸球顆粒が脱顆粒して膠原線維束に付着し，鮮紅色の顆粒が線維束を縁取ると，**炎のような形** flame figure という．
3. 顆粒タンパクは組織も損傷するために，ほぼ必ず貪食球／組織球浸潤を伴い，経過とともに巨細胞や小さな肉芽腫をみることがある．

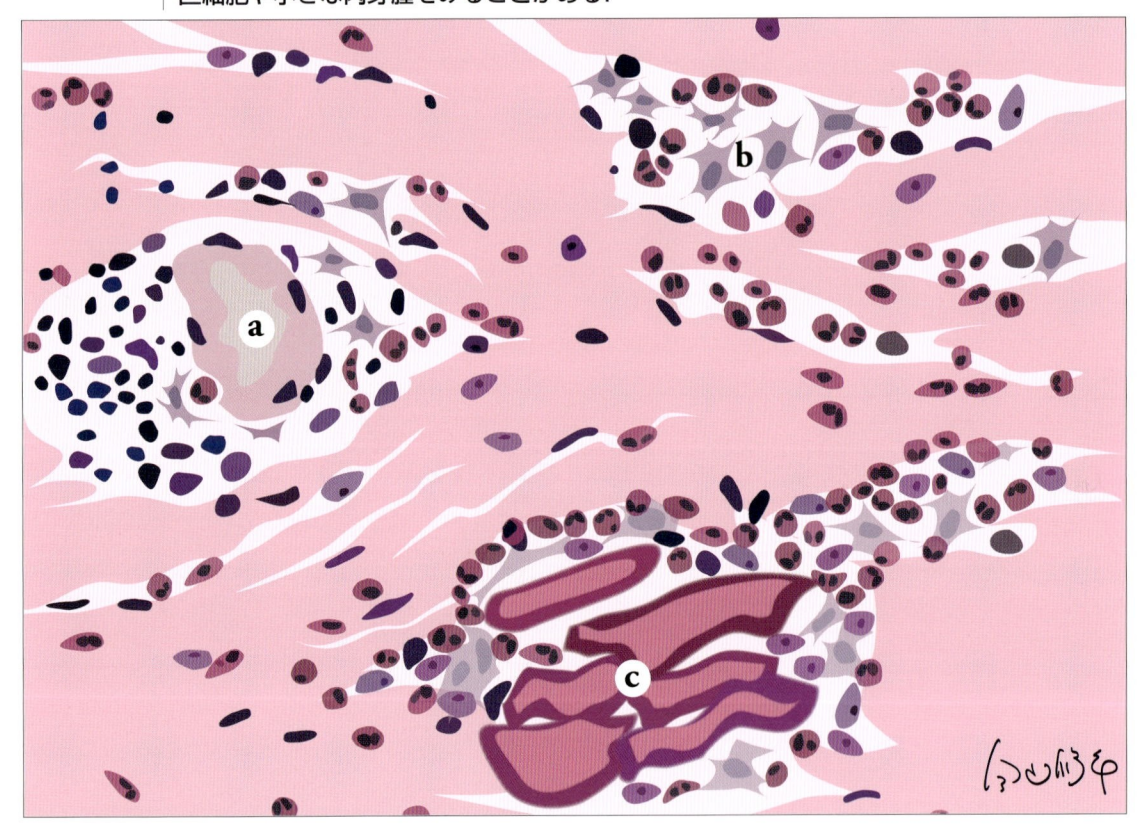

図27-1 好酸球の間質浸潤 interstitial eosinophils
そもそも皮膚に病変が起きて，血球が血管外に動員される時の出口は，（真の毛細血管を通り越した後の）後毛細血管細静脈であるから，最初は血管中心性に分布する（a）．
好酸球の間質浸潤 interstitial eosinophils とは，血管中心性（a）に加えて，真皮全層とりわけ網状層にまんべんなく浸潤した状態をいう．より具体的には，太い膠原線維束の隙間に，特別な配列を持たないで，好酸球が個々に浸潤している様子を指している．注意深くみると好酸球と同じくらいに多いのは（小さくて濃い核が特徴のリンパ球ではなく）大きくて淡い核が特徴の貪食球／組織球（b）である．図中，結合組織の中に核だけがみえるように描いた細胞の大部分は貪食球／組織球である．これは好酸球の顆粒タンパクによる組織損傷修復のためと思われ，経過が長いほど組織球が増える．
浸潤が継続すると好酸性顆粒が脱顆粒して膠原線維束に付着し，膠原線維束が鮮紅色に縁取られて炎のような形（c）にみえる．その周囲をさらに好塩基性物質が取り囲むことが多いので，低倍では好酸性ではなく好塩基性沈着物にみえることも多い．

表 27-1 密な好酸球浸潤をみる代表的な皮膚疾患

病態／病名	表皮	真皮 乳頭／乳頭下	真皮 血管	真皮 付属器	真皮 網状層	皮下／浅筋膜	補足説明
1. 間質の好酸球浸潤がほぼ必発の疾患							
好酸球性（膿疱性）毛包炎	＋	＋	＋	＋＋	＋		
好酸球性蜂巣炎（ウェルズ症候群）		＋	＋＋	＋	＋＋	＋	
好酸球性脂肪織炎			＋	＋	＋＋	＋＋	ウェルズ症候群に似る
好酸球性筋膜炎					＋	＋＋	結合組織硬化
2. 全身的な好酸球増多が本態の疾患							
好酸球増多症		＋	＋		＋		
薬疹	＋	＋＋	＋	＋	＋		
アレルギー性接触皮膚炎	＋	＋＋	＋＋		＋		
色素失調症	＋＋	＋					
3. 血管異常が本態で好酸球浸潤を伴う疾患							
蕁麻疹		＋	＋		＋		
いわゆる過敏性血管炎		＋	＋＋				
好酸球性血管炎		＋	＋＋				
アレルギー性肉芽腫症		＋	＋＋				小型の肉芽腫
好酸球を伴う血管リンパ球増殖症			＋			＋	血管増生
4. 外生物による疾患							
虫刺され	＋	＋＋	＋＋		＋＋	＋＋	節足動物，深達性
寄生虫症		＋	＋＋	＋	＋	＋	寄生虫による
真菌症		＋	＋	＋			菌による
5. 悪性腫瘍など							
有棘細胞癌	＋	＋＋					腫瘍内と辺縁の意
ケラトアカントーマ	＋	＋＋					腫瘍内と辺縁の意
ランゲルハンス細胞組織球症	＋	＋＋	＋				
リンパ腫様丘疹症		＋＋	＋＋	＋＋			好酸球性の場合
6. 水疱性疾患							
天疱瘡	＋／−	＋／−	＋／−				
類天疱瘡	＋	＋＋	＋	＋	＋		
妊娠性類天疱瘡	＋	＋＋	＋	＋	＋		
疱疹状皮膚炎	＋	＋	＋				
新生児中毒性紅斑	＋＋	＋	＋	＋			

定　義

好酸球の間質浸潤 interstitial eosinophils とは，(もちろん血管中心性の細胞浸潤はあるが，それに加えて) 真皮全層とりわけ網状層にまんべんなく浸潤した状態をいう（表 27-1 中の＋）．より具体的には，太い膠原線維束の隙間に，特別な配列を持たないで，好酸球が個々に浸潤している様子を指していう．病態はなお不明であるが，いくつかの疾患に特徴的だからである（表 27-1）．

浸潤細胞は，正確には好酸球だけではなく，ほぼ同数の貪食球／組織球，より少ないリンパ球，時に好中球を伴うが，好酸球は非常に目立つので，その存在と分布を認識しやすい．近年，アレルギー機序を介した病態の蔓延を反映してか，このような好酸球浸潤をみる頻度が高まっていることからも重要である．

浸潤が好酸球の寿命（数日）を超えて継続すると細胞質の好酸性顆粒が細胞崩壊とともに組織に出て膠原線維束に付着することがある．その結果，もともと淡紅色の膠原線維束が，凝着した多数の顆粒によって鮮紅色に縁取られて炎のような形 flame figure にみえる．鮮紅色の縁のさらに周辺に，好塩基性物質が厚く

4 ●真皮から皮下に現れる変化

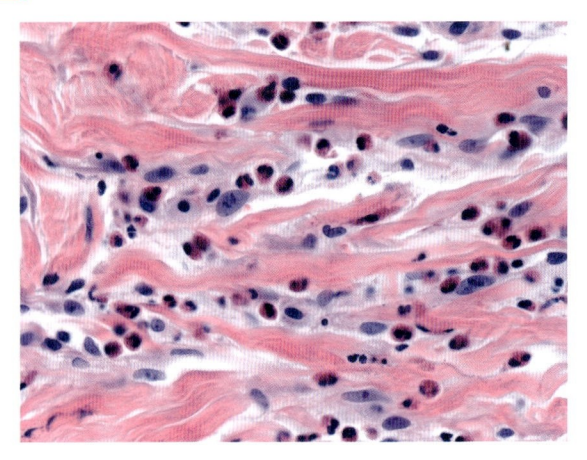

図27-2 好酸球の間質浸潤 interstitial eosinophils（図27-4の拡大）
高倍でみると膠原線維束の隙間にパラパラと，①好酸球：好酸性顆粒が特徴，②貪食球／組織球：明るく大きな核が特徴，③肥満細胞：胞体が好酸球の半分の小顆粒で充満した胞体と濃く小さな円形核が特徴，④好中球：大部分は崩壊しているが濃染した多核が残存，が浸潤していることがわかる．好酸球と貪食球／組織球と肥満細胞はしばしば近接して存在する（×640, eosinophilic cellulitis, obtained from the dorsal finger, 72y, male).

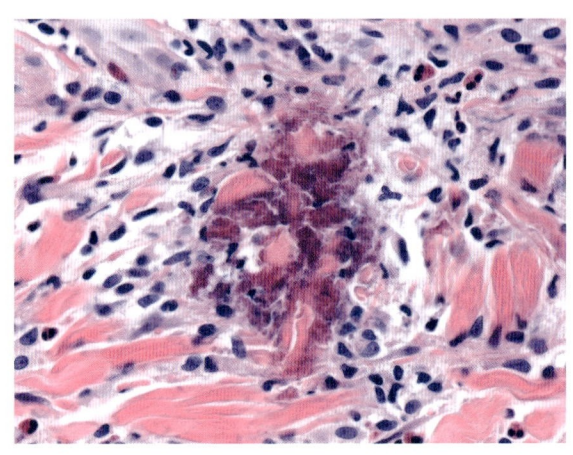

図27-3 炎のような形 flame figure（図27-4の拡大）
さらに結合組織中には，膠原線維束の周囲を縁取るように強い好酸性物質が付着し，さらにその周囲を好塩基性物質が取り囲んだ，沈着物のような構造が点々と存在する．その正体は，中心が膠原線維束，その縁取りが好酸球から出た顆粒の密着，その外側の好塩基性物質は変性物であり，その周囲を貪食球／組織球が取り囲む（×640).

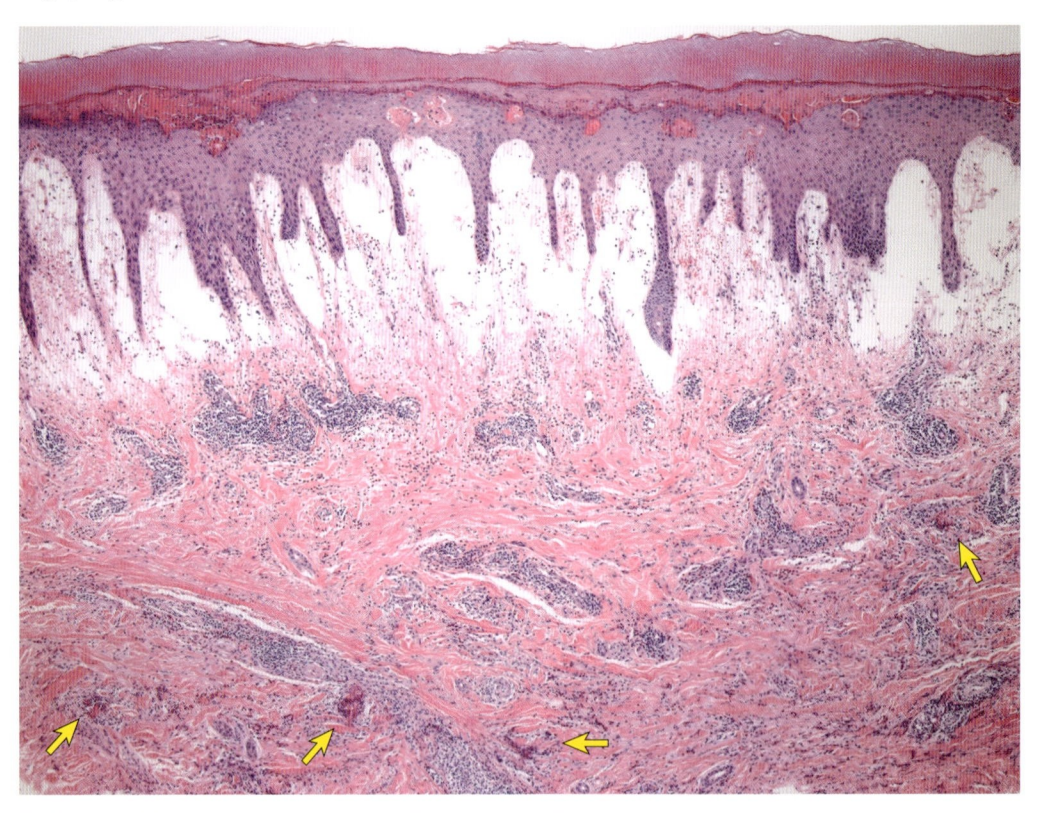

図27-4 好酸球性蜂巣炎 eosinophilic cellulitis，ウェルズ症候群 Wells' syndrome
真皮は，構造と機能から①乳頭層・乳頭下層と②網状層に分けられ，皮膚での血管透過性亢進の大部分は①を中心に起きる．ところが本症では，真皮全層①と②のすべての血管中心に細胞浸潤が生じる．さらに，真皮結合組織の全般に点々と細胞が点在していて不穏というかウルサイ（busy)．表皮下水疱は，好酸球脱顆粒による組織障害のためであるが本症に必須ではない．矢印は炎のような形 flame figure を指す（×50, eosinophilic cellulitis, obtained from the dorsal finger, 72y, male).

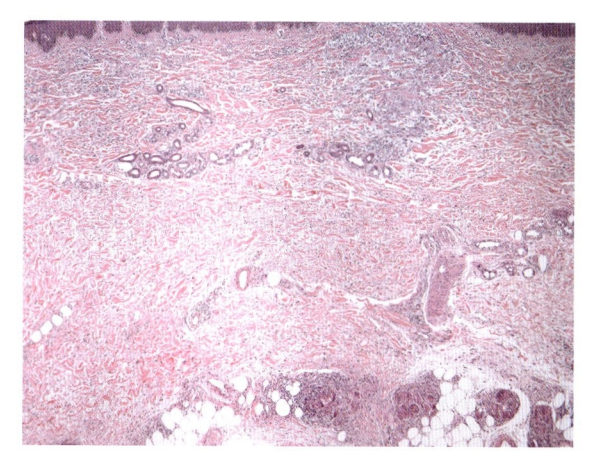

4-3 ㉗ 好酸球の間質浸潤／炎のような形

図 27-5　好酸球増多を伴う血管浮腫 angioedema with eosinophilia
低倍で標本を見渡すと，取り立てて大した変化はないようにみえる．しかし眺めていると膠原線維束の隙間に，細胞（核だけ）がパラパラと散在していることに気づく．この標本では皮下脂肪層に巨細胞を含んだ小さな肉芽腫形成がみられる．好酸球 27.3 %（× 40, episodic angioedema with eosinophilia, obtained from the dorsal hand, 54y, male）．

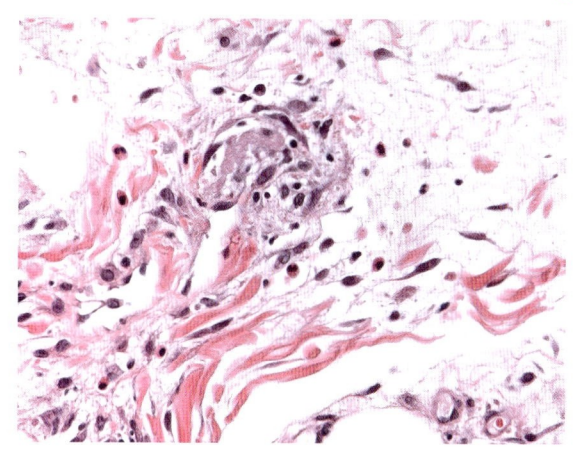

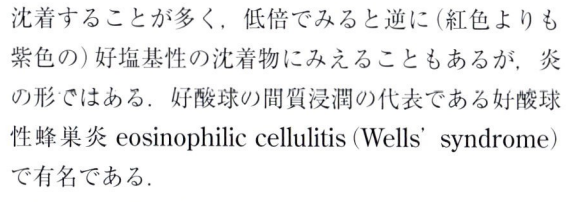

図 27-6　好酸球増多を伴う血管浮腫（図 27-5 の拡大）
高倍で観察すると，開大した膠原線維束の隙間には，貪食球／組織球が観察される．しばしば巨細胞化または小さな肉芽腫を形成する（× 400）．

沈着することが多く，低倍でみると逆に（紅色よりも紫色の）好塩基性の沈着物にみえることもあるが，炎の形ではある．好酸球の間質浸潤の代表である好酸球性蜂巣炎 eosinophilic cellulitis（Wells' syndrome）で有名である．

好酸球浸潤を伴う皮膚疾患は多く，しばしば血管周囲や付属器周囲に密にみられる（表 27-1）ものの，これらに対しては好酸球の間質浸潤ということはない．これは，皮膚の炎症性疾患の大部分は，①何らかの表皮変化および②真皮上層（乳頭層／乳頭下層）の細胞浸潤から成っており，これに伴う好酸球浸潤が，そもそも真皮全層に波及することはめったにないからである．

組織像の実際

好酸球の間質浸潤 interstitial eosinophils の典型として好酸球性蜂巣炎（図 27-2〜4）と好酸球増多を伴う血管浮腫（図 27-5, 6）を示す．間質浸潤をより明瞭に理解するために（間質浸潤とはとくにいわない）血管中心性の好酸球浸潤として薬疹（図 27-7, 8）を，小肉芽腫を形成する好酸球浸潤としてアレルギー性肉芽腫症（図 27-9, 10）を，毛包中心性の好酸球浸潤として好酸球性毛包炎（図 27-11, 12）を，それぞれに示す．

◆ 好酸球性蜂巣炎 eosinophilic cellulitis / Wells' syndrome（図 27-2〜4）

低倍では，（表皮直下の乳頭層と乳頭下層だけではなく）真皮全層の血管を中心に細胞浸潤がみえるだけであるが，少し注意すると（本来は細胞が乏しく，コラーゲン線維の淡紅色にみえるだけのはずの）結合組織の全般に，細胞核がゴマのように点在していてウルサイ印象（busy という言い回しが使われる）なのが特徴である．

倍率を上げると，膠原線維束の間に，①好酸球がパラパラと存在すること，②同時に，明るく大きな核で特徴づけられる貪食球／組織球が混在すること，③さらに詳細にみると肥満細胞が混在し，濃染した核の残存で好中球の存在がわかる．以上が，好酸球の間質浸潤の典型である．

これに加えて結合組織中に，膠原線維束の周囲を縁取るように強い好酸性物質が付着し，さらにその周囲を好塩基性物質が取り囲んで炎のようにみえる部位が点在することがある．中心は膠原線維束，その縁取りが好酸球から出た顆粒の密着，その外側の好塩基性物質は変性物，そして周囲を単球／組織球が取り囲む．表皮下水疱を伴うこともあるが必須ではない．

4 ●真皮から皮下に現れる変化

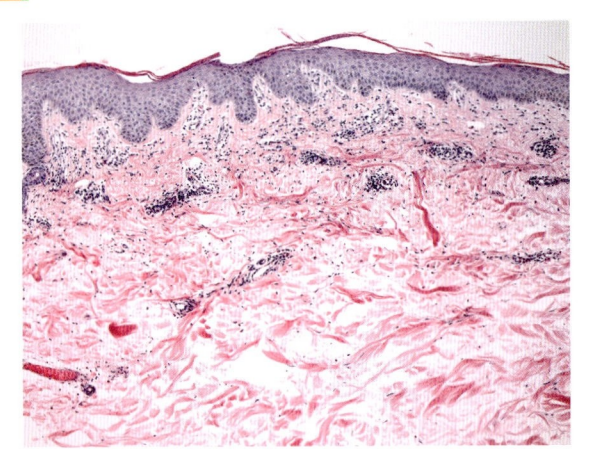

図 27-7　乾癬様の薬疹
表皮が全体に錯角化を呈しているが，その表皮直下の乳頭層と乳頭下層では血管中心性の細胞浸潤があり，よく遭遇する組織変化ではある．浸潤細胞は血管周囲に限られるので，あえて間質への好酸球浸潤と表現することはない（はずである）（×100, psoriasis-like eruption, obtained from the left shoulder, 72y, male）．

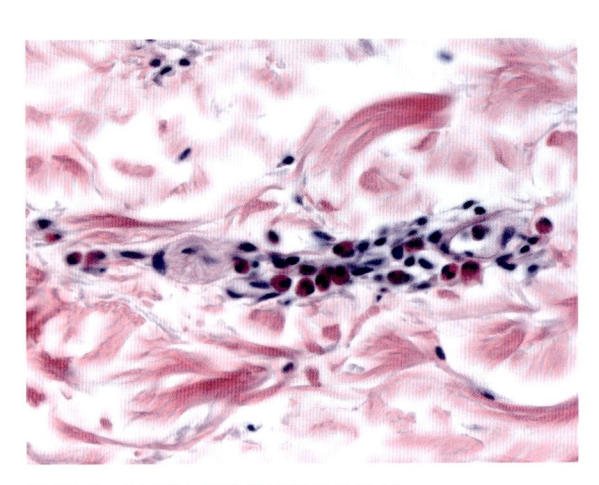

図 27-8　乾癬様の薬疹（図 27-7 の拡大）
後毛細管細静脈を中心に浸潤しているのはほとんどが好酸球である．このような組織像は従来はほとんどみなかったものである（×640）．

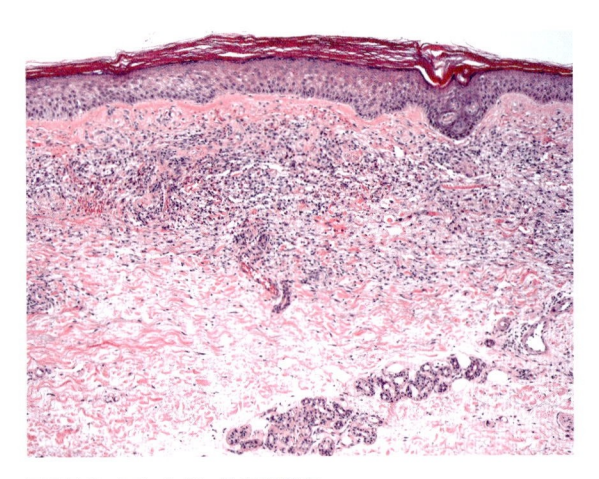

図 27-9　アレルギー性肉芽腫症
やや肥厚した表皮ではあるが，主病変は乳頭下層の後毛細管細静脈の位置の，かなり密な細胞浸潤である．浸潤細胞の，周囲への拡散は少ないので，間質への好酸球浸潤と表現することはない（と思う）（×100, allergic granulomatosis, obtained from the lower leg, 75y, male）．

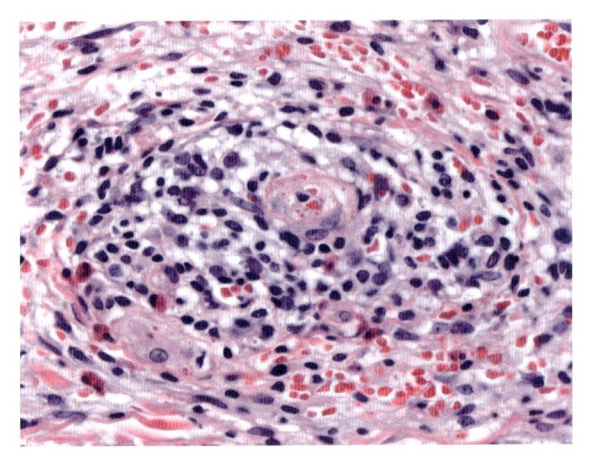

図 27-10　アレルギー性肉芽腫症（図 27-9 の拡大）
中心には破砕された赤血球の破片を貪食した組織球がみえるが，そうした組織球とリンパ球と赤血球および好酸球が小さな肉芽腫を形成している．取り囲む結合組織の膠原線維の同心円状の配列から，本来は血管であったと想像される（×640）．

◆ **好酸球増多を伴う血管浮腫 angioedema with eosinophilia（図 27-5, 6）**

　間質の好酸球浸潤の特徴は，低倍で見渡す時には何もないようにみえることであり，しかし結合組織（は本来は波打つ膠原線維束だけのはずであるのに）線維の隙間に細胞核がパラパラとゴマのように散在する（しばしばウルサイ busy という）ことである．

　高倍で観察すると，膠原線維束の隙間が開大していて，経過が長いほど（死んだ好酸球から放出された顆粒により損傷された成分の処理のための）貪食球／組織球が多く観察されて，しばしば巨細胞化または小さな肉芽腫状の組織球集団を形成する．経過の長い板状の浮腫性硬結では脂肪組織にも同様の変化がみられる．

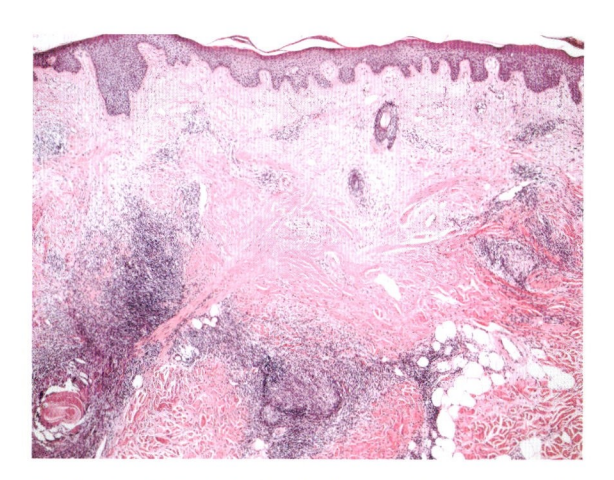

図 27-11 好酸球性（膿疱性）毛包炎 eosinophilic (pustular) folliculitis
低倍でみると，真皮下層の毛包（写真の左下と中央下方）を中心に密な細胞浸潤があり，それ以外にも真皮全層の血管中心性に細胞浸潤がみられる．真皮を上層に行くほど浮腫性になり，パラパラと細胞浸潤がみえてウルサイ（×50，eosinophilic pustular folliculitis, obtained from the cheek, 59y, female）．

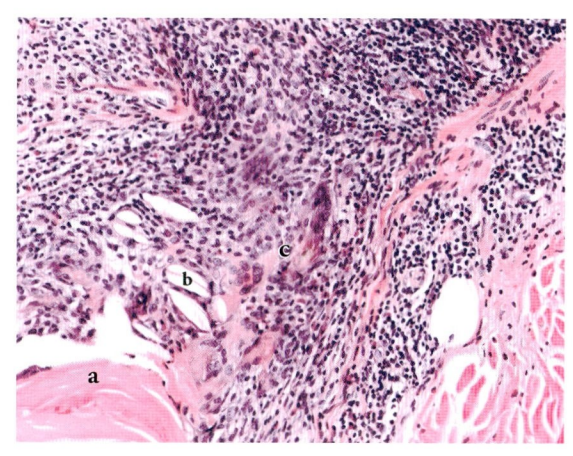

図 27-12 好酸球性（膿疱性）毛包炎（図 27-11 の拡大）
左下の密な細胞浸潤部を拡大すると，毛包が完全に破壊されて同心円状の角層（a），貪食されてコレステリン（b）になった角質，および直接に露出した毛（c）がみられる．密な細胞浸潤は，リンパ球，貪食球／組織球および巨細胞，そして好酸球から成る（×250）．

◆ 乾癬様の薬疹 psoriasis-like drug reaction（図 27-7, 8）

炎症性皮膚病変の代表は，「何らかの表皮変化を伴う紅斑」といえるが，そのような皮膚病変の組織所見は，表皮変化＋表皮直下の乳頭層と乳頭下層の血管中心性の細胞浸潤といえる．その浸潤細胞がもっぱら好酸球のことがある．こうした浸潤様式は従来の概念では説明しにくいので，真皮過敏症候群 dermal hypersensitivity reaction として考えようとする向きもある（後述の解説②参照）．

◆ アレルギー性肉芽腫症 allergic granulomatosis/チャーク・ストラウス症候群 Churg-Strauss syndrome（図 27-9, 10）

本症は典型的な組織像を得ることがむずかしいが，無治療の活動期に組織が得られると，好酸球を多数含んだ血管炎の所見が得られ，（好酸球浸潤が少しでも遷延すると必発ではあるが）引き続いて貪食球／組織球が集合するため，その段階から小さな肉芽腫にみえる．

◆ 好酸球性（膿疱性）毛包炎 eosinophilic (pustular) folliculitis（図 27-11, 12）

リンパ球と好酸球と貪食球／組織球から成る細胞浸潤が，①毛包構造を中心に稠密に，②次いで血管中心性に，③さらに一部は表皮内に海綿状態をつくって浸潤する．毛包が破壊されるほどの炎症は稀であったが，近年では破壊されて異物肉芽腫を形成することもある．周知のとおり毛包構造のない手掌・足底にも，臨床的に特徴的な遠心性に拡大する浸潤性紅斑を呈して，組織学的に類似の好酸球浸潤がみられる病態があることから，これらをまとめて好酸球性膿疱性皮膚症 eosinophilic pustular dermatosis や好酸球性膿疱症 eosinophilic pustulosis と呼ぶこともある．

解　説

◆ 間質への好酸球浸潤 interstitial eosinophils の増加

近年，生検組織はもとより腫瘍の切除標本においてさえ，疾患の種類にかかわらず好酸球をみる頻度が高まっており，とりわけ間質への非定型的な好酸球浸潤 interstitial eosinophils をみる機会が増えている．生体の反応がアレルギー（Th2＞Th1）の側に傾斜しつつあるようにも思われるが，そうした事情を反映してか，あまり記載されてこなかった間質への好酸球を表現する皮膚病理組織の用語として，**真皮過敏症候群 dermal hypersensitivity reaction** という呼称が現れた．

◆ 真皮過敏症候群 dermal hypersensitivity reaction という概念

この名称で呼ばれる病理所見を要約すると，①表皮直下ではなく，乳頭下層から真皮中層を中心とした，②血管中心ではあるが結合組織へもかなり波及した，

③好酸球とリンパ球（様の単核球）から成る，④あまり限局しない細胞浸潤を指しているように思われる．現時点では，この呼称（定義？）にて診断できる疾患はないので，概念として知っていればよいと思われる．しかし，そうした呼称が必要になるほど好酸球の混在が目立つようになっていることは間違いない．

◆ 組織標本での好酸球

①直径10-15μmの丸い胞体に，2核（時に3核）の濃い核を持つ白血球細胞で，②細胞質には直径1μmの，鮮紅色（強い好酸性）に染まる丸い顆粒を数十個持つが，③顆粒が10数個しかなくて粗にみえる好酸球もあり，それらは活性型と考えられている．④バラバラに存在する時はほぼ球形であるが，寄生虫の虫体や，刺さったままに皮膚に残った節足動物の棘などの異物，あるいは膠原線維束に付着している時はアメーバ状になる（参照 ❻好酸球）．

◆ 血管外に出た好酸球の経過

もとより皮膚に何らかの病変が起きて，血球が血管外に動員される時の出口は，（真の毛細血管を通り越した後の分節である）後毛細血管細静脈であるから，すべての細胞浸潤の過程は血管周囲性に始まるのであって，それは好酸球も例外ではない（参照 『もっと詳しく』※3）．

血管外に出た白血球は目標部位に集合（走化）して病態が形成・維持される．こうして成立した一定の恒常状態を，分布であれば帯状浸潤・付属器周囲性・血管周囲性など，性状についてなら核崩壊・肉芽腫形成などと分類している．

イベントの終了とともに主に貪食球／組織球による掃除と（組織の構成細胞による）修復機転が始まるが，遊走していた白血球のうち，好中球と好酸球は現場で失活または崩壊して貪食されると考えられる．単球系の白血球はリンパ管から所属リンパ節へとドレナージされる．長く組織に留まるほど血管に復帰するのはむずかしい．表皮内へ浸潤した好中球・好酸球は最終的には表皮細胞の上行とともに体外へ排出される（参照 ❷好中球(1)，⓲ポートリエ微小膿瘍）から特別な動員は不要である．これに対して，間質にこれらの白血球が浸潤する病態が起きると，その後の修復にかかる生体の負担は非常に大きい．表皮が幾重ものバリア機能と自律的角化機序を持つゆえんである（参照 ⓫錯角化『もっと詳しく』，⓲ポートリエ微小膿瘍『もっと詳しく』）．

好酸球が浸潤すると，その顆粒タンパクの強い毒性（参照 『もっと詳しく』※1）のために，脱顆粒によって（菌や寄生虫はもとより自らの組織構成要素も）損傷されることになり，それらを除去・修復するために貪食球／組織球による貪食が起こる．損傷の程度に応じて貪食球／組織球が増えて巨細胞や小さな肉芽腫を形成することもある．このため病期の後半に得られた組織標本では，好酸球そのものより，変性・壊死などの組織損傷と貪食球／組織球の存在が目立つことになる．組織化学の方法により顆粒タンパクを調べると，多くの病変で，好酸球がみられない時期にも好酸球顆粒の存在が証明される．

◆ 間質の好酸球浸潤 interstitial eosinophils と炎のような形 flame figure

間質への好酸球浸潤という時には，血管中心性の浸潤に加えて，膠原線維束の隙間に，パラパラと好酸球が存在することを指している．浸潤が継続すると死んだ好酸球の細胞質から放出された好酸性顆粒が膠原線維束に付着することがある．その部では，凝着した多数の顆粒（major basic protein であることがわかっている）によって膠原線維束が紅く縁取られるため，点在する炎のような形にみえて特徴的である．その周囲をさらに好塩基性物質が取り囲むので，一見好酸性にみえないが，倍率を上げてみると本来の構造が観察される．もちろん好酸球性蜂巣炎に特徴的であるが，密な間質への好酸球浸潤が続くと観察され，稀ではあるものの，虫刺され，寄生虫，悪性腫瘍に伴う好酸球増多症，類天疱瘡，疱疹状皮膚炎，薬疹，アレルギー性接触皮膚炎などでも記載されている．

代表的な疾患（表27-1）

密な好酸球浸潤をみる代表的疾患を表27-1に掲げる．「間質への好酸球浸潤」と言及する時は，真皮網状層の膠原線維間にパラパラと浸潤している場合を指す．

4-3 ㉗ 好酸球の間質浸潤／炎のような形

もっと詳しく！

●※1 好酸球の形

好酸球の由来でもある鮮紅色の顆粒を電顕で観察すると芯と基質に分かれ，①芯には major basic protein (MBP) が，②基質には，eosinophil cationic protein (ECP)，eosinophil-derived neurotoxin，eosinophil peroxidase などのタンパクが含まれる．これらのタンパクは毒性で，MBP，ECP は，IgE が付着した寄生虫を殺虫すること，ECP は組織を損傷することが知られる．これらの顆粒タンパクが好塩基球からのヒスタミン分泌と，引き続いて膨疹と紅斑を惹起すること，アトピー性皮膚炎や蕁麻疹の組織に（好酸球の浸潤がなくても）証明されていることなどから，アレルギー機序の疾患に深く関与すると考えられてきた．

●※2 好酸球の分化と分布

好酸球は骨髄で産生され，3-6 日間骨髄にて発達してから末梢血へ出て，8 日ほど体循環した後に組織に移行する．末梢血中にはホンの一部が留まるだけで大部分は組織中とりわけ疎性結合組織に移行する（組織中：末梢血中＝ 300：1 とされている）．骨髄にての好酸球分化促進は GM-CSF，IL-3，IL-5 により，好酸球走化因子は GM-CSF，IL-5，LT (leukotriene) B4，PAF (platelet activation factor)，C5 などであり，好酸球集合には走化性受容体の CCR3 が関与することがわかっている．

●※3 好酸球の血管外への遊走

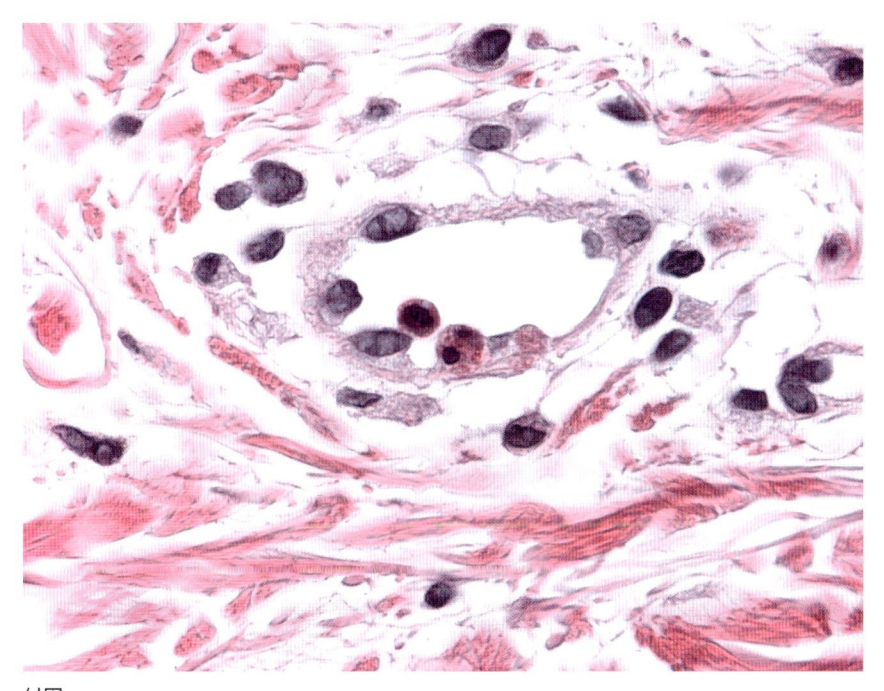

付図

血球は（真の毛細血管を通り越した後の分節である）後毛細血管細静脈から血管外へ遊走する．この時は，好酸球も他の白血球と同様に，内皮細胞に付着し，その隙間を開けるようにして血管外へ出る．写真は後毛細血管細静脈の内皮細胞に密着して，血管外遊走の経路に入った好酸球を示す．

4 ● 真皮から皮下に現れる変化

4 | 28 線維化／硬化／ヒアリン化／硝子化

Key Words 線維化，硬化，硝子化，ヒアリン化

POINT

1. 結合組織の，ある領域が，ほぼ膠原線維に占められた状態を**線維化 fibrosis** または**硬化 sclerosis** と表現する．
2. **線維化**とは，線維束としての構築と走行の様子が明瞭な膠原線維の増加を指し，一般の炎症・変性・損傷の後の修復機転や反応性肥厚でみられる．
3. **硬化**とは，本来の束状の構築や走行が不鮮明な，隙間なく増えた膠原線維の増加を意味し，強皮症が代表．
4. 両者とも，産生された膠原線維が隙間なく凝集すると，均質好酸性に硝子化／ヒアリン化してみえる．

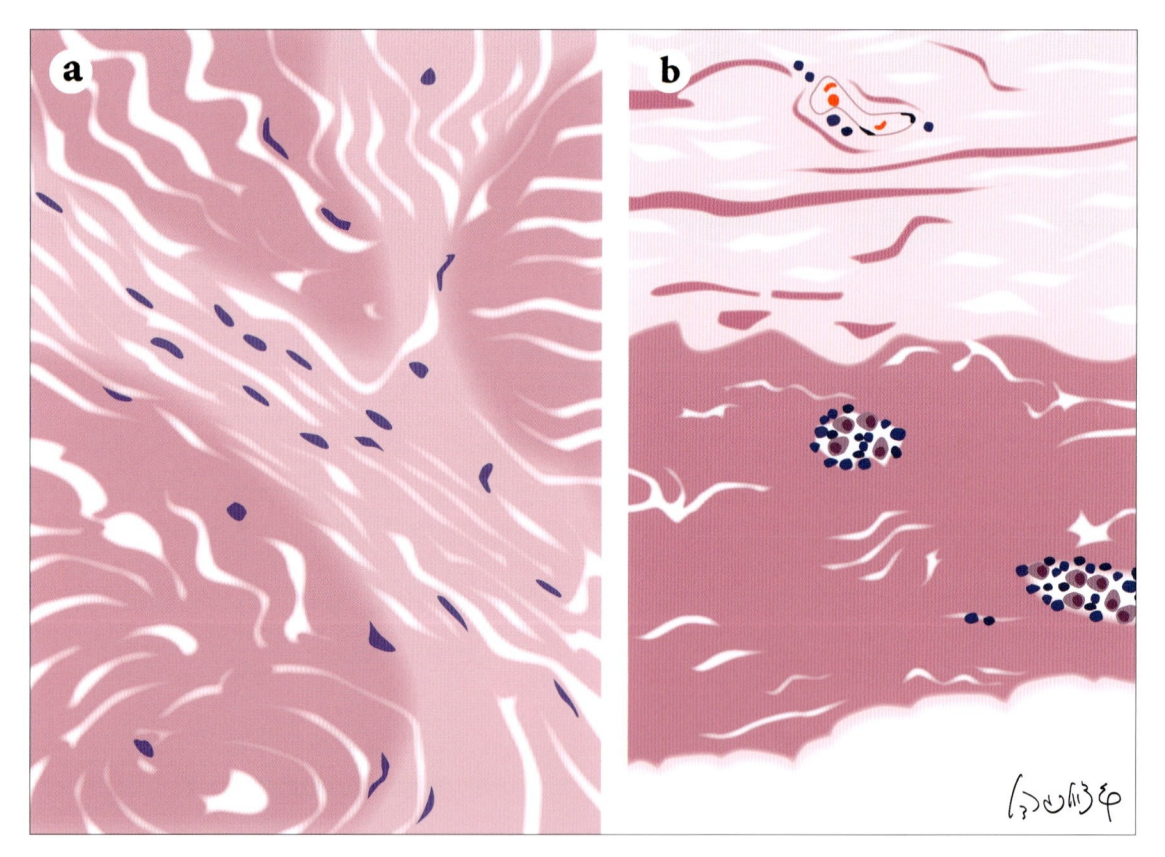

図 28-1 線維化と硬化と硝子化／ヒアリン化
線維化も硬化も（最終的には硝子化／ヒアリン化も），結合組織に，もっぱら膠原（コラーゲン）線維が増えた状態である．
(a) **線維化**とは，膠原線維が線維束であることの構築を一層明瞭にわかるように線維が増加した状態をいう．病態進行中は線維束が錯綜するが（図にはこの状態を示した），陳旧化とともに（組織にかかる張力に応じて）並走する．
(b) **硬化**＝本来は「束」のはずの構造が不鮮明になってベタッと無構造にみえるほどの膠原線維の増加を指す．一面に無構造かつ均質化すると硝子化／ヒアリン化という．

図28-2 陳旧性瘢痕の線維化 fibrosis of the old scar
陳旧性の瘢痕では，線維化の完成された姿をみることができる．（黒点より）右側の瘢痕部には，正常頭皮（左側）に存在する毛包脂腺系も脂肪組織もなく，真皮から皮下までの全層が，密な線維束に置換されている．本症例では，痒みのために真皮乳頭内にアミロイドが沈着している（アミロイド苔癬 lichen amyloidosis）様子がみえる（×25, an old surgical scar of 30 year, obtained from the head skin of a 52-year-old man）．

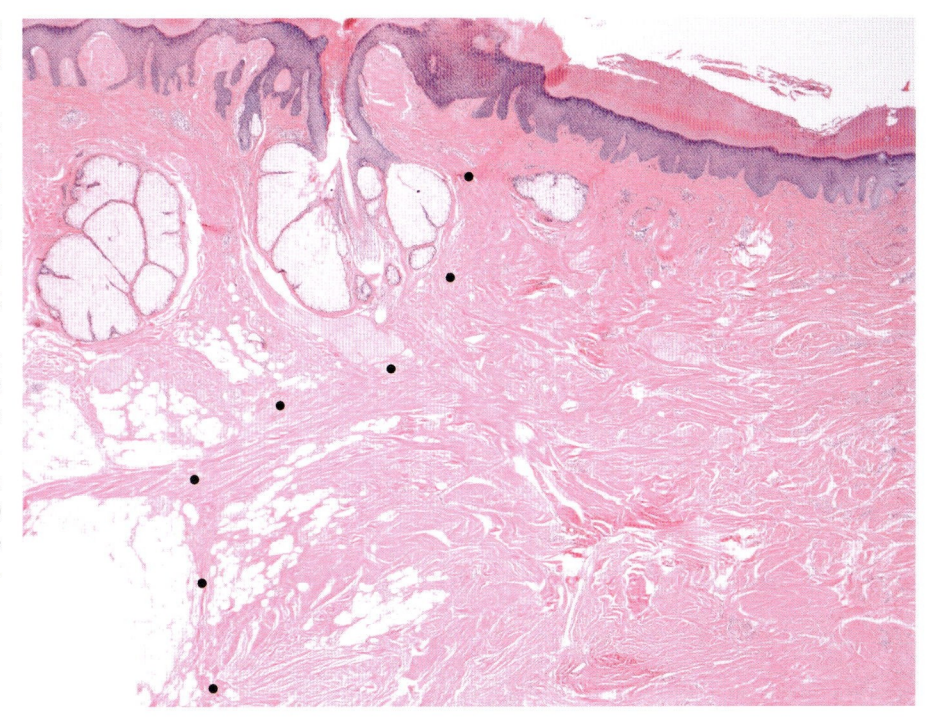

定　義

　ほとんどの結合組織では膠原線維が最大の容積を占めているが，それでも弾性線維と基質との混成であり，さらに血管・神経・腺・脂肪細胞などがさまざまな程度に混在していて，それなりの模様を呈する．皮膚でさえ，真皮結合組織の様子の違いだけで，頭部・顔面・腋窩・足底などの部位を特定できるほどに独特である．

　そうした結合組織の，ある領域または全体が，ほぼ膠原線維だけになった状態を指す用語が**線維化 fibrosis**と**硬化 sclerosis**（および**硝子化／ヒアリン化 hyalinization**）である．

　膠原線維の，線維束 collagen fiber bundle としての構築が明瞭な場合を**線維化**と呼び，逆に，本来の，束としての構築や走行がよくわからず，どちらかといえば不規則または均一または隙間を埋め尽くしたようにみえる膠原線維の増加を**硬化**と呼び，両者を分けて用いる．最終的には線維化でも硬化でも，膠原線維がいよいよ均質好酸性無構造になって，**硝子／ヒアリン化**になることもある．

　外傷はもとよりさまざまな病態による損傷・変性・欠損後の修復機転としての結合組織の再構築がもっとも多いが，そのほかにも慢性炎症や腫瘍病変に対する反応性肥厚として，あるいは強皮症・慢性放射線皮膚炎などの結合組織そのものを場とした炎症などに引き続く結合組織再構築はもっぱら膠原線維産生によるため，病理標本にて線維化／硬化（硝子化／ヒアリン化）をみる機会は多い．

　修復機転や反応性肥厚において産生される膠原線維は（張力負荷を受け持つべく）太い線維束として，（負荷の方向に）並んで配列されるため，明瞭にそれとわかる．これが**線維化**であるが，膠原線維を合成している線維芽細胞が多数観察される．

　これに対して**硬化**は（ベタッとみえるほどに，本来の）束としての構築が不鮮明な，膠原線維の増生である．このために結合組織の柔軟性が全方向に失われることになり，皮膚は全方向性に硬化する．その意味でも強皮症 scleroderma や硬化性脂肪織炎 sclerosing panniculitis などの，どの方向にもつまめない，硬い皮膚所見によく相当する．

組織像の実際

◆ 線維化

　線維化した組織は，低倍でみると（結合組織に本来あるはずの）付属器などがなく，真皮結合組織全体が単調にみえ，（標本作製時にできる，波状の膠原線維束の隙間の模様でさえ，その頻度・サイズ・方向のす

4 ●真皮から皮下に現れる変化

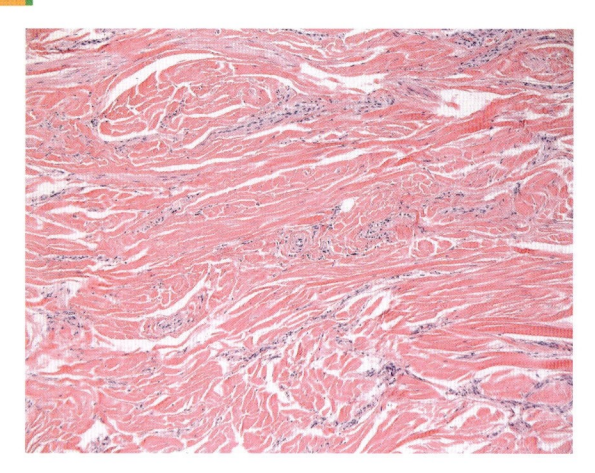

図 28-3 陳旧性瘢痕の線維化（図 28-2 の拡大）
陳旧性瘢痕の線維化では，膠原線維束が，①ほぼ均一な好酸性の色合い（＝密度）で，②よく似た太さで，③ほとんど波を打たないで，④似たような方向に並び，⑤隙間が少なく（＝密に）走行していて，線維化とは膠原線維束の顕在化を伴う増加であることがよくわかる．線維束の狭い間隙には血管，リンパ管，神経線維が介在する（×100）．

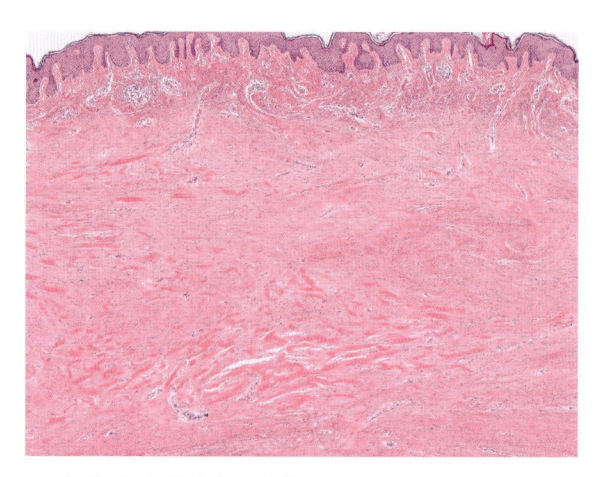

図 28-4 肥厚性瘢痕の線維化 fibrosis of hypertrophic scar
活動期の肥厚性瘢痕における（進行中の）線維化を示す．**真皮全体が，まるで塗りつぶしたかような異様な外観である**．中央下方には，均質好酸性の，帯のような硝子化がみえる．硝子化の存在によりケロイド keloid と診断することもある（×40, an active hypertrophic scar, obtained from the abdominal skin of a 58-year-old man）.

べてが見慣れたものとはまったく異なるため）奇異な第一印象を受ける（図 28-2, 4, 6）．

倍率を上げると，結合組織のほとんどが（弾性線維の混在しない）膠原線維だけから成ることがわかるが，その増加した膠原線維は，**線維束 collagen fiber bundle** としての構築を維持しており，それぞれの線維束が，①規則的あるいは（切片の切れた方向により）不規則に，②直線的に並走あるいは交差して，③あるいは波状または彎曲して錯綜しながら，④基本的には密に，しかし周期的に疎に，走行する様子を追うことができる（図 28-3, 5, 7）．

すなわち<u>線維化とは，膠原線維の増加と線維構造の顕在化を同時に呈する病変</u>に好んで用いられる用語であり，臨床的には，炎症・外傷などによる損傷部位や，手術などによる欠損部位の再構築，あるいは反応性の結合組織肥厚など，何らかの損傷後の修復反応機転の結合組織所見でもある．

これらの線維束の間隙には（コラーゲンを産生している）活発な線維芽細胞が数多く観察される．一般にみる線維芽細胞が，膠原線維束の縁に付着した，濃染する，紡錘形の細い核と，わずかな胞体だけしかわからない細胞であるのに対して，活発に細胞間基質を産生している線維芽細胞では，核は長円形で明るく，小さな核小体を持ち，長軸方向に長くて広い胞体には好

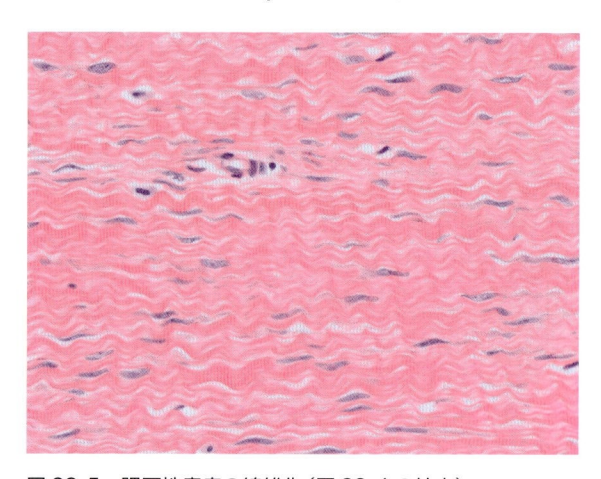

図 28-5 肥厚性瘢痕の線維化（図 28-4 の拡大）
膠原線維束の産生過程では，①線維束が，細かい線維の束からなることがよくわかり，②波状／錯綜して走行し，③線維間の無構造の部分はほとんどなく，④その隙間には（普通にみる，紡錘形の細くて濃い好塩基性の核より）明るく大きな核の線維芽細胞が介在する．注意深く観察すると分裂像を観察できる（×40）．

塩基性の細粒（リボゾーム）が撒布されている（図 28-5, 参照 『もっと詳しく』※2）．

病初期の線維化では膠原線維の産生量が少なく，個々の線維束も疎であるために，結合組織が全体に明るく，線維芽細胞も活発で大きく明るい核が目立つ（図 28-5, 7）．しかし陳旧性の線維化では線維束の好酸性が強く均一になって全体に，結合組織が暗くなり，

188

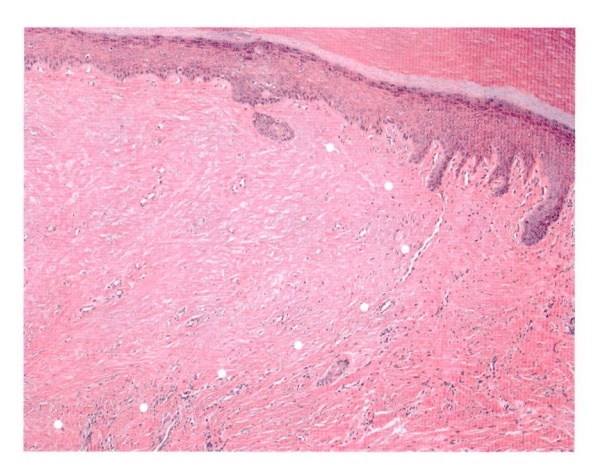

4-4 ㉘ 線維化／硬化／ヒアリン化／硝子化

図 28-6　幼児指線維腫症の線維化 fibrosis of infantile digital fibromatosis
小児の指の線維腫症（別名：再発性指線維腫 recurrent digital fibroma）の病変部（左側，白丸で境界を指す）が，右側の正常組織の汗管を圧排しながら腫大する様子を示す．右側の正常結合組織とは異なり，腫瘍病変部では均一にやや明るくみえる（×100, a digital fibroma, obtained from the lt. 3rd finger of a 9-year-old girl）．

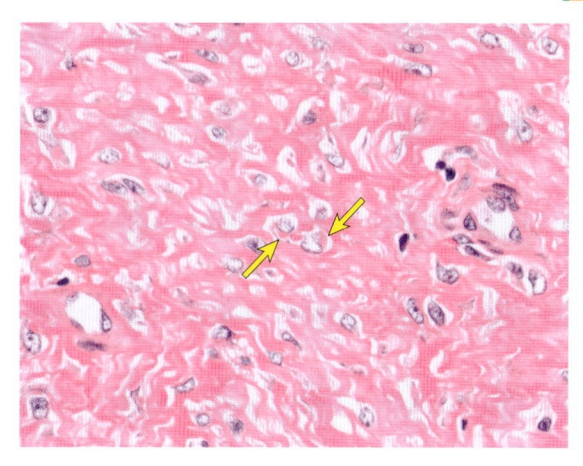

図 28-7　幼児指線維腫症の線維化（図 28-6 の拡大）
低倍では膠原線維束の走行がわからず均質にみえるが，拡大すると，ほぼ一定の太さと色調（＝密度）の膠原線維束が錯綜する様子がよくわかり，これも線維化（線維腫）と呼ばれることが納得される．本腫瘍の膠原線維を産生する線維芽細胞は，胞体に豊富に筋線維を持つ，いわゆる筋線維芽細胞 myofibroblast である．核が明るく，胞体内に筋線維が集合した封入体（矢印）がみえる（×640）．

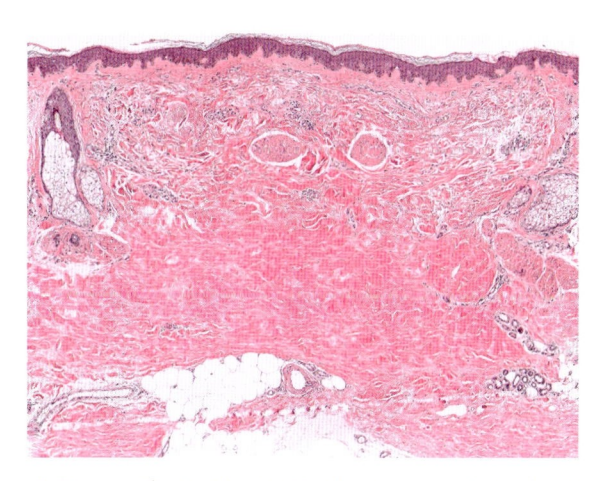

図 28-8　強皮症の硬化 sclerosis of localized scleroderma
いわゆる強皮症 scleroderma 病変部の硬化を示す．真皮上層にはまだ正常の結合組織が残っていて，膠原線維束の走行の様子がわかるが，真皮下層では，膠原線維束の隙間がなくなって均一好酸性の塊状にみえ，いかにも硬そうである（×65, localized scleroderma, obtained from the lt. 3rd finger of a 38-year-old woman）．

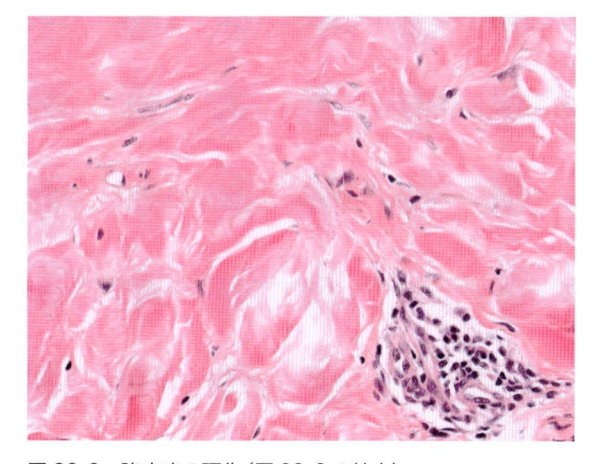

図 28-9　強皮症の硬化（図 28-8 の拡大）
拡大を上げて硬化部をみると（低倍では，好酸性で線維構築がわからないようにみえたものが），実はやはり膠原線維であるが，均質で細かい膠原線維が隙間なく増えていて，束としての構築が不鮮明になり，そのために均一好酸性にみえていることがわかる．血管周囲性に形質細胞とリンパ球浸潤がみえている．本症の膠原線維産生が，これらの細胞に誘導されたことを示唆して特徴的である（×400）．

線維芽細胞も濃染する紡錘形の核の普通の線維芽細胞に戻る（図 28-3）．

◆ 硬化
　一方，硬化の組織像は低倍でみると，結合組織の一部分が好酸性に単調にみえて，もっぱら膠原線維成分の増加にみえるところは線維化と似ている（図 28-8）．しかし倍率を上げると，増加した膠原線維は，線維束としての構築が不鮮明で，線維としての方向も不明瞭

または不規則で，線維間隙もわかりにくく，時には塊状にさえみえて，そのために病変部は，ベタッと均質に硬くなったようにみえる（図28-9）．

こうした膠原線維の様子でわかるとおり，（前述の『線維化』では張力の下に膠原線維が産生され，線維束として張力に応じて膠原線維束が再構築されたのに対して）硬化において増産された膠原線維は，力学的負荷の方向とは無関係に配置されるようで，機械的受容体 mechanical receptor を介さない，異なる機序の膠原線維産生と考えられる（→『解説』）．硬化病変には，しばしば先行してリンパ球と形質細胞の浸潤がみられる（図28-9）のは，力学的機序とは異なる産生機序を示唆しており，そのためか線維芽細胞は（線維化にみられるほど）数多くはない．とはいえ，線維化でも硬化でも陳旧病変では共通して線維芽細胞は減少するし，正常時にみられる紡錘形の濃染する核だけの細胞に戻ってみえにくくなる．

◆ 硝子化／ヒアリン化

線維化でも硬化でも，新たに産生された膠原線維は時期もほぼ同時であり，組成もほぼ均一であるために，（束の出来具合にかかわらず）線維量が増えると均一な好酸性無構造の硝子のようにみえて硝子化／ヒアリン化と呼ぶ（図28-4）．

解　説

そもそも皮膚とは，骨・筋・内臓からなる内部諸臓器を，（その動物にもっとも効率的な）至適表面積に封入する最外層の臓器であり，それに必要な張力と収縮力を発揮するのが真皮の結合組織である．もちろん内部臓器封入は真皮網状層の受け持ちであり，表皮・付属器の支持と栄養は真皮の乳頭層が分担する．

ヒト皮膚の真皮網状層には，① 張力を発揮する膠原線維（乾燥重量の90%以上）と，② 収縮力を発揮する弾性線維（乾燥重量の数%）の2種類の線維系が，水分子を豊富に固着しているプロテオグリカンなどの細胞間基質の中に，（皮膚にかかる負荷に応じて）規則的に交互に立体配列されており，膠原線維と弾性線維が互いに制約なく自在に機能することで初めて容姿と機能が保証されている（→文献）．

こうした機能を恒常的に受け持つ真皮網状層であるから，何らかの病態により機能障害を来すほどに損傷されると，（なにより張力の回復を優先させて）膠原線維系を（負荷に応じて）再構築する．こうして局所的には損傷部位を封鎖・隔離し，全体としては内部諸臓器の封入に破綻を来さないように対応していると考えられ，これが線維化の本態と考えられる．もちろん，どのような形のキズも最小表面積の類円形になって治るのはこの機序による．

組織が被った損傷の程度にはよるが，こうして膠原線維を主体にして再構築された部位には，（弾性線維などの）他の構成要素の再構築の余地はない．このため線維化によって再構築された皮膚領域は，肉眼的にも，顕微鏡的にも，機能的にも，周囲皮膚とは明瞭に区別される瘢痕（きずあと）として生涯を通して存在し続ける．もちろんそれが発生と成長が未熟であればあるほど他の構成要素を含めた再構築が期待できる．成長段階でさまざまな代償機転が働くからである．大人ならば必ず残る瘢痕が，幼少であるほど残らないのはこの理由による（→文献）．

稀ではあるが，創傷治癒機転として産生された膠原線維が（過剰または張力の変動のために，または遺伝的な背景のために）負荷の方向に適正に配列されない事態が生じると，その線維では（負荷に対応できないために）膠原線維の再産生が続き，不適切な方向の膠原線維束が成長し続けることになると考えられる．ケロイド keloid の成立を上記のように考えると理解しやすい．

皮膚外科にて経験するように，瘢痕を代表とする線維化した皮膚局面にメスを入れると，ほとんど出血もせず，（病態により褐色を帯びるが，およそ）白黄色の，厚くて硬い結合組織をみる．メスは，ある方向には裂くようにして容易に進むが，違う角度には硬くてメスが進まないが，これが膠原線維束の配列を反映している．

これに対して硬化を呈する疾患は強皮症がもっとも代表的であるが，強皮症とよく似た病態の浅在型ともいえる硬化性萎縮性苔癬 lichen sclerosis et atrophicus，脂肪織炎の一種の硬化性脂肪織炎，また浅筋膜を場として硬化する好酸球性筋膜炎 eosinophilic fasciitis（シュルマン症候群）も硬化を呈する疾患である．

（機会は少ないが）強皮症や硬化性脂肪織炎にメスを入れると，どの方向にも硬い抵抗がある．トレパンにより生検すると，丸く打ち抜かれた穴が丸のまま変形しないことで，硬化では全周性の均等な張力が生じていることがわかる．数年から数十年かけて強皮症の硬化が寛解すると（表皮変化が乏しい症例の場合であるが）皮下脂肪層が多少減少するものの，ほぼ健常皮膚に復帰することは，両者の機序の違いを反映してわ

かりやすい.

硝子化を来してしまえば線維化も硬化も判然としなくなるためか, ケロイドを硬化に含める教科書もある. しかし上記の通り機序が異なるため, 筆者はケロイドは線維化に含めている.

文献

1) Imayama S, Braverman IM: Am J Pathol 134: 1019-25, 1989
2) Ross MH, Pawlina W: Histology with correlated Cell and Molecular Biology. 6th ed., Lippincott Williams & Wilkins, Philadelphia, 2011, pp 158-97

もっと詳しく！

※1　活発な線維芽細胞（図28-4の拡大）

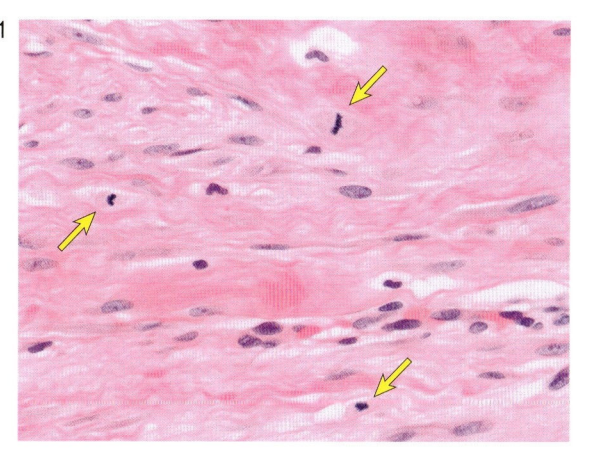

付図1

線維化の病変部の膠原線維束の間隙には, コラーゲンを産生している（活発な）線維芽細胞が数多く観察されるが, これらの細胞核は長円形で明るく, 小さな核小体を持ち, 長軸方向に長くて広い胞体には好塩基性の細粒がみえる. 細胞分裂もよくみられる（矢印）. 一般にみる線維芽細胞が, 膠原線維束の縁に付着した, 濃染する, 紡錘形の細い核と, わずかな胞体だけしかわからない細胞であるのに対して, とても目立ち, 一見, 組織球のようにさえみえる.

※2　活発な線維芽細胞の電顕像

付図2

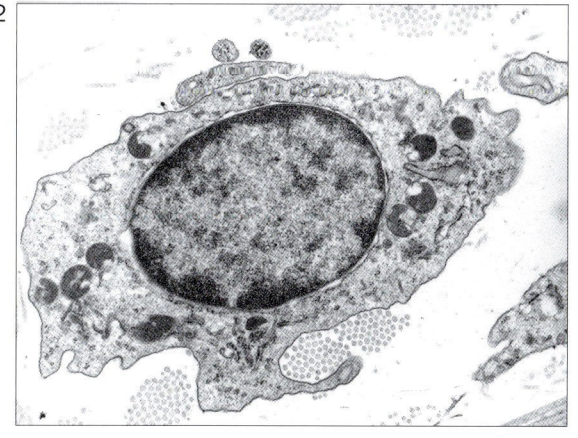

実験的に, ヒト皮膚の結合組織内でコラーゲンを産生させた, 活発な線維芽細胞の,（長軸方向ではなく）短軸に輪切りにした電顕像である. 核は類円形で明るく, 胞体内にはリボゾームや粗面小胞体, ミトコンドリアなどさまざまな小器官がある. 膠原線維は細線維として胞体外に分泌されて, 胞体外で（細胞突起に包まれながら）線維へと成長する.

4 ●真皮から皮下に現れる変化

5 ㉙ 肉芽腫
(1) 類結核肉芽腫

Key Words 結核,肉芽腫,乾酪壊死,ラングハンス巨細胞,類上皮細胞

POINT

1. 肉芽腫とは,(なにか意味があるようにみえる)貪食球／組織球(もと単球)の集塊のことである.
2. 個々の貪食球／組織球が(運動能を失うという代償を払ってでも)相互に接着(時に合体→巨細胞)して集塊した結果で,細胞の配列や性状や続発する変化が病態・疾患ごとに独特で,診断に直結.
3. 細胞同士は接着した突起により互いに牽引し合うため(まるでデスモゾームで互いに接する上皮細胞にみえるため,しばしば)類上皮細胞と呼ばれる.
4. 肉芽腫の原点は,直径約200-400 μm,10^2-10^3個の類上皮細胞から成る結核肉芽腫であり,大きな肉芽腫も単位肉芽腫の集合から成る.

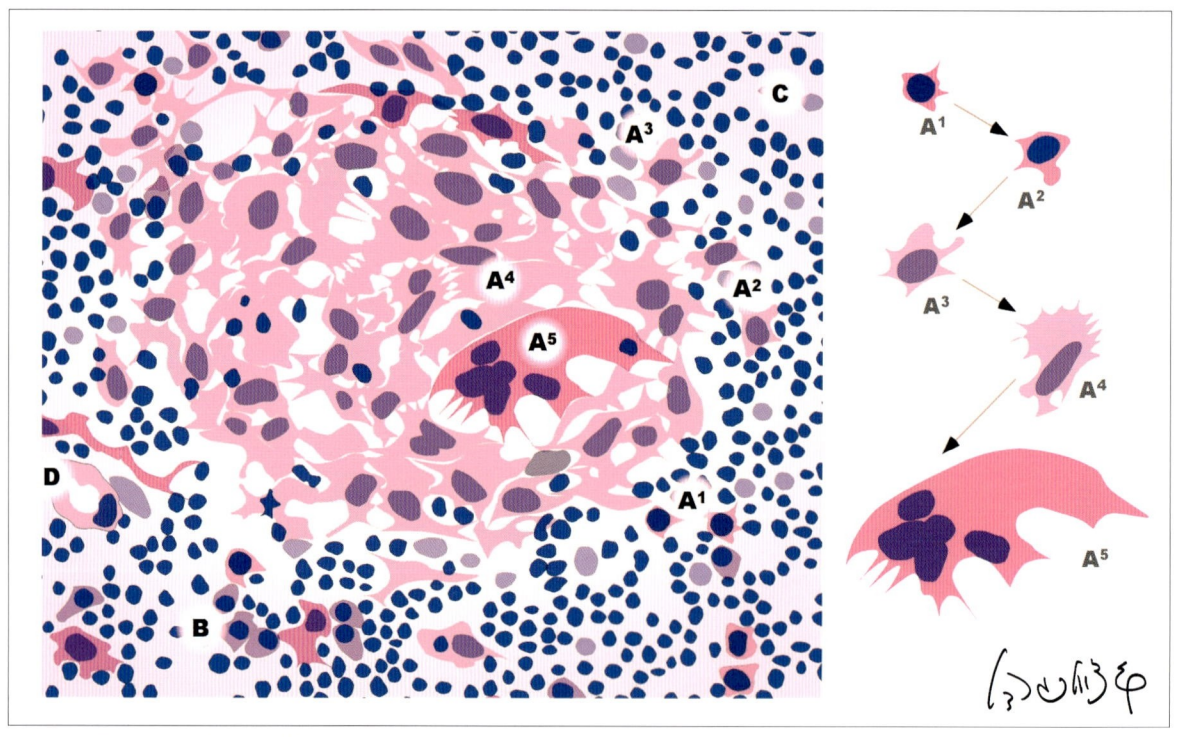

図29-1 類結核肉芽腫の基本構造
図は50個の類上皮細胞から成る結核肉芽腫である.右に単球から類上皮細胞への変貌を抽出した.血管から遊走したばかりの,あたかも大きなリンパ球にみえる単球(A1)は,しだいに核が長円形に明るくなり,同時に胞体も明るく広がって,貪食球(A2)になる.貪食球は細胞突起を伸ばして相互に接着し合うようになり,樹状にみえるようになると組織球と呼ばれることが多くなる(A3).肉芽腫辺縁では,数個で接着しているため双方向に伸展されるが,徐々に多数で接着し合うとともに八方に引き伸ばされて,多角形の広い胞体を持つ,典型的な類上皮細胞(A4)になる.それらが融合して巨細胞(A5)を形成する.細胞間突起がデスモゾームのようにみえる.
結核の場合は,リンパ球(B)とわずかな形質細胞(C)が,菌を取り込んだ類上皮細胞集塊,すなわち肉芽腫を密に取り囲む.肉芽腫では,細胞集塊の内部に血管(D)が侵入することはない.

図 29-2 結核肉芽腫の全体像
好塩基性に濃く染まる無数のリンパ球の中に，全体として好酸性に染まる細胞集塊が中央部にみえる．これが結核肉芽腫である．肉芽腫の中心には無構造の，さらに好酸性の乾酪壊死（A）がわかる．中央の肉芽腫の周囲に衛星のようにして，直径 200-400 μm の小型の結核肉芽腫が存在する（B）．このサイズの単位肉芽腫のときには乾酪壊死はない．直径約 200 μm 程度あれば肉芽腫として認識されることがわかる（× 40，tuberculosis of lymph node）．

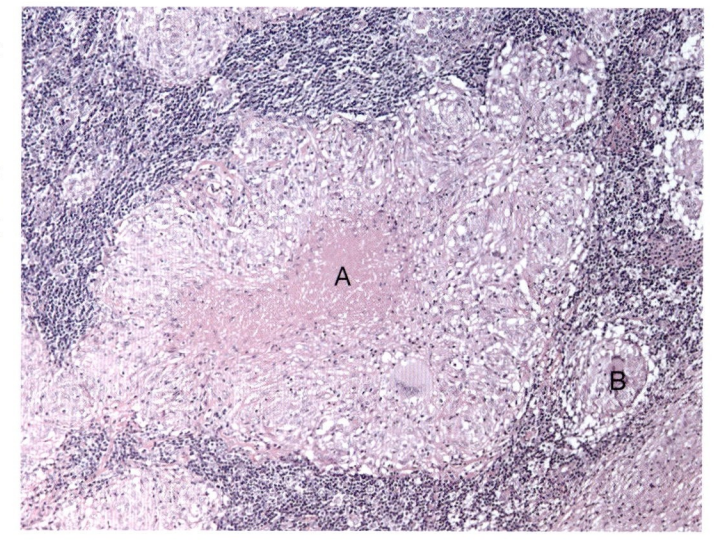

定義と分類

◆ 定義

　第一線の防御壁（外表なら表皮）を越えて侵入してきた菌や異物の場合はもちろん，組織の中に有害な代謝産物が産生または蓄積された場合などの，（可溶性ではないために）破壊して処理するしかない対象（炎症での崩壊産物もそうである）を処理して排除するのは，貪食球／組織球 macrophage / tissue-fixed macrophage / histiocyte の役割である（ことは前述した 参照 ❼❽組織球（1）（2））．

　こうした処理は，ほとんどの場合スムーズに進行して痕も残さずに終焉するが，時に手こずることがある．たとえば，①一対一では歯が立たない（結核菌のような）場合や，②結合組織の弾性線維が（腎から排泄されるべき代謝物を吸着して）変性した場合，あるいは，③表皮嚢腫（粉瘤）が組織内に破れて角層細胞が出続ける場合，などである．

　このような，個々の細胞レベルでは困難な事態に対しては，貪食球／組織球は機能を集約して対処する．(1) そのひとつが多数の細胞を集めて相互に連結させて封じ込めるという方法であり，こうして成立した細胞集塊を**肉芽腫 granuloma** という．(2) もうひとつは，細胞を合体させて処理能力を集約する巨細胞化である（参照 ❾巨細胞）．

　肉芽腫化であれ巨細胞化であれ，貪食球／組織球は本来の運動能と変形能を失うという代償を払ううえで，この変化は不可逆性であるから，特定の病態においてしかみられない．逆に，顕微鏡下にみえる肉芽腫は，それぞれに独特であるから，診断に直結して有用である．

① 結核菌の場合，菌を貪食した貪食球／組織球を，同じ貪食球／組織球同士が互いに連結しあって十重二十重に取り囲む．互いに細胞突起で接しあう（ために，明るい有棘細胞のようにみえて，**類上皮細胞 epithelioid cell** とも呼ぶ）細胞集塊ができる．これが結核肉芽腫の基本である．結核菌はそれでも生きているのでリンパ球が肉芽腫の外周を取り囲むが，これがシリカのような異物ならリンパ球は不要で肉芽腫だけ（**裸の肉芽腫 naked granuloma**）にみえる．

② 変性した弾性線維やフィブリノイド物質のような，非生物は個々でも処理できるが，相手が非常に大きい場合は，横一列に取り囲んで貪食することになり，その周囲一列の配列から柵状肉芽腫（参照 ❸⓿柵状肉芽腫）と呼ぶ．溶けたアイスクリームに蟻が取りつく様子と似ている．

③ 貪食が継続する場合は，処理した細胞膜に由来するコレステロールで貪食球／組織球の細胞質が明るい泡沫細胞になって黄色肉芽腫ができたり，大量の角層細胞を破壊するために好中球（の加水分解酵素）が呼ばれて膿瘍状肉芽腫となったりする．こうしてつながり合った貪食球／組織球の集合体が肉芽腫の本態である．肉芽腫に，ときどき巨細胞が混在するのも，すぐに理解できるだろう．同じく処理能力向上のためだからである．

4 ●真皮から皮下に現れる変化

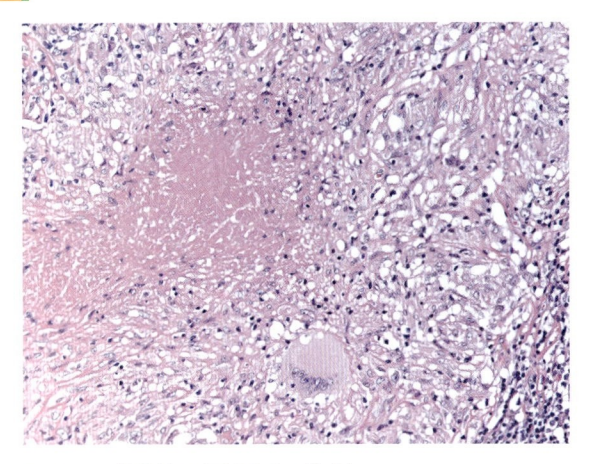

図 29-3　乾酪壊死（図 29-2 の拡大）
乾酪壊死巣の中央は，均質な好酸性無構造であるが，壊死巣の辺縁では胞体の輪郭が残っており，一部には好塩基性に濃染した核も残存する．肉眼的にはチーズのような性状である．右下には異物型の巨細胞がみえる（×100）．

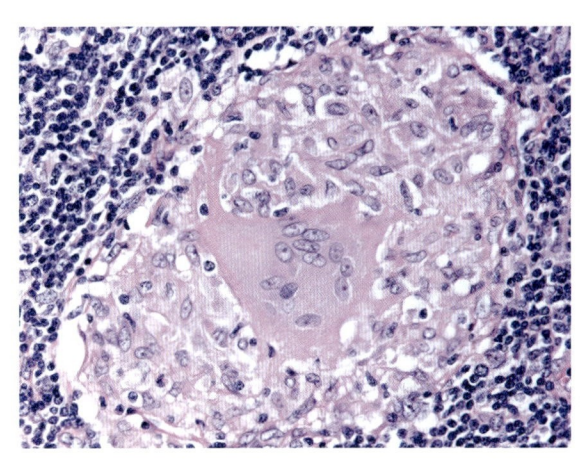

図 29-4　結核肉芽腫の単位
長軸：約 400 μm，短軸：約 200 μm，細胞数：約 10^2 個の，最小単位の肉芽腫を示す．辺縁では組織球は双方向に伸展されて胞体が濃いが，中央に移行するにつれて多角形になるとともに，胞体が淡く好酸性になって類上皮細胞になる．類上皮細胞に混じって貪食されたリンパ球や，濃染した小さい核のままの（単球の性質を残した）組織球も混在する．類上皮細胞が合胞すると巨細胞になるが，ここでは異物型になっている（×400，tuberculosis of lymph node）．

◆ **分類**

上記の機序で成立した肉芽腫における類上皮細胞（連結していない状態なら貪食球／組織球）の，
① 配列の様式（tuberculoid / palisaded など）
② 個々の性状（xanthomatous / foreign body など）
③ 続発または付随の変化（caseation necrosis / naked）

に基づいて「……肉芽腫」と区別する．肉芽腫は基本は単純であるがむずかしい．そこでこの項では肉芽腫の基本である類結核肉芽腫，なかでもその代表である結核肉芽腫を例に解説する．

◆ **類結核肉芽腫 tuberculoid granuloma**

歴史・頻度・重要性のすべての意味で肉芽腫の代表である．結核菌（*Mycobacterium tuberculosis*）を貪食した貪食球／組織球（→類上皮細胞）を中心に，10^2-10^3 個の類上皮細胞が集合して，径 200-400 μm の細胞集塊が形成される．これが基本単位の結核肉芽腫である．

結核菌は類上皮細胞内で増殖するため，貪食球／組織球（→類上皮細胞）は周囲から供給され続け，結果として細胞集塊（＝肉芽腫）の容積が増大する．容積増大につれて中心部は壊死に陥って好酸性無構造物質になる．これを乾酪壊死 caseation necrosis と呼ぶが，この過程が継続するために，成長した結核肉芽腫は，中央の乾酪壊死を取り囲んで，小型の肉芽腫が数珠のように配列されてみえる．

この細胞集塊を，さらに免疫担当細胞（大部分はリンパ球）が取り囲む．生存する結核菌への免疫反応と考えられるが，このリンパ球の取り巻きまでを含めて結核肉芽腫と呼ぶことが多い．

これに対して無菌や異物に対する細胞集塊ではリンパ球の取り巻きがない．これを，むき出し（または裸）の肉芽腫 naked granuloma と呼び，サルコイドーシス sarcoidosis が代表であるが，取り巻きの有無を除いて細胞集塊に限れば，両者の構築はほぼ同一の肉芽腫である．そのため結核に類似する組織球の集合配列パターンを類結核肉芽腫 tuberculoid granuloma と呼ぶ．

組織像の実際

◆ **結核肉芽腫の全体像（図 29-2）**

顕微鏡下に結核肉芽腫は，最小（基本）単位：直径 200-400 μm，細胞数：約 10^2-10^3 個の，淡い好酸性の胞体を持つ類上皮細胞（←組織球←貪食球）の，塊状の細胞集団である．直径が約 1 mm（1,000 μm）以上の集塊になると，中心には，さらに好酸性で無構造の乾酪壊死をみる．壊死周囲には，基本単位の小さな類上皮細胞集塊が数珠状に密に配列する．

4-5 ㉙ 肉芽腫 （1）類結核肉芽腫

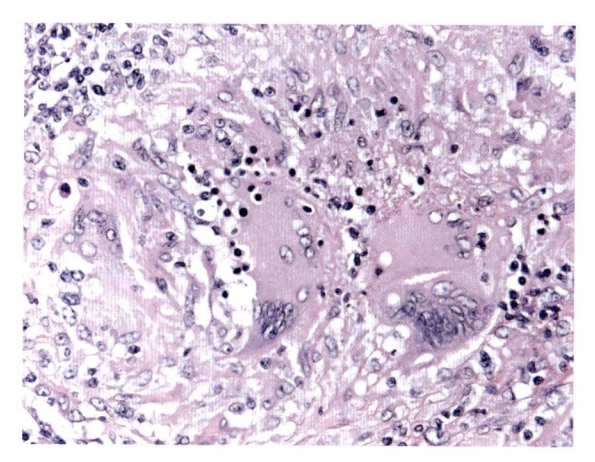

図 29-5　異物巨細胞
壊死に陥った単球やリンパ球が取り込まれて，広大な面積の胞体内で分解されている様子と，一方で類上皮細胞の核は胞体の端に凝集している様子がわかる．核情報の大部分がすでに不要であることを示唆している（×400，tuberculosis of lymph node）．

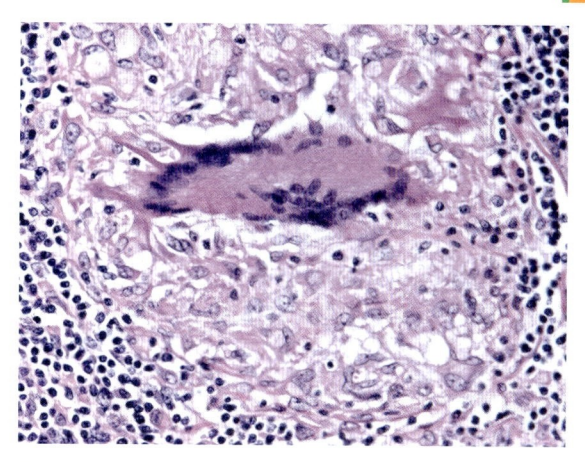

図 29-6　ラングハンス巨細胞
古典的には，ここに示すような，(1) 周囲の類上皮細胞よりいっそう好酸性の明瞭な胞体と，(2) 胞体の辺縁に馬蹄形に並ぶ，これもまた濃染した，やや小型の核を持つ巨細胞が典型である．しかし最近では，異物巨細胞と同様の，明るい大きな胞体で，類上皮細胞と同じくらいの明るい核が胞体の辺縁に花環状に配列する巨細胞も，ラングハンス巨細胞として提示されることがある．そもそも花環状に核が配列する巨細胞は，結核に限らず頻繁に観察されるため，近年では「ラングハンス巨細胞は結核以外でもしばしば観察される」とする記載がみられるようになった（×400，tuberculosis of lymph node）．

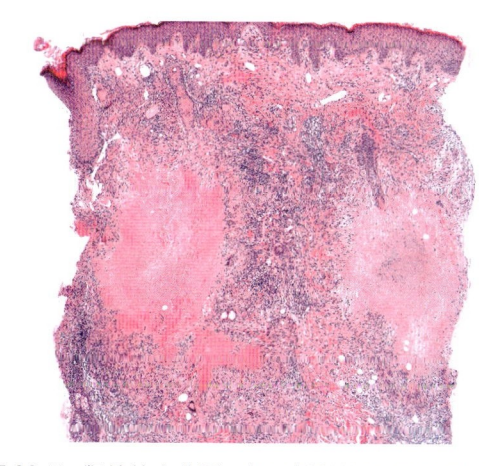

図 29-7　類結核肉芽腫←顔面播種状粟粒性狼瘡 lupus miliaris disseminatus faciei
標本の真皮中層に位置して，左右に，無構造の領域がある．左は好酸性無構造だが，右は好塩基性の核崩壊が混在しているが，いずれも壊死巣である．それを取り巻いて，少し明るい細胞の帯が，さらに遠巻きにリンパ球が浸潤している（×50, lupus miliaris disseminatus faciei, 55-year-old woman）．

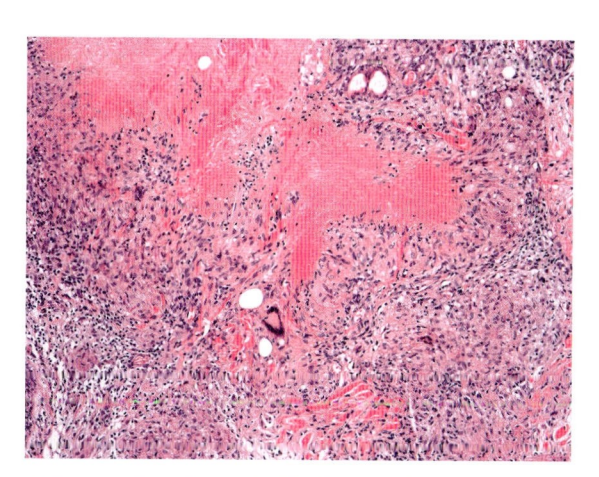

図 29-8　結核肉芽腫の全体像乾酪壊死（図29-7の拡大）
前図の拡大である．上方に好酸性無構造の乾酪壊死巣にみえるが，ぼんやりと既存の膠原線維束の構築が残存していることが判る．それを取り囲むようにして，最小で十数個から数十個の類上皮細胞からなる，小型の類結核肉芽腫が並んでいる．本症は結核ではないが基本構築はまったく同じであるため，以前は結核が疑われたことも周知のとおりである．中央下方には，濃染する核が馬蹄形に辺縁に配列する，これも典型的なラングハンス巨細胞がみえている（×125）．

肉芽腫の周囲を，主にリンパ球が取り囲む．リンパ球は（ほとんど胞体がない）好塩基性の核の細胞であるから，肉芽腫が全体として好酸性であることとは対照的で，中心に位置する肉芽腫を見分けやすい．このことも「肉芽腫」が好まれる理由であろう．取り囲む浸潤細胞は圧倒的にリンパ球であるが，形質細胞や肥

4 ● 真皮から皮下に現れる変化

満細胞が混在する．間質に血管新生を伴うことはない．これは転移腫瘍などとは正反対の生体反応であり，結核菌の隔離の意味でも重要である．

◆ 乾酪壊死（図 29-3）

類上皮細胞の集合が続いて，細胞集塊が一定の大きさになると，外縁から一定の距離にある中央部は徐々に壊死に陥る．結核では，組織球のタンパク分解酵素が阻害されるために壊死物質が融解されず，肉眼的にもチーズのような乳白色の塊になり，そのため乾酪壊死の名称がある（乾酪＝チーズの意）．顕微鏡下には，肉芽腫の内側の類上皮細胞の核が次第に凝縮・濃染し，ついには胞体もっとも好酸性の無構造物となる．細胞集塊がほぼ球形という最小の表面積であることと，血管新生を伴わないことが中央部の壊死を惹起すると考えられるが，結果として結核菌封鎖にも寄与していて合目的的である．

◆ 結核肉芽腫の最小単位（図 29-4）

顕微鏡下に結核肉芽腫は，直径：200-400 μm，細胞数：約 10^2-10^3 個の，ほぼ球形の細胞集塊が単位であり，構成する細胞は淡い好酸性の胞体を持つ類上皮細胞である．乾酪壊死のある直径 1 mm 以上の大きな結核肉芽腫も，拡大してみると単位となる肉芽腫の集合体である．

類上皮細胞は，細胞集塊の表層（辺縁）では円周方向に胞体を伸展させて表面張力を発生させる（そのために細胞集塊はほぼ球形になる）が，内部では密集して多方向に伸展されるために胞体は 4-6 角形，突起はデスモゾーム様になり，上皮細胞のような細胞，すなわち類上皮細胞になる．

◆ 巨細胞の成立（図 29-5, 6）

貪食球／組織球の特徴は貪食能であるが，それを支えるのは細胞突起を伸縮させて遊走する運動能である．細胞集塊の成立には運動能の喪失が必須である．すなわち肉芽腫とは，運動能を犠牲にして貪食能を集約した，組織球による集中処理システムと考えられる．

細胞集団内にあって，遊走しないで貪食処理だけを担当する細胞は，貪食後に分解処理をするための胞体の容積を増し，細胞内小器官を増やす必要がある．類上皮細胞が合胞して巨細胞（参照『もっと詳しく』※3）を形成するのはこのためと考えられる．類上皮細胞に到達した組織球は，もはや分裂しない．したがって胞体容積と細胞内小器官を増大させるのに合胞体になるという選択をすると考えられる．たしかに肉芽腫を形成するか否かにかかわらず，組織球（類上皮細胞）が多数出現する病変では，ほぼ一定の頻度で巨細胞が出現する．

結核肉芽腫では，(1) 異物型巨細胞（図 29-5）：大きな胞体の領域で活発に貪食と分解が進行し，他方で核は一部分に凝集する，(2) ラングハンス巨細胞（図 29-6）：好酸性の胞体の辺縁に馬蹄形に核が並ぶ，2 種類の巨細胞がみられる．

▌解　説

体内に侵入した病原体や異物あるいは変性・壊死した自己組織は，迅速に処理されて体外へ排除されなければならない．しかし異物側の，もしくは宿主側の事情により迅速に排除できない場合は，その局所に何らかの形で隔離・封鎖することになる．その病理組織が肉芽腫ともいえる．

こうした処理に動員される遊走細胞は好中球 neutrophil と単球であるが，第一線を担うのは白血球の過半数を占める好中球であり，それを補完する後方部隊が単球（→貪食球／組織球）である．

すべての好中球は，定着した臓器を持たず，血球として全身を巡回しており，必要に応じて局所に動員される遊軍である．旺盛な遊走能，粘着能，貪食能，活性酸素産生能，これらの能力のすべてにおいて好中球こそは最大の能力を持つ細胞である．

これに対して単球は，皮膚では，その大部分が組織球として定着し，一定の頻度で侵入し続ける異物・菌を処理しており，いわば駐屯部隊ともいえる．たとえば活性酸素産生能低下症では（活性酸素にて細菌を破壊している）好中球が機能不全に陥り，このために皮膚感染症をくり返すが，引き続いて単球が（処理できなかった菌と損傷された組織の後始末のために）所々に肉芽腫を形成する慢性肉芽腫症 chronic granulomatous disease を発症する．こうした臨床経過は，好中球と単球（貪食球／組織球）の相補的構図を明瞭に示してわかりやすい．

貪食球／組織球が集約し，運動能を犠牲にして相互に接合し，最小表面積である球形の細胞集塊を成し，中心では壊死に陥らせ，さらに細胞集塊の周囲をリンパ球が厚く取り囲むという結核肉芽腫独特の構築は，破壊と排出が不可能な菌や異物に対する最後の生体反応であると考えられる．

肉芽腫のような細胞集塊は，時に悪性腫瘍の転移増殖と似てみえることがある．しかし腫瘍では新生血管が細胞集塊内に侵入することがあるのに対して，肉芽

腫では血管が細胞集塊内に伸びて侵入することはない．感染防御のためにも血管系からの隔離が成立していると考えられえる．

代表的な疾患

医学の歴史，頻度，重症度のすべての意味で肉芽腫は結核 tuberculosis に代表される．結核（菌：*M. tuberculosis*）のほか，T型（tuberculoid type）ハンセン病（菌：*Mycobacterium leprae*），慢性リーシュマニア症（菌：*Leishmania*）でも類似の肉芽腫をみる．抗酸菌染色などにより菌を染色すると，貪食された菌が類上皮細胞の胞体内に生存している様子をみることができる．

もっと詳しく！

● ※1　組織球（参照 ❼❽組織球（1）（2））

概略：皮膚病理では頻繁に用いられるが，概念も形態も把握しにくい細胞である．
(1) 第1の理由は，もっぱら皮膚病理の世界で頻用されることによる．そもそも組織球という細胞名は，解剖・組織学でも病理学でも血液学でも，まず出てこない．言い換えれば，医学教育では聞いたこともないままに皮膚科で初めて遭遇する．このため組織球という概念を，どこに位置づけてよいかわかりにくい．
(2) 次に，顕微鏡下にも，組織球は認識しにくいことによる．正常の皮膚組織にある組織球は，線維芽細胞の核よりは淡く大きい核がわかるだけで，胞体の形も色もはっきりしない細胞である．このため，核が濃く染まれば線維芽細胞に似てしまい，核が淡く染まれば血管内皮細胞と混同しやすく，慣れるまでは組織球を特定することがむずかしい．
(3) 最後に，組織球の最大の特徴である貪食能のため，メラニンを貪食すると黒くみえるなど，貪食した異物によって細胞自体の色や姿が変わり，それぞれにメラノファージなどの名称が与えられて混乱しやすい．

由来：そもそもは骨髄由来の単球 monocyte である．単球は各臓器の結合組織に定着して，それぞれに特化するが，そのうち皮膚に定着したものが組織球とよばれる細胞である．おなじ細胞が肝臓ではクッパー細胞 Kupffer cell になり，リンパ節では細網細胞 reticular cell になり，脳ではミクログリア microglial cell になる．表皮に定着するとランゲルハンス細胞 Langerhans cell と呼ばれる細胞になる．

機能：単球は血中から組織に出ると貪食球 macrophage と呼ばれ，長く組織に滞在すると組織になじんで樹状になり，もはや血球由来にはみえず，組織球 histiocyte と呼ばれはじめる．皮膚の結合組織に定着した組織球は，細菌・異物・変性した自己組織などを貪食する．そのため機能に基づく分類法では，貪食球 macrophage，あるいは組織固定性貪食球 tissue-fixed macrophage と呼ばれる．
しかし，たとえば線維芽細胞増殖因子 basic FGF の供給源として，皮膚組織球腫・皮膚線維腫 fibrous histiocytoma, dermatofibroma では膠原線維産生とメラニン沈着に関わるなど，貪食能以外にも多彩な機能を果たしている．組織球の名称が好まれるゆえんである．

形態：正常時
(1) 全体：貪食していない組織球は，赤血球3個，リンパ球2個くらい（直径 < 25 μm）の，淡い好酸性の胞体を持ち，結合組織の表皮・付属器周囲はもちろん，血管や神経などの周囲に散在する．ところが結合組織の基質そのものが淡く好酸性に染まるため，周囲組織と胞体との境界が不鮮明なことが多い．
(2) 核：基本的には長円形の，比較的明るく，青味を帯びた核で，リンパ球と違って核小体は丸く明瞭にみえる．
(3) 胞体：電顕では樹状の細胞形態がよくわかるが，光顕では組織球の胞体は豊富ではあるものの，細胞内線維（10 nm の中間径フィラメント，6 nm のアクチンフィラメント）が少ないために染色性が淡く，そのうえ細かい細胞突起はわかりづらいため，結果として，ぼんやりとした輪郭の細胞にしかみえない．しかしたとえばメラニンを貪食すると，貪食したメラニン色素のおかげで胞体の輪郭が追えるようになって，樹状の胞体を持つ細胞であることがよくわかる．

形態：病変時
(1) 全体：急性炎症では他の浸潤細胞に隠れて目立たない．慢性炎症病変ではもちろん主体であるが，急性病変の終焉期や血栓の再疎通，潰瘍辺縁などの組織修復の初期には，他の細胞が崩壊または減少しているため，多数存在することがよくわかる．
(2) 核：動員されて血管から遊走した時点では単球の性質が強く，核は球形で濃染し，胞体に乏しい．しばしば組織内で分裂像

が観察される．経過とともに明るく，大型の長円形になる．
(3) 胞体：メラニンを貪食した場合が一番多く，メラノファージ melanophage と呼ばれる．赤血球を貪食してヘモジデリンによる黄色から褐色の色素を含有する場合はヘモジデロファージ hemosiderophage と呼ばれる．多核球を貪食した場合には核の断片や赤血球などが混在して胞体に存在するため，マメを入れた袋のような細胞 bean bag cell と呼ばれることもある．

※2　類上皮細胞

組織球は，(1) 運動能：樹状の突起を伸ばして活発に移動して，(2) 貪食能：菌や異物を捕らえる能力，を特化させて，組織に定着した遊走細胞である．
ところが特定の菌や異物に対しては，運動のための細胞突起を細胞相互の接合に用いて，組織球同士が集合することがあり，この場合は細胞が密になるとともに胞体は 4-6 角形になり，相互に接着する多数の細胞突起はデスモゾームのようにみえる．こうして，あたかも上皮細胞にみえることから本名称が与えられた．

※3　巨細胞　（参照 ❾巨細胞）

組織球が貪食能を優先させた究極が巨細胞であろうと考えられる．固定した貪食細胞にとっては，表面積が小さくて（貪食した物質の処理のための胞体の）容積が大きいほうが効率がよいからである．この場合，胞体の（主にライソゾームの）容積確保が最優先されて広大な胞体が確保され，他方，必要性の低い核は一部に押しやられる．すべての巨細胞にて，核のない広大な胞体領域を持つのは，この機序によると思われる．
胞体の性状と，ある領域に押しやられた核の配列から，(1) ラングハンス巨細胞：好酸性の胞体の辺縁に馬蹄形に核が並ぶもので結核に多い，(2) ツートン巨細胞：輪切りにしたキウイのように，輪状に核が配列し，その外側は明るく泡沫状 foamy で，その内側は好酸性に密な胞体を持つ，(3) 異物巨細胞：大きな胞体のどこかに核が不規則に集合している，に分ける．
結核肉芽腫では，どの形の巨細胞もみられるが，(1) はかなり特異的である．

Gallary 2

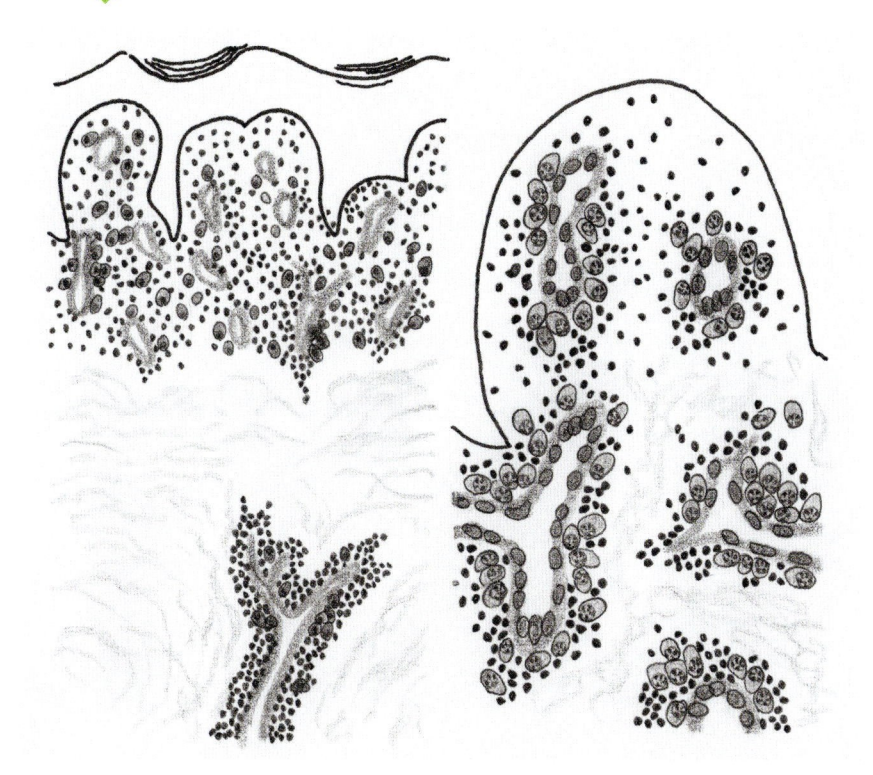

梅毒2期 鉛筆画，1982年ごろ

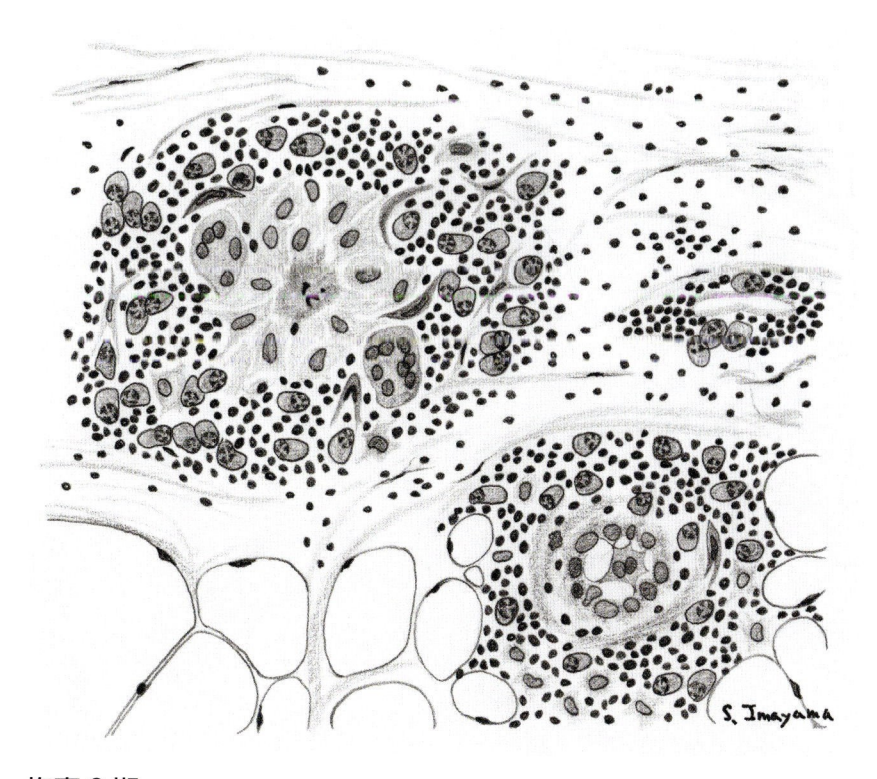

梅毒3期 鉛筆画，1982年ごろ

4 ●真皮から皮下に現れる変化

6　30　肉芽腫
(2) 柵状肉芽腫

Key Words　柵状肉芽腫，環状肉芽腫，脂肪類壊死，リウマチ結節

POINT

1. **柵状肉芽腫**とは，結合組織中に長く貯留している変性物や代謝産物を取り囲んで（蟻が，溶け始めたアイスクリームに取りつくように）貪食球／組織球が横並びに密集した細胞集塊をいう．
2. 完成すると，（異物を中心に）環状または放射状の細胞配列がわかるが，中心が散在または小さい初期は気づかずに見落とすことがある．
3. 中心が，既存の（多くは吸着物により変性した）線維系の時は環状肉芽腫と脂肪類壊死を，無構造または崩壊細胞の時はリウマチ結節と痛風結節を考える．

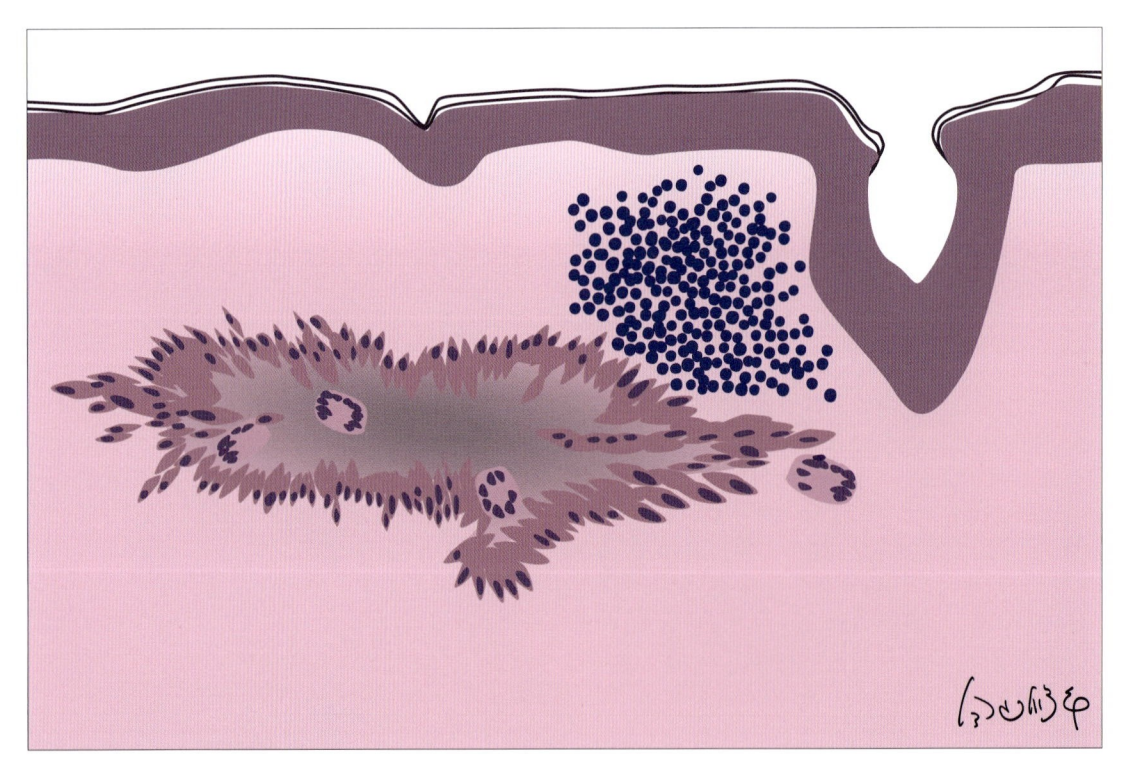

図 30-1　柵状肉芽腫の基本構造
環状肉芽腫 granuloma annulare を例示する．真皮上層の膠原線維束が，本来のピンクの色調から，より好酸性あるいは好塩基性に変化し，同時に線維束の隙間がなくなってベッタリとみえるのが退行変性の始まりである．その領域を細長い組織球が放射状に取り囲むが，その様子は，<u>溶け出したアイスクリームに群がる蟻のよう</u>，あるいは<u>餌に群がる稚魚のようである</u>．
細長い組織球では，異物に直面する側に胞体があって貪食しており，核は外側に位置する．すなわち細長い組織球は，細胞の内側と外側では機能が異なるという極性 polarity を持つが，あたかも脂肪酸の疎水基と親水基が整列してミセル micelle を成すかのようで，性質の異なる 2 領域の界面でよくみられる分子配列を思わせる．

4-6 ㉚ 肉芽腫 （2）柵状肉芽腫

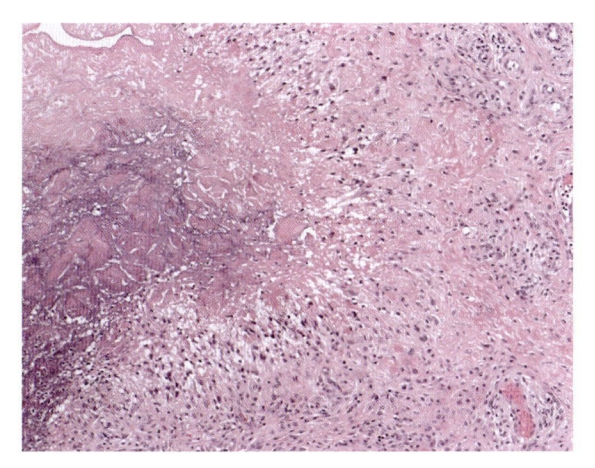

図 30-2　リウマチ結節
写真左半分の，無構造の好酸性と好塩基性の領域を，（砂糖に群がる蟻のように）放射状に取り囲む，組織球の細長い核がみえる．このような横並びの核の配列が柵状配列である．柵状の組織球の数列から少し離れた後方（右側）には，血管を中心に組織球が（切片上で数えると）数十個ずつ集合して小さな類結核肉芽腫を形成している．あたかも後方支援部隊の様相である．無構造物質に直面する組織球も，しばしば濃染した核を残して壊死している．その他の濃染する小型の核はリンパ球（×200, rheumatoid nodule, 67y, female）．

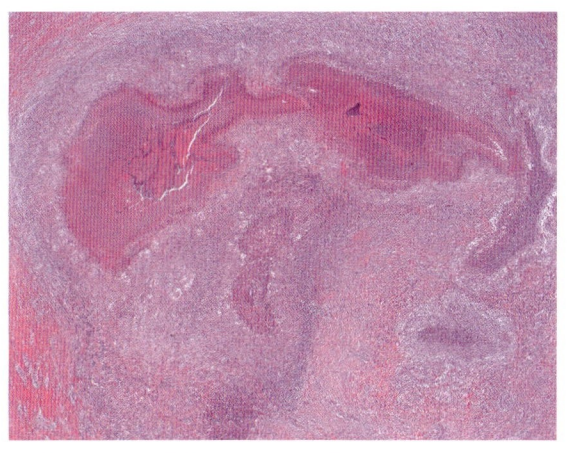

図 30-3　柵状肉芽腫←リウマチ結節
写真の中央に横たわる，異様な無構造の領域（好酸性のフィブリノイド物質と核崩壊物の混在のために汚くみえる）を，少し明るい細胞が帯状に取り囲んでいる．左端の上下には，これらすべてを隔離して肥厚した結合組織がみえている．このリウマチ結節を包む足外顆の真皮網状層である（×20, rheumatoid nodule, 45y, female）．

定　義

　肉芽腫とは，（何かしら意味があるようにみえる）組織球（→定着して類上皮細胞と呼ばれる形状になる）の集塊であり，その細胞の，配列，性状，続発・付随変化ごとに修飾語をつけて分類することは前述した（参照 ㉙類結核肉芽腫）．

　本項の柵状肉芽腫 palisading granuloma とは，上記のうちの細胞配列に基づいた分類の一型であり，（生化学または免疫学的に）退行変性した結合組織の一部分を，あたかも溶け出したアイスクリームや砂糖に群がる蟻のように，あるいは餌の塊に群がる稚魚のように，細長い組織球が，横並び状または放射状に取り囲んだ状態のことである．

　このタイプの肉芽腫は，例えば血栓・塞栓症や急性感染症などのように，急速に結合組織が壊死に陥る場合には決してみられない．肉芽腫の核になる結合組織変化は，低酸素状態，代謝物沈着，ワクチン注射，物理的損傷などによる，きわめて緩徐な退行変性または弱毒変性の場合に限られる．そのために顕微鏡下には，結合組織が壊死しているような生きているような半死半生の状態 necrobiosis にみえる．実際には，①壊死を意味する，小さく濃染した核と，②線維が膨化して

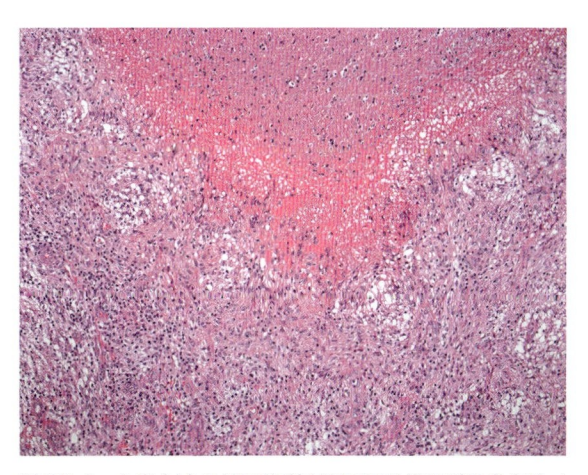

図 30-4　中央（上）の壊死物質を取り囲む横並びの貪食球／組織球（図 30-3 の拡大）
まだ完全に無構造ではなく，フィブリノイド物質と好塩基性の核崩壊物が混在した壊死物質の領域（上）を，所々空胞化した明るい胞体の細胞が取り囲み，あたかも溶けかけたアイスクリームに群がる蟻のようである．さらに外側（下）にはリンパ球（濃染する小さな核の細胞）と貪食球（遊走したばかりの単球で，ほぼ丸い）が取り囲んでいる（×100）．

色調が変化した状態のことを指す．その意味で本肉芽腫は，類壊死肉芽腫 necrobiotic granuloma と呼ばれることもあるが，半死半生の意味するところが曖昧なため徐々に使用されなくなっている．

　中央の異常組織を（蟻や稚魚が群がるように），細長い貪食球／組織球が放射状に包囲する時，貪食球／組

4 ● 真皮から皮下に現れる変化

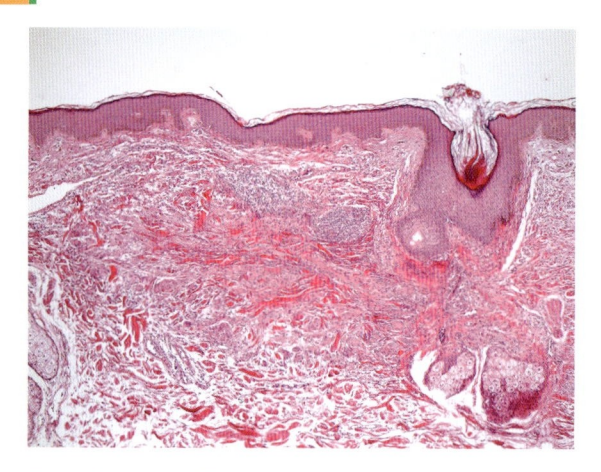

図 30-5 環状肉芽腫の全体像
写真は真皮網状層を示すが、その中央に横たわるように、赤く好酸性にみえる密な領域がある．それが環状肉芽腫の、退行変性した膠原線維領域である．これに気づくと、その領域の辺縁には、胞体が好酸性の明るい細胞が取り囲むように存在すること、一部分にはリンパ球浸潤もあることに気づく（×60, generalized granuloma annulare，65y, obtained from upper arm）．

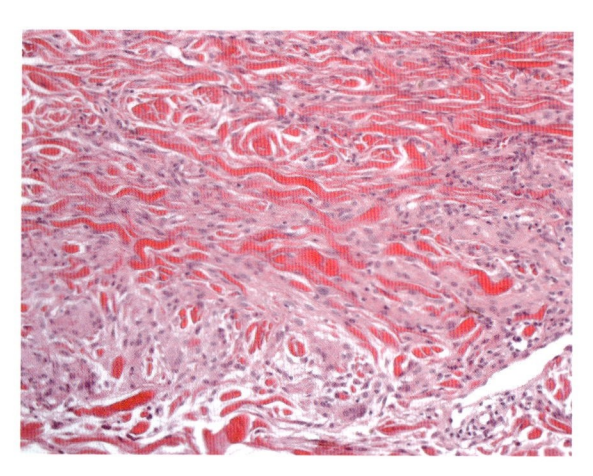

図 30-6 環状肉芽腫における膠原線維変化と組織球（図 30-5 の拡大）
肉芽腫の中の膠原線維束は，隙間がなくなり，色調がより（赤く）好酸性になっていることがわかる．本病変は初期であるため，線維束と束との隙間に、列を成して，リンパ球を伴って組織球が浸潤している．そのために結合組織の全体に細胞数が増えたようにみえて確かにウルサイ busy（×250）．

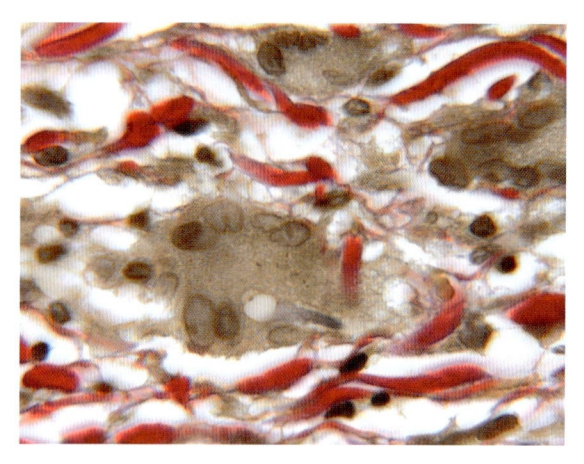

図 30-7 環状肉芽腫における組織球と巨細胞の貪食（図 30-5 の拡大）
弾性線維を黒く，膠原線維を赤く染め分ける Elastica van Gieson 染色により，組織球の役割を示す．巨細胞化した組織球により胞体内に取り込まれつつある弾性線維（黒灰色）と、膠原線維（赤）がわかる．本写真では、3 個のリンパ球（濃染した類円形の核だけの細胞）がみえている．それ以外の細胞は、かなり広大な胞体を持つことから組織球または単球であることがわかる（×1,250）．

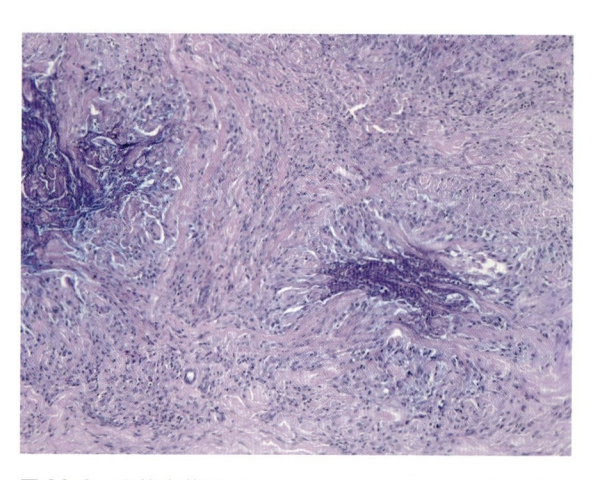

図 30-8 環状肉芽腫におけるムチンの存在（alcian blue PAS 染色）
写真の左端と右中央の、膠原線維束と弾性線維は、周囲を縁取るようにして濃い好塩基性の変性物と崩壊した核が付着している．これが環状肉芽腫の中心である．このことから、線維そのものの変化ではなく、それに吸着された（何らかの）代謝産物ごとの異物反応が本態であることがわかる．いずれにせよ類上皮細胞が取り囲む領域には、青く染まるムチンも沈着している（×120, granuloma annulare, 57y, female, obtained from lateral surface of left index finger, stained with alcian blue PAS）．

織球の細胞境界はそもそも淡紅色で周囲に溶け込んでいてよくわからない（参照 ㉙類結核肉芽腫『もっと詳しく』※1）が、核だけは好塩基性に染まるため、貪食球／組織球の細長い核が隣り合って横並びに配列している様子だけがよくわかる．これが柵状配列の本態である．

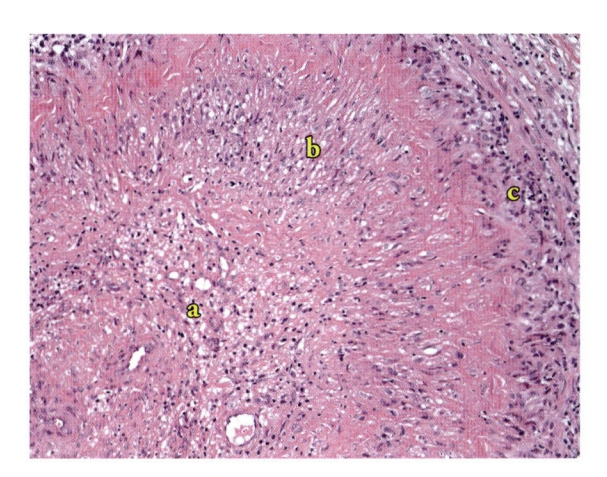

図30-9 巨細胞性動脈炎 giant cell (temporal) arteritis の肉芽腫
左下方の壊死中心は核破砕物などが混在した領域（a）を取り囲むように（あるいは，放射状に配列するように），細長い組織球が横並びになって柵状配列（b）を成している．さらに周囲にも組織球が横並びに配列している（c）様子がわかる（×200, temporal arteritis, 65y, obtained from lt. temporal area）．

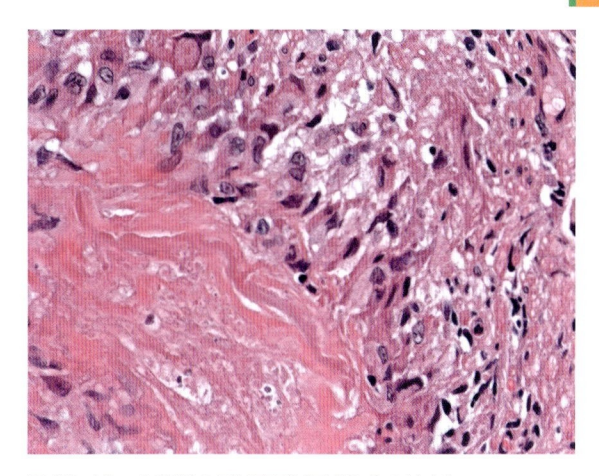

図30-10 肉芽腫の柵状配列（図30-9の拡大）
無構造のようにみえる（左下方の）変性部分をよくみると，好酸性に均質になっているものの，波を打つ板状の構築から内弾性板であったことがわかる．注意してみると壊死に陥った細胞成分や核塵も混在している．それらに直面する組織球は，餌を食べる稚魚または砂糖に群がる蟻のように横並びである．分裂像もみられる（×600）．

基本的には，①何らかの意味で生体に不都合に変化した結合組織の一部分を，②貪食球／組織球が主役になって，③生体から隔離しながら貪食する，④ゆっくりした異物処理過程と考えられる．月から年単位に経過する病理変化であり，最終的には線維化することで容積が減少して終了することが多い．

組織像の実際

◆ リウマチ結節 rheumatoid nodule（図30-2～4）
好酸性または好塩基性の無構造領域を包囲するように，細長い貪食球／組織球の核が放射状に，横並びに取り囲んでみえる．その様子は，溶け出したアイスクリームや砂糖に群がる蟻のようである．溶け出た液体に飲み込まれて蟻が浮いて死ぬように，無構造物質に面する最前線の貪食球／組織球も，濃染した核だけを残して壊死する．最前線から少し間を置いた後方には（最前線の柵状または放射状の配列ではない）血管中心性の組織球の集合ができることが多い．あたかも後方支援部隊の様相である．本組織のような，無構造物質に面する最前線の貪食球／組織球の細長い核が，横並びに配列して数列を成すのが柵状肉芽腫の典型である．

◆ 環状肉芽腫 granuloma annulare（図30-5～8）
慣れないうちは組織診断がむずかしい病変のひとつが環状肉芽腫である．とくに多発型，小さな病変あるいは初期病変がむずかしい．環状肉芽腫とは膠原線維の退行変性に対する肉芽腫であるが，膠原線維の退行変性が捉えにくいからである．

そもそも何も異常のない組織においてさえ，真皮結合組織の膠原線維束は不規則に走行してみえるものであり，その色合いに多少濃淡があっても（標本作成での切れ方であったりして）病的ではないことが普通である．こうして環状肉芽腫のコアの変化そのものが見落とされる．そこで以下のようにみることで病変を見出すとよい．

体幹や四肢から採取された皮膚標本の真皮網状層では，淡い好酸性（ピンク）に染まった，ほぼ同じ太さの膠原線維束が，互いにある隙間を保ちながら，ゆるやかな波を打つように並走している．その膠原線維束の，①色合いの濃淡ではなく色調が変化し，②線維間の隙間がなくなりベッタリとみえると異常である．そうした領域に気づきさえすれば，その変化した領域を取り囲むように細胞が浸潤していることに気づく．こうして環状肉芽腫と脂肪類壊死の診断の門戸が開かれる．

膠原線維束の変化は，①本来の（ピンク）淡紅色の色調から，より（赤く）好酸性になったり，逆にムチン沈着を伴うと（青みを帯びて）好塩基性になる．②色調変化とともに（線維束の中で稠密に束ねられていた）細線維が膨化するために，個々の線維束が太くなり，互いの束の間にみえていた隙間がなくなってベッタリとみえる．弾性線維は，青みを帯びた好塩基性の

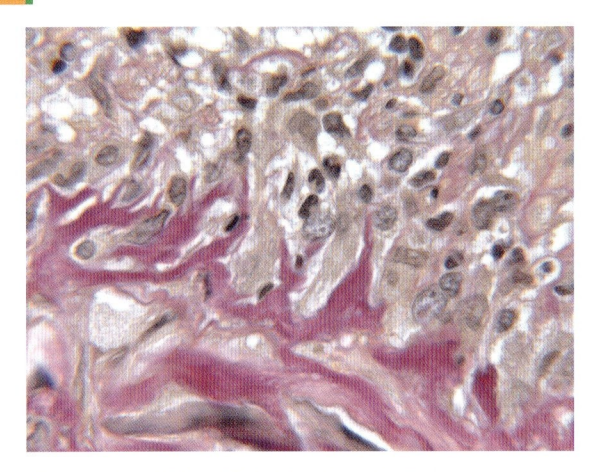

図 30-11　肉芽腫の柵状配列（図 30-10 の拡大）
Elastica van Gieson 染色により，弾性線維は黒灰色に，膠原線維は紅色に，細胞は黄褐色に染め分けた像．弾性線維や膠原線維を貪食している組織球は，常に，異物と向き合う前線の方向には胞体を，後方に核を位置させている．（× 1,000, temporal arteritis, 65 year-old-male, obtained from lt. temporal area）．

図 30-12　痛風
ほとんどの組織標本はホルムアルデヒド formaldehyde 固定を行うために尿酸結晶は流出して失われており，それが抜けた後の淡紅色から何もない領域を，組織球と巨細胞が取り囲む．その意味では異物型にも分類できる（× 200, gout, 81 year-old-male, obtained from foot）．

色調変化だけである．

　上記のような，真皮結合組織の一部分に起きた退行変性領域を，貪食球／組織球が放射状または横並びに取り囲むのが基本である．病初期や小型の病変では，変化した線維束と束との隙間にも貪食球／組織球（→類上皮細胞，巨細胞）が列を成して浸潤することがあり，そのために結合組織の全体に細胞数が増えたようにみえる．貪食球／組織球はしばしば巨細胞化するが，注意深く観察すると，変化した膠原線維と弾性線維との双方を貪食している．他にはリンパ球浸潤を伴うが好酸球が混在することがある．そもそも結合組織には，わずかに常在の細胞が点在するだけであるから，（一般に期待されるよりは）どことなく細胞が多い状態をウルサイ busy と表現することがある．あまり法則性のない，間質の細胞増加を指す用語として最近よく使用される．

　完成した病変では結合組織にすべてが壊死に陥って，本来の線維芽細胞などの結合組織に常在する細胞（実際にみえるものは濃染した核だけであるが，その核）のすべてが減少する．こうして肉芽腫の内側部は，多くは無構造の好酸性物質（ムチン沈着などにより好塩基性の部分もある）にみえる．しかし倍率を上げて観察すると，少なくとも一部には線維構造が残存していて，前述のリウマチ結節とは鑑別がつく．また柵状配列のさらに周囲には，柵状ではない貪食球／組織球の小集塊が散在するのは，リウマチ結節と同様である．

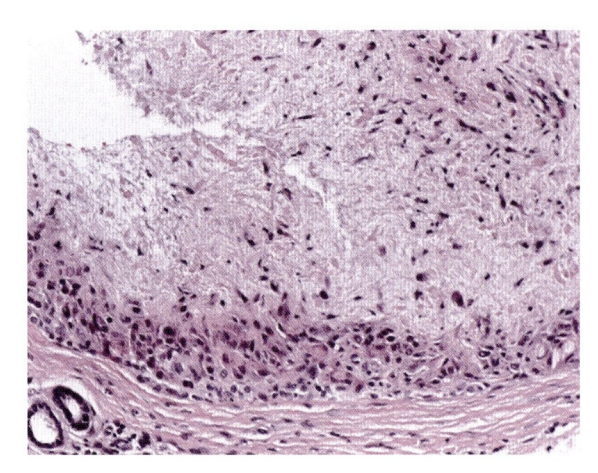

◆ **巨細胞性動脈炎 giant cell arteritis（図 30-9 ～ 11）**
　完成された側頭動脈炎 temporal arteritis では，変性して無構造になった内弾性板（それでも倍率を上げると波打つような弾性線維板の名残りがわかることが多い）を放射状に取り囲む，貪食球／組織球の柵状配列がよくわかる．そもそも血管そのものが円筒形の構造物であるから，それを貪食する組織球の放射状または横並び配列もほぼ円形であり，断面では柵状配列が美しく観察される．

　本疾患は，側頭動脈が露出部かつ下床に頭蓋骨がある部位に位置するために，紫外線と赤外線により内弾性板が退行変性し，それに対する肉芽腫反応と考えられているが，その機序からも貪食球／組織球の柵状配列は理解しやすい．こうした慢性の微弱な放射線障害に対する皮膚病変の代表は，日光肉芽腫 actinic granuloma, elastolytic giant cell granuloma であるが，確かに側頭動脈患者に日光肉芽腫の併発が知られている．

　側頭動脈炎は病理学的には肉芽腫性血管炎に分類されており，血管を場とする炎症という意味では血管炎であるが，かなり特異な局所性の血管炎である．一般の血管炎がフィブリノイド物質沈着（参照 ㉖ フィブリノイド物質）で特徴付けられる，免疫学的機序による急性炎症であるのに対して，側頭動脈炎はそうした免疫学的異常がなく，全身症状や多臓器障害を伴わず，慢性経過をたどるという肉芽腫である．

4-6 ㉚ 肉芽腫 (2) 柵状肉芽腫

◆ 痛風 Gout（図30-12）

体内に侵入した異物に対する組織球反応は，例えば植物の棘の場合のように，異物に直接に貪食球／組織球（→類上皮細胞→巨細胞）が付着することが多い．しかし異物が液状の場合は柵状肉芽腫の反応型をとることがある．痛風の結節の場合も，細長い貪食球／組織球（類上皮細胞）が取り囲んで柵状配列を示すことがある．

解説

そもそも柵状肉芽腫の中心に位置して貪食球／組織球による攻撃の対象となる，（特定の領域だけの）結合組織の退行変性の機序は不明のままである．しかしリウマチ結節の場合はリウマチ性血管炎による組織障害であろうと考えられ，環状肉芽腫の場合は，早期病変における好中球核破砕物の存在から，やはり免疫グロブリンの関与する血管炎の先行が強く疑われ，脂肪類壊死の場合は**糖尿病性微小血管症 diabetic microangiopathy** の結果としての結合組織の退行変性が本態であろうと考えられている．とはいえ，初期の血管炎像を捉えた組織標本をみることは滅多にない．

リウマチ結節では，貪食球／組織球に取り囲まれる中央の物質が（血管炎によることを反映して）フィブリン様無構造物質が主体であるのに対して，**脂肪類壊死や環状肉芽腫**では線維系の緩徐な退行変性が主体であるため，もともとの線維の配列と構造がぼんやりと残存している．

柵状肉芽腫で放射状に配列される細長い貪食球／組織球では，異物に直面する側に胞体の大部分があって核は外側に位置している．これは貪食のための小器官（ライソゾームなど）と，細胞運動のための収縮タンパクを豊富に持つ胞体を異物側に位置させて，異物に向かう面での貪食効率を高めるためと考えられる．すなわち柵状肉芽腫では，貪食球／組織球は，細胞表面の1方向だけで異物と接しており，その意味では，細長い細胞の内側と外側では機能が異なるという，細胞極性 polarity を発達させていることになる．同じ組織球でありながら，類結核肉芽腫では，貪食球／組織球が全方向性に貪食し，全方向性に相互接着して類上皮細胞と変化する（参照 ㉙類結核肉芽腫）のとは大きく異なる．

柵状肉芽腫では貪食球／組織球が極性を持つようになるのは，処理すべき中央の組織が外来性の異物・菌などではなく（免疫生化学的に生体に不利に変化したものとはいえ）元は自己組織であるために，生体にとっての危険性が低いこと，言い換えれば排除の優先順位が低いことによると考えられる．貪食球／組織球の横並びの包囲網は，視点を変えれば，壊死物質と正常組織との間に一定の距離を稼ぐことで正常組織への波及を食い止める機能を果たしているとも言える．あたかも脂肪酸の疎水基と親水基が整列してミセル micelle を成すかのようであり，これは性質の異なる2者の間を境界する界面では，しばしばみられる共通の分子配列でもある．

代表的な疾患

① **環状肉芽腫 granuloma annulare**：何かしら色と構築がおかしい膠原線維や弾性線維が貪食球／組織球に取り囲まれている場合，本疾患と②脂肪類壊死を考える．もちろん例外はあるが，一言で言えば，環状肉芽腫は真皮結合組織の上方に位置し（表皮直下のこともある），変性の範囲は小さくて好酸性になることが多い．

② **脂肪類壊死 necrobiosis lipoidica**：一言で言えば，本疾患では（環状肉芽腫に比較して）病変の範囲が広く，深く，しばしば皮下脂肪層を巻き込む．経過が長くなるとさまざまの程度に線維化がみられる．取り巻く細胞も貪食球／組織球のみならず，リンパ球，好酸球，形質細胞などが混在しやすい．

③ **リウマチ結節 rheumatoid nodule**：病変の中央に線維構築の名残がなく，無構造で，フィブリンのような好酸性（時に好塩基性の混在）の場合は本症を考える．近年は稀であるが，**リウマチ熱に伴う結節 nodules of rheumatic feber** も同様の所見を呈する．

④ **異物反応 foreign material**：異物に対する反応の多くは，異物の形状（たとえば棘の刺入の場合は棘の形）に支配された異物肉芽腫を呈する．しかし異物が液状の場合，吸着した細胞外基質や膠原線維や弾性線維がそれらを吸着して生化学的または免疫学的に変化し，結果として，それに対する柵状肉芽腫の反応型をとることがある．**痛風やワクチン接種部位の肉芽腫**が含まれる．

⑤ **その他**：柵状肉芽腫様好中球性皮膚炎 palisading granulomatous neutrophilic dermatitis，類壊死性黄色肉芽腫 necrobiotic xanthogranuloma，梅毒 syphilis などでも，このような配列がみられることがあるが，診断の根拠として使用されることは稀である．

4 ●真皮から皮下に現れる変化

7 31 脂肪織炎
小葉型／隔壁型

Key Words 小葉型，隔壁型，脂肪織炎

POINT

1. ブドウの実のひとつひとつを脂肪細胞に例えると，脂肪組織とは，ブドウの房（脂肪細胞の集合＝小葉）を，網（隔壁）に包んで，詰め込んだような組織である（参照『もっと詳しく』※2）．
2. 脂肪織炎 panniculitis を表現する時に，ブドウの房で起きた炎症を小葉型 lobular の，外側の包みで起きた炎症を隔壁型 septal の，と分けることがある．
3. 小葉型は脂肪細胞を標的または場とした炎症で，隔壁型は環流障害を背景にした場合と，膠原病の結合織炎が波及した場合に多い．
4. 隔壁には，たまたま通過する体循環の動・静脈が含まれるために，下腿の下1/3では環流障害を背景にして静脈周囲炎が起きやすく，ついには線維化を起こす．

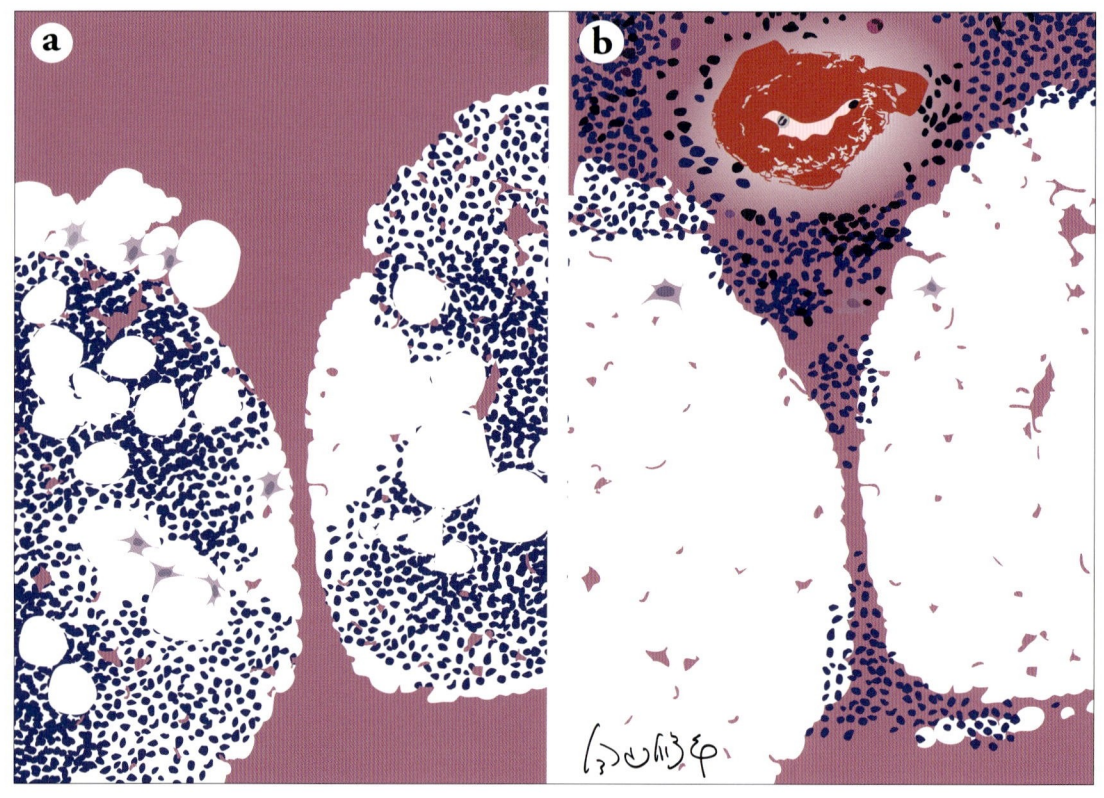

図31-1　小葉型（a）と隔壁型（b）の脂肪織炎
脂肪組織は，顕微鏡下には，結合組織の隔壁 septa によって分割された小葉 lobule の集合組織にみえるから，主たる細胞浸潤や組織損傷などが小葉中心の炎症を（a）小葉型の脂肪織炎と呼ぶ．もちろん脂肪組織そのものの特異的炎症がこの型であり，疾患ごとに浸潤細胞の種類や分布そして脂肪細胞の変性の様子などに特徴があって診断に至る．
一方，隔壁に主たる炎症が存在する時に（b）隔壁型の脂肪織炎と呼ぶ．そもそも隔壁の結合組織には（皮膚を栄養するためではない）体循環の動脈と静脈（v）も通るため，これが関係する炎症，とりわけ環流障害による隔壁型の脂肪織炎をみることが多い．また真皮との関係でいえば隔壁は真皮網状層から根を下ろすように下降した結合組織ともいえる．したがって真皮網状層に炎症を起こす膠原病（例：強皮症）などでは，連続性に炎症が下降して隔壁型の脂肪織炎になる．

図31-2 深在性エリテマトーデス／脂肪織ループスLE
左側の隔壁にはほとんど変化がないのに対して，脂肪小葉の中には，リンパ球を中心とした細胞が斑状に密に浸潤している．詳細に観察すると斑状浸潤の中心には必ず血管がみられる．したがって血管中心性の斑状リンパ球浸潤という意味では，他のエリテマトーデス（における血管中心性の斑状のリンパ球浸潤）と同様である．浸潤細胞はリンパ球の他に形質細胞が多く，時にリンパ濾胞構造をみる．炎症の強さに応じてさまざまの程度に脂肪組織そのものも損傷され，泡沫細胞や脂肪細胞の変性像が観察される（×100，obtained from the rt. upper arm of a 65-year-old woman with LE profundus）．

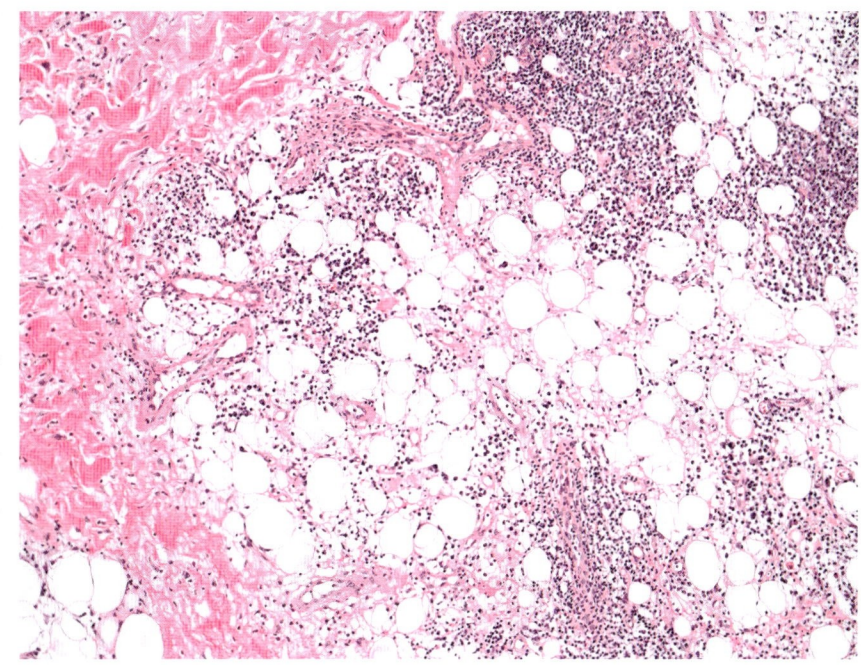

定 義

皮下の脂肪組織 adipose tissue，fat tissue では，個々の脂肪細胞 adipose cell，adipocyte，fat cell は，10^2-10^3 個がブドウの房のように一塊になって栄養される．顕微鏡で組織をみる時には，この脂肪細胞の一塊を「小葉 lobule」と呼ぶ（参照『もっと詳しく』※2）．その中央には（ブドウの房の芯の枝のように）細動静脈 arteriole/venule が個々の細胞を栄養している．ブドウは一房ずつ柔らかい網（ネット）に包まれて箱詰めされるように，個々の小葉も結合組織の被膜 fibrous capsule に梱包されて詰め込まれ，こうして脂肪組織が完成する．完成した脂肪組織からみれば，個々の小葉（ブドウの房）を包む被膜は，小葉（房）を個々に隔てる「隔壁 septa」ともいえる．

以上，ブドウを例にして，脂肪組織を，細胞→集合→組織へと，カメラを引くようにして解説したが，顕微鏡下には低倍の組織レベルから観察を始めるから，脂肪組織は「隔壁」によって「小葉」の単位に分けられた組織にみえる．

そこで，病変の主たる変化（細胞浸潤，組織破壊など）が，脂肪細胞そのものを対象に，すなわち小葉内に細胞浸潤や変性などが起きている病変を**小葉型の脂肪織炎 lobular panniculitis** と呼び，逆に（小葉を包んでいる）隔壁の結合組織に主たる炎症が存在する時に**隔壁型の脂肪織炎 septal panniculitis** と呼んで区別する．

小葉中心には脂肪細胞を栄養する細動静脈が存在し，小葉全体には毛細血管が網のように走行している．一方，隔壁の結合組織には小葉からの集合細静脈系と，それとは無関係の体循環の皮静脈系が（通過のために）存在する．このため脂肪組織を場とする特異的な炎症は，小葉型のことが多い．

一方で（どちらかといえば脂肪細胞とは直接に関係のない，大きな血管系が関わる）環流障害を背景とする炎症性疾患では，隔壁型の脂肪織炎の形をとる．しかし隔壁の炎症も，いずれは炎症の波及から脂肪組織の変性を引き起こすので，ある程度は両者は混在する．また強皮症のような結合組織病変が主体の疾患では，真皮網状層の結合組織の炎症変化が下降して，脂肪層の隔壁に及ぶ．

小葉型の脂肪織炎 lobular panniculitis

◆ 代表的な疾患

遭遇する頻度順に，①下腿を中心に有痛性の紅斑が多発する**バザン硬結性紅斑**あるいは**結節性血管炎 erythema induratum（Bazin）/nodular vasculitis**，②体幹や四肢の中枢側に板状硬結を呈することの多い**深在性エリテマトーデス／脂肪織ループス LE profundus/lupus panniculitis**，③さまざまの物理

4 ● 真皮から皮下に現れる変化

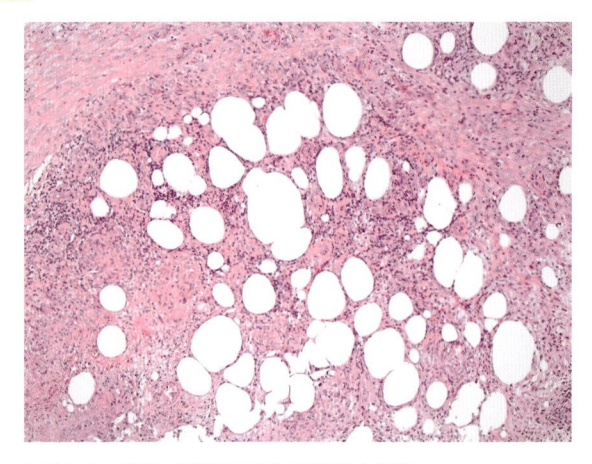

図 31-3 バザン硬結性紅斑／結節性血管炎
小型の肉芽腫，リンパ球を中心とした密な細胞浸潤，脂肪組織の壊死・融解が，脂肪小葉の全体に観察される．小葉周囲の結合組織性隔壁にはすでに線維性肥厚がみられる．血管炎が存在する場合は後者の名称が好まれるが，基本的な組織変化は非常によく似ている（×100，obtained from the rt. knee of a 72-year-old woman with erythema induratum Bazin）．

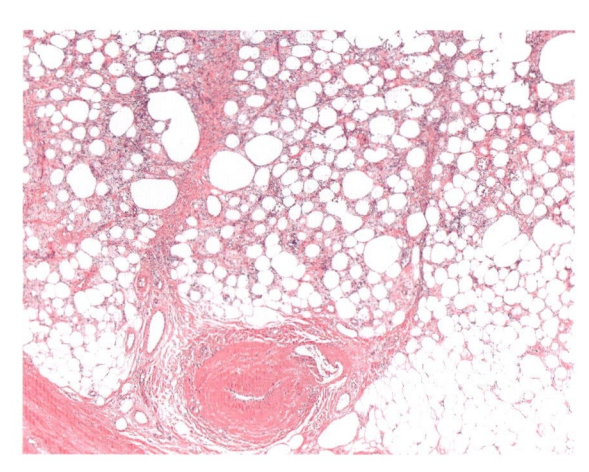

図 31-4 物理的損傷（熱）burn による脂肪織炎
写真の中央下方の，壁の厚い太い血管は，たまたま通過する体循環の皮静脈である．この血管の中膜の筋層を共有して，右側に，弁を持った静脈が枝分かれしていることからも静脈であることがわかる．そもそも伸縮部位に存在する静脈（横隔膜が典型）は縦走筋がよく発達するうえ，下腿では静水圧が高いため，静脈でも中膜が非常に厚い．脂肪組織の上方2/3 は脂肪細胞が均等に変性しているが，同時に隔壁も損傷されていて両者の区別がなくなりつつある．（×40，obtained from the lt. lower leg of a 36-year-old woman with low thermal burn）．

化学的な組織損傷（低温／熱／外傷／注射など）によって生じて，結局は陥凹を残して治癒することになる**脂肪織炎 cold/traumatic/factitial/poststeroid panniculitis**，④内部臓器の脂肪織炎を伴って多発かつ出没し，病理組織ではあたかも脂肪織炎にみえる**T 細胞リンパ腫 panniculitis-like T-cell lymphoma**（貪食性組織球性脂肪織炎 cytophagic histiocytic panniculitis との異同の問題が残る）などが主要な小葉型の脂肪織炎である．⑤**新生児の皮下脂肪壊死 subcutaneous fat necrosis of the newborn** は頻度は低いが特徴的ではある．

◆ 組織像の実際

（a）（多少は周囲の結合組織に波及するものの）脂肪小葉に，（b）びまん性ないし斑状に，粗から密までのさまざまな分布に，(c)好中球・好酸球・リンパ球・貪食球／組織球からなる細胞浸潤が起き，(d)さまざまの程度に脂肪細胞の変性とその貪食処理，すなわち細胞融解から泡沫細胞の出現そして小型の肉芽腫までがみられる．これらの組み合わせが疾患に独特であることで診断に至る．その意味で重要ではある．

深在性エリテマトーデス／脂肪織ループスでは主にリンパ球が斑状に脂肪小葉に浸潤する．斑状浸潤の中心には細かい血管がみられ，血管中心性の斑状リンパ球浸潤という意味でエリテマトーデス共通の所見といえる．浸潤細胞はリンパ球のほかに，脂肪組織では形質細胞（参照 ❶形質細胞）が多く，時にリンパ濾胞構造（参照 ❺リンパ球）をみることもある（図 31-2）．

バザン硬結性紅斑／結節性血管炎ではリンパ球を中心とした密な細胞浸潤，脂肪組織の壊死・融解が脂肪小葉の全体にびまん性に観察され，小葉を取り囲む隔壁にもさまざまの程度に線維性肥厚がみられる（図 31-3, 5）．

さまざまな物理化学的損傷では（線維芽細胞などに比較すれば）生物学的に弱い脂肪細胞が容易に変性するために，小葉型の脂肪織炎がみられる（図 31-4）．

脂肪細胞変性と貪食過程の代表は**泡沫細胞 foam cells**（図 31-6）である．それ以外にも，特徴的な融解壊死像 **membranocystic/lipomembranous fat necrosis**（図 31-7）がある．後者はいくつかの疾患の特徴とされることもある．しかしこの変性も小葉型の脂肪織炎である結節性紅斑，深在性エリテマトーデス／脂肪織ループス，外傷性脂肪織炎をはじめ，隔壁型の脂肪織炎でも脂肪組織に変性が波及した病変ではしばしば観察される．

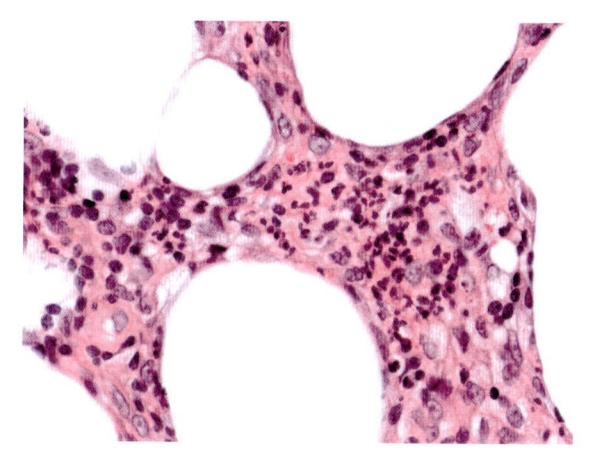

図 31-5 バザン硬結性紅斑の浸潤細胞（図 31-3 の拡大）
大まかにいえば，炎症が急性に進行しているところでは好中球が，プラトーに達したらリンパ球が，慢性炎症やある種の免疫不全状態では形質細胞が出現し，それらすべての貪食のために貪食球／組織球が現れると考えてよい．脂肪織炎では，貪食球／組織球が貪食した脂肪滴が，組織球の胞体を埋め尽くして泡沫状 foamy または泡沫細胞 foam cell にみえる．長期化すると肉芽腫にみえてくる（× 600, obtained from the rt. knee of a 72-year-old woman with erythema induratum Bazin).

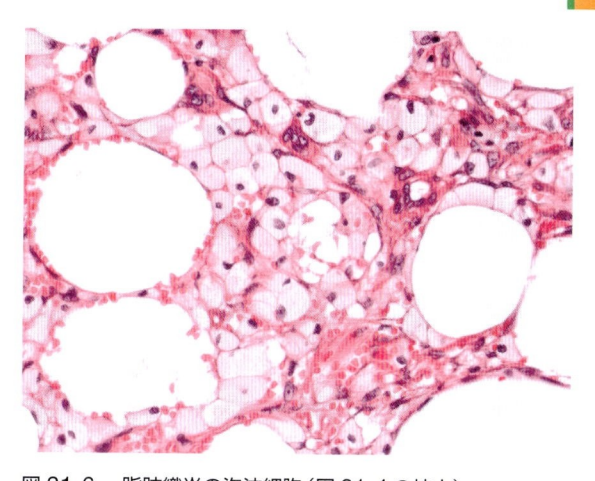

図 31-6 脂肪織炎の泡沫細胞（図 31-4 の拡大）
小葉型の脂肪織炎では，脂肪細胞そのものがさまざまの程度に損傷されるために特徴的な変性像を示す．変性した脂肪細胞が貪食されて，組織球の胞体の大部分を（2 次ライソゾーム内の）脂肪滴が埋めると，あたかも皮脂腺の細胞のように，あるいはスリガラスの胞体のようにみえる．熱傷では，周囲にも熱が波及して広範囲に血流が落ちるために創傷治癒機転が遷延して，長い間，急性炎症が起きないで，緩慢に貪食球／組織球による貪食だけが継続することがある（× 400, obtained from the lt. lower leg of a 36-year-old woman with low thermal burn).

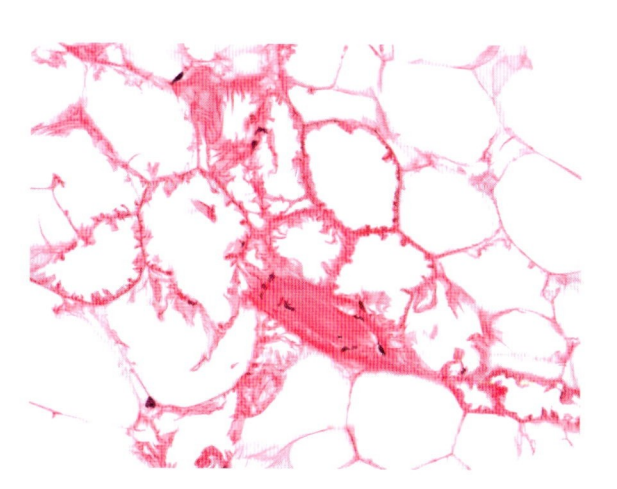

図 31-7 membranocystic/lipomembranous fat necrosis
既存の脂肪細胞の輪郭を残しながら，内容はすべて溶出してしまって嚢胞 cyst 様になる時に，既存の細胞輪郭の部分から好酸性の紅い，膜のような無構造物質が，ヒラヒラと内腔に突出することがあり，そのため嚢腫様にもみえるし，膜様にもみえて，この名称がある．数個から数十個が融合した大きな多糖類と脂肪を含むことはわかっているが，なぜ生じるのかはわかっていない（× 400, obtained from the rt. breast of a 63-year-old woman with LE profundus).

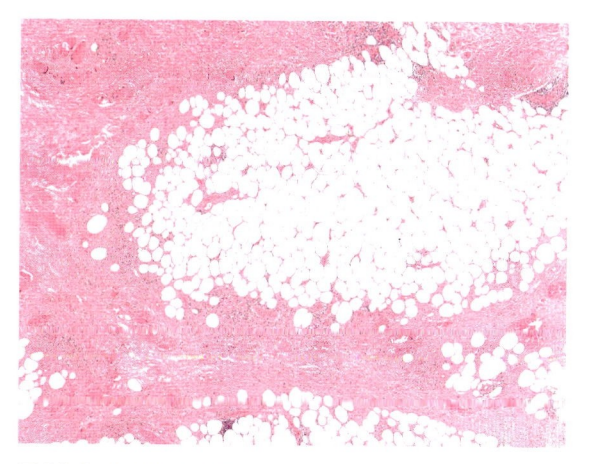

図 31-8 硬化性脂肪織炎
脂肪小葉を取り囲む結合組織が肥厚しているが，その割には脂肪小葉の中は大した変化がない．とはいえ肥厚した結合組織隔壁をよくみると，さまざまの段階の脂肪細胞の変性・壊死そして membranocystic fat necrosis（図 31-7）がみられ，実は，線維化の起きている部分は以前は脂肪小葉であったことがわかる（× 40, obtained from the rt. lower leg of a 55-year-old woman with ill-controlled venous insufficiency).

4 真皮から皮下に現れる変化

隔壁型の脂肪織炎 septal panniculitis

小葉こそが脂肪組織そのものであり，その中には脂肪細胞を栄養する細動静脈から毛細血管網が走行している．これに対して隔壁の結合組織には，①小葉から出た細静脈系と，②体循環系のやや大きな皮静脈系が単に傍らを通過する．このため隔壁には，（主に下腿の）環流障害を背景とする，非特異的な炎症性疾患が生じやすい．このような環流障害を基盤とする慢性炎症は，結局は線維化となって終了するために，硬化性脂肪織炎 sclerosing panniculitis と呼ばれる一群の多くはこの像（図 31-8）を呈する．また前述したように，膠原病のうち結合組織病変が主体の疾患では真皮結合織の炎症が，網状層から下降して脂肪層の隔壁に及んで隔壁型の脂肪織炎の形を呈することがある．

もっと詳しく！

● ※1　数十個の脂肪細胞からなる小葉を走査電顕にて観察した写真

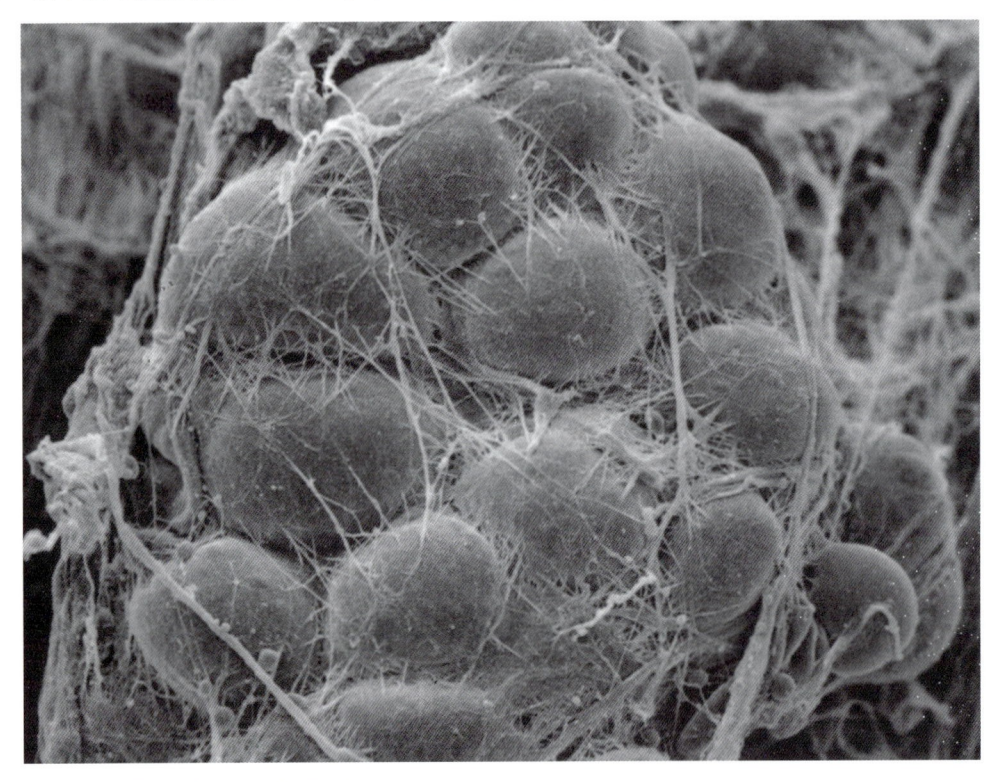

付図1　正常の脂肪小葉の走査電顕による写真
個々の脂肪細胞は球形の細胞であるが，それが細かい線維によって絡みあって，数十から数百個ずつの小葉が形成される．まるで網（ネット）に包んだブドウのようにみえる．絡まる線維は膠原線維と弾性線維であるが，一般の結合組織より弾力線維が多い．よくみると紡錘形やアメーバ状の組織球や線維芽細胞が，脂肪細胞の間隙に介在している（×1,500，normal adipose tissue，obtained from the abdominal skin of a middle aged female）．

個々の脂肪細胞は直径およそ 50（25-200）μm の，軟式のテニスボールのように，押すと凹む球形の細胞で，数十から数百個が，絡みつく膠原線維と弾性線維によってまとまって小葉が形成される．よくみると（テニスボールのような）脂肪細胞に絡みつくのは線維だけではなく，紡錘形やアメーバ状の細胞（その多くは組織球と線維芽細胞）が混在している．
そもそも脂肪細胞は脂肪（のほとんどはトリグリセライド）の貯留分解という活発な代謝を行う細胞であり，個々に毛細血管と接している．このために血流は意外に豊富であり，個々の小葉ごとに終末細動脈が供給されている．その血管周囲には，節後性交感神経の非アドレナリン神経支配を伴い，その支配を受ける．

4-7 ㉛ 脂肪織炎 小葉型／隔壁型

> **もっと詳しく！**

- ※2　正常の脂肪組織の低倍の組織写真

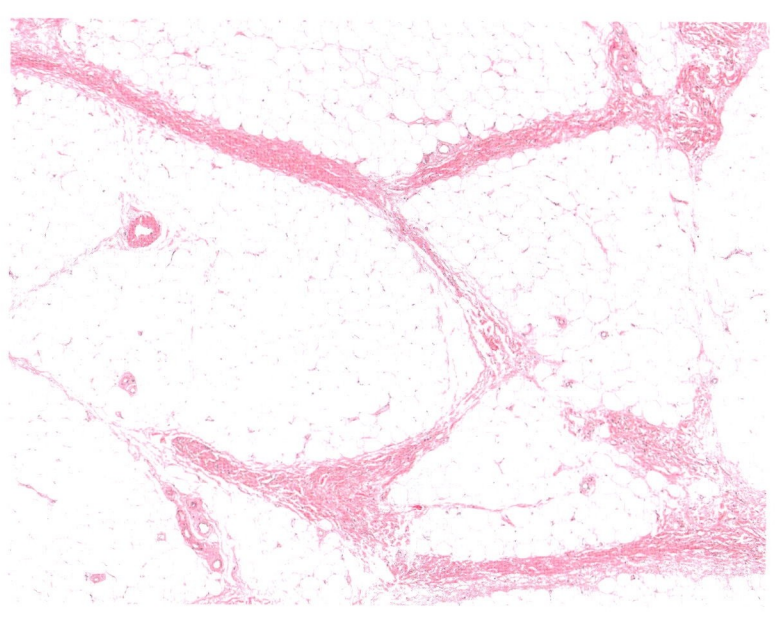

付図2　正常の脂肪組織の光顕による写真
数個の脂肪小葉と結合組織性隔壁を示すが，個々の脂肪小葉には（必ずしも中央ではなく少し偏在して）細動静脈が存在する様子は，あたかもブドウの房の中の枝のようである．もちろん倍率を上げると個々の脂肪細胞の傍を通る毛細血管がみえる．左の小葉の中央にみえる壁の厚い管腔は，中膜の平滑筋が束状に縦走することで（血管ではなく）集合リンパ管とわかる．本組織は足底であるが，圧を受ける部位ほど隔壁が強固であるのは，脂肪細胞がクッションの働きをするためと考えられている（×40，normal subcutaneous fat tissue，obtained from the sole of a middle aged female）．

顕微鏡下には脂肪組織には血流が少ないようにみえるし，日常活動中の交感神経緊張状態では皮膚そのものへの血流供給が少ないので，確かに，皮下脂肪の多い太った人ほど皮膚は冷たく感じられる．しかし個々の脂肪細胞はそれぞれ少なくとも1本の毛細血管と接触して脂肪合成分解のための十分な血流を受けていて，空腹時には脂肪組織への血流が増加するなど，血流による代謝制御がわかっている．個々の脂肪細胞が大きい（容積比では赤血球の1,000倍くらい）ために一見血流が少なくみえるが，細胞一個あたりの血液供給は他組織と同等である．
（脂肪小葉を中心としてではなく）隔壁を，脂肪組織の主たる単位構造と考えると，脂肪組織とは，隔壁が，数十から数百の脂肪細胞を一単位にして取り囲んだ組織ともいえる．皮膚では，脂肪組織の隔壁は，真皮網状層の膠原線維束が，まるで根を張るように伸びたものであり，その発達度は組織にかかる圧を反映して，足底では厚く腹部では薄い．強皮症などの結合織炎症と硬化が，網状層から下降して隔壁型の脂肪織炎の形を呈することがあるのはこのためである．

4 ●真皮から皮下に現れる変化

8 32 萎縮

Key Words　萎縮，乳頭層，乳頭下層，接合部皮膚炎，先天性皮膚萎縮／欠損症

POINT

1. 組織・器官／臓器の，全体または一部の容積が縮小した状態を<u>萎縮</u>という．
2. 萎縮部には，本来の曲線的な構築や凸凹が失われて，非生物的な直線や弧が現れる．
3. 非可逆的／病的萎縮のうちもっとも頻繁にみられるのは<u>表皮萎縮</u>で，乳頭層の破壊または喪失による．同じ機序により，付属器の毛と爪に萎縮が多い．
4. <u>表皮萎縮</u>はエリテマトーデス，硬化性萎縮性苔癬，菌状息肉症などの接合部皮膚炎の完成像として，<u>真皮萎縮</u>は先天性皮膚萎縮／欠損症で，<u>脂肪萎縮</u>は脂肪織炎の遺残として，<u>全組成の萎縮</u>は萎縮性瘢痕，線状皮膚萎縮，白色萎縮，慢性放射線皮膚炎の最終像としてみられ，原因ごとに特徴がある．

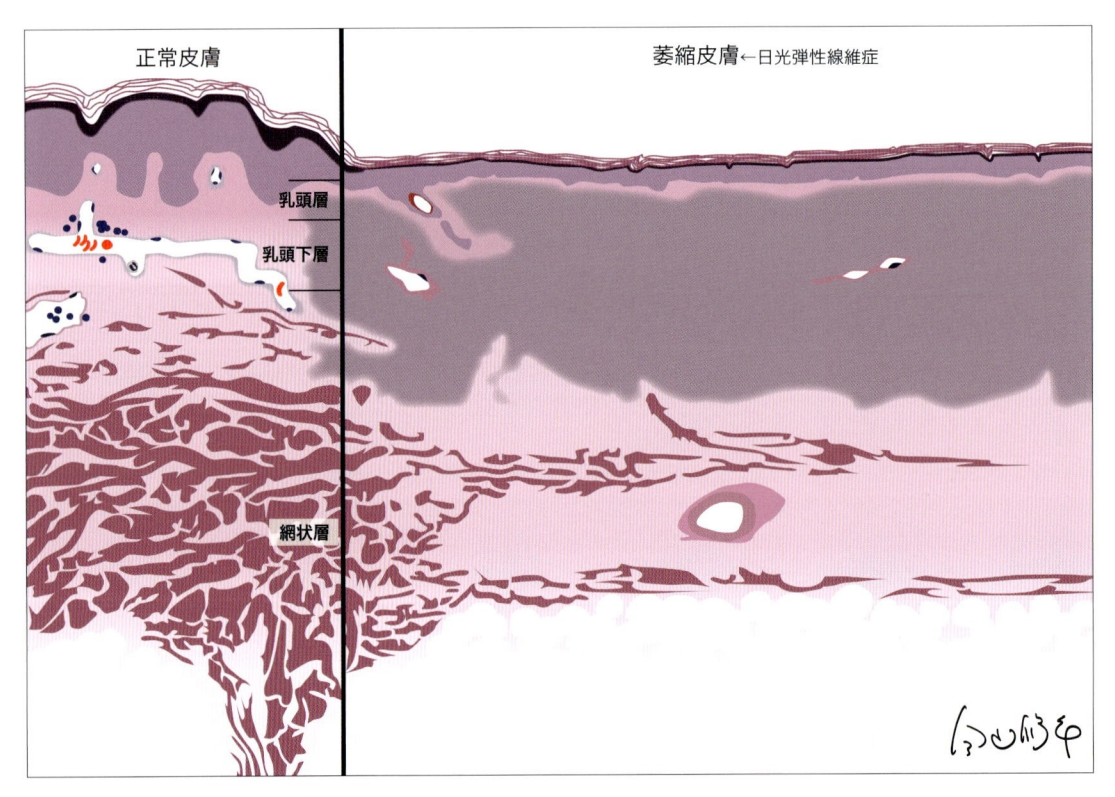

図 32-1　萎縮
左側 1/3 に正常皮膚を，右 2/3 に日光曝露（日光弾性線維症 actinic elastosis）による萎縮皮膚を示す．
正常皮膚（左）では，キメ（皮野と皮溝）と反映して，皮溝に一致した角層の折れ曲がりがあり，皮野の中には 1-3 個の乳頭がみえる．真皮は厚く，表皮下のきめ細かい乳頭層（図 32-2 の❶），血管が走る乳頭下層（図 32-2 の❷），太い膠原線維束の網状層（図 32-2 の❸），そして脂肪組織が明瞭である．
萎縮皮膚（右）では，乳頭層が失われて（残存→グレンツゾーン grenz zone）表皮が菲薄化し，その代償に角層細胞が脱落せずに留まって平たく肥厚する（貯留性過角化 retention hyperkeratosis）．真皮は膠原線維束の減少のために脆弱になり張力のままに水平に並走して全体が平らになる．

図32-2 正常皮膚における表皮（と付属器）と結合組織の関係

写真左右の下方を占める，太い膠原線維束が密な領域が真皮の網状層（❸）である．中央では，うぶ毛が網状層を突き抜けて下降している．

網状層と表皮との間には，太い線維束を含まない層（❶，❷）が介在しているが，表皮下面の凸凹に面して不織布（フェルト）にみえる層（❶）が乳頭層である．その乳頭層（❶）と網状層（❸）の間の，細い線維がみえ，血管（後毛細血管細静脈）が走る層（❷）が乳頭下層である．毛包は，これら（❶，❷）をまとって網状層を下降する（×125, a normal tissue of the upper back skin obtained from a 17-year-old woman as a surgical margin of pigmented nevus）.

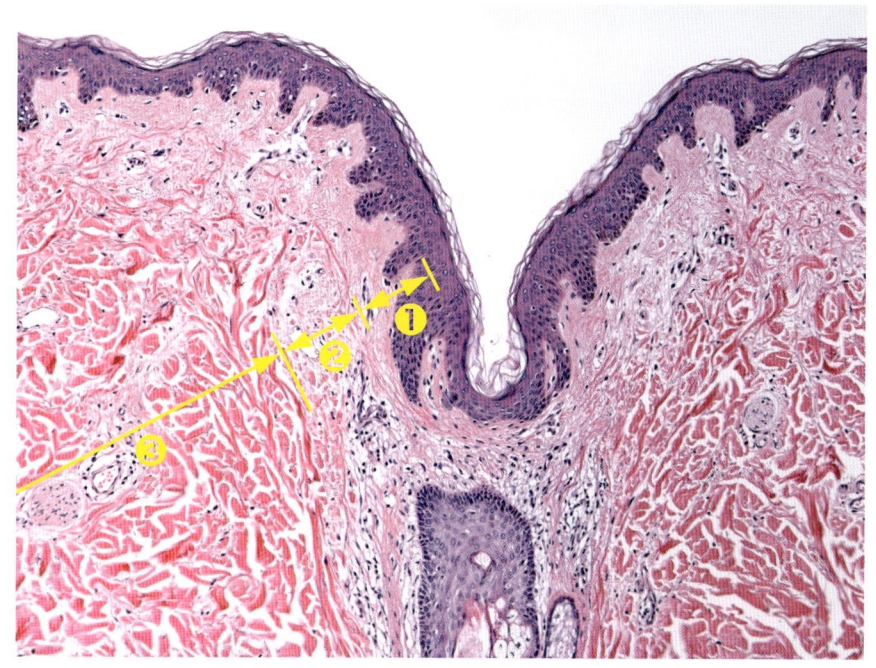

定義

ほぼ普通サイズにまで発育成熟した組織，器官／臓器の部分または全体の容積が縮小した状態を**萎縮 atrophy**という．その大部分で機能低下を伴う．

ほとんどの医学用語が，最初は肉眼的な表現型の変化を意味した用語であり，それが肉眼解剖→病理組織へと応用されてきたように，萎縮も，栄養低下によって生じた容積縮小を意味したが，次第に個体→器官／臓器→組織へと拡張された．

組織像の実際

健常部が含まれた標本では，それに比して表皮が薄い，付属器が小さい，結合組織が薄い／疎である，脂肪細胞が少ないなどの相対評価が可能であり，このため萎縮の診断は比較的容易である．健常部を含んだ生検の重要性が言われるゆえんである．

これに対して（明らかに縮小／減少していない限り），病変部だけの標本にて萎縮を診断するのはむずかしい．しかし萎縮部位には，普通はみられない非生物的（＝力学的）な構築が現れるから，これが萎縮評価の重要な指標になる．

そもそも人体を構成する器官／臓器には，外界からと内部他臓器から常に，張力と圧力がかかり続けているうえ，それは常に変化している．萎縮すると力学的に脆弱になり，健常時には内部で吸収していた（上記の，ほぼ恒常的な力学的）負荷を吸収できなくなる．このため器官／臓器そのものが負荷に応じて変形（して縮小したり，薄く引き伸ばされたり）する．

この結果，顕微鏡下には，もともと（健常時には）存在していた組織の凸凹や曲線が失われて，直線あるいは円弧のような，力学的な，あるいは非生物学的な，線や構築がうみだされる．ペラペラの萎縮瘢痕では，（薄紙を重ねたような）直線的な表皮と真皮が平行に重層されており，さらに真皮内の膠原線維束も水平に直線状に並走する．このような力学的構築は正常皮膚では（めったに）みられない．

◆ 萎縮していない，表皮と真皮結合組織（図32-2）

何度も述べてきたように，皮膚は人体の最末梢の臓器であり，生体（≒中枢）を支えるために皮膚は存在する，とさえ言える．（※筆者註：以下をわかりやすくするために，あえて極言しています．）

表皮は，角層を形成して外界から生体を隔離するためにあり，真皮は乳頭層（図32-2の❶），乳頭下層（❷），網状層（❸）に分けられるが，その表皮（と付属器）を支持・栄養するのは乳頭層（❶）だけしかない．乳頭下層（❷）には（組織必要量の約10倍の血流を流せる）豊富な血管床があるが，これは生体の内部環境維持のための熱や血圧の調整と生体防御反応のためであり，網状層（❸）は内部臓器封入と力学的防御が主たる役

4 ●真皮から皮下に現れる変化

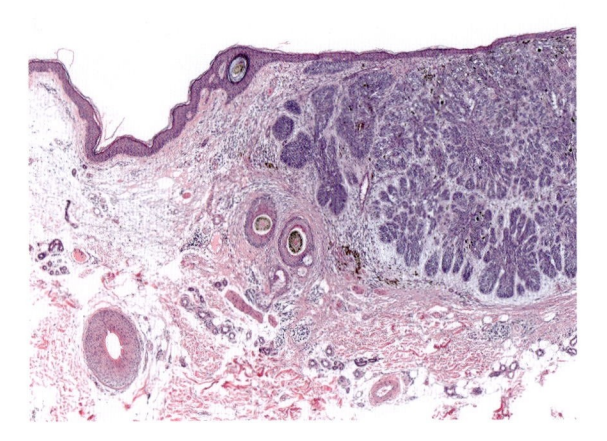

図 32-3　表皮萎縮←基底細胞癌
基底細胞癌が，右手から中央へと，既存の構築を圧排・破壊しながら進行している．すでに癌が浸食した部では，皮野と皮溝の凹凸が失われて水平線状である．さらに，もとは存在したはずの毛構造も失われていて（汗腺は失われにくい），表皮そのものが薄い平面状である（× 50, epidermal atrophy produced by the invasion of basal cell carcinoma in the temporal area of a 60-year-old woman）．

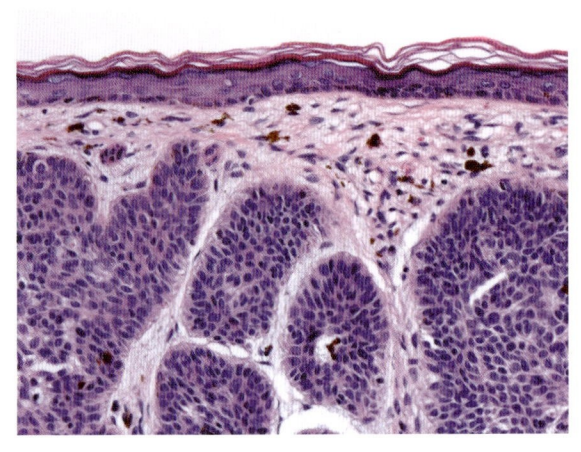

図 32-4　表皮萎縮（図 32-3 の拡大）
基底細胞癌は，表皮（と毛包）の基底面に沿って，乳頭層を浸食しながら増殖するために，癌細胞巣に接した表皮（と毛包）の乳頭層が失われる．この結果，基底面の凹凸が失われて平面状になるために面積が狭くなり，基底細胞数が減り，結局（細胞供給が減少して）表皮は薄くなる．
萎縮部の角層細胞は（もともと凹凸した皮野と皮溝を覆うための表面積を持っているから）標本では余剰が露呈して（基底面が直線状であるのに対して）凸凹に波を打つ（× 250）．

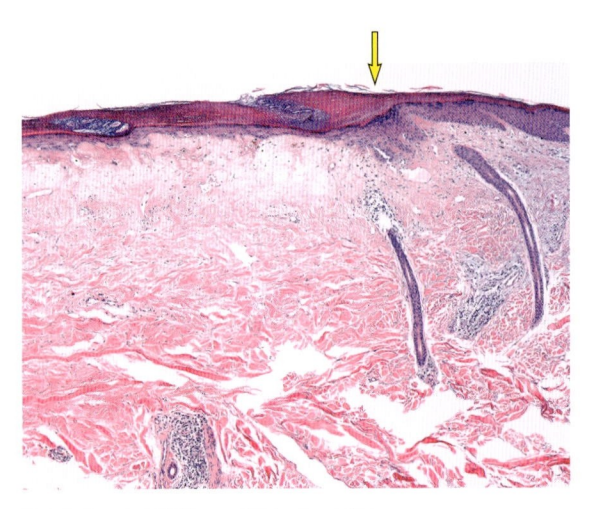

図 32-5　表皮萎縮←エリテマトーデス
エリテマトーデスの円板病変が，左から右へと拡大（矢印が病変の先端）している．写真下半分を占める真皮網状層には左右で大した違いはないが，表皮下は，左の病変部ではモヤモヤと明るく無構造で，本来の乳頭層と乳頭下層がない．その結果，表皮が萎縮している（× 50, atrophy of epidermis resulted by the liquefaction degeneration in the skin lesion of a 61-year-old man with systemic lupus erythematosus）．

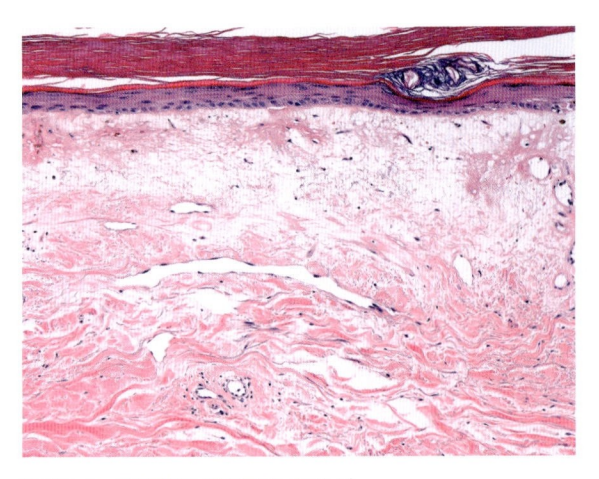

図 32-6　表皮萎縮（図 32-5 の拡大）
乳頭層のない表皮では基底細胞は（乳頭の凹凸のない）平面上に並ぶ．そのために基底細胞の数が少なく，結果として，供給細胞数が少なくなる．その代償として角層では細胞が剥離せずに留まって貯留性過角化 retention hyperkeratosis が起きる．なおエリテマトーデスで「空胞変性」と呼ばずに「液状変性」と呼ぶことが多いのは，表皮下縁が溶けたようにみえるからである（参照　㉒接合部皮膚炎（3）空胞型）（× 125）．

4-8 ㉜ 萎縮

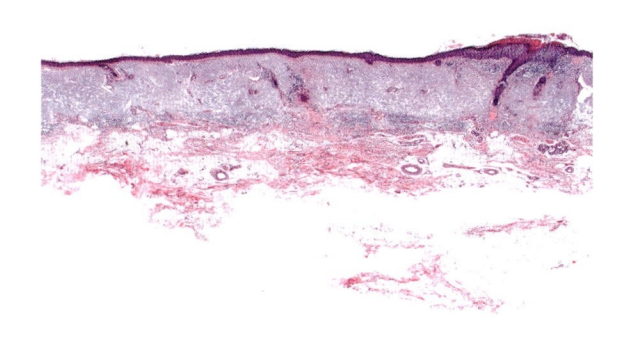

図32-7　表皮萎縮←（日光弾性線維症による）乳頭下層の変性
老人の頬の皮膚萎縮を示す．右端に日光角化症（表皮肥厚と細胞浸潤がある）がみえているが，それ以外は，表皮から真皮網状層までの全構築が，平たく，水平に，横一線に並走している．
萎縮すると，組織には，非生物学的な線状あるいは弧状の配列が出現する（×25, atrophic skin obtained as the surgical margin of actinic keratosis developed on the cheek of a 83-year-old woman).

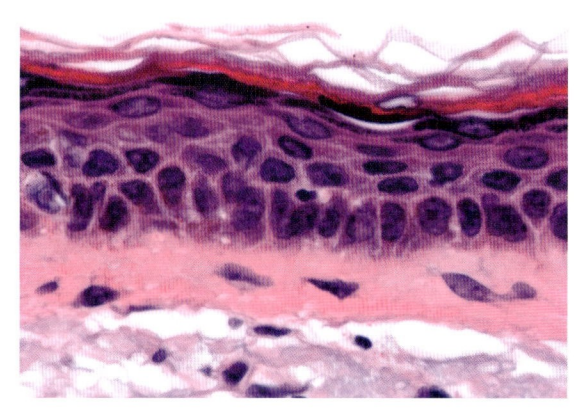

図32-8　萎縮表皮（図32-7の拡大）
表皮全体が，横一線の，帯状の，好塩基性無構造物の上に乗っているが，それをよくみると，斑状のアミロイドの密な凝集であり，本来の乳頭層は失われている．基底面がほぼ直線になった萎縮表皮では，逆に角層が波を打つことが多く，逆に，萎縮の目安にもなる（→図32-4, 6）．写真下縁は，青みを帯びた日光性弾性線維症がみえており，乳頭下層も失われたことがわかる（×1,000).

割である．皮下脂肪層は外界との空間的距離の確保のためである．

　最末梢である皮膚は，生存が困難な状況に陥ると真っ先にunplug（電源が抜かれる／供給ストップ）されるが，その皮膚の中でも乳頭層は，表皮（と付属器）の支持組織であって生体（≒中枢）への関与は最小であるため，この乳頭層への供給がもっとも強く絞られる．その結果，表皮（と付属器）が萎縮し，角層を作る機能だけが残される．皮膚に求められる最低限・必須の役割は角層を作って外界から隔離することだからである．表皮萎縮がもっとも頻繁にみられるのは上記の理由と考えられる．

◆ 表皮の萎縮（図32-3～8）
　上記の一般的萎縮のほかにも，表皮真皮接合部のあたりが病変の主座になり，そのため，基底面に面した乳頭層が損傷されてしまい，結果として表皮（と付属器）が萎縮する疾患も多い．これらは先行した病変それぞれに特徴があり，それが診断を導く（参照 ⑳-㉒ 接合部皮膚炎(1)-(3)）．
　それ以外の機序で表皮萎縮が目立つ疾患は，頻度順に，萎縮性瘢痕 atrophic scar，線状（条）皮膚萎縮 striae atrophicae，白色萎縮 atrophie blanche，多形皮膚萎縮 poikiloderma などがある．これらも，そ

れぞれに原因疾患の組織学的特徴があるために診断には困らないだろう．疾患ごとの特徴について表に示す（参照『もっと詳しく』）．
　いずれにせよ乳頭層が失われて基底面の凹凸がなくなり，平坦で直線的な面に基底細胞が並ぶ．平面上に並べることのできる数は少ないうえに血液供給も減少しているから，結果として，細胞供給が低下し，表皮そのものが菲薄化する．表皮がなくなるわけにはいかないから，代償性に角層細胞が剥離せずに留まる（貯留性過角化 retention hyperkeratosis）が，長期に貯留した角化は容積が縮小するためますます表皮表面積が縮小して扁平になり，臨床的にも皮野と皮溝が失われて平面（ペラペラ）にみえる．

◆ 真皮結合組織の萎縮（図32-9～11）
　真皮そのものの萎縮は，健常皮膚が含まれていないと診断がむずかしい．結合組織そのものが減少していることも，組織組成に変化が起きていることも，健常部と比較しないとわかりにくいからである．
　その代表は先天性皮膚萎縮症／欠損症 atrophoderma / anetoderma である．結合組織の萎縮（減少）のために皮膚が（内圧に抗しきれずに）ドーム状に突出して物理学的な曲線を呈する．胎生期の欠損時期により付属器も欠けたりするが，いずれにせよ治癒機転

4 ●真皮から皮下に現れる変化

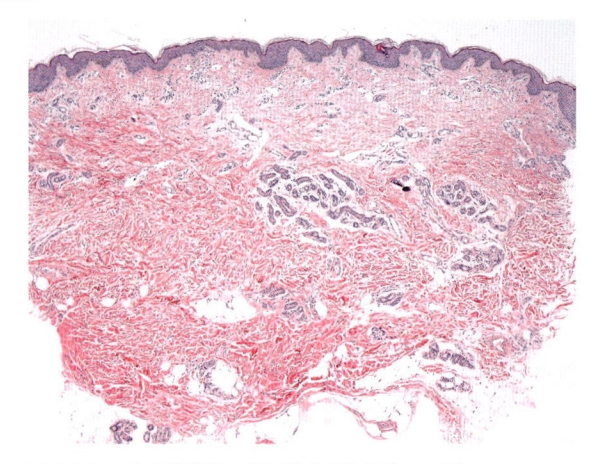

図32-9　結合織萎縮←先天性皮膚欠損症の一型
標本の中央あたりの，真皮上層が明るくみえるが，それ以外の，大部分の真皮では，太い膠原線維束が密に，規則的に配列している．
すなわち，明るくみえている中央上部が逆に異常に疎ではないかと考えることになり，確認のために特殊染色を実施する（→図32-10）（×40, biopsy specimen of the shiny plaque seen in the elbow skin of a 14-month-old boy）．

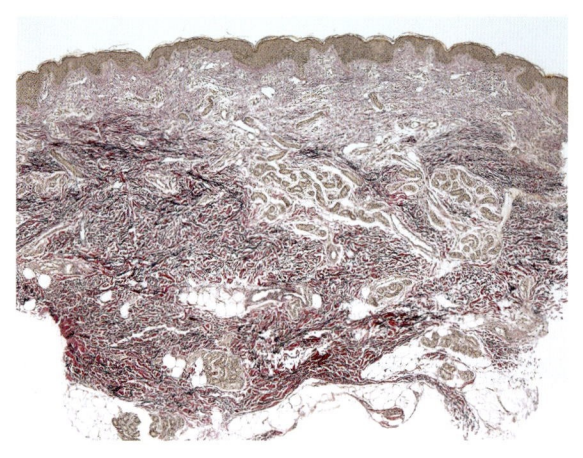

図32-10　結合織萎縮（図32-9のElastica van Gieson染色）
Elastica van Gieson染色では（HE染色ではよくわからない）弾性線維が黒く染め出されて，それとわかるが，明るく疎にみえた標本の中央上部では弾性線維が欠損していたことがわかる．このことから，この部が皮膚欠損症，すなわち胎生期の創傷治癒機転にて形成された組織であることがわかる．創傷の治癒機転では，もっぱら膠原線維が産生されるからである（×40）．

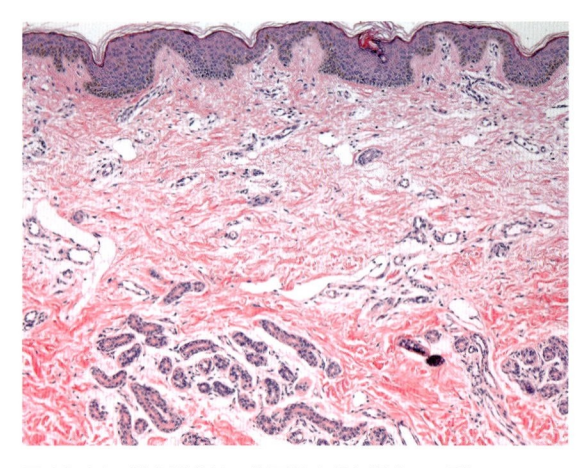

図32-11　結合織萎縮←先天性皮膚欠損症の一型
ふたたびHE染色標本に戻って詳細に観察すると，この部分の膠原線維束は細く，配列が乱れていることが確認できる．一方で表皮と付属器の構築はほぼ正常で，汗腺も存在することから，欠損が胎生期の5カ月より以前のイベントであったことが想定される（×100）．

によるために弾性線維が少ない（瘢痕にはない 参照 ㉓線維化），膠原線維束の配列が異常など，がある．

解　説

　肉眼解剖／病理学では萎縮といえば，萎縮腎 contracted kidney，萎縮肝 atrophic liver（中でも褐色萎縮 brown atrophy はリポフスチン lipofuscin が貯留するために臓器全体が褐色にみえてこの名称がある），あるいは萎縮性胃炎 atrophic gastritis（内視鏡または剖検にて胃粘膜の萎縮により血管が透見）などがよく用いられる．粘膜においては，萎縮性／老人性腟炎 atrophic vaginitis がよく用いられるが，これは閉経後の，エストロゲン低下状態の継続による粘膜上皮と固有層の萎縮により，腟がツルツルの灰白色にみえる状態を指し，萎縮性舌炎 atrophic glossitis とは舌乳頭がなくなって紅いテカテカの舌になる状態で，貧血によくみられる．

もっと詳しく！

● 病態の終末像として萎縮を来す疾患←萎縮像から以前の病態が類推できる

本文では，遭遇する頻度順に（腫瘍増殖に伴う萎縮から）示したが，ここでは，病態の終着像として現れる萎縮を，部位ごとに示す．終末の組織像としての萎縮は診断的意義は乏しいものの，先行病変の病勢と病期の評価に有用である．

①表皮萎縮を残す疾患：表皮真皮接合部のあたり（≒乳頭層）が炎症の主座になる接合部皮膚炎 interface dermatitis では，それが遷延すると，ついには乳頭層が破壊されて非可逆的な表皮萎縮が残る．急性の病変では基底層の損傷に応じて軽い色素沈着・脱失を残すだけで萎縮は残さない．

②表皮と結合組織の萎縮・線維化を残す疾患：真皮の（組織にかかる張力を受け持つ）網状層が炎症・変性または外傷によって損傷されると，その部は瘢痕として再構築される．当初は肥厚しているが経過とともに膠原線維束は水平に平行に並び，萎縮性瘢痕と呼ばれる．これが皮膚萎縮のプロトタイプであり，慢性放射線皮膚炎が代表である．α，β 線以外は全層を貫通するために脂肪組織の結合組織も萎縮して，皮膚全層が菲薄化する．

③結合組織だけの萎縮をみる疾患（図 32-9～11）：健常部と病変部を比較して初めて気づく萎縮である．膠原線維の量と走行異常または弾性線維の減少を特染にて確認する．およそ胎生 5 カ月より前の発症であれば萎縮部に付属器は（発生していないので）存在しないが，それ以降の病変には付属器が存在するため，いっそう萎縮に気づきにくい．

④脂肪組織の萎縮／線維化を残す疾患：脂肪組織に限局した炎症でみられる．

⑤付属器の萎縮をみる疾患：さまざまの脱毛症では，毛包が，径も長さも萎縮し，蛇行した狭い内腔に（毛の代わりに）角層を容れる．

付表 （病態の終末像として）萎縮を来す疾患

組織所見									疾患
① 表皮萎縮									
表皮	接合部	真皮			皮下	付属器		血管	他の特徴
		乳頭層	乳頭下層	網状層		毛	汗腺		
萎縮	液状変性・色素失調	萎縮	細胞浸潤			角栓		周囲の細胞浸潤	斑状の細胞浸潤，ムチン（＋）	エリテマトーデス（図32-5, 6）
萎縮	液状変性・色素失調							周囲の細胞浸潤	ムチン（＋）| 皮膚筋炎
萎縮	空胞変性・色素失調	萎縮	細胞浸潤			細胞浸潤			異型リンパ球	多形皮膚萎縮←菌状息肉症
萎縮	空胞変性・色素失調	萎縮	細胞浸潤					拡張	cornoid lamella（辺縁）| 汗孔角化症
② 表皮萎縮＋結合組織の萎縮／線維化									
表皮	接合部	真皮			皮下	付属器		血管	他の特徴
		乳頭層	乳頭下層	網状層		毛	汗腺		
萎縮	液状変性・色素失調	硝子化	硝子化	萎縮		萎縮			有棘細胞癌の発生（＋）| 硬化性萎縮性苔癬
萎縮	色素失調	萎縮	萎縮	線維化		萎縮			数十年後，細い膠原線維に復帰	強皮症
萎縮		萎縮	萎縮	線維化	線維化	無	無		創傷治癒が遷延して線維性硬化	白色萎縮（リベド血管炎）
萎縮		萎縮	萎縮	線維化	線維化			拡張	上皮系悪性腫瘍の発生（＋）| 多形皮膚萎縮←放射線皮膚炎
萎縮		萎縮	弾性線維症	萎縮		萎縮			上皮系悪性腫瘍の発生（＋＋）| 日光性弾性線維症（図32-7, 8）
萎縮		萎縮	萎縮	線維化		無	無		彎曲かつ平行する膠原線維束	線状（条）皮膚萎縮
萎縮		萎縮	萎縮	線維化		無	無		水平に直線状の膠原線維束	萎縮性瘢痕
③		結合織萎縮←線維化を伴わない							
表皮	接合部	真皮			皮下	付属器		血管	他の特徴
		乳頭層	乳頭下層	網状層		毛	汗腺		
			萎縮	萎縮		＋／－	＋／－		付属器の有無は発症時期による	先天性皮膚欠損（図32-9～11），特発性皮膚萎縮症
④				脂肪織萎縮					
表皮	接合部	真皮			皮下	付属器		血管	他の特徴
		乳頭層	乳頭下層	網状層		毛	汗腺		
					萎縮＋線維化			周囲の細胞浸潤	membranous degeneration	脂肪織萎縮←脂肪織炎，深在性エリテマトーデス
⑤				付属器萎縮					
表皮	接合部	真皮			皮下	付属器		血管	他の特徴
		乳頭層	乳頭下層	網状層		毛	汗腺		
						萎縮			毛包・周囲性細胞浸潤	脱毛症
萎縮		萎縮		萎縮	萎縮	萎縮	萎縮		皮膚そのものの構成要素の減少	多形皮膚萎縮←無汗性外胚葉形成不全症

INDEX

索引

※太字ノンブルは標題としてとりあげたもの.

番号
2次ライソゾーム ……… 152, 154, 155, 169, 209

A
abscess ………………… 23
acantholysis ………………… 85
acne-like eruptions ………… 17
acquired perforating dermatoses
………………………… 97
actin filaments ……………… 58
actinic elastosis ……… 87, 212
actinic granuloma …………… 204
actinic keratosis ……… 11, 71, 72, 153, 155, 215
actinic/solar keratosis ……… 87
Actinomycosis ………………… 18
acute/chronic pityriasis lichenoides
………………………… 123
acute contact dermatitis
……………… 104, 105, 106
Addison's disease ………… 160
adipocyte ………………… 207
adipose cell ………………… 207
adipose tissue ……………… 207
adult Still's disease ………… 24
adult T-cell leukemia/lymphoma …
………………………… 117
Aggressive systemic mastocytosis
………………………… 27
alcian blue PAS染色 ………… 202
Aleukemic mast cell leukemia
………………………… 27
alkaline phosphatase ………… 25
allergic granulomatosis … 182, 183
alternating ………………… 73
alternating ortho- and parakeratosis
……………… 70, 71, 72, 73
a lymph in every hole
……… 35, 106, 122, 123, 124
amorphous ………………… 175
anaphilactoid purpura ………… 45
ANCA ……………………… 176
ANCA陽性血管炎 ……… 15, 18
anetoderma ………………… 215
angioedema with eosinophilia
……………………… 181, 182
annular erythema, superficial type
………………………… 106
antineutrophic cytoplasmic
antibodies ………………… 176
apoptosis ………… 67, 109, 151
apoptotic body ……… 108, 125
arteriole ……………… 65, 173
arteriole/venule ……………… 207
artifact …………………… 123
ashy dermatosis …………… 139
asteroid body ……… 90, 91, 95
atopic dermatitis ……………… 31
atrophic gastritis …………… 216
atrophic glossitis …………… 216
atrophic liver ……………… 216
atrophic scar ……………… 215
atrophic vaginitis …………… 216
atrophie blanche …………… 215
atrophoderma ……………… 215
atrophy …………………… 213
atypia ……………………… 75
azurophilic granule ………… 25

B
back scatter法 ……………… 161
balloon(ing) cell ……… 83, 95
ballooning degeneration … 83, 95
band-like ………………… 168
band-like infiltration
……………… 138, 139, 168
basal cell carcinoma (/epithelioma)
……………… 75, 112, 214
basal melanosis …………… 159
basic FGF(bFGF)
……… 28, 54, 55, 161, 197
Bazin/nodular vasculitis …… 207
bean bag (cell) …… 22, 66, 198
Behçet's disease ……… 18, 64
benign lichenoid keratosis
……………… 125, 134, 153
blister ……………………… 78, 79
blue nevus ……… 54, 159, 160
Bowenoid actinic keratosis … 75
Bowen's disease
……………… 74, 110, 113, 152
brown atrophy ……………… 216
bulge ……………………… 95
bulla ……………………… 78, 79
bullous pemphigoid … 41, 79, 80
busy …… 48, 180, 181, 202, 204
Bリンパ球 ……………… 9, 10, 36

C
C5 ………………………… 185
Café-au-lait spot …………… 160
calcifying epithelioma …… 49, 67
calcinosis ………………… 60
Candidiasis ………………… 18
capsid …………………… 95
Carnoy法 ………………… 31
cartwheel pattern …………… 10
caseation necrosis ………… 194
CCR3 ……………………… 185
CD2 ……………………… 28
CD25 ……………………… 28
cellular infiltrate
…… 9, 16, 21, 27, 33, 39, 45
cellulitis …………………… 21
centroblast ………………… 37
centrocyte ………………… 37
change ……………… 123, 129
chatter …………………… 23
cherry angioma ……………… 19
chloasma ………………… 157
Chromomycosis …………… 18
chronic contact dermatitis …… 76
chronic eczema …………… 76
chronic granulomatous disease
………………………… 196
Churg-Strauss syndrome … 183
Civatte body
…… 108, 109, 123, 124, 128
c-kit ………………… 28, 30
class II MHC分子 …………… 119
clone ……………………… 71
clumping cell ……………… 60
coalesced annular erythematous
plaques ………………… 41
coat sleeve-like … 154, 164, 169
coat sleeve-like perivascular
infiltration ……………… 165
cobble stone-like …………… 81
cold/traumatic/factitial/poststeroid

panniculitis 208
collagenase 25
collagen fiber bundle ... 187, 188
colloid body 108, 109, 123
comedo 17
common wart-like 93
confluent parakeratosis
.... 70, 71, 73
contact dermatitis 73
contracted kidney 216
cornified layer 71
cornoid lamella(tion)
.... 70, 71, 141, 217
Cowdry A型(封入体) ... 90, 93, 95
CPE 95
creft 125
Cryptococcosis 18
cutaneous horn 71
cutaneous mastocytosis 27
cutaneous plasmacytoma(s) ... 12
cutaneous polyarteritis nodosa
.... 65
cyst 209
cytopathic or cytopathogenic
effect 95
cytophagic histiocytic panniculitis
.... 208

D

debris 24, 62, 64
degeneration 129
Degos病 18
denaturation 129
dendritic cell 52
dense and sparse 23
dense connective tissue 140
dermal hypersensitivity reaction
.... 183
dermal melanocyte 159
dermal melanocytosis 159
dermatofibroma 197
dermatofibroma/fibrous
histiocytoma 54, 55
dermatomyositis 109, 126, 155
desmocollins 87
desmoglein 81, 87
desmoplakin 87
desmosome 85
diabetic microangiopathy ... 205

DIC 173
diffuse 168
diffuse cutaneous mastocytosis
.... 27, 28
discoid lupus erythematosus
.... 65, 127, 147
disseminated intravascular
coagulopathy 173
DLE 127
DM 122
drug eruption 109, 125, 153
dyschromatosis 160
dyshidrotic eczema 106
dyskeratosis 87, 112, 113
dyskeratotic cells 141

E

E4 157
early gene 95
ECP 185
EEM type-drug eruption 124
elastase 25
Elastica van Gieson染色(EVG染色)
.... 98, 99, 100, 101,
202, 204, 216
elastolytic (giant cell) granuloma
.... 95, 204
elastosis perforans 97
elastosis perforans serpiginosa
.... 97
endothelial cell 169
eosinophil 39
eosinophil cationic protein ... 185
eosinophil-derived neurotoxin 185
eosinophilia 27
eosinophilic cellulitis 43, 180, 181
eosinophilic fasciitis 190
eosinophilic microabscess
.... 41, 115
eosinophilic pustular dermatosis
.... 40, 183
eosinophilic (pustular) folliculitis
.... 40, 183
eosinophilic pustulosis 40, 183
eosinophilic spongiosis
.... 39, 102, 103
eosinophil peroxidase 185
ephelides/freckles 160
epidermal cell death 110

epidermoid cyst ... 60, 91, 92, 94
epidermolysis 87
epidermolytic 87
epidermotropism 118, 119
epithelioid cell 52, 193
epithelioma 75
erysipelas 21
erythema annulare centrifugum
.... 168
erythema dyschromicum perstans
.... 155
erythema elevatum diutinum ... 24
erythema induratum Bazin
.... 207, 208, 209
erythema multiforme
.... 24, 123, 165, 168
erythematosus ... 109, 126, 155
erythroderma 74
erythroplasia of Queirat 74
E-selectin 14, 25, 167

F

fade 62, 64
familial benign chronic pemphigus
.... 88
fat cell 207
fat tissue 207
fenestrated 171
fibrillar type (Fb型) 92
fibrillary 175
fibrin 173
fibrin cuff 173
fibrin loop 173, 175
fibrinogen 173
fibrinoid 173
fibrinoid degeneration / necrosis
.... 176
fibrinoid material / deposits ... 173
fibroblast 169
fibroblast-like cell 161
fibrosis 186, 187
fibrosis of the old scar 187
fibrous capsule 207
fibrous histiocytoma 158, 197
filamentous type (Fl型) 92
fixed drug eruption 136, 155
flame figure 38, 40, 43,
178, 179, 180, 184
foam cell(s) 208, 209

foamy 58, 60, 198, 209
follicular spongiosis 102, 103
foreign body 194
foreign body reaction 60
foreign body type 57
foreign material 205
formaldehyde 204
fragmentation 62, 64
frame 95
frictional melanosis 155
full型(封入体) 90, 93

G

germinal center 36, 67
ghost 64
giant cell arteritis 204
giant cell fibroma 60
giant cells phagocyte 59
giant cell (temporal) arteritis
 203
giant cell tumor of the tendon
 sheath 54, 57, 60
glomus tumor 30
GM-CSF 185
Golgi apparatus 58
graft-versus-host disease
 .... 109, 125
granular eosinophilic 175
granular type (Gr型) 90
granuloma 193
granuloma annulare 51, 95,
 200, 202, 203, 205
grenz zone 42, 212
GVHD 108, 109, 111,
 122, 125, 126, 149

H

Hailey-Hailey disease 81, 85
hemidesmosome 85
hemosiderophage 198
herpes 81
herpes simplex 91, 94
herpes zoster 91, 94
high endothelial cells ... 166, 167
histiocyte 44, 46, 52, 197
Histoplasmosis 18
homogeneous type (Hg型)
 .... 90, 92, 94
HPV 91
HPV-1 .... 90, 91, 92

HPV-2 93
HPV-4 .... 90, 92
HPV-16 95
HPV-27 93
HPV-57 .... 93, 94
HPV-60 .... 90, 92, 94
HPV-63 90
HPV-65 .... 90, 92
HPV-88 .... 90, 92
HPV-95 .... 90, 93
HPV型特異的細胞変性あるいは
 細胞病原性効果 95
human papilloma virus 91
hyalin body 123
hyaline 109
hyalinization 187
hyalinlike 175
hydropic degeneration ... 123, 128
hypergranulosis 93
hyperkeratosis follicularis et
 parafollicularis in cutem
 penetrans 97
(hyper) melanosis 156, 157
(hyper) pigmentation ... 156, 157
hypertrophic lupus erythematosus
 136
hypertrophic scar 188

I

ICAM-1 119
IgA bullous dermatosis 17
IgE 185
IgE受容体 27
IL-1 14
IL-3 185
IL-5 185
immunoblast 37
immunologic acantholytic
 diseases 86, 87
inclusion body 90, 91
inclusion wart 91
incontinentia pigmenti 151
incontinentia pigmenti histologica
 151
individual cell keratinization
 .... 112, 113
individual cell necrosis 110
Indolent systemic mastocytosis
 27

INF-γ 27
infantile digital fibromatosis ... 189
interface dermatitis ... 112, 131,
 139, 144, 145, 157, 217
inter-lobular 168
interstitial eosinophils 38, 40,
 178, 180, 181, 183, 184
involuting 152
involuting lichenoid plaque 153
isolated dyskeratosis follicularis
 88

J

junction 71
junctional type 154
juvenile 54
juvenile type 60

K

K5 113
K14 113
Kaposi's varicelliform eruption 91
karyolysis 62, 64, 67
karyorrhexis 24, 62, 64
keloid 188, 190
Kelvin's kaidecahedron 88
keratin 113
keratin intermediate filament 113
keratin layer 71
keratosis follicularis 88, 113
KIT 28
Kogoj's spongiform pustule 105
koilocyte 93
Kupffer cell(クッパー細胞)......54, 197

L

lactoferrin 25
Langerhans cell 52, 197
Langhans (type) 56, 57
late gene 95
LE 122, 128, 207
Leishmania 197
LE profundus 207
leukocytoclasis 62, 64
leukocytoclastic vasculitis
 .... 63, 66, 174
LFA-1 119
lichen amyloidosis 187
lichen aureus 136
lichen nitidus 136
lichenoid 152

lichenoid benign keratosis ··· 153
lichenoid drug eruption ······ 136
lichenoid graft-versus-host
    disease ·················· 136
lichenoid purpura ········ 136, 155
lichenoid reaction against
    neoplasms ·············· 134
lichenoid (tissue) reaction ··· 108,
    109, 112, 125, 132, 151
lichenoid (type) interface
    dermatitis ················· 145
lichen planus ······ 109, 124, 125,
    132, 136, 152, 155
lichen planus-like ·············· 152
lichen planus-like keratosis
    ············· 134, 151, 152, 155
lichen sclerosis et atrophicus
    ······················· 126, 190
lichen simplex chronicus ······ 76
lichen striatus ············· 109, 136
lichen Vidal ······················ 76
lipofuscin ······················· 216
lipomembranous fat necrosis
    ······················· 208, 209
liquefaction degeneration
    ······················· 123, 128
livedo ····························· 65
lobular ·························· 206
lobular panniculitis ············ 207
lobule ······················ 206, 207
LSE ····························· 122
LT (leukotriene) B4 ··········· 185
lupus erythematosus (LE)
    profundus ················ 11, 207
lupus miliaris disseminatus faciei
    ···························· 195
lupus panniculitis ·············· 207
lymph follicle ···················· 34
lymphocyte infiltrate ············ 33
lymphocytoma cutis············· 12
lymphoid cell ···················· 33
lysosomal enzymes ············· 45
lysosome ···················· 58, 151
lysozyme ························ 25

M

macrophage ····················· 197
macula adherens ················ 85
major basic protein ······ 184, 185

Malassezia furfur ················ 17
malignant fibrous histiocytoma 60
malignant mast cell diseases ··· 27
malignant mastocytosis ········ 27
malignant melanoma ··· 61, 154
mast cell leukemia ·············· 27
Mast cell sarcoma ············· 27
Max-Joseph/Caspary-Joseph
    space(s) 125, 126, 128, 129
MBP ··························· 185
mechanical receptor ········· 190
medullary cord ·················· 37
melanin ·························· 157
melanocyte ········ 151, 153, 157
melanocytic giant cell ·········· 61
melanophage ········ 48, 157, 198
melanosis Riehl ··········· 155, 157
melanosome ··············· 153, 155
melasma ························ 157
membranocystic/lipomembranous
    fat necrosis ········ 208, 209
membranous degeneration ··· 217
meningocyte ····················· 54
micelle ····················· 200, 205
microabscess···················· 115
microglia(l) cell ·········· 54, 197
miliarial spongiosis ······ 102, 103
mitochondria ····················· 58
Molluscipoxvirus ················ 94
molluscum contagiosum
    ····················· 91, 92, 94
monocyte························ 44, 197
mononuclear cell ················ 33
monotonous ···················· 116
multinucleate giant cell ··· 56, 57
Munro's microabscess ······ 115
muscular artery ················ 173
Mycetoma ······················· 18
Mycobacterium chelonae··· 15, 21
Mycobacterium leprae ··· 18, 197
Mycobacterium marinum
    ······················ 15, 18, 21
Mycobacterium tuberculosis
    ······················ 18, 194, 197
mycosis fungoides
    ··················· 116, 134, 135
mycotic cells ··················· 116
myeloperoxidase ················ 25

myrmecia ························ 91

N

naked ·························· 194
naked granuloma ··· 43, 193, 194
Na-K pump ······················ 177
necrobiosis ····················· 201
necrobiosis lipoidica
    ···················· 60, 94, 205
necrobiotic granuloma ······ 201
necrobiotic type···················· 60
necrobiotic xanthogranuloma
    ···························· 205
necrosis ··················· 67, 129
necrotizing fasciitis ········ 23, 25
neutrophil ················ 21, 196
neutrophilic dermatoses········· 23
neutrophilic spongiosis 102, 103
nevus of Ota ··················· 160
nevus pigmentosus ······ 61, 154
nevus spilus ··················· 160
Nocardiosis······················ 18
nodular and diffuse ············· 23
nodular vasculitis ·············· 207
nodules of rheumatic feber ··· 205
nuclear dust(s) ········ 24, 62, 64
nummular eczema ············ 105

O

orthokeratosis ···················· 71
ostcapillary venule ··········· 166
osteoclast ························ 57
osteoclast-like ···················· 57

P

PAF (platelet activation factor)
    ···························· 185
palisaded ······················· 194
palisading granuloma ··· 51, 201
palisading granulomatous
    neutrophilic dermatitis ··· 205
panniculitis ···················· 206
panniculitis-like T-cell lymphoma
    ···························· 208
Papillomavirus ············· 92, 94
parakeratosis ····················· 71
parakeratotic column ······ 70, 71
PAS(染色) ······ 15, 21, 173, 177
patchy ·························· 168
Pautrier's microabscess
    ·······················114, 115

PCR 95	postcapillary venule(s) 146, 165, 166, 169, 171, 174, 175	sclerosis 186, 187
PCV 165, 166, 171		seborrheic keratosis 106, 152, 159
pemphigus foliaceus 81	post-inflammatory (hyper) melanosis / (hyper) pigmentation 157	secondary lysosome 154
perforating collagenosis 97, 99		senile freckle(s) 152, 160
perforating dermatoses 97	poxvirus 94	senile lentigo 160
perforating disorders of diabetes and/or renal disease 97	preural macrophage 54	septa 206, 207
	program cell death 109	septal 206
perforating folliculitis 97	prurigo 45	septal panniculitis 173, 207, 210
perforating pseudoxanthoma elasticum 97	pseudolymphoma 67	Sézary syndrome 117
	pseudoxanthoma elasticum 101	shadow cell 49, 67
perforation 97	psoriasis 17, 73, 74	shrink 62, 64
pericyte 169	psoriasis-like drug reaction 183	sinusoid 54
perifollicular 168	psoriasis-like eruption 182	Sjögren syndrome 147
periodic acid-Schiff stain 177	puncutate wart 92	SLE 127
peritoneal macrophage 54	pyknosis 62, 64	sludge 174
permeability 166	pyoderma gangrenosum 24	small round cell 33
phagocyte 44, 46	**R**	small wart 92
phlegmone 23	ramified smooth muscle cell 30	Smith-Cobern型 134
pigment blockade melanocyte 159	reactive perforating collagenosis 97	smooth endoplasmic reticulum 58
pigmented- 156, 160	recurrent digital fibroma 189	solitary mastocytoma 27, 28
pigmented neurofibroma 160	red man/skin 117	spindle-cell 54
pigmented wart 92	Reed-Sternberg cell 60	Spitz nevus(母斑) 61
pigment incontinence 150, 151	rete ridge 161	spongiosis 102, 103
pilomatricoma 67	retention hyperkeratosis 124, 212, 214, 215	sporothrix asteroid 95
pityriasiform spongiosis 102, 103		sporotrichosis 18, 95
pityriasis lichenoides chronica 134, 140	reticular cell 197	squamous cell carcinoma 87
	reticular degeneration 83, 95	SSSS 15
pityriasis lichenoides et varioliformis acuta 134, 155	reticular dermis 140	status punctata 102, 105, 106
	rheumatoid nodule 201, 203, 205	stem cell 95
pityriasis rosea-like drug eruption 106		storiform pattern 53
	ribosome 10, 58	striae atrophicae 215
pityriasis rubra pilaris 73	rolling 25, 167	subacute contact dermatitis 105
plakoglobin 87	rough endoplasmic reticulum 10, 58	subcorneal 78, 80
plasma cell 9, 37		subcutaneous fat necrosis of the newborn 208
plasma cell body 13	ruffled border 58	
plasmacyte 9	ruptured epidermoid cyst 47, 63	superficial spreading melanoma 48
plasmacytosis mucosae 13	Russell body 10, 12	
PLC 122	**S**	superficial type, erythema annulare 168
PLEVA 14, 15, 122, 155	S-100抗体 107	
PMN 21	sarcoidosis 95, 194	suppurative granuloma 17, 24, 60
poikiloderma 155, 215	satellite cell necrosis 108, 110, 125	
polarity 88, 200, 205		suprabasal 78, 80, 84, 85, 87
polyarteritis nodosa 173, 174	sawtooth 132	Sweet's disease / syndrome 22, 23
polymerase chain reaction 95	SBE 15	
polymorphonuclear neutrophil 21	Schaumann body 90, 91, 95	synovial cell 54
polynuclear cell 21, 24	scleroderma 155, 187, 189	syphilis 10, 205
porokeratosis 72	sclerosing panniculitis 187, 210	

systemic contact dermatitis ··· 142
systemic lupus erythematosus
　·································· 145
systemic mastocytosis ········ 27
Systemic mastocytosis with
　an associated clonal
　hematological non-mast cell
　linage disease ················· 27

T
telangiectasia macularis eruptiva
　perstans ················ 27, 28
telangiectasis ····················· 169
temporal arteritis ··········· 204
TEN ································ 82
terminal arteriole ············ 169
thrombin ························ 173
tick-bite ···························· 36
tingible bodies ·················· 67
tingible-body macrophage ··· 67
tissue-fixed macrophage ······44,
　　46, 52, 168, 197
tissue stem cell ················ 161
TMEP ························ 27, 28
TNFγ ································ 14
TNF-α ······························· 27
tombstone-like ············· 81, 86
tonofilament ··················· 113
Touton (type) ··············· 56, 57
toxic hyalin ······················· 24
transient acantholytic disease
　(dermatosis) ········· 88, 113
true capillary
　············146, 166, 174, 175
tryptase ···························· 28
tuberculoid ····················· 194
tuberculoid granuloma
　······················· 52, 60, 194
tuberculosis ··········· 95, 193, 197
tylosis ······························ 76
T型 ハンセン病 ··················· 197
T細胞リンパ腫 ······ 114, 115, 208

U
umbrella pattern ················ 87
unplug ··························· 215
urticaria ··························· 24
urticaria pigmentosa ······ 27, 28

V
vacuolar alteration
　······················ 123, 128, 129
vacuolar change ··· 123, 128, 129
vacuolar degeneration
　······················ 123, 128, 129
vacuolar type ··················· 139
vacuolar (type) interface
　dermatitis ················· 145
vacuolation ····················· 129
vacuole ····················· 123, 129
varicella ··························· 94
varicella/chicken pox ········ 91
veil cell(s) ··· 52, 168, 169, 170
verruca ······················ 73, 91
verruca vulgaris ················· 93
vesicle ····························· 79

W
wart ·························· 73, 91
Warthin-Starry(染色) ····· 15, 21
warty dyskeratoma ···86, 88, 113
Wells' syndrome ········ 180, 181
wiped out ······················· 125
wound healing ·················· 73

X
xanthogranuloma
　···················· 53, 54, 58, 60
xanthoma ···················· 54, 60
xanthoma cell ···················· 48
xanthomatous ·················· 194

Y
yeast form ························ 95

Z
Zanc cell ·························· 60

かな

あ
垢 ································ 76
亜急性細菌性心内膜炎 ············· 15
亜急性接触皮膚炎 ················ 105
悪性黒色腫 ··········· 9, 48, 61, 66,
　　138, 143, 154
悪性腫瘍 ··············· 84, 87, 153,
　　179, 184, 196
悪性線維性組織球腫 ················ 60
悪性肥満細胞症 ······················ 27
悪性リンパ腫 ········ 32, 33, 34, 36
アクチン線維 ························ 58
アクチンフィラメント ············· 197
アジソン病 ························ 160
足白癬 ······························· 76
アズール顆粒 ······················· 25
汗 ································ 103
アテローム硬化斑 ················ 174
アトピー性皮膚炎 ······· 28, 31, 39,
　　103, 105, 116, 118, 185
孔のひとつずつにリンパ球(a lymph in
　every hole) ··········· 35, 123
アナフィラクトイド紫斑 ········ 14, 15,
　　18, 45, 174, 175, 176
アポトーシス ········ 42, 61, 67, 72,
　　104, 108, 109, 111, 112, 113,
　　126, 128, 130, 151, 154
アポトーシス小体 ··· 108, 112, 123,
　　130, 131, 132, 135, 136, 139,
　　140, 141, 142, 146, 148, 149
網(ネット) ···················· 207, 210
網目状変性 ··············· 81, 82, 83
アミロイド ···················· 82, 215
アミロイドーシス ·················· 82
アミロイド苔癬 ···················· 187
アメーバ状 ··· 39, 44, 46, 184, 210
アルカリフォスファターゼ(呈色)
　························· 25, 167
アレルギー ···················· 27, 38, 40,
　　104, 183, 185
アレルギー性蕁麻疹 ················ 39
アレルギー性接触皮膚炎
　············· 39, 102, 179, 184
アレルギー性肉芽腫症
　········· 39, 179, 181, 182, 183
アレルギー性肉芽腫性血管炎
　························ 38, 40, 42

い
異角化 ················· 87, 112, 113
異角化細胞 ························· 141
異汗性湿疹 ························· 106
異型 ·············· 9, 72, 74, 75, 217
萎縮 ···················· 110, 126, 136,
　　155, **212**, 213, 217
萎縮肝 ····························· 216
萎縮腎 ····························· 216
萎縮性胃炎 ························· 216
萎縮性舌炎 ························· 216
萎縮性瘢痕 ············· 212, 215, 217
萎縮性／老人性膣炎 ·············· 216
萎縮瘢痕 ··························· 213
異常分裂 ···························· 74

移植片対宿主病………… 109, 125, 132, 136, 144, 149	131, 136, 141, 144, 147, 151, 155, 207, 212, 214, 217	核の死後変化………………… 63
異染性………………………… 30	炎症…………………………… 21	核破砕物……………………… 203
一過性棘融解性皮膚症……… 88	炎症機転……………………… 168	隔壁型脂肪織炎
遺伝性色素異常症………… 156, 159	炎症後色素沈着……………… 155	………… 59, **206**, 207, 210
糸玉状………………………… 92	炎症後メラノーシス／色素沈着	核崩壊………20, 24, **62**, 64, 184
異物 ……… 8, 15, 20, 21, 34, 40, 46, 48, 49, 184, 193, 197, 205	………………… 156, 157, 160	核崩壊物……………………… 201
異物型………………………… 57	炎症細胞……………………… 168	核融解……………… **62**, 64, 67
異物巨細胞………… 49, **56**, 59, 61, 195, 196, 198	炎症性サイトカイン ………… 14, 25	影（のような）細胞（shadow cell）
異物肉芽……………………… 63	遠心性………………………… 170	………………………… 49, 67
異物肉芽腫………………… 183, 205	円柱上皮……………………… 167	傘のように（umbrella pattern）… 87
異物反応………… 9, 47, 60, 205	円板状………………………… 168	家族性良性慢性天疱瘡… 78, 81, 88
いわゆる過敏性血管炎……… 179	円板状エリテマトーデス	褐色萎縮……………………… 216
陰唇……………………………… 9	………………… 65, 109, 127, 147	活性酸素産生能低下症……… 196
インターロイキン……………… 27		滑膜細胞……………………… 54
う	**お**	滑面小胞体……………… 45, 58, 61
ウイルス血症……………… 15, 18	黄色腫………………… 50, 54, 60	化膿性（好中球性）エクリン汗腺炎 … 15
ウイルス性発疹症………… 165, 166	黄色腫細胞…………………… 44	化膿性肉芽腫………………… 60
ウィルソン病………………… 97	黄色苔癬……………………… 136	カフェ・オ・レ斑……………… 160
ウェゲナー肉芽腫症………… 15	黄色肉芽腫………… 50, 53, 54, 58, 60, 193	カプシド……………………… 95
ウェルズ症候群	黄色ブドウ球菌……………… 103	カブレ………………………… 76
………… 38, 39, 40, 179, 180	太田母斑…………… 156, 159, 160	貨幣状湿疹…………………… 105
ウルサイ（busy）……… 48, 180, 181, 202, 204	太藤病………………… 38, 40, 42	カポジ水痘様発疹症………… 91, 93
上着の袖のような……… 154, **164**, 165, 168, 169	オスラー結節………………… 15	過ヨウ素酸シッフ染色……… 177
雲母様鱗屑……………… 73, 74	**か**	顆粒状………………………… 90
え	外傷……………………… 73, 176	顆粒状好酸性………………… 175
エイズ脳症…………………… 93	外傷性脂肪織炎……………… 208	顆粒層肥厚…………………… 133
衛星細胞壊死 …… **108**, 110, 112, 122, 125, 130, 131, 132, 133, 135	疥癬…………………………… 98	陥凹…………………………… 208
エーラス・ダンロス症候群……… 97	海綿状態………… **102**, 103, 104	汗管…………………………… 161
液状変性……**122**, 123, 126, 128	外套…………………… 173, 174	汗管腫瘍……………………… 134
液性免疫………………… 36, 151	潰瘍…………………… 9, 176, 197	汗孔角化症…………… 70, 71, 72, 141, 144, 217
壊死……… 104, 129, 154, 184, 196, 201, 203, 204, 209	潰瘍化………………………… 9	幹細胞………………………… 95
壊死性筋膜炎………… 20, 23, 25	角化異常………………… 86, 87	カンジダ…………… 15, 103, 117
壊死性血管炎……………… 65, 115	角化異常症…… 78, 84, 86, 87, 97, 112, 113	カンジダ症…………………… 115
壊死物質……………………… 98	角化異常症群………………… 80	間質性脂肪織炎……………… 59
エストロゲン低下状態 ……… 216	角化細胞…………… 150, 153, 154	間質の好酸球浸潤………… 183, 184
壊疽性膿皮症……………… 15, 24	角化症………………………… 155	環状……………………… 168, 170, 200
エラスターゼ………………… 25	核砕片………………………… 63	環状紅斑…………… 104, 107, 149, 164, 168, 171
エリテマトーデス ……… 8, 9, 11, 15, 18, 32, 36, 46, 65, 66, 82, 108, 109, 110, 111, 126, 129,	核塵……………………… 24, 63	環状紅斑（表在型）………… 103, 106
	角栓…………… 17, 86, 97, 100, 101, 141, 147, 217	環状肉芽腫 ……… 95, 96, 98, 200, 202, 203, 205
	角層……………………… 71, 84, 98	汗疹……………………… 15, 103
	角層下…………………… 78, 80, 115	汗疹様海綿状態…………… 102, 103
	角層下膿疱症……………… 15, 82	乾癬 ……… 9, 10, 14, 16, 17, 18, 28, 70, 71, 73, 74, 103, 104, 105, 115, 116, 118
	角層肥厚……………………… 133	
	核内封入体…………………… 82	
	核濃縮………………… **62**, 64	感染性粉瘤…………………… 47

汗腺膿瘍 15	⋯⋯ 131, 132, 145, 146, 148	血管炎 ⋯⋯ 15, 18, 19, 20, 24, 64,
乾癬様 15	偽リンパ腫 67	66, 82, 172, 173, 174, 176
乾癬様の薬疹 182, 183	キルレ病 96, 97	血管炎群 14, 15
乾癬様病変 14, 18	キレート剤 98	血管炎診断 173
貫通 97	筋型動脈 173	血管炎像 205
肝斑 157	菌血症 15, 18	血管拡張症 169
汗疱 106	均質無構造 90	血管腫 30
顔面播種状粟粒性狼瘡 195	菌状息肉症 9, 32, 114, 115,	血管周囲性細胞浸潤
間葉系腫瘍 156, 160	116, 119, 132, 134,	⋯⋯ **164**, 165, 166, 170
乾酪壊死 193, 194, 196	135, 144, 212, 217	血管新生 8, 15
環流障害 206, 207, 210	菌状息肉症細胞 116	血管内凝固異常 173
き	**く**	血管内皮 166
機械的受容体 190	空胞／液状変性 **122**, 123, 132,	血管浮腫 38, 39, 40, 181, 182
偽癌様 9	144, 146, 148, 151, 152, 155	血管の腫瘍 29
きずあと 190	空胞型 130, 139, **144**, 149	結合織萎縮 216, 217
寄生虫 15, 21, 39, 184	空胞細胞 93	結節性血管炎 176, 207, 208
寄生虫症 179	空胞変化 **122**, 123	結節性紅斑 14, 18, 208
偽足 44, 46, 49, 58, 61	空胞変性 **122**, 123, 130,	結節性(多発)動脈炎 18, 173
基底細胞癌／上皮腫	133, 134, 135, 136	血栓 173, 175, 197
9, 29, 75, 112, 214	くも膜細胞 54	血栓・塞栓症 201
基底(層)上 78, 80, 84, 85, 87	グラム桿菌 15, 21	ケモカイン 34
基底層メラノーシス 156, 159	グラム染色 15, 21	ケラチン 111, 113
基底膜 85, 86, 87, 96, 123,	クランピング細胞 60	ケラチン細線維 81, 84, 85, 86
127, 128, 146, 177	グレンツゾーン 24, 42, 157, 212	ケフナン線維 126, 127
亀頭 9	グローバー病 88, 113	ケラチン中間径線維 113
木村病 39	クローン 70, 71, 72	ケラトアカントーマ 39, 40, 98, 179
キメ 212	クローン病 18	ケラトヒアリン顆粒 91, 93
丘疹 103, 107	クロマチン 10	ケルビンの14面体 88
丘疹型の薬疹 39	グロムス腫瘍 30	ケロイド 28, 188, 190, 191
急性細菌感染症 15	**け**	限局性の浸潤 **14**
急性接触皮膚炎 102, 105	毛 15, 21	腱鞘巨細胞腫 54, 57, 60
急性痘瘡状苔癬状粃糠疹(PLEVA)	計画細胞死 109	顕微鏡的多発血管炎 15
18, 123, 132, 134,	鶏眼様層板 71, 72	**こ**
144, 151, 155	形質細胞 **8**, 9, 37, 47,	硬化 **186**, 187, 101
境界部炎症 112	153, 190, 195, 207	光学顕微鏡(光顕) 58, 79, 113,
凝固壊死 96	形質細胞腫 9, 12	137, 161, 197
凝固系 176	形質細胞症 9	硬化性萎縮性苔癬 126, 128,
強皮症 8, 9, 11, 155, 186,	形質細胞小体 13	144, 190, 212, 217
187, 189, 190, 206, 217	形質細胞性陰唇炎 9	硬化性脂肪織炎
極性 88, 200, 205	形質細胞性亀頭炎 9	187, 190, 209, 210
棘突起 102, 107	形質細胞性口唇炎 9	後期遺伝子 95
棘融解 18, **84**, 85, 86, 87, 106	ケイラー紅色肥厚症 74	抗基底膜抗体 80
棘融解型 87	血液透析 97	広義の環状紅斑 168
巨細胞 **56**, 178, 192, 194, 198	結核 56, 60, 95, 192,	硬結性紅斑 208
巨細胞化 181, 182, 193, 204	195, 197, 198	膠原線維症 99
巨細胞性動脈炎 203, 204	結核菌 18, 37, 49, 193, 194	膠原線維束 99
巨細胞線維腫 60	結核肉芽腫 192, 193,	抗原提示 103
鋸歯状(化)(sawtooth)	194, 196, 198	膠原病の結合織炎 206

膠原病やリウマチに伴う血管炎 … 18	紅皮症 …………………… 74, 117	細胞突起 ……………… 110, 196
交互に ………………………… 73	酵母型 ………………………… 95	細胞連結 ……………………… 87
交互に現れる正常角化と錯角化 … 72	後毛細血管細静脈 ……… 146, 149,	細網細胞 …………………… 197
交互に並ぶ正常角化と錯角化 …… 70	154, 164, 165, 166, 169,	柵状肉芽腫 … 51, 94, 193, **200**, 201
好酸球 ……………………… **38**, 39	170, 171, 174, 182, 185	柵状肉芽腫様好中球性皮膚炎 … 205
好酸球集合 ………………… 185	コーノイドラメラ 70, 71, 72, 141	柵状配列 ……………… 202, 203
好酸球浸潤 …………………… 38	黒色菌糸症 …………………… 15	座瘡 …………………………… 15
好酸球性海綿状態 …… 39, 102, 103	黒色腫 ………… 134, 143, 151, 160	錯角化 … 10, 18, **70**, 71, 102, 103,
好酸球性筋膜炎 ………… 38, 39, 40,	黒色分芽菌症 …………… 15, 21	133, 134, 136, 151, 153, 182
179, 190	コゴイ海綿状膿疱 …………… 105	錯角化の角層の柱 …………… 141
好酸球性血管炎 …………… 39, 179	個細胞壊死 …………………… 110	サプレッサーTリンパ球 ……… 37
好酸球性脂肪織炎 ………… 39, 179	個細胞角化 ……………… 112, 113	サメ肌 ……………………… 105
好酸球性膿疱症 …………… 40, 183	骨形成不全症 ………………… 97	鞘 …………………………… 173
好酸球性膿疱性皮膚症 …… 40, 183	骨髄異形成症候群(MDS) …… 18	サルコイドーシス … 43, 48, 95, 194
好酸球性(膿疱性)毛包炎(太藤病)	固定薬疹 ………… 14, 15, 18, 132,	し
………… 38, 39, 40, 42,	136, 144, 155	色素異常性固定紅斑 …… 139, 144
103, 179, 181, 183	古典的ヘルペスウイルス(感染)	色素細胞 ……………………… 10
好酸球性白血病 ……………… 42	……………………… 93, 95	色素細胞の巨細胞 …………… 61
好酸球性微小膿瘍	コラーゲン ……………… 186, 191	色素失調 …… 130, 131, 132, 133,
………… 41, 80, 115, 118	コラゲナーゼ ………………… 25	134, 135, 141, 143, 144, 148,
好酸球性蜂巣炎(ウェルズ症候群)	孤立細胞 ……………………… 84	**150**, 151, 152, 153, 154, 160
………… 38, 39, 40,	孤立性毛孔性角化症 ………… 88	色素失調症 …………… 39, 82, 103,
179, 180, 181, 184	ゴルジ装置 ………… 45, 58, 61	144, 151, 179
好酸球走化因子 …………… 185	コレステリン ………………… 183	色素性- …………………… 156, 160
好酸球増多 …………… 39, 181, 182	コレステロール ……………… 174	色素性神経線維腫 …………… 160
好酸球増多症 ……… 38, 39, 40,	コレステロール塞栓(症) … 174, 176	色素性蕁麻疹 ……… 26, 27, 28, 82
41, 179, 184	コロイド小体 …… **108**, 109, 110, 111,	色素性母斑 ……… 28, 29, 61, 134,
好酸球の間質浸潤 …… 38, 39, 40,	112, 113, 123, 130, 131, 133	151, 154, 160, 161
178, 180, 181	コンジローマ ………………… 93	色素性疣贅 ………………… 90, 92
好酸球を伴う血管リンパ球増殖症 … 179	さ	色素沈着 ……………… **156**, 157, 160
抗酸菌 …………… 18, 34, 43, 49	臍窩 …………………………… 97	色素斑 ……………………… 157
抗酸菌染色 …………… 15, 21, 197	細菌 …………………………… 21	持久性色素異常性紅斑 ……… 155
好酸性均質無構造 ………… 92, 94	最終細動脈 …………………… 169	持久性発疹性斑状血管拡張症 … 27, 28
好酸性物質 …………………… 172	細線維状(性) ……………… 92, 175	持久性隆起性紅斑 ……… 15, 18, 24
好酸性変性 ……………… 122, 123	細動脈 ………………………… 173	糸球体 ……………………… 177
口唇 ……………………………… 9	サイトカイン ………………… 35	死細胞 ………………………… 62
光沢苔癬 ………… 132, 136, 144	サイトメガロウイルス ……… 60	システイン尿症 ……………… 97
好中球 ……………… **14**, 103, 180	再発性指線維腫 …………… 189	自然に消える(involuting) …… 152
好中球性海綿状態 ……… 102, 103	細胞外液 ……………… 102, 105	脂腺母斑 ………………………… 9
好中球性紅斑 ………………… 22	細胞回転 ……………… 17, 71, 73	湿疹(/皮膚炎群) ………… 36, 103
好中球性皮膚症 ………… 20, 21, 23	細胞間基質 …………………… 98	シバット小体 …… **108**, 109, 110,
後天性穿孔性皮膚症 ……… 96, 97	細胞間橋 ……………………… 84	111, 122, 123, 124, 125,
後天性表皮水疱症 …………… 82	細胞間接合 …………………… 71	126, 128, 130, 131, 132,
紅斑 ………………………… 117	細胞間浮腫 …………………… 105	133, 134, 135, 139, 140,
紅斑型の薬疹 ……………… 39, 40	細胞浸潤 …… 16, 21, 33, 39, 45	141, 142, 144, 146, 148, 149
紅斑症 ……………… 20, 21, 166	細胞性免疫 ……… 8, 37, 151, 154	ジベルバラ色糠疹
紅斑性天疱瘡 ………… 14, 15, 78,	細胞巣 …………… 134, 154, 214	……………… 103, 107, 168, 170
80, 82, 87	細胞動態 ……………………… 76	ジベル様の薬疹群 …………… 103

脂肪萎縮	212	
脂肪織萎縮	217	
脂肪織炎	9, 14, 15, 18, 39, 46, 176, 190, **206**, 208, 209, 212, 217	
脂肪織ループス	207, 208	
脂肪組織の小葉間	168	
脂肪滴	209	
脂肪類壊死	60, 96, 98, 200, 203, 205	
シャウマン小体	90, 94, 95	
若年性	54	
雀卵斑	160	
車軸状(様)	8, 10	
収縮	62, 64	
周皮細胞	169	
(ジューリング)疱疹状皮膚炎	14, 15, 18, 38, 39, 40, 78, 82, 115, 179, 184	
宿主	8, 196	
宿主反応	9, 11, 29, 38, 48, 125, 134, 138	
宿主免疫	40	
粥状硬化プラーク	174	
酒皶様皮膚炎	15, 17	
樹状	197	
樹状細胞	52, 137, 160	
樹状突起	137, 159	
腫瘍(性)病変への苔癬反応	132, 134	
シュルマン症候群	38, 39, 40, 190	
小円形細胞浸潤	**32**, 33	
消化性潰瘍	132	
小膠細胞	54	
硝子化	**186**, 187, 188, 190, 191	
硝子様	175	
小水疱	79, 105, 106	
脂溶性抗原による皮膚炎	103	
掌蹠膿疱症	103, 104	
小児肥満細胞症	27	
上皮系悪性腫瘍	217	
静脈周囲炎	206	
消滅	62, 64, 67, 112	
小葉型脂肪織炎	**206**, 207	
初期遺伝子	95	
脂漏性角化症	91, 106, 107, 125, 134, 151, 152, 153	
脂漏性皮膚炎	10, 14, 15, 18	
シワ	19	

真菌症	21, 39, 179	
真菌性毛包炎	17	
真菌染色	21	
神経系腫瘍	29	
神経線維腫	29	
人工産物	122, 123, 127, 129	
深在(達)性エリテマトーデス	46, 66, 207, 208, 217	
深在性真菌症	8, 9	
滲出液	104, 105	
針状結晶	173	
尋常性天疱瘡	82	
尋常性天疱瘡群	80	
尋常性疣贅	93	
新生児エリテマトーデス	146, 147	
新生児中毒性紅斑	179	
新生児の皮下脂肪壊死	208	
腎臓型	44, 45, 47, 105	
真の毛細血管(true capillary)	146, 166, 171, 174, 185	
真皮萎縮	212	
真皮過敏症候群	183	
真皮内シバット小体	109	
真皮メラノサイト	159	
真皮メラノサイトーシス	156, 159, 160	
腎不全	97, 101	
蕁麻疹	15, 20, 21, 23, 24, 62, 149, 168, 179, 185	
蕁麻疹型様薬疹	39	
蕁麻疹様血管炎	15, 18	

す

スイート病／症候群	15, 18, 20, 21, 22, 23, 62, 66, 115	
髄索	37	
水痘	91, 94	
水痘帯状疱疹ウイルス	79, 81, 83, 94	
水疱	**78**, 79, 103, 105, 130	
水疱性類天疱瘡	78, 79, 80, 82	
水溶性抗原による皮膚炎	103	
ステロイド	40	
ステロイド局注	96	
スポロトリコーシス	15, 21, 90, 95	
スポンギオーシス	**102**, 103	
スメア	28, 45	
スラッジ(汚泥)	174	
スリガラス(様)	46, 159, 209	

せ

正常角化	71, 133, 135	
正常角化と錯角化が交互	73	
正常表皮	161	
青色母斑	54, 156, 159, 160	
成人T細胞性白血病／リンパ腫	117	
成人スチル病	15, 20, 21, 24	
星芒状	86	
星芒状小体	90, 91, 94, 95	
星芒状封入体	94	
生理的活性アミン	175	
セザリー細胞	117	
セザリー症候群	32, 117	
石灰化上皮腫	49, 67	
石灰化封入体	90, 91	
石灰沈着症	60	
赤血球	177	
接合部の不鮮明化	132, 133, 135, 144	
接合部皮膚炎	82, 106, 107, 123, **130**, 131, **138**, 139, **144**, 145, 146, 157, 161, 212, 217	
接触皮膚炎	15, 73, 76, 78, 82, 103, 105, 164, 165, 167, 168, 170, 174	
接着斑	85	
舌乳頭	216	
背の高い内皮細胞	166, 167	
背の低い	72	
セレクチン	25	
線維化	**186**, 187, 191, 203, 209, 217	
線維芽細胞	19, 29, 46, 137, 142, 152, 161, 166, 169, 173, 175, 188, 190, 191, 204, 208, 210	
線維芽細胞増殖因子	55, 197	
線維芽細胞様細胞	161, 172	
線維索様	173	
線維腫	189	
線維状フィブリン	173	
線維性組織球腫	50, 53, 54, 55, 158, 159	
線維束	188	
前癌症	153, 155	
穿孔	96	
穿孔性膠原線維症	97	
穿孔性弾性線維症	97, 98, 100, 101	

穿孔性(の)弾性線維性仮性黄色腫 ……………… 97, 101	帯状のリンパ球浸潤 …………… 134	丹毒 ……………… 15, 20, 21
穿孔性皮膚症 ………… **96**, 97	大小不同 …………… 42, 74, 113	単発性肥満細胞腫 ………… 27, 28
穿孔性毛包炎 ……… 96, 97, 99	帯状疱疹 ………………… 91, 94	ち
線状IgA皮膚症 …… 14, 15, 17, 18	苔癬 …………………………… 76	小さな疣状丘疹 ………………… 92
線状IgA沈着症 ………………… 82	苔癬型 ………………………… **130**	チーズ ………………… 194, 196
線状苔癬 ……… 109, 111, 132, 135, 136, 144	苔癬様 …………………… 15, 152	遅延型(過敏)反応 ………… 73, 103
線状(条)皮膚萎縮 … 212, 215, 217	(苔癬様)移植宿主反応 ………… 144	知的障害 ………………………… 97
全身性(アレルギー性)接触皮膚炎 ………………… 104, 142	苔癬様(型)角化症 ……………… 144	遅発性両側性太田母斑様色素斑 … 158
全身性エリテマトーデス … 145, 146	苔癬様紫斑 ………… 132, 136, 155	チャーグ・ストラウス症候群 ……… 15, 38, 39, 40, 42, 183
全身紅潮 ……………………… 117	苔癬様(組織)反応 … 82, 108, 109, 110, 112, 125, **130**, 131, 132, 133, 134, 135, 136, 139, 142, 143, 144, 145, 146, 151, 153, 154, 155	チャター …………………… 23
全身性色素沈着 ……………… 156		中間径フィラメント ………… 197
全身性肥満細胞症 ……………… 27		柱状の錯角化 ………… 70, 71, 72
全組成の萎縮 ………………… 212		中心芽球 ………………………… 37
先天性皮膚萎縮／欠損症 ………………… 212, 215, 216	苔癬様粃糠疹 ………… 134, 140	中心細胞 ………………………… 37
先天性皮膚欠損 ……………… 217	苔癬様(型)薬疹 ………… 132, 136, 144, 153, 154	中枢 ……………………… 77, 176
先天性表皮水疱症 ……………… 82	大リンパ球 ……………………… 33	中毒性ヒアリン …………………… 24
そ	ダイレーザー …………………… 19	中毒性表皮壊死症(TEN) … 82, 144
走化性受容体 …………………… 185	ダウン症候群 …………………… 97	稠密結合組織 ………………… 140
創傷治癒 …………………… 9, 76	多核球 ………………………… 24	貯留性過角化 ……… 212, 214, 215
創傷治癒機転 …… 28, 96, 98, 175, 190, 209, 216	多核巨細胞 ………………… 56, 57	陳旧性瘢痕 ………………… 187, 188
創の治癒過程 …………………… 73	多核白血球 ………………… **14**, 21	陳旧病変 ……………………… 190
搔破 ……………… 73, 96, 98, 176	多形紅斑 ……… 15, 20, 21, 24, 82, 138, 144, 168, 170	沈着 …………………………… 109
早老症 ………………………… 97		つ
足底の点状疣贅 ………………… 92	多形紅斑型薬疹 ………… 41, 123, 124, 146, 148	ツアンク細胞 …………………… 60
側頭動脈炎 ……………………… 204		ツートン型 ……………………… 57
鼠径肉芽腫 …………………… 8, 9	多形日光疹 …………………… 106	ツートン巨細胞 53, **56**, 58, 60, 198
阻血性の壊疽 …………………… 112	多形皮膚萎縮 … 128, 155, 215, 217	痛風 …………………………… 205
組織学的色素失調症 …………… 151	タコ …………………………… 76	痛風結節 ……………………… 200
組織幹細胞 …………………… 161	蛇行性穿孔性弾性線維症 … 96, 97, 98	て
組織球 … **44**, **50**, 52, **56**, 137, 197	脱毛症 ………………………… 217	低酸素状態 …………………… 201
組織固定性貪食球 ………………… 44, 46, 50, 168, 169	ダニ咬症 ……………………… 36	デゴス病 ……………………… 15
粗大メラニン ………………… 151	多発性動脈炎 ……………… 65, 174	デスモグレイン 1 ……………… 81
粗面小胞体 …… 8, 10, 45, 58, 191	ダリエー(遠心性)環状紅斑 … 165, 168	デスモグレイン 3 ……………… 81
た	ダリエー徴候 …………………… 27	デスモゾーム … 16, 84, 85, 86, 87, 88, 102, 106, 107, 110, 111, 113, 126, 127, 192, 198
第2期梅毒 …………… 8, 10, 15	ダリエー病 ……… 82, 86, 88, 113	
退行変性 ……… 84, 86, 112, 113, 129, 200, 201, 202, 203, 205	単核球 ………………………… **32**, 33	
代謝物沈着 …………………… 201	単球 ……… 32, 33, **44**, **50**, **56**, 197	デスモゾーム様 ………………… 196
帯状 …………………………… 168	単純型表皮水疱症 …………… 144	デブリードマン ………………… 25
帯状浸潤 …… **130**, 132, 133, 135, 139, 144, 151, 168	単純苔癬 ……………………… 76	転移 ……………… 12, 42, 196
	単純ヘルペス …………………… 93	電子顕微鏡(電顕) … 31, 61, 79, 88, 113, 137, 155, 161, 169, 171, 176, 177, 185, 191, 197, 210
	単純疱疹 ……… 79, 81, 83, 91, 94	
	単純疱疹ウイルス ……………… 94	点状陥凹 ……………………… 75
	弾性線維性仮性黄色腫 96, 97, 98	点状状態 …………… 102, 105, 106
帯状浸潤のスペクトラム ……… **138**	弾性線維融解性(巨細胞性)肉芽腫 ………………………………… 95	伝染性軟属腫 ……… 91, 92, 94
		伝達障害メラノサイト …… 156, 159
	単調(monotonous) ………… 116	天疱瘡 … 38, 40, 86, 87, 117, 179

天疱瘡群…39, 78, 84, 86, 87, 103

と
透過性亢進……………………… 174
糖尿病………………… 76, 97, 101
糖尿病性微小血管症…………… 205
糖尿病に伴う穿孔性皮膚症……… 98
糖尿病・腎不全（血液透析）に伴う穿孔性
　皮膚症 ………………… 96, 97
途切れない錯角化………… 73, 74
途切れない錯角化層…… 70, 71, 73
特発性皮膚萎縮症……………… 217
棘 ………………………… 21, 85
トノフィラメント ……………… 113
トリグリセライド ……………… 210
トロンビン ……………… 173, 175
貪食球………………… **44, 50, 56**, 197
貪食性組織球性脂肪織炎……… 208
貪食能……………………………… 51

な
ナイーブTリンパ球 ……………… 35
内弾性板………………………… 177
内皮細胞………………… 167, 169, 171,
　　　　　　　　　174, 175, 177, 185
軟属腫……………………………… 94

に
肉芽腫…40, 42, 50, 51, 178, 179,
　181, 184, **192**, 193, 195, **200**,
　　　　　　　　　　201, 208, 209
肉芽腫症………………………… 90
肉芽腫性血管炎………………… 204
二次感染………………………… 18
二次濾胞………………………… 36
日光角化症………9, 11, 70, 71, 72,
　　　　　　　　87, 88, 153, 155
日光(性)弾性線維症… 87, 98, 157,
　　　　　　　　158, 212, 215, 217
日光肉芽腫……………………… 204
乳頭……………………………… 179
乳頭下…………………………… 179
乳頭下層…… 138, 140, 146, 149,
　　　　　　　151, 152, 164, 166,
　　　　　　　174, 175, 181, 213
乳頭腫…………………………… 90
乳頭腫ウイルス………………… 90
乳頭状汗管囊胞腺腫………… 8, 9
乳頭層…… 138, 140, 146, 149,
　　　　　　　151, 175, 181, 213
妊娠性疱疹（類天疱瘡）… 39, 82, 179

ね
ネコ引っ掻き病 ………………… 15, 21
熱傷（burn）……………… 15, 208
粘液……………………………… 177
粘膜移行部………………………… 8

の
脳回転様………………………… 32
膿痂疹……………………… 15, 82
囊腫様…………………………… 209
膿栓……………………………… 40
膿皮症……………… 8, 9, 15, 20
膿疱……………………… 17, 106
囊胞…………………………… 209
膿疱性乾癬……………………… 17
膿瘍…………………… 20, 23, 25
膿瘍性（状）肉芽腫
　…………… 9, 17, 21, 24, 193

は
敗血症………………… 15, 18, 176
胚中心……………………… 36, 67
梅毒……… 8, 9, 10, 14, 18, 205
白暈………………………… 90, 93
白色萎縮（リベド血管炎）
　………………… 212, 215, 217
白癬……………………………… 15
白癬菌…………………………… 103
破骨細胞…………………… 57, 58
破骨細胞様………………… 57, 60
破骨細胞様巨細胞……… **56**, 57, 60
破砕（化）………………………… 64
バザン硬結性紅斑… 207, 208, 209
パジェット病 ……… 143, 153, 155
破綻囊腫……………… 15, 20, 21
バスケット状 …………………… 71, 74
裸の肉芽腫……… 43, 48, 193, 194
白血球破壊性血管炎…………… 174
白血球崩壊………………… 62, 64
白血球崩壊性血管炎………… 63, 66
白血病………………… 15, 39, 164
パッチテスト…………… 103, 107
馬蹄形……………… 44, 195, 196
花むしろ状配列………………… 53
パピローマウイルス …………… 60
バラ色粃糠疹型薬疹…………… 106
バラ疹……………… 8, 168, 170
瘢痕…………………………… 190
斑状…………………………… 168
板状硬結……………………… 207

ひ
ハンセン病……………………… 197
反応性穿孔性膠原線維症… 96, 97, 98

ひ
ヒアリン化……109, **186**, 187, 190
ヒアリン小体 …………………… 123
ヒアリン様 ……………………… 24
非可逆的／病的萎縮…………… 212
皮角………………………… 71, 113
皮下脂肪層の隔壁を中心とした炎症
　……………………………… 173
肥厚…… 86, 124, 127, 134, 135,
　　136, 145, 146, 147, 166, 209
肥厚型エリテマトーデス … 132, 136
粃糠疹様海綿状態………… 102, 103
肥厚性瘢痕……………………… 188
微小循環系……………………… 165
微小膿瘍
　………… 102, 103, 106, **114**, 115
ヒスタミン …………… 27, 41, 185
引っかかる（rolling）……… 25, 167
非定型抗酸菌…………………… 18
非定型抗酸菌症…………… 15, 21
ヒト乳頭腫ウイルス …………… 91
菲薄化……………… 126, 215, 217
皮膚潰瘍………………………… 175
皮膚筋炎…… 109, 110, 126, 128,
　　　　　131, 144, 147, 155, 217
皮膚血管炎……………………… 176
皮膚欠損症……………………… 216
皮膚線維腫…… 50, 53, 54, 55,
　　　　　　　158, 159, 197
皮膚組織球腫…………………… 197
皮膚肥満細胞症…………… 26, 27
皮膚リンパ球増多性形成…………… 35
（皮膚）リンパ球腫 ………… 9, 12, 35
肥満細胞…………… 10, **26**, 27, 29,
　　　　　　　　　41, 180, 195
肥満細胞腫……………… 26, 30, 31
肥満細胞症……………………… 29
肥満細胞性白血病……………… 27
びまん性………………………… 168
びまん性皮膚肥満細胞症…… 27, 28
皮野……………………………… 103
病的透過性亢進…… 165, 166, 167
表皮萎縮……… 212, 214, 215, 217
表皮下水疱………… 17, 41, **78**, 79,
　　　　　　　　　80, 82, 122, 123,
　　　　　　　　　125, 133, 180, 181

表皮下水疱／膿疱 17	分裂周期 77	**ま**
表皮向性 118, 119	**へ**	マクロファージ 32
表皮好性 118	平滑筋の腫瘍 29	摩擦によるメラニン沈着 155
表皮細胞死 110	ヘイリー・ヘイリー病 81, 82, 85, 86, 88	末梢 75, 169, 174, 176, 213
表皮水疱症 14, 15, 18, 78, 113	ベーチェット病 14, 15, 18, 20, 21, 23, 64, 66	マメ 76, 85
表皮内癌 29, 74, 143, 151, 152, 154, 155	ベール細胞 52, 169	豆を入れた袋(bean bag) 66
表皮内汗管 106	ペニシラミン 97	マラセチア 17
表皮内シバット小体 109	ヘパリン 28, 30	マルピギー層 92, 93, 114
表皮内水疱 **78**, 80, 82, 85, 86	ヘミデスモゾーム 85, 86, 88, 148	マルファン症候群 97
表皮内水疱症 87	ヘモジデリン 136, 155, 198	慢性湿疹 76
表皮囊腫 193	ヘモジデロファージ 198	慢性接触皮膚炎 9
表皮肥厚 10, 76	ヘルパーTリンパ球 37	慢性苔癬状(様)粃糠疹 123, 132, 134, 144, 151, 155
表皮融解 87	ヘルペス 78, 90, 117	慢性肉芽腫症 196
表皮稜 130, 132, 134, 138, 143, 161	ヘルペスウイルス 60	(慢性)放射線皮膚炎 15, 144, 187, 212, 217
標本固定の収縮 107	ヘルペスウイルス感染症 82	慢性リーシュマニア症 197
平たい内皮細胞 167	変性 109, 129, 149	マンロー微小膿瘍 16, 70, 73, 115, 117
びらん 113, 176	胼胝(ベンチ) 76, 85	**み**
貧血 216	扁平苔癬 9, 28, 108, 109, 111, 124, 125, 128, 129, 130, 131, 132, 133, 136, 138, 139, 144, 151, 152, 153, 154, 155, 168	ミエロペルオキシダーゼ 25
ふ		ミクログリア 197
フィブリノイド 172, 173		ミセル 200, 205
フィブリノイド物質 41, 45, **172**, 173, 176, 204	扁平苔癬様角化症 125, 132, 133, 134, 146, 148, 151, 152, 155	「密に疎に」(nodular and diffuse) 20, 23
フィブリノイド物質／沈着 **172**, 173, 176	扁平母斑 160	ミトコンドリア 45, 58, 61, 191
フィブリノイド物質／沈着／変性／壊死 176, 204	**ほ**	ミルメシア 90, 91
フィブリノイド変性／壊死 176	蜂窩織炎 15, 20, 21, 115, 168	**む**
フィブリノゲン 173, 175	放射状 200	無汗性外胚葉形成不全症 217
フィブリン 173	膨疹 24, 165	無構造 175
フィブリン分解産物 173	紡錘細胞性 54	虫刺され(虫刺症) 9, 12, 39, 179, 184
フィブリン様 173	泡沫細胞 193, 208, 209	娘細胞 85
風船細胞 83	泡沫状 60, 61, 198, 209	ムチン 30, 202, 203, 217
風船様(変性) 81, 82, 83, 95	ボーエン病 29, 60, 74, 75, 110, 113, 143, 153, 155	**め**
封入体 **90**, 91, 189	ポートリエ微小膿瘍 **114**, 115, 116, 117, 118, 119, 134	メモリーTリンパ球 33, 35, 36
封入体疣贅 91	母細胞 77, 85	メラニン 150, 157
浮腫 15, 21, 22, 131, 149, 168	ホジキン病 39, 40	メラニン産生細胞 61
浮腫性紅斑 24, 165	墓石(様) 81, 86	メラニン色素失調 146
不全角化 **70**, 71, 133	墓石様配列 85, 86	メラニン小体 153, 154, 155
付属器萎縮 217	補体 34	メラニン貪食細胞 152
付属器腫瘍 143	ポックスウイルス 94	メラノーシス **156**, 157
物理的損傷 201	炎のような形 38, 40, 43, **178**, 179, 180, 184	メラノサイト 138, 149, 150, 151, 153, 154, 157, 158, 161
プラーク 174	ポリメラーゼ連鎖反応 95	メラノソーム 153, 155
不良固定 127	ホルムアルデヒド 204	メラノファージ 44, 45, 48, 125, 139, 152, 156, 157, 161, 197, 198
不良肉芽 47		
分解酵素 45		
粉瘤 47, 99, 193		

免疫芽球……………………… 37	151, 198, 205	リンパ腫細胞 ………………… 119
免疫学的棘融解疾患………… 86, 87	落屑……………………………… 76	リンパ腫様丘疹症 …………… 179
免疫グロブリン … 8, 9, 12, 13, 37,	ラクトフェリン………………… 25	リンパ節 ………………… 12, 32
122, 173, 205	落葉状天疱瘡… 14, 15, 81, 82, 103	リンパ濾胞 ……… 9, 12, 34, 207
免疫複合体……………… 172, 173	落葉状天疱瘡群……………… 81	リンパ濾胞構造 ……………… 208

も

毛孔性角化症……………………… 88	ラッセル小体 ………… 10, 12, 13	**る**
毛孔性紅色粃糠疹……… 70, 71, 73	ラングハンス型 ………………… 57	類壊死性黄色肉芽腫………… 205
網状層………………………… 140	ラングハンス巨細胞 …… **56**, 58, 59,	類壊死肉芽腫………………… 201
網状変性……………………… 95	60, 195, 196, 198	類乾癬…………………… 116, 118
毛包炎………………………… 40	ランゲルハンス細胞 …… 10, 35, 52,	類結核結節…………………… 60
毛包系腫瘍…………………… 112	102, 103, 105, 107, 137, 197	類結核肉芽腫……… 17, 24, 52, 94,
毛包周囲性…………………… 168	ランゲルハンス細胞組織球症…39, 179	**192**, 194, 195, 201
毛包性(毛孔性)海綿状態… 102, 103	**り**	類上皮細胞………… 50, 52, 193,
毛包隆起部…………………… 95	リーシュマニア …………… 48, 197	194, 195, 196, 198
毛母腫…………………… 49, 67	リードステルンベルグ細胞 ……… 60	類線維索……………………… 173

や

薬剤性………………………… 136	リール黒皮症 …………… 155, 157	類丹毒……………………… 15, 21
薬疹……… 38, 82, 104, 107, 108,	リウマチ結節	類天疱瘡 …………… 15, 38, 39, 40,
109, 111, 125, 142, 151,	…… 200, 201, 203, 204, 205	41, 115, 179, 184
165, 166, 168, 179, 184	リウマチ性関節炎 ……………… 18	類天疱瘡群 …………… 14, 18, 103
破れた粉瘤(類表皮嚢腫)…… 60, 63	リウマチ性好中球性皮膚症 … 15, 21	類表皮嚢腫…………… 47, 59, 90,
	リウマチ熱に伴う結節 ………… 205	91, 92, 94, 99

ゆ

有棘細胞… 85, 88, 102, 113, 141	リゾチーム ……………………… 25	ループ ………………………… 173
有棘細胞癌………… 9, 39, 40, 72,	リベド血管炎 …………………… 217	**れ**
87, 88, 179, 217	リポイド類壊死 ………………… 94	裂隙…………74, 80, 84, 85, 86,
疣贅………………… 73, 76, 91	リボゾーム … 10, 58, 64, 188, 191	87, 122, 123, 125, 126,
疣贅状異常角化腫…………… 88	リポフスチン …………………… 216	128, 129, 133, 148, 152, 174
疣贅のような小丘疹 ………… 92	良性苔癬様角化症	**ろ**
遊走 …… 23, 164, 168, 175,	…………132, 133, 134, 151	ロイコトリエン ……………… 27, 41
185, 196, 197	緑膿菌………………………… 15	老人性血管腫………………… 19
有窓性………………………… 171	輪郭…………………………… 64	老人性黒子…………………… 160

よ

幼児指線維腫症………………… 189	鱗屑性紅斑………………… 10, 116	老人性色素斑……… 125, 151, 152,
痒疹……………………………… 98	リンパ球 ……………………… **32**	153, 160, 161
	リンパ球浸潤 …… 33, 132, 133,	露出部………………………………8

ら

らい菌 ………………………… 18	134, 135, 151, 152	**わ**
ライソゾーム ……… 31, 45, 58, 61,	リンパ球性血管炎 ……………… 21	ワクチン ……………………… 37
	リンパ球様 …………………… **32**	ワクチン接種部位の肉芽腫 …… 205
	リンパ球様細胞 ………………… 33	ワクチン注射 ………………… 201
	リンパ腫 ………… 10, 39, 164, 165	

著者略歴

今山 修平（いまやま しゅうへい）

1975年 九州大学医学部卒業
1976年 九州大学大学院医学研究科解剖学
1980年 九州大学付属病院皮膚科助手
1986年 Yale University
1988年 九州大学付属病院皮膚科講師
2001年 国立病院九州医療センター皮膚科・アレルギー科医長
2007年 今山修平クリニック&ラボ代表

現職

今山修平クリニック&ラボ代表
九州大学非常勤講師（解剖学）
久留米大学非常勤講師（解剖学）

受賞歴

1985年 日本皮膚科学会賞（皮膚微小血管とその周皮細胞の機能の研究）
1993年 日本臨床電子顕微鏡学会学術奨励賞（細胞表面に発現される分子の局在と機能の研究）等，多数

皮膚病理イラストレイテッド①炎症性疾患

2012年6月10日 第1版第1刷発行

著　者	今山修平（いまやましゅうへい）
発行人	須摩春樹
編集人	影山博之
（企画編集）	宇喜多具家
発行所	株式会社 学研メディカル秀潤社 〒141-8414 東京都品川区西五反田2-11-8
発売元	株式会社 学研マーケティング 〒141-8415 東京都品川区西五反田2-11-8
印刷・製本	株式会社 廣済堂

この本に関する各種お問い合わせ
【電話の場合】●編集内容については Tel. 03-6431-1211（編集部直通）
　　　　　　　●在庫，不良品（落丁・乱丁）については Tel. 03-6431-1210（営業部直通）
【文書の場合】〒141-8418 東京都品川区西五反田2-11-8
　　　　　　　学研お客様センター『皮膚病理イラストレイテッド①炎症性疾患』係
【電子メールの場合】info@shujunsha.co.jp
　　　　　　　（件名『皮膚病理イラストレイテッド①炎症性疾患』にて送信ください）

©Shuhei Imayama 2012 Printed in Japan.
●ショメイ：ヒフビョウリイラストレイテッドイチエンショウセイシッカン

本書を代行業者等の第三者に依頼してスキャンやデジタル化することは，たとえ個人や家庭内の利用であっても，著作権法上，認められておりません．
学研メディカル秀潤社の書籍・雑誌についての新刊情報・詳細情報は，下記をご覧ください．
http://www.gakken-mesh.jp/

JCOPY 〈（社）出版者著作権管理機構委託出版物〉
本書の無断複写は著作権法上での例外を除き禁じられています．複写される場合は，そのつど事前に，（社）出版者著作権管理機構（電話 03-3513-6969，FAX 03-3513-6979, e-mail: info@jcopy.or.jp）の許諾を得てください．

装幀	花本浩一（株式会社 麒麟三隻館）
DTP	中澤慶司　三原聡子（学研メディカル秀潤社 制作室）　梶田庸介（同）
編集協力	佐藤哲夫　（有）ブルーインク
カバーイラスト	今山修平

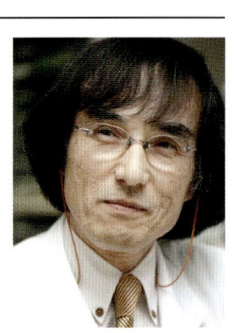